KNOCKOUT

기존 의학 상식을 녹아웃 시키는 미국 암전문의들의 의료혁명!

| 혁신적인 치료법으로 |

암을 고치는 미국 의사들

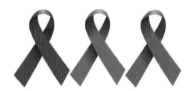

수제인 소머스 지음 | 조한경 옮김

BOOK STAR

감사의 글

소중한 정보에 눈뜨게 하시고, 무사히 번역을 마치도록 허락하신 주님께 감사.

책을 번역하고 출판하기까지 도움을 주신 광문각출판사, 특히 정하경 감사님, 숭실대학교 조문수 교수님, Jonathan Lee 대표님, 멀리 영국 런던에서 도움을 주신 이정미님께 감사를 드립니다.

가정에 헌신적인 사랑하는 아내 예진과 귀한 자녀 윤상, 윤영, 윤재에게도 감사하며, 이 책을 '착하고, 모르고, 순진해서' 당하고만 사는 이 땅의 '의료소비자'들에게 바칩니다.

수제인 소머스가 암 치료와 예방에 관한 책을 썼다.

그녀는 의사도 아니고 과학자도 아니다.

우리가 귀담아들을 필요가 있을까?

당연하다! 이유는 다음과 같다.

암 치료에 관한 현대 의학의 접근 방식은 매우 파괴적이다. 감히 말하지만, 사기성이 짙다. 이러한 대 사기극에 가담하는 의사들에게도 책임이 있지만, 문제의 본질은 의사 개개인보다 훨씬 더 깊은 곳에 있다. 그릇된 패러다임에 기반하여 출발한 '암 산업'이 지난 100년 간 변함없이 그대로 이어져 오고 있다는 것이 근본적인 문제이다.

이 패러다임은 신앙보다 깊다. 예를 들어, 지난 수세기 동안 우리는 지구가 우주의 중심이라고 믿어 왔다. 이 패러다임은 우리 삶에 깊은 뿌리를 내려 한때 기독교 교리의 일부가 되었다. 약 400여 년 전 갈릴레오가 지구가 태양의 주위를 공전한다는 사실을 증명하자, 그는 기존 질서를 위협하는 존재가 되어 종교재판을 받아야만 했다.

고문과 협박에 못 이겨 자신이 알고 있는 사실들을 부인한 채, 가택 연금형을 통해 남은 생을 집에 갇혀 지내야만 했다. 이는 패러다임이 대중의 사고를 지배하는 힘이 얼마나 무서운지를 보여주는 좋은 예이다. 패러다임은 옳고 그름에 상관없이 우리의 삶에 큰 힘을 발휘한다.

암 치료의 근간을 이루고 있는 현재의 패러다임도 이와 못지않게 잘못되어 있다. "암세포는 없애야만 한다."라는 패러다임은 1800년대 말 최초의 유방암 절제 수술을 집도한 윌리엄 홀스테드(William Halsted) 박사에 의해 시작되었다. 그가 창안한 수술요법의 효과와 정당성을 가늠할 만한 의미 있는 추가 연구는 진행되지 않았다. 그럼에도 불구하고 '암세포를 우리 몸에서 잘라내야만 한다'는 가정은 별다른 저항 없이 받아들여졌다. 왠지 말이 되는 듯했다.

한 세기가 지난 지금도 이러한 강박적 개념은 여전히 강력한 영향력을 발휘하고 있으며, 우리가 가지고 있는 1차적인 치료법들 – 수술, 화학요법, 방사선요법 – 은 모두 암세포를 즉각적으로 없애려는 노력의 일환이다.

이러한 파괴적인 접근 방법은 엄청난 피해를 유발한다. 암과 암 치료를 다음의 비유에 빗대어 생각해 보자. 일반적으로 국가는 외적의 침입을 방어하기 위한 군대를 갖추고 있으며, 내부 치안을 담당하는 경찰력을 따로 갖고 있다. 시카고, 신시내티, 필라델피아, 로스앤젤레스, 애틀랜타와 같은 각각의 지역에 소규모 범죄가 발생하면 당연히 지역 경찰이 출동한다. 하지만 기존의 암 치료는 이 범죄자들을 소탕하기 위해 육·해·공군의 모든 병력을 총출동시켜 융단 폭격을 가하고 대규모 군사작전을 펴는 것과 같다. 이러한 군사작전은 범죄자들을 소탕할 수 있을지는 모르겠지만, 부수적 피해를 유발한다. 화학요법, 방사선, 대규모 수술이 그러하듯이 말이다.

항암제의 독성은 차치하고라도, 이러한 접근 방식이 별 효과가 없다는 것은 자명하다. 지난 100년간 암 사망률은 요지부동이며, 머지않아 암은 전체 사망원인 1위 자리를 차지할 것이다. 하지만 이미 수조 달러가 투입된 기존의 치료법들은 영구 존속될 수밖에 없다. 이러한 경제적 이해관계가 변화에 가장 큰 걸림돌이 되고 있다. 하지만 인류 역사를 거쳐 간 그릇된 패러다임들이 그러했듯이 이 또한 서서히 종말을 맞이하고 있다. 개인적인 바람으로 이 책이 그 종말을 앞당기는데 이바지하리라 믿어 의심치 않는다.

그렇다면 어떠한 패러다임이 기존의 패러다임을 대체할 것인가? 답은 뻔하다. 유방암, 전립선암, 췌장암, 뇌종양 등 종류와 위치에 관계없이 모든 암세포는 통제 불능의 무한하고 빠른 세포 분열이 특징이다. 이것이 암이라는 질병의 가장 기본적인 문제점이고, 치료는 이 점에 주목해야 한다. 굳이 잘라내거나 제거할 필요가 없는 것이다. 암세포의 분열만 멈출 수 있다면 암은 스스로 사라질 수 있다.

인간의 몸은 이를 가능케 한다. 실은, 이것이 이 책에 등장하는 의사 중 한 명인 스타니슬로 버진스키 박사의 중대한 발견이기도 하다. 그는 인간의 세포 분열에 관여하는, 간에서 생산되는 작은 펩티드를 발견했다. 그리고 이 조절 물질이 체내에 부족하게 되면 암이 발생한다는 것을 발견하였다. 버진스키 박사는 이 펩티드를 합성하는 방법을 개발해 내었고, 이는 그의 암 치료에 획기적인 돌파구를 마련한다. 이 펩티드는 암세포에 대해 항생제처럼 작용한다. 세포 분열을 막고, 결국 암은 죽는다. 저자는 고유의 암 치료 비법을 갖고 있는 여러 의사들을 인터뷰했다. 그들의 치료가 성공적인 이유는 하나같이 암세포의 통제불능성 세포 분열을 조절하는데 초점을 맞추고 있다는 사실이다.

만약 암에 걸리게 된다면 환자는 많은 결정을 내려야만 한다. 이때 공포심이 아닌 이성적이고 냉정한 사고를 통해 결정을 내리는 것은 매우 중요하다. 다음의 질문들은 암 치료 전문의를 선택하는 데 있어서, 치료를 결정하기 전, 의사에게 반드시 물어봐야 하는 질문 중 몇 가지이다.

첫째, 치료 자체가 건강을 해치거나 심신을 약화시키지는 않는가? 이것은 매우 중요한 질문이다. 치료가 암세포의 크기에 일시적으로 어떤 영향을 주는가를 따지기에 앞서, 치료가 몸 전체의 면역력을 떨어뜨리고 심신을 약화시킨다면, 암의 재발은 불을 보듯 뻔하다. 환자의 몸 자체도 치료에 의해 파괴될 수밖에 없다. 반드시 기억해야 할 것은, 환자의 목표는 불과 2~3년을 생존하는 것이 아니라 병에서 완치되어 건강을 되찾아 오래 사는 것이다.

둘째, 치료가 우리 몸속에 내재한 자연 치유력을 강화시킨다는 증거가 있는가? 치료가 암에 대한 우리 몸의 내부 저항력을 강화시키는가 아니면 약화시키는가? 암세포와 싸우려는 우리 몸의 면역을 오히려 약화시키는 치료법이라면 바람직하지 못하다. 한 차례 병마와 싸워 생존할 수는 있겠지만, 곧바로 이어서 한층 더 지독해져서 돌아온 질병과 맞닥뜨리게 되기 때문이다.

셋째, 아마도 가장 중요한 질문이 아닐까 싶은데, 다른 암 전문의의 소견, 특히 비정통적 치료법을 사용하는 의사의 소견을 들어봐도 괜찮을까? 만약 암 주치의가 이에 대해 불편한 심기를 드러내거나 다른 종류의 치료법에 대해 부정적으로만 말한다면 이는 적신호이다. 어떤 의사라도 당신을 대신해서 결정을 내려 줄 수는 없다. 결국은 누구 목숨이 걸려 있는가? 진심으로 환자를 위하는 의사라면, 또한 자신의 능력에 대해 자신감이 있는 의사라면 환자의 공포심을 유발하는 강압적인 상담 기법에 의존하지 않는다.

이 책은 실로 유용한 책이다. 환자 스스로가 자신에게 가장 적합한 최고의 치료 방침을 세울 수 있는 이정표와 정보를 제공한다. 또한, 영양 공급을 통해 어떻게 암 발병을 예방하고 재발을 억제할 수 있는지에 관한 과학적인 정보를 많이 담고 있다. 물론, 모든 사람에게 완치를 보장하는 완벽한 치료는 존재하지는 않는다. 많은 이들에게는 정통적인 현대 의학적 접근이 왠지 맞는 것처럼 느껴지기도 한다. 그렇다면 빌 팰룬의 인터뷰 내용이 도움이 될 것이다. 항암 화학 요법이나 방사선 치료를 하는 도중, 어떤 영양 섭취를 통해 생존율을 급격히 높일 수 있는지 좋은 충고가 적혀 있다.

나는 어찌 되었건 개인적으로 암의 치료가 가능하다고 보는 사람이다. 상태의 호전 정도가 아니라 완치를 의미한다. 목숨이 위태로운 지경의 말기 암 환자들이 완쾌하는 모습을 많이 지켜봤다. 이들은 의사로부터 가망이 없다는 사망선고를 받은 사람들이었다. 하지만 담당 의사가 틀렸다는 것을 몸소 증명하였다. 암은 얼마든지 고칠 수 있다. 암을 완치하는 것이 그다지 비범한 것이 아닌, 평범하게 여겨지는 그날이 속히 오기를 기다리고 있다. 이 책도 그러한 세상을 향해 내딛는 한 발자국이다.

나는, 내가 발행하는 뉴스레터 '헬스 & 힐링'을 비롯한 지속적인 건강 옹호 활동을 통해 케케묵은 패러다임을 비판해 왔다. 반면, 버진스키 박사와 같은 비범한 의사들의 보다 합리적인 접근 방식을 열렬히 옹호해 왔다. 이러한 투쟁에 앞장서 왔던 용사로서 수제인 소머스와 같이 영향력 있는 명사가 투쟁에 합류했다는 사실이 고무적이다. 수제인은 정통적인 암 치료 패러다임에 도전장을 던진 용감한 여성이다. 당신도 만약 때가 이르러 스스로의 도전장을 던져야 하는 상황이 온다면 그때는 강인한 용기가 필요하다. 행운을 빈다.

의학박사 줄리안 위태커
(Julian Whitaker, M. D.)

저자 서문

내가 이 책의 마지막 편집을 마칠 무렵, 뉴욕타임즈는 현대 의학이 암 치료에 실패했다는 내용의 심층 기사를 올렸다.

기사에 의하면, 인구 증가 수와 연령대를 감안한 비교 분석에서, 1950년에서 2005년 사이에 암 사망률의 하락폭은 불과 5%에 불과했다.

다른 그 어떤 과학기술이 같은 55년 기간 동안 이토록 처참한 성과를 냈을까? 1950년대에 비해 별다른 진전이 없는 의술을 과연 우리는 어떻게 받아들여야 하나? 아니, 받아들여야 할 필요가 있을까?

반면, 심장마비에 의한 사망률은 같은 기간 64%의 감소를 보였고, 독감과 폐렴의 경우 58% 감소율을 나타냈다.

뉴욕타임즈 기사는 값비싼 항암 치료에 대해서도 비판적으로 보도했다. 비용은 많이 들고 환자의 건강 상태를 심하게 훼손하면서 겨우 수개월에 불과한 생명 연장만 가능하도록 한다는 것이다.

기사는 "우리는 암과의 전쟁에서 패하고 있다."라고 명확하게 말하고 있다.

이 책은 암 치료의 이면을 알려주고, 이 무시무시한 질병의 예방법을 제시하기 위한 목적으로 쓰게 됐다.

독자들에게 우선 밝히는 것은, 암 치료에 있어서 확실한 보장은 없다는 사실이다. 암은 환자를 죽음에 이르게 하는 질병임이 확실하고, 여전히 많은 이들의 목숨을 앗아간다. 그럼에도 불구하고 암을 이겨낸 사람들이 있다. 정통의학을 통해 이겨내기도 하고, 때로는 대체요법을 통해 암을 이겨내기도 한다. 어떤 방법이 효과가 있을 것이다라고 아무도 환자에게 확언할 수 없다. 환자 스스로가 최대한 많은 정보를 수집하고 스스로 결정을 내려야 한다.

하지만 희망은 있다. 이 책은 새로운 선택들을 제시한다. 화학적 항암 치료와 방사선 치료 외에도 다른 선택의 여지가 많다는 것을 환자가 아는 것은 중요하다. 그리고 이 책은 독자들에게 그러한 정보를 최대한 많이 제공하려는 하나의 시도이다. 나 스스로가 처음부터 대체의학을 선호하기는 했지만, 암에서 '완치'된 환자들의 증언을 들으면서 확신이 섰다.

정통의학을 거부하고 대체요법을 선택한다는 것은 엄청난 용기를 필요로 한다. 우선 정통의학적 치료법을 시도해 본 후 실패했을 때, 대체요법을 시도하는 것은 상대적으로 쉽다. 문제는 이럴 경우 시기를 놓치는 경우가 많다는 것이다. 나의 친구 훼라가 처음부터 대체요법으로 치료를 했다면 살아남았을까? 답을 알 길은 없다.

만약 암 진단을 받는다면 환자는 인생의 최대 위기를 맞이한다. 나는 개인적으로 두 차례나 이를 겪은 바 있다. 나의 유일한 희망은 대체요법뿐이었다. 하지만 그것은 나의 개인적인 결정에 불과하다. 나 스스로 무엇이 나에게 최선일까를 고민하고 내린 결정이었다.

내가 독자 여러분의 결정까지 대신해 줄 수는 없다. 다만, 정통요법을 거부하고 다른 길을 걸어간 놀라운 의사들이 있다는 사실을 알려 줄 수 있을 뿐이다. 책 속의 의사들 중 일부는 철저한 대체의학을 추구하고, 어떤 의사들은 통합의학을 추구한다. 중요한 것은 이들 모두 성공적으로 암을 치료해내고 있다는 사실이다. 굉장히 성공적이다.

그렇다고 해서 모두 살아남았는가? 불행하게도 답은 'No'이다. 암과의 투병은 외로운 경험이다. 인생을 살면서 가까운 사람들에게 조차 "어떻게 하지?"라고 물을 수 없는 순간이다. 다른 사람들에게 짐을 지우기에는 너무나도 무거운 결정이기 때문이다. 목숨을 위협하는 암 앞에 홀로 선 환자 스스로의 목숨이 달린, 환자 스스로의 결정이다.

이 책을 차근차근 읽어보기 바란다. 이 책의 정보들이 합당한지 직접 읽고 느껴 보라. 이 책에 등장하는 놀라운 의사, 과학자, 전문가, 환자들을 직접 인터뷰 하고 개인적으로 내린 확신에 찬 나의 결론은, 어떤 종류의 암에 걸리던 나는 대체요법을 선택하리라는 사실이다.

나는 과학자도 아니고 의사도 아니다. 단지 열정을 잃지 않은 평범한 사람일 뿐이다. 정보를 전달하는 필터이자 메신저 역할을 담당할 뿐이다. 행복한 일상으로 충만한 삶을 살아가고 있는 수많은 암 환자와 대화를 나누다 보니, 암이라는 질병을 갖고도 얼마든지 잘 살아갈 수 있다는 확신이 들었다. 암을 관리할 수 있다. 힘들게 견뎌야 하는 파괴적인 암 치료를 통해 피폐한 삶을 살아갈 필요가 없다. 그러다 보면 자연스럽게 암으로부터 완치될 수도 있는 것이다.

이 책의 장들을 읽고 마음의 소리에 귀를 기울여, 자신에게 맞는 최선의 치료를 선택하시라는 겸손한 부탁의 말씀을 드리는 바이다. 이 책을 쓰면서 나는 암에 대한 공포가 사라졌다. 책을 읽는 당신께도 똑같은 역사가 있길 바라는 바이다.

한국어판 발간에 즈음하여

몇 해 전, 내가 직접 겪었던 의료 과실로 인한 암 오진 사건이 계기가 되어 이 책을 쓰게 되었다. 병원에 6일간 입원해 있으면서, 6명의 다른 의사들로부터 암 진단을 받았다. 온몸에 너무나도 많이 암이 퍼져 있어서, 자신들의 임상 경험에서는 본 적이 없는 심각한 상황이라고 했다.

내게 암 진단이 내려진 바로 당일, 서둘러서 항암 치료를 시작해야 한다고 했다. 암 병동의 종양학과 과장에게 나는 항암제와 같은 독극물을 내 몸에 주입할 의사가 없음을 분명히 했다. 그러면서 마음 한쪽에 내가 생존할 수도 있다는 희망이 있었고, 그렇다면 내 방식대로 할 것이라고 속으로 다짐했었다.

나의 방식이란 내 몸 안의 생화학적 균형을 바로 잡는 것이었다. 목숨을 걸고 바른 먹거리만을 고집했고, 영양 보충제를 통해 부족한 영양소를 공급하였다. 깨끗한 유기농 식품만 먹는 것에는 일절 타협이 없었다.

몇 해가 지난 지금, 나는 암과는 무관한 행복한 삶을 살고 있다. 그때 덜컥 항암 치료를 받았더라면, 오늘날 이 글을 쓰고 있을 수 없었을지도 모른다. 항암 치료를 받는 대다수 환자가 그러하듯, 작은 병마조차도 맞서 싸울 수 없을 지경으로 파괴된 면역력을 가지고 힘겨운 싸움을 이어가고 있었을 수도 있고, 어쩌면 사랑스러운 가족들을 뒤로하고 생을 마감했을 수도 있다. 그랬다면 얼마나 슬픈 일인가?

이 책은 암 진단을 받은 환자들 중, 항암 치료의 효과에 대해 의구심을 품는 이들에게 다른 선택들을 제시한다. 이미 전 세계의 대다수 암 전문의들이 기존의 항암 치료는 처참한 실패임에 동의하고 있으며, 환자의 몸에 강력한 화학 독극물을 주입하는 것 외에 다른 방법이 있을 것이라 믿고 이를 찾아 나서고 있다.

이 책은 해로운 화학 약품에 의존하지 않고 암을 치유하거나 관리하는 의사들의 경이로운 업적을 소개함으로, 암 환자들에게는 큰 위안이 될 것이다.

최근 들어 나는 화학물질이 없는 세상을 선도해 나가고 있다. 나의 웹사이트 www.SuzanneSomers.com에서 판매하는 스킨케어, 모발 케어, 화장품 제품들은 모두 순수한 유기농 제품들이다. 심지어 가정용 청소 제품들도 모두 천연 제품들이다. 몸에 해로운 물질들을 개발하는 것이 아니라, 건강에 이로운 제품들을 개발하는 것을 자랑스럽게 여긴다.

나의 또 다른 책이 미국에서 곧 출판되는데, 암과 같은 질병들이 늘어나는 가장 큰 원인으로 지목받고 있는 환경 호르몬과 환경 독소에 대해 심도 있게 다루고 있다. 먹거리, 공기, 물, 그리고 심지어 집과 자동차까지 포름알데하이드와 같은 독성 화학물질들이 때와 장소를 가리지 않고 우리의 건강을 위협하고 있다. 어떻게 이들의 존재 여부를 알아보고, 어떻게 하면 이들의 위협으로부터 안전할 수 있을까 하는 방법을 제시한다.

나는 자동차에 시동을 걸기 전, 차 문을 모두 열어 놓고 신선한 공기가 들어가도록 한다. 밀폐된 차 안에서 발생한 유해가스를 내보내도록 하는 것이다.

작년, 서울을 방문했을 때, 대한항공 기내식에 깊은 감명을 받았다. 음식이 보기 좋고 예쁘게 서빙 될 뿐만 아니라 유기농 재료를 사용하고 있었다. 다른 항공사에서는 찾아보기 어려운 모습이 아닐 수 없다.

영리한 한국인들은 미국인들에 비해 진보적이고 선진적인 사고방식을 갖고 있다고 믿는다.

한국의 독자 여러분들에게 건강과 장수의 축복이 함께하시길 희망하며…….

수제인 소머스
(Suzanne Somers)

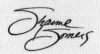

역자 서문

의학 발전이 눈부시다. 암 치료는 어디까지 와 있을까?

현대 의학에서 암 치료의 대표주자는 여전히 항암 화학요법이다. 그렇다면 항암 치료를 통한 말기암 환자의 생존율은 어떨까?

2012년 10월 《New England Journal of Medicine》에 발표된 의학 논문에 따르면 폐암과 대장암 환자의 5년 생존율은 불과 2.3%에 그치는 것으로 드러났다.

그럼에도 불구하고 항암 화학요법은 꾸준히 처방되고 있다. 암 전문의 수입의 3분의 2가 항암제 처방에서 나온다는 사실을 감안하면 놀랄 일도 아니다. 항암제를 처방하는 의사들의 판단력을 충분히 흐리고도 남을 만한 수치이다. 환자의 입장에서는 의사가 수입에 근거해 항암제를 처방한다는 사실이 불쾌할 수도 있지만, 이는 자연스러운 자본주의 현상, 혹은 자본주의의 한계일 것이다.

물론 의사들도 환자들을 위해 무엇인가 유익한 치료를 해주고 싶은 마음이 있다. 문제는 많은 암 전문의들이 자기 합리화로 그 문제를 덮어 두고 넘어간다는 사실이다.

부정할 수 없는 증거로 흥미로운 설문조사를 하나 살펴보자.

캐나다의 맥길 암 센터(McGill Cancer Center)의 암 전문의 118명을 대상으로 한 설문조사 결과, 응답자의 75%가 자기 자신 혹은 가족들이 암에 걸렸을 때 항암 치료를 받지 않을 것이라고 답을 했다. 일반 의사들도 아니고, 암과 암 치료에 대한 해박한 지식을 갖춘 암 전문의들 4명 중 3명이 항암 치료를 거부한다는 것은 의미 있는 수치이다. 그런데 환자에게 – 그것도 면역력에 문제가 생긴 암 환자에게 – 항암제를 처방하는 것은 어떻게 받아들여야 할까?

그래도 현대 의학이 그나마 과학적이지 않느냐는 현실론이 있을 수 있다. 그러나 현실은 과학과 거리가 멀다.

미 기술평가국(Office of Technology and Assessment)의 조사 결과에 따르면, 의학 연구 논문의 단 1%만이 금전적 이해관계에 얽히지 않은 공정한 시각의 연구인 것으로 나타났다. 10%도 아닌 1%이다. 이는 일반인들의 기대하는 숫자와 많이 동떨어져 있을 뿐만 아니라, 대부분의 의사가 믿고 의지하는 숫자와도 많이 벗어나 있다.

이유는 간단하다. 의학 저널에 발표되는 논문의 3분의 2 이상이 제약회사가 지원하는 연구 과제이다 보니 어쩔 수가 없다. 특정 신약 판매로 이어져 회사의 매출과 직결되어야 한다. 제약회사의 수입과 주가에 긍정적인 영향을 끼쳐야만 한다. 효과는 미미하지만 독성과 부작용이 강한 항암제가 별다른 대안 없이 여전히 처방되고 있는 이유이다.

20년간 《New England Journal of Medicine》의 편집장을 지냈던 하버드 대학의 마르시아 에인젤(Marcia Angell) 박사의 경우, 지속적으로 올라오는 사기성 짙은 논문들에 신물을 느껴, 스스로 편집장 자리에서 물러나 의료 시스템의 부패와 타락을 고발하는 저술 활동을 하고 있다.

한국은 오래전부터 한방 치료에 익숙하고 민간요법도 있었기 때문에 서구 사회보다 오히려 대체요법에 관대할 줄 알았는데, 현실은 정 반대라는 것을 알게 되었다. 암 전문의들이 열린 마음을 갖추고 대체의학을 포용한다면, 완성도 높은 통합의학을 실현할 수도 있는 준비된 토양인데도 현실은 그렇지 못하다. 서로 다른 의학 간에 자존심의 문제인지, 아니면 밥그릇 싸움인지, 소통의 부재, 혹은 무지의 소산인지 모르겠지만, 암 전문의에게 환자가 대체요법에 대한 의견을 물어보면 두 가지 중 한 가지 현상이 발생한다. 무시당하거나 쫓겨나거나 둘 중 하나이다.

자기 정당화로 만족하지 않고 기존의 패러다임에서 과감하게 벗어나 눈부신 실적을 내고 있는 영웅적인 의사들을 만나 보자. 한국에서도 이런 의사들이 더 많이 나올 수 있다고 믿어 의심치 않는다.

미국 척추신경보드전문의
조 한 경

Contents

제1부
의료의 현주소

학문적 자유란 진리를 탐구하여 저술하고, 진리라 믿는 바를 가르칠 수 있는 권리
이다. 이 권리는 또한 일종의 의무를 내포하고 있다. 그 의무란, 어느 누구도 진리
라고 인식하고 있는 것을 조금이라도 은폐해서는 안 된다는 것이다.

– 알버트 아인슈타인

진리의 가장 큰 적은 교묘하거나, 인위적이거나, 부정직한 거짓이 아니다. 오히려
지속적이며, 설득력을 갖춘 비현실적인 통념이 진리의 가장 큰 적이다. 우리는 우
리도 모르는 사이에 선조들이 형성해 놓은 통념에 우리를 맞춘다. 새로운 사실이라
할지라도 미리 정해진 관념 속에 구겨 넣고 해석한다. 우리는 불편한 사고를 하기
보다는 편안하게 남의 의견을 받아들이는데 익숙해 있다.

– 존 F. 케네디

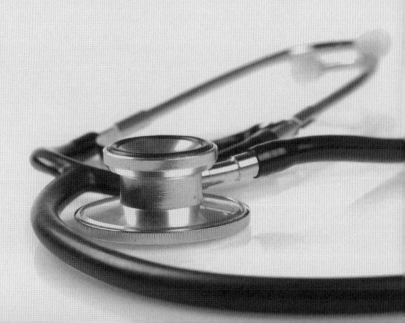

제1장
나의 암 이야기

2008년 11월, 새벽 4시, 잠에서 깼다. 숨을 쉴 수 없었다. 목이 메고, 금방이라도 질식할 것 같은 느낌이었다. 마치 누군가 두 손으로 내 목을 점점 더 세게 죄어오는 듯했고, 머리부터 발끝까지 온몸이 부어오르며 끔찍한 발진으로 뒤덮였다. 가려움과 타는듯한 느낌은 도저히 참을 수가 없었다. 발진은 귀와 코는 물론 성기 주변과 발바닥, 그리고 겨드랑이와 두피는 물론 등과 목에 퍼졌다. 얼굴을 제외한 온 몸이 부어올랐다. 도저히 알 수 없는 일이 벌어지고 있었다. 겨우 전화기를 잡고 평소 알고 지내던 의사에게 전화를 걸었다. 현재 내게 벌어지고 있는 상황을 설명하고 있는데 의사가 다급히 소리쳤다. "지금 당장 응급실로 가야 합니다. 매우 위험한 상황입니다." 나도 알고 있었다. 점점 더 호흡이 가빠져 오는 것을 느꼈다.

구급차를 기다릴 시간도 없이 우리는 응급실로 달려갔다. 나는 혈떡이며 필사적으로 가쁜 숨을 몰아쉬었다. 숨 쉬는 것이 이토록 어려운 일이었던가. 내게 주어진 시간이 다 되었다는 느낌이 들었으나, 슬퍼하거나 두려워할 겨를도 없이, 혼신의 힘을 다해 살기 위한 가쁜 숨을 몰아쉬고 있었다. 어지러웠다……. 세상이 빙빙 도는 느낌. 숨쉬는 것에만 집중했다.

응급실에 도착했다. 남편이 미리 병원에 전화를 해 두었기에 의료진은 나를 기다리고 있었다. 경험이 많은 간호사, 의사, 여러 전문가들이 나를 안심시켰다. "이제 괜찮습니다. 저희가 잘 돌보아 드릴 것입니다." 이제 나는 살았다는 생각으로 잠시나마 마음의 위로가 되었다.

응급실에 도착하자마자 의료진은 내게 강력한 스테로이드 소염제인 데카드론을 투약했다. 그리곤 내 귓가에 대고 질문을 했다. "이제 숨쉬는 것이 좀 편해지셨습니까?" 예민해진 탓일까? 의사의 소리가 마치 소리지르는 듯이 크게 들렸지만, 나는 대답을 할 수 없을 정도로 기력이 떨어진 상태였다. 입 밖으로 말을 꺼낼 수가 없었다. 붓기와 발진을 위해 베나드릴을 투약했다. 그러나 여전히 숨쉬기 어려운 상태였다. 똑바로 앉아 있기도 힘들었다. 어떻게든 한 모금이라도 더 산소를 구하며 그대로 고꾸라졌다…….

의료진은 급히 산소와 알부테롤을 투약했고, 서서히, 아주 서서히 생기가 돌기 시작했다. 그러나 호흡은 여전히 힘들었다. 마치 누군가 내 허파를 안팎으로 뒤집는 손잡이를 당기는 것 같았다. 그나마 다행인 것은 숨쉬기가 이전보다 조금 나아졌다는 것이다.

"CT 촬영을 하겠습니다." 의사가 말했다. 나는 CT 촬영을 통해 다량의 방사선에 노출된다는 사실이 여간 신경 쓰이는 게 아니었다. 내 몸에 의약품을 쓴 것도 거의 8년 만이었다.

난 의약품에 반대하는 건 아니지만, 의사들은 약을 최대한 아껴 두었다가 최후의 수단으로 사용해야 한다는 것이 나의 지론이다. 그만큼 평소 약을 멀리하고 살았다. 그런데 방금 나는 의약품 덕분에 살아났다. 지금 이 순간이 정확한 진단을 위해 방사선을 사용하는 것이 정당화되는 바로 그 순간인가? 내 몸 어딘가에 문제가 있는 것은 분명했다. 나는 건강한 편이었고 주변에서 나만큼 건강관리를 철저히 하는 여성이 없다고 자부한다. 그러나 CT 촬영은…… 어떻게 해야 할지 판단이 서지 않았다.

의사에게 물었다. "제가 보기엔 식중독 아니면 무언가에 심한 알레르기 반응을 보이는 거 같은데요. 그게 제일 앞뒤가 맞는 것 같지 않아요? 발진, 호흡곤란, 질식. 전형적인 증상 아닌가요?"

의사가 대답했다. "증상만으로는 정확히 알 수가 없습니다. CT 촬영을 해 봐야 알 수 있을 것 같습니다. 검사는 꼭 받아 봐야 합니다. 다음에는 이번처럼 운이 좋지 않을 수도 있습니다. 병원에 제때 도착하리라는 보장이 없단 말입니다. 거의 죽을 뻔하였어요."

"알겠습니다." 나는 순순히 응했다. 걱정되고 초조했다. 곁에 있던 남편이 내 손을 잡고 쓰다듬어 주었다. 그이의 얼굴이 염려와 두려움으로 일그러져 있었다.

불과 지난주까지만 해도 나는 건강함의 대명사였다. 나의 베스트셀러 《돌파구, Breakthrough》의 편찬에 도움을 준 훌륭한 의사 선생님들을 모시고 집에서 화려한 파티를 열었다. 정말 멋지고 훈훈한 밤이었다. 우리는 모두 서로의 건강을 위해 축배를 들었다. 별들이 화려하게 반짝이는 야외에서 라이브 밴드의 소프트 재즈 연주를 들으며, 40여 명의 하객들과 테이블에 둘러앉아 건강에 대한 이야기를 나누었다. 우리는 튼튼한 뼈와 온전한 뇌를 유지하면서 질병 없이 자연스러운 노화를 통해 건강한 죽음을 맞이하는 것에 대해 열정적인 토론을 했다. 우리는 모두 신이 났다. 그것이 실현 가능하다는 것을 알고 있었고, 새로운 가능성에 제때 동참할 수 있다는 사실로 기뻐하고 있었다.

그 파티에 참여한 사람들은 정말 대단한 사람들이다. 이분들은 현대 의학이 지정한 '진료 기준(standard of care)' 방식에서 벗어나 현대 의약품들이 효력이 없다고 외치는 용감한 의사들이다. 약은 답이 아니다. 약물과 화학약품들은 뇌를 갉아먹어 노인이 되었을 때, 결국 어른답지 못한 인지와 행동을 하게 되는 결과를 초래한다.

건강한 삶에 대한 각각의 새로운 접근 방식으로 살아가는 의사들. 나는 이 건강하고 생기 넘치는 그룹을 바라보며, 뜻을 함께하기를 잘했다는 생각이 들었다. 맛있는 유기농 식사가 나오기 전, 모두들 조그만 봉지에 담긴 자신들만의 영양제들을 주섬주섬 꺼내고 있었다. 그 모습을 서로 바라보며 한바탕 웃었다.

병에 걸리고 난 뒤에야 쉬쉬하며 병에 대해 이야기를 나누는 것이 아니라, 건강할 때 건강을 지키기 위해 노력하는 과정을 활기차게 이야기하는 시간이 매우 신났다. 오늘날 건강을 지키기 위해 시행되는 많은 치료법들은 생각지도 못한 부작용을 동반한다. 발병한 병을 치료할 수는 있으나, 이전과 달리 몸이 상쾌하지 못하고 체력이 약해지며 노화가 빨라지는 결과를 초래한다. 이는 직접 경험한 사람들, 이에 대해 관심을 갖고 공부한 사람들은 이미 잘 알고 있다.

나는 다른 모임에서는 건강에 대한 나의 접근 방식과 가치관에 대해 이야기하기를 꺼리는 편이다. 증상 치료를 우선으로 하는 대증요법(어떤 질환의 환자를 치료하는 데 있어서 근원이 아닌 증세에 대해서만 실시하는 치료법)을 '진료 기준'으로 삼고 있는 현대 의학 의사들에게 목숨을 맡긴 대다수의 사람에게, 그들의 선택이 틀렸을 수도 있고, 최고의 선택이 아니라고 말하는 것은 매우 불편한 관계를 초래하기 때문이다. 물론 그들의 선택도 존중한다. 사람마다 자신이 생각하는 가치관과 믿음이 다르기 때문이다. 건강한 삶을 지키기 위한 옛 방식과 새로운 방식이 있으며, 누구에게나 자신이 좋은 방법을 택할 자유와 권리가 있다.

나 역시 마음이 편했기에 새로운 방식을 선택했다. 그로 인해 매우 행복하고 건강했다. 에너지가 넘쳤고, 호르몬의 균형을 유지했으며, 성적으로도 활기가 넘쳤다.

그런데 왜 나는 지금 여기 병원에 이러고 있는 것일까? 나에게 무슨 일이 일어난 것일까?

CT 촬영을 위해 휠체어로 이동하는 나의 이 모습은 상상도 해보지 못했던 모습이다. 수년 전, 유방암 치료를 위해 방사선 치료를 받던 때가 갑작스레 떠올랐다. 이제 다시는 그때와 같은 선택을 하지 않을 것이다. 그동안 내 건강을 위협할 만한 문제는 그때의 방사선 노출뿐이었다. 하지만 감사하게도, 내가 인터뷰를 하면서 알아간 훌륭한 의사 선생님들 덕분에, 그 방사선에 의한 손상조차도(조나단 라이트 박사의 표현대로) '자연이 주는 치료도구들'을 통해 회복할 수 있었다.

지금 나는 파란색 환자 가운을 입은 채, 산소와 알부테롤을 세 차례 투약받고 있다. 서서히 원기가 돌아오는 것이 느껴졌다. 약물이 내 목숨을 구해준 것이다. 화학약품들의 독성을 잘 알고 있는지라, 나는 벌써부터 퇴원하면 먹어야 할 영양제를 생각하고 있었다. 체내에 남아 있는 의약품을 말끔히 배출하기 위한 해독 치료를 생각하고 있었다. 부디 이번이 내가 화학약물의 신세를 지는 마지막이 되기를 기원했다.

"이제 조영제를 주사합니다." 방사선 전문의가 말했다. "따뜻한 느낌이 들고, 바지에 소변 본 것처럼 느껴질 거예요. 그러나 금방 없어질 겁니다. 오래 걸리지 않아요. 대략 15분 정도. 그러니 편히 계세요."

내 팔에 꽂혀 있는 포도당 정맥주사를 통해 조영제가 투약되었다. 곧 따뜻함이 느껴졌지만 뭔가 불편한 따뜻함이었다. 그리고 정말로 테이블 위에 바로 소변을 볼 것 같은 느낌이 들었다. 찰칵, 찰칵, 찰칵 뭔가 어색한 기계음. 찰칵, 찰칵, 찰칵. 다시 그리고 또다시. 나는 의료진들이 가장 좋은 사진을 찍을 수 있도록 계속 누워 있었다.

"됐어요. 끝났습니다." 그녀가 말하고 잠시 정적이 흘렀다. 방사선 전문의인 그녀의 얼굴에 어두운 표정이 잠시 스쳤지만, 무슨 뜻인지 정확히 알아챌 수 없었다. 매우 순간적이긴 했지만 그녀의 표정과 목소리에는 분명 무엇인가가 있었다.

"유방암을 앓으신 적이 있으신가요?" 그녀가 걱정스레 물었다.

"네." 나는 대답했다.

"그러시군요." 그녀가 말했다.

나는 휠체어를 타고 다시 응급실로 돌아왔고 남편과 나는 다시 그곳에서 기다렸다. 하루빨리 이곳을 벗어나고 싶었다. 포근하고 따뜻한 집에 가고 싶은 마음뿐이었다.

문이 열리고 의사와 간호사가 열린 문을 닫고 들어왔다. 의사가 서서 나를 잠시 돌아보고는 말했다. "용기가 필요해서 함께 왔습니다. 이런 말씀을 드리는 게 괴롭습니다." 그 순간 모든 것이 얼어버린 것 같았다.

"나쁜 소식이 있습니다." 의사가 말을 이어갔다. 내 심장이 쿵쾅거리기 시작했다. 심장이 가슴 밖으로 튀어나올 듯 마구 뛰었다. "폐에 혹이 있습니다. 간에도 암이 전이된 것처럼 보입니다. 간에 무슨 문제가 있는지는 아직 잘 모르지만 복부 전체를 채울 만큼 부어 있습니다. 폐에는 혹이 너무 많아서 셀 수가 없네요. 혹들이 덩어리져 있고, 혈전이 보입니다. 폐렴도 있고요. 먼저 병원에 입원하시고 가장 시급한 혈전부터 치료를 시작해야 합니다."

무거운 공기가 방안에 흘렀다. 나는 남편의 얼굴을 쳐다봤다. 그의 얼굴엔 공포, 슬픔, 혼란이 가득했다. 내 심장은 내 평생 가장 크게 쿵쾅거리고 있었다. 나는 남편을 붙잡고 말했다. "여보…… 나 좀 진정시켜줘. 심장이 멎을 것 같아요."

의사가 조치를 취했고, 혈압이 191이나 나왔다. 내 평소 혈압은 110에 80이다. 믿을 수 없었다! 남편을 돌아봤다. 아무런 말이 없었다. 그의 손을 잡았다. 남편의 눈이 젖어있었고, 나도 그랬다. 한 대 얻어맞은 듯 아무런 말도 나오지 않았다.

휠체어를 타고 위층으로 가서 병실을 확인했다. 의료진들이 분주하게 움직이고 있었고, 수액 정맥주사가 매달렸다. 나는 떨리는 작은 목소리로 물었다. "정맥주사에 무슨 약을 넣었나요?"

"헤파린입니다. 혈전을 용해시키려고요. 폐렴 치료를 위한 항생제인 레바퀸하고 진정제 아티반도 넣었어요." 간호사가 말했다. "나는 약물 반대론자이지만, 오늘만은 아티반에게 감사했다. 머릿속이 빙빙 돌았다. 내 삶에 무슨 일이 일어난 거지? 우리 가족에게?

"여보, 브루스한테 전화해요." 우리 아들. 나는 최대한 진정된 목소리로 남편에게 말했다. "그 아이는 애틀란타에서 촬영 중이에요. 핸드폰으로 전화해요." 그리고 나는 그에게 레즐리, 스테판, 언니 매우린, 그리고 남동생 대니에게 전화해 달라고 부탁했다. 상황이 심각하다는 것과 가족들에게 알릴 필요가 있다는 것을 인지한 나는 서둘렀다.

그때 암 전문의가 내 방에 찾아왔다. 환자를 대하는 그의 태도는 무뚝뚝하기 이를 데 없었다. 동정심도, 유연함도 그리고 어떠한 배려도 없었다. 그는 방어적으로 팔짱을 끼고 의자에 앉았다.

"암입니다. CT 촬영을 확인했더니 온몸으로 전이됐습니다." 그는 있는 그대로 말했다.

"온몸으로요?" 나는 먹먹해서 물었다.

"네, 온몸으로요." 그는 마치 레이커스 게임 티켓을 얻은 것처럼 대수롭지 않게 말했다. "폐, 간, 심장 주변으로 종양이…… 이렇게 많은 암을 여태 본 적이 없네요."

그가 방을 떠나고, 죽음에 대한 두려움과 공포로 인한 침묵이 흘렀다. 그 침묵을 내 몸에 매달린 의료장비 소리만이 채우고 있었다. 남편 앨런은 보조침대에 누워, 마치 결코 나를 보내지 않으려는 듯 내 손을 꼭 잡고 있었다. 우리 둘 다 울고 있지는 않았다. 우리는 너무 먹먹해서 울 수조차 없었다. 간호사들이 왔다갔다하며 의료장비를 조작하는 동안, 우리는 한참 동안 서로를 꼭 껴안고 있었다.

앨런의 전화기가 울려 우리는 포옹을 풀었다. 브루스였다. "엄마……." 아들의 목소리가 떨렸다. "엄마는 우리 집의 기둥이에요. 엄마가 있기 때문에 우리가 있어요."

"브루스, 엄마도 알아. 엄마가 방금 생각이 났는데. 이탈리아에 의사가 있어……." 내 목소리가 잦아들었다.

브루스의 목소리는 감정적이었다. "엄마 없는 세상은 상상도 할 수 없어요, 엄마."

아들 브루스의 슬픔이 고스란히 느껴지면서, 내 마음도 자제가 안 되었다. 스스로가 무기력하다는 생각밖에는 그 무엇도 떠오르지 않았다. 하지만 브루스를 위해 최대한 긍정적인 생각을 하려고 애를 쓰며 통화를 마쳤다.

며느리, 캐롤라인에게서 전화가 왔다. 그녀의 모친은 그녀가 열세살 때 유방암으로 사망했고, 그녀를 엄마 대신 돌보던 이모도 난소암으로 죽고, 그녀의 새어머니마저 난소암으로 세상을 떠났다. 그리고 나까지. 이는 그녀에게 너무 잔혹한 현실이 아닐 수 없다. 그녀의 목소리에서 느낄 수 있었다. 캐롤라인은 매우 사랑스러운 며느리이다. 그리고 나는 그녀에게 엄마와 같은 존재이다. "브루스가 오늘 집에 올 거예요." 그녀가 떨리는 목소리로 말했다.

"내일 아침 병원으로 갈게요. 따뜻한 닭고기 수프를 좀 가져다 드릴게요." 그녀의 삶은 늘 이런 식이다. 그렇게 엄마의 죽음을 맞았을 것이고, 항상 가족을 책임지고 챙기는 것은 그녀의 몫이다. 그녀는 수프가 내게 위안이 될 것을 알고 있다. 그녀의 목소리에서 수심에 가득 찬 것을 감지할 수 있었다. 난 아무 일도 없는 것처럼 말했지만, 그렇지가 않다는 것을 우리 둘 다 알고 있었다. 내겐 더는 불꽃은 남아 있지 않다. 난 방금 원자폭탄을 맞은 듯했다.

차례대로 나의 아이들과 손주들이 전화를 해서 사랑한다는 말을 전했다. 그때까지 참았던 눈물이 쏟아지기 시작했다. 이 아이들이 자라나는 모습을 볼 수 없겠구나 하고 생각하니 목이 메었다. 이 아이들이 날 기억해줄까? 난 그들 모두 너무나도 사랑하는데.

의붓딸인 레슬리는 전화를 하지 않는다. 대신 무작정 차를 타고 병원에 와 주었다. 그녀는 병실에 들어서며 그녀의 아버지를 슬쩍 보았다. 항상 집안의 가장이었던 아버지가 몹시 힘들어하고 있다는 걸 알아챘다. 레슬리와 난 아주 많은 일들을 함께 겪으며 몹시 가까워지고 사랑하게 되었으며, 서로에게 좋은 친구가 되었다. 부모와 딸, 벗으로서, 사업 파트너로서 그녀와의 관계를 놓고 떠나는 것이 두려워졌다.

레슬리가 도착했을 때 암 전문의가 막 병실을 나가던 참이었다. 그녀는 몹시 신경이 날카로운 상태였다. 이미 암 전문의에게 반감을 가지고 있었다. "나쁜 놈, 어떻게 암이 있다는 걸 알 수 있지요? 장담할 수 있데요? 새어머니는 이미 8월에 네오스템사에 줄기세포를 보관해 놓으셨잖아요. 그때 줄기세포 보관 전에 건강검진도 다 하셨고, 다 깨끗하게 나왔잖아요. 혈액검사도 완벽했구요." 그래, 그랬었다…… 어쩌다 내가 암에 걸린 것일까?

그때 폐암 전문의가 병실에 들어섰다. 어쩌면 그가 좀 나은 소식을 전해 줄까 기대했지만…… 그가 나쁜 소식을 전했다. "지금 CT 촬영 결과를 보았는데, 이미 전이된 암입니다." 그는 좀 더 상냥하고 신중했다. "제 말씀은, 좀 더 연구를 해볼 필요가 있지만, 다른 가능성도 있긴 한데 일단은 안 좋아 보입니다. 내일 다시 오겠습니다." 레슬리는 종이와 펜을 꺼내 메모를 했다. 그녀는 일주일 내내 병원에서 모든 사람이 하는 모든 말을 적어 둘 것이다. 레슬리는 매우 꼼꼼한 아이였다. 이렇게 얼떨떨한 상황에, 차라리 약 기운에 취해 모든 것들이 멍한 것을 하나님께 감사했다.

첫날이 거의 지나갔다. 나의 그리고 우리 생애의 흔치 않은 통렬하고 쇼킹한 하루였다. 난 폐암에 걸렸고 그것이 간, 심장, 위, 그리고 몸 전체로 전이가 된 상태라면 최고 두 달을 넘기지 못한다는 사실을 알고 있다. 어쩌면 2주조차 못 넘길지도…….

남편을 보자 슬픔이 몰려왔다. 죽음이 눈앞에 보였고, 사람들이 흔히 말하던 "사망의 음침한 골짜기"에 다달았다.

저녁이 되자, 간호사가 뭔가 몽롱한 것을 링거에 꽂았다. 더 많은 약, 하지만 난 싫다는 말을 하지 못했다. 그저 잠만 자고 싶었다. 잠에서 깨면 이 악몽이 끝나기를 바랄 뿐이었다. 남편 앨런이 내 작은 침대 시트 속으로 들어와 나를 꼭 안아 주었다. 다음 날 잠에서 깼는데 아직까지도 날 안고 있었다. 그는 미동도 없었다. 하나님! 그런 그를 떠난다는 것은 생각만 해도 견딜 수가 없었다.

둘째 날, 아침은 간호사들과 혈압 체크와 회진으로 시작했다. 그들은 수천 번쯤 반복하는 일이라 그런지, 그리 열심을 내는 것으로 보이지는 않았다. 오히려 깊은 정서적 개입이 진료에 방해가 될 수도 있겠다. 모든 환자들은 그 나름대로의 사연이 있을 테고, 나도 그들과 별다르지 않으니까. 매일 사람들은 암이라는, 악성종양이라는 진단을 받고 있으며, 나의 경우 또한 단지 그중에 하나일 뿐이다.

아침에 눈을 떴을 때, 누군가가 악몽이었다고 말해주길 희망했지만, 그것은 오로지 희망 사항일 뿐, 현실은 그대로 놓여 있었다. 브루스, 캐롤라인, 레슬리는 밤새 내 침대 옆에서 간호했다. 이들에게는 충격과 두려움이 남아 있었고, 절대 이럴 리 없다는 레슬리의 막강한 부정이 여전히 남아 있었다.

브루스는 날 안고 울며 사랑한다고 말해주었다. 브루스의 손을 만지고 또 만지며 교감했다. 인생은 짧지만 단 하루도 헛되어서는 안 된다고 했다. 난 십대 때 이 아이를 낳았고, 그때부터 심오하고 깊은 교감을 공유했다. 캐롤라인의 머릿속에 난 이미 죽어 있을지도 모르겠다. 그녀의 어머니는 유방암이 간으로 전이 되고 한 달 만에 돌아가셨다. 그녀에겐 아직도 아픈 기억이 생생하게 남아 있다. 내 암이 간에 전이가 되었다는 것이 무엇을 의미하는지 그녀는 알고 있었다. 아마도 그녀는 그때 마음의 준비를 시작했을 것이다.

의붓아들인 스티븐이 전화를 했다. 그는 속마음을 표현하는데 서툴다. 하지만 그 아이의 진심은 누구보다 잘 알고 있다. 그의 음성에서도 느껴졌다.

외과의가 병실로 들어섰다. "다시 CT 결과를 보았는데, 역시 암입니다." 우울한 소리다. 매번 들을 때마다 유리 파편처럼 상처가 되어 박힌다. 내가 사랑하는 모든 이들을 두고 떠나야 한다는 믿기 어려운 깊은 슬픔이 밀려왔다. 너무 갑자기, 삶을 마무리하지도 못한 채, 이건 아니지 않은가.

암 전문의가 들어왔다. "어떻게 하시겠어요? 전신 항암제를 처방해 드릴 수 있습니다."

"뭐라구요?" 내가 아무리 약에 취해 몽롱한 상태였어도 이건 답이 아니라는 것은 알고 있었다. "차라리 그냥 죽겠습니다. 절대로 항암 치료는 절대 안 되지요."

암 전문의는 어깨를 잠시 들썩이더니 병실을 나갔다.

"나쁜 놈." 레슬리가 말했다. 캐롤라인도 더불어 "거만한 얼간이!" 라고 내뱉었다.

암 전문의는 직업 특성상 안 좋은 소식을 전할 수밖에 없다. 그러다 보니 현실을 받아들이기가 어려운 환자와 보호자로부터 불신을 받기도 한다. 아마도 암 전문의들은 자신을 방어하기 위해 때로는 거만한 태도를 취하는 듯하다.

갑자기 캐롤라인이 열정적으로 말했다. "증상으로 보아 계곡열일 가능성이 있어 보이네요. 발진과 폐렴을 유발하는데, 남서부 사막의 상부 층 흙에서 감염이 된다는데, 어머님께선 매일 유기농 정원에서 일하고 뉴멕시코 주의 폐허에서 정기적으로 발굴 작업을 하셨으니 말이 되기도 하죠."

그때 폐암 의사가 들어왔다 "혹시 계곡열일 수도 있나요?" 그에게 물었다.

"그게……" 그는 천천히 말문을 열었다. "가능성은 있지만 글쎄요. 생각 좀 해볼게요. 아닐 가능성이 큽니다. 아무리 봐도 암인 것 같습니다."

그날 밤 남편이 면도도 샤워도 하지 않은 채 또 내 작은 침대로 기어들어와 나와 같이 누웠다. 간호사는 또다시 잠이 오는 무언가를 내 정맥 내에 투입했다. 남편이 이불 안에서 나를 꼬옥 껴안았다. 다음 날

아침, 우리는 아직까지 서로의 팔에 얽어 매여 있었다.

캐롤라인, 브루스, 레슬리는 아직 그 자리에 앉아 있었고, 레슬리는 소매를 걷어 올린 채 메모장을 들고 있었다. 캐롤라인은 병원의 모든 의사에게 화가 나 있었다. "머저리들!" 그녀는 말했다. "내과의사는 빼고." 우리 모두는 그를 좋아했다. 그는 개방적이다. 그는 모든 의사를 다 통제하고 나에게 설명을 했다.

"쿠마딘을 처방해 드릴텐데 꼭 복용하셔야 합니다. 경구용 항응고제인데, 혈전을 막기 위해서 꼭 필요한 약입니다."

"쿠마딘을 처방받긴 싫어요." 내가 그에게 답했다. "저도 그 약을 알아요. 끔찍한 부작용들이 있지요. 전 절대 먹지 않을 거예요. 자연적으로 혈액을 맑게 해주는 나토키나아제가 있잖아요. 그걸 먹으면 되지, 쿠마딘은 먹지 않을 거예요."

내과의가 이해한다는 듯 웃었다.

나는 그에게 말했다. "저는 9년 동안 약을 먹지 않았어요. 제가 어떻게 해야 할 것인지 답이 나오기 전까지만 응급약들을 일시적으로 처방받는 거예요."

생명의 위협을 받고, 먹기 싫은 약을 억지로 처방받아야 하는 현실까지 정말 스트레스가 엄청났다. 지난 8년 동안 어떻게든 약을 안 먹고 유기농 식품으로 건강을 지키며 살아왔는데, 병원에 들어와서는 적어도 6개의 약을 먹고 있으며, 또 그것에 생명을 의지하고 있었다.

간호사가 들어왔다. "혈압약을 가져왔어요."

"언제부터 제가 혈압약을 먹었죠?" 기분이 나빠져 쏘아붙이듯 물었다.

"어머, 정맥주사에 항상 포함돼 있었는데요."

"누가 지시한 일이죠?" 내가 의심하듯 물었다.

"환자분 주치의가 지시했죠." 그녀가 딱 잘라서 말했다.

"아니요. 저는 그 혈압약을 안 먹을 겁니다." 목소리가 점점 커졌다. "나는 고혈압도 없는데. 왜 엉뚱한 약을 처방하는 거죠? 정말 어이가 없네요! 그쪽이라면 안 그러겠어요?"

3일째. 종양 의사와 폐암 의사와 외과 의사가 함께 들어왔다. 폐암 의사가 먼저 입을 열었다. "우리가 상의를 했는데, 생체 조직검사가 필요합니다. 조직검사를 통해서 일단 명확하게 확진을 내리고, 그 다음에 환자분께 필요한 조치를 정할 수 있어요."

"조직검사가 어떻게 하는 건데요?" 내가 물었다.

"작은 수술이라고 생각하시면 됩니다. 우선 목을 절개하고 튜브를 가슴까지 밀어 넣어 폐에 도착하면 조직 한 조각을 떼어 낼 겁니다. 그리고 환자분 가슴에 있는 종양 몇 개를 떼올 거구요. 부작용이라면, 시술 중에 환자분 성대를 건드릴 수도 있습니다. 그러면 성대가 망가질 위험이 있거든요. 결정은 환자분께서 하셔야 합니다." 외과의가 차근차근 설명하듯 답해 주었다.

남편을 보았다. 브루스와 캐롤린, 레슬리를 차례로 둘러보았다. 레슬리가 말했다. "검사해 보세요. 그럼 암이 아니라는 걸 확인하실 수 있잖아요. 새엄마는 분명 건강해요. 암을 예방할 수 있는 건 다하셨잖아요. 유기농 음식만 먹고, 영양제도 먹고, 항산화제도 먹고, 또 운동도 열심히 하고 잠도 충분히 잤다고요. 무엇보다도 늘 행복한 생활을 하셨잖아요. 절대 암이 아닐 거에요."

브루스는 이미 무너져 있었다. 워낙 멘탈이 약한 편이라 지금 이 상황을 감내하기 어려울 것이다. 남편도 말이 없었다. 그는 내가 죽으면 같이 따라서 죽는 쪽을 선택할 거라는 걸 나는 안다.

"조직검사 해야겠다." 그날 늦게 모든 사람에게 내가 말했다. 모두들 동의했다. 정확한 정보가 필요하기 때문에 불가피하다.

베리 마닐로우가 입원실에 들어왔다. 그는 내 절친이다.

"대체 뭔 일이야?" 걱정스레 그가 물었다.

나는 그에게 온몸 전체에 암이 퍼졌다는 진단을 받았다고 말했다. 그는 절대 그럴 리가 없다고 부정했다. 배리는 그날 몇 번이나 전화를 하며 나를 걱정하고 위로했다.

그날 밤에도, 링거에 연결되어, 약 기운이 느껴졌다. 이 링거를 이젠 친구라 여긴다. 약 기운이 돌기 시작하면서 침대에서 나와 링거와 함께 춤을 추고 노래를 하기 시작했다. "우리가 어디를 가든, 무엇을 하든 우리는 헤쳐나갈 거야, 함께." 비운에 필요한 안도감이다.

가족들이 나를 둘러쌌다. 베리에게 전화가 왔고 남편은 여전히 내 곁을 지키고 있었다. 나의 여동생은 브루스처럼, 내가 없는 세상에 살 수 없다고 말했다. 그때 무언가에 맞은 것처럼 멍해졌다. 마치 매우 큰 스피커가 내 머리에 박힌 것처럼 들렸다. 너무 생생하게 들려서 주위를 둘러보았다. 혹시 다른 사람들도 들었나 싶어서 말이다. 하지만 그 누구도 듣지 못한 듯했다. 그것은 내 귀에만 들렸다. 나만 들을 수 있는 것, 그것은 바로 깨달음이었다. 내 죽음과 마주하게 된 이 순간, 사망의 음침한 골짜기를 거니는 순간 떠오른 머릿속에 울리는 단어들 : 네가 누군지, 네가 무엇을 소유했는지, 어디에 사는지, 무엇을 하는지가 중요한 게 아니다. 오로지 중요한 것은 네가 누구를 사랑하는지, 그리고 누가 너를 사랑하는지, 사랑이다. 더 많이 사랑할수록 더 좋다!

명확한 음성 아니 순간의 깨달음이 나를 스치고 지나갔다. 무슨 일이 생기든, 나는 예전의 나와 같지 않을 것이라는 확신이 생겼다. 암으로 죽을 것이라는 두려움은 사라지고, 깊은 사랑이 내 인생에 있다는 고마움만 남았다

또다시 남편은 내 작은 병상으로 올라와 나를 안아 주었다. 간호사가 잠이 오는 약물을 정맥주사에 주입했다. 내일의 조직검사를 통해 내가 죽을지 살지를 알게 된다. 하지만 죽을 확률이 크다. 왜냐하면 네 명의 의사와 응급실 의사 그리고 방사선과 전문의 모두 날 전신 암으로 진단 내렸기 때문이다. 하지만 불안이나 두려움, 원망보다는 이제 난 감사를 느낀다. 한편으로는 간절히 살기를 바라면서도, 난 지금까지 살면서 다른 많은 사람이 경험하지 못한 가족의 사랑을 받았다는 것을 깨달은 것만으로도 큰 위로가 되었다. 여전히 내 곁에 누워 나의 손을 잡아주는 남편 앨런의 손을 붙잡고 약에 취한 수면에 빠져들었다.

4일째. 오늘 아침은 조금 다르다. 아주 바쁜 간호사들, 각종 검사들, 혈압검사로 아침부터 분주했다. 그리고 흰 코트를 입은 두 명의 남자 간호사들이 나를 아래층에 있는 수술실로 데려가기 위해 왔다. 나는 남편 앨런의 손을 잡고 교감을 한다. 앨런은 언제나 내게 큰 위로가 된다. 아픈 마음과 아픈 심장은 여전하지만 남편을 향해 속삭였다.

"사랑해." 남편은 내 얼굴과 내 이마에 키스를 하며 다 괜찮아질 것이라고 이야기했다.

병실에서 나가기 바로 직전, 외과 의사가 내게 다가왔다. 의사나 환자 모두 똑같이 샤워 모자 비슷한 것을 착용하고 대면하는 모습으로 인해 살짝 웃음이 났지만, 이내 곧 불안해졌다. 몽롱한 상태에서 내가 말을 걸었다. "선생님, 저는 인생을 노래하는 새이고 싶어요. 매일을 노래하면 살고 싶어요. 그러니 제 성대를 조금만 더 신경 써 주세요. 제발 부탁드립니다." 그리곤 난 나도 알 수 없는 우주로 빠져들었다.

'그곳'은 어디였을까? 그곳에 얼마 동안 머물렀을까? 시간을 잃어버린 듯했다. 그때, 희미하게 남편의 목소리가 들려왔다. 조금씩 의식이 돌아오고 있었다. 착한 남편은 내 귀에 대고 주문처럼 속삭이고 있었다.

"당신 암 아니래. 당신 암 아니래……." 나의 머리를 쓰다듬으며, 끝없는 속삭임으로 나는 미지의 그곳을 빠져나왔다. 덜컥 울음이 터져 나왔다.

눈을 떴을 때, 나는 내가 암이 아니라는 사실이 믿기 어려웠다. 살았구나.

나는 중환자실에서 나와 다시 병실로 왔다. 브루스, 레슬리, 그리고 캘롤라인이 내 곁에 있었다. 브루스는 할 말을 잃은 상태였고, 캐롤라인은 기쁨과 동시에 우리가 겪은 것에 대한 분노를 느끼고 있었다. 그리고 레슬리는 계속 이야기했다. "엄마가 암이 아니라는 것을 알고 있었다니까요. 난 다 알고 있었다고요!."

아마도 이 글을 읽는 모든 사람들은 내가 황홀해할 것이라고 생각할 것이다. 나도 그러고 싶다. 하지만 난 외상 후 스트레스를 겪고 있다, 그런 것 같다. 슬픔이 세포에 스며든다. 내 몸이, 내 세포들이, 고칠 수 없는 암이라는 사형선고를 받아들이고, 이젠 종료되어 버린듯하다. 내 영혼은 상처를 입었다.

상처입은 영혼은 어떻게 치유할 수 있을까? 난 행복감을 찾을 수 없었다. 그러나 일단 안심이 되었다.

5일째, 암 전문의가 내 병실로 찾아왔다. 그가 나에게 뭐라고 할까? "오진이지만 참 다행입니다." 혹은 "암이 아니라니 행복하시지요?" 그것은 나의 착각이었다. 그는 앉지도 않고 나를 쏘아보며 화를 냈다. "음, 당신은 스테로이드를 사용하고 있다는 사실을 나에게 왜 말해주지 않았나요?"

나는 깜짝 놀랐다. 그에게 어떻게 말을 해야 될지 어안이 벙벙했다. 난 그의 부족한 배려와 이해심에 말을 잃고 그를 응시하기만 했다. 결론부터 말하자면 나는 스테로이드를 사용하지 않는다. 나는 앞으로도 스테로이드를 사용할 일은 없을 것이다. 다만, 그의 상황은 이해가 되었다. 그는 옛 의술에 갇혀 새로운 의학 기술에 대한 지식이 현저히 부족했다. 일부 폐경기 여성에게서 나타나는 코티솔 교체를 이해하지 못하고 있었던 것이다.

나는 그와 어디서부터 이야기를 시작해야 할지 난감했다. 그는 어차피 '멍청한 여배우'의 말 따위는 듣고 싶어 하지 않을 거만한 사람이었다. 나를 대하는 그의 말과 행동을 보면 짐작할 수 있었다.

스테로이드가 어떻게 전신 암으로 오진이 되었는가에 대해선 나도 추측할 수 없다. 여전히 내 몸에 어떤 문제가 있다는 것인지는 알지 못한다. 왜 내가 응급실까지 오게 되었는지에 대한 원인을 찾는 것이 급선무였다.

나는 암 전문의가 끔찍한 오진을 한 것에 대해 창피해 하고 있음을 알아차렸다. 그로 인해 나와 내 가족은 그 누구도 겪어서는 안 될 트라우마를 겪었다.(후에 알게 된 일이지만, 나의 주치의가 그에게 전화를 해, "조직검사 결과가 나오기 전까지는 그녀에게 암이라고 말하지 마십시오."라고 조치를 했다는 사실을 알게 되었다. 그리고 그는 거만하게 대답했다고 한다. "이보시게, 상황이 좋지 않네. 암이 온몸에 퍼졌어. 환자에게 헛된 희망을 제공하지 말게.") 내 생각엔 이 모든 이유 때문에 그는 창피해서 오히려 화를 낸 것이다. 그 자신이 틀리기보다 차라리 내가 암에 걸린 것이 맞기를 바라는 것일까?

(미국)의사들은 소송에 대한 두려움이 커서, 진심 어린 사과를 외면하는 것일까? 진정한 의사라면, 자신의 오진에 대해 사과를 하고, 암이 아님을 진심으로 기뻐해 주어야 한다. 대체 모든 의사들이 수행하는 '히포크라테스 선서'는 어디로 사라진 것일까? 독선과 오만이 엿보였다.

그는 자신이 저지른 멍청하고 오만한 실수에 대한 변명을 찾는 듯했다. 내게 별 개연성이 없는 스테로이드를 들먹이며 자신의 오진을 정당화시키고자 했다. 그런 그에게 어떤 말을 해야 할까 생각하다가 그만두었다. 그럴 가치도 없다고 느껴졌다. 어서 내 방에서 나가기만 기다렸다. 결국, 그는 혼자 화를 내다가 갑자기 돌아서 나갔다.

그날 오후, 약간의 빛과 희망, 그리고 내가 사랑하는 사람들과 함께할 미래를 그리기 시작했다. 그리고 얼마 후 감염 질환 전문 의사 여럿이 내 방으로 행진을 해왔다. 하얀 의사 가운을 입은 네 명의 의사들이 저마다 이야기를 늘어놓고 나갔다. 그중에 한 명이 유난히 말이 많았다. 내가 보기엔 가장 멍청해 보였는데, 이 병원의 감염성 질환 병동의 우두머리라고 했다. 그녀가 말했다. "암은 아니라고 판단이 났지만, 당신이 심각한 전염성 질환을 가지고 있다고 생각합니다."

하느님 맙소사, 나는 생각했다. 또 시작이군!

"어떤 전염병이요?" 대답을 듣고 싶은지에 대한 확신 없이 나는 물었다.

"그게." 여의사가 말하기 시작했다. "환자분께서 폐결핵이나 문둥병, 또는 뇌막염이나 뇌 손상을 일으킬 수 있는 계곡열인 콕시듐 육아종을 앓고 계신다고 생각하고 있습니다."

캐롤라인이 끼어들었다. "그게 바로 제가 생각했던 거예요, 계곡열. 제가 계곡열에 대해 읽었던 모든 것들이 그녀의 증상을 설명해줘요."

"네." 여의사가 캐롤라인의 말을 일축하며 말했다. "아무래도 폐결핵인 것 같습니다. CT 촬영 결과를 본 뒤에 저희가 내린 결론입니다. 병원은 공중보건을 책임져야 하는 의무가 있다는 걸 이해하시리라고 생각합니다. 그래서 일단은 병원균이 외부로 빠져나가지 못하도록 격리실로 옮겨서 치료를 해야 합니다."

나는 다시 한번 충격에 빠졌다. 결핵? 문둥병? 정말로?

내 아이들과 남편은 내 짐들을 정리했다. 나는 휠체어를 타고, 담요를 두르고 샤워 캡을 쓰고 마스크를 하고 위층으로 이동했다. 내 병균을 빼내 가상 공간으로 보낼 법한 거대한 모터가 있는, 거의 사용되지 않았던 것이 분명한 옷장처럼 생긴 방으로 옮겨졌다.

내 방을 드나드는 모든 간호사와 의사는 이제 양봉가 옷처럼 생긴 머리부터 발끝까지 덮는 완전 무장된 옷을 입는다. 나는 그들이 누가 남자고 여자인지 구별할 수도 없었고 살아 있는 인간 병균이 된 것 같은 기분이 들었다.

나는 감염되었다. 이제는 사회에 위험한 존재이다.

문이 열릴 때마다 경찰관이 내 방 밖 복도에 배치되어 있는 것을 보았다. 보안상의 이유라고 생각했지만, 나의 착각이었다. 지금 생각해보니 내가 도망가지 못하도록 지키고 있던 것이다. 나는 위험한 존재니까.

내 아이들은 더는 나와의 접촉이 허락되지 않았다. 방문객은 금지되었다. 그들은 남편도 전혀 배려하지 않았다. 방에 들어오려는 그를 계속해서 막아서면 그가 미칠 것이라는 것을 깨닫지 못하는 것 같았다.

그 순간 나는 무너졌다. 나는 결국 흐느껴 울고 말았다. 지금까지 모든 게 감당하기 힘들었다. 너무 많은 스트레스와 광기가 폭발했다. 나는 울고 또 울었다. 남편은 여전히 내 곁을 떠나지 않고 있었다. 그는 아직 샤워도 면도도 하지 않고 있었고, 끔찍한 소음을 내는 이 병실의 내 작은 침대에 올라와 내 모든 병균들이 잠 들도록 나와 함께 이불을 덮고 있었다. 내일은 어떨까?

이제서야 머릿속이 정리되기 시작했다. 난 여전히 놀란 상태지만, 맞서 싸울 정신이 들기 시작했다. 나는 내 책 《돌파구(Breakthrough)》와

《젊음(Ageless)》을 집필하는 과정에서 알게 된 두 명의 의사들에게 이메일을 했다. 그들은 내게 필요한 처방을 갖고 있었다. 병원에서 들이킨 약물을 해독시키기 위한 처방과, 폐결핵인지 계곡열인지, 또는 세상에나! 문둥병이던지, 말도 안 되지만 어쨌든 진단된 것의 자연적 접근법을 가지고 있었다.

의사 조나단 라이트가 박사가 말했다, "그 병원에서 나와야 합니다."

"알아요." 내가 답했다. "하지만 그들이 보내주지 않을 거예요. 전염되기 때문에 '사회 공동체'에 위협이래요."

"들어봐요, 제가 한 달 전 당신의 혈액 검사 결과를 가지고 있는데 모두 정상이에요. 당신은 그런 질병들에 걸렸을 리가 없어요. 폐결핵은 이보다 훨씬 전에 있었을 가능성이 있고, 문둥병은 말도 안 돼요. CT 촬영 결과도 그렇게 보이지 않아요."

감염성 질환 전문의사는 다시 내 병실로 돌아왔다. "집에 가고 싶습니다." 나는 단호하게 말했다.

"글쎄요, 그건 불가능합니다. 당신의 배양균이 되돌아오기를 기다려야 합니다." 의사가 대답했다.

"그건 얼마나 걸릴까요?" 나는 물었다.

"빠르면 2주에서 어쩌면 6주요." 그녀가 사무적으로 말했다.

테스트 결과를 기다리며 나를 멍하니 가둬 두는 것은 그녀에게 아무 문제도 되지 않는 듯했다.

"아뇨, 안돼요, 안돼!" 나는 크게 소리쳤다. 나는 침대 옆 탁자를 격하게 두드리고 싶은 충동이 일었다. "아뇨, 저는 여기 있지 않을 겁니다! 보내 줘요. 집에 가고 싶다고요!" 나는 사람이라도 죽일 기세로 말했다. (영화 〈애정의 조건〉에서의 셜리 맥클레인을 생각나게 하는) "집에 가고 싶어요. 집에 갈 겁니다!"

"그렇다면……." 감염성 질환 전문의사가 조심스럽게 말문을 열었다. (옳거니. 나는 생각했다. 적극적인 싸움이 효과가 있구나. 나는 내가 큰 소란을 일으킬 것이라 그녀가 불안해한다고 생각했고, 사실 그랬다. 나는 소란을 피우고 있었다.) "가게 해 드리겠습니다. 하지만 6주 동안 당신의 소유물이 격리되는 것에 동의하는 서류에 사인해야만 합니다. 만약 이 서류에 사인하지 않으시면, 보건부에 당신을 보고할 것이고, 그런 구설수에 오르는 걸 원치 않으시겠지요. 폐결핵, 문둥병, 콕시듐 육아종, 그리고 뇌막염 약을 반드시 드셔야 합니다. 또 폐렴을 위해 쿠마딘과 레바퀸 항생제를 드셨으면 합니다. 그리고 문둥병 약은 부작용으로 피땀이 날 수도 있다는 점 미리 알려드립니다."

정말로, 진실로, 나는 착한 사람이다. 나는 언제나 예의 바르다. 하지만 지금은 그녀에게 심한 소리 좀 하고 싶다. 그렇지만 나는 그러지 않았다. 아니, 못 한다. 칼자루를 쥐고 있는 것은 그녀이고, 내가 여기서 나가기 전까지는 그녀가 관리인이다. 나에게는 힘이 없다. 환자들에게는 힘이 없게 만들어진 구조다. 직접 경험해 보니 알겠다.

나는 라이트 박사에게 이메일을 했다. "서류에 사인해요." 그가 답했다. "그녀에게 말을 잘 들을 거라고 말해요. 그녀에게 약들을 먹겠다고 해요. 집에 도착하게 되면, 저한테 약들의 이름을 보내세요. 제가 그것들을 조사해 드릴게요."

그래서 4시간 후에 나는 내가 먹지 않을 5,000달러 상당의 약들을 손에 들고 휠체어를 타고 병원 밖으로 나왔다. (나는 그 돈을 단지 병원을 탈출하는 데 드는 비용으로 생각하기로 했다.) 나는 '사회 공동체'에 내 노출을 최소화시키기 위해 머리부터 발끝까지 가려졌고, 내 차 안에 넣어졌다.

남편이 운전석에 앉자, 나는 기진맥진했다. 이런 난리는 처음이었다. 어린 시절 가정폭력과 학대에 시달렸었던 나였지만, 폭력을 피해

옷장에 숨어들어 숨죽이고 잠을 청하던 내 어린 시절도 이에 비할 바가 아니다.

캘리포니아 남서부의 아름다운 햇볕을 만끽하며 집으로 돌아오면서 로스앤젤레스의 거리를 둘러보았다. 이 세상은 아무 일 없던 듯 잘 돌아간다는 것을 생각하며 남편에게 말했다. "아주 끔찍한 지진을 겪었던 것 같은 느낌이에요. 커다란 빌딩이 나에게 무너져 내린 느낌? 그리고 아주 마지막 순간에 질식하기 직전에 그 돌무더기 속에서 빠져 나온 그런 느낌. 그래도 그 깊은 곳에서 빠져나와 지금 집으로 가고 있다는 것은 정말 다행이에요. 하지만 우리는 산 채로 그곳에 묻혀 있었던 거나 다름없고, 그 트라우마를 극복하려면 시간이 꽤 필요할 거예요."

어느덧, 집에 도착했다. 정확하지도 않은 질병에 걸렸다고 내몰려, 바깥세상으로부터 격리되었다가 다시 찾은 집. 곧바로 라이트 박사에게 내가 처방받았던 약의 이름들을 적어서 이메일을 보냈다. 20분도 채 안 되어 그에게서 답변이 왔다.

"먼저 이 약들은 당신을 죽일 것입니다." 그가 말하기를 "이 약들은 인체에 독성이 너무 강한데 그 약을 준 의사가 무슨 생각으로 이 약들을 한꺼번에 다 처방했는지 정말 모르겠습니다. 두 번째로는 이 약들은 정말 확실한 진단이 있지 않고서는 처방할 수 없도록 법으로 정해져 있는데 당신은 아직 진단도 받지 않았지요. 그리고 이 약들은 한번에 딱 한 가지씩만 복용하도록 법으로 정해져 있습니다. 간에 너무도 해로워서 환자가 그 약에 어떻게 반응하는지 우선 살펴봐야 하기 때문입니다. 그러므로 제가 이 약들이 당신을 죽일 가능성이 있거나 심각하게 몸을 손상하거나 당신의 간을 아주 상하게 만들 수 있다고 말한 건 과장이 아닙니다. 그 의사가 얼마 동안 이 약들을 복용하라고 했나요?"라고 라이트 박사가 물었다.

"2주에서 6주 동안 먹으라고 했어요."

"말도 안 되요. 당신이 편하신 대로 하셔야겠지만 배양검사 결과가 나오기 전까지는 당신의 건강을 위해서라면 이 약들을 복용하지 말기를 권합니다."

라이트 박사가 말하는 동안 나는 수천 달러에 달하는 쓸모없고 해로운 그 약들을 쓰레기통에 버리기 시작했다. 낭비도 이런 낭비가 없다. 극심한 트라우마. 그 여 의사가 "사회 공동체를 보호하기 위하여" 뚜렷한 진단이 없음에도 불구하고 나를 이런 식으로 취급하다니 얼마나 고약한 짓인가. 그녀는 자기가 병원의 절차와 내부 규정을 지켰다고 보고서를 쓰기 위해(이것도 잘못된 것이었다는 걸 나중에 알아냈다.) 내 간을 파괴시키고 평생 나를 약물 부작용에 시달리게 하는 것이 낫다고 결정한 것이다. 이 약들은 정말로 위험한 약들이다. 다시 말하지만 나는 일주일 사이에 두 번째로 끔찍하게 잘못된 진단을 경험하고 있는 것이다. 어떻게 이럴 수 있을까? 어떻게 이런 일이 나에게 벌어진단 말인가?

나는 병원에 있는 동안 모든 의사에게 내가 독성 반응을 보이거나, 아주 심각한 알러지 반응을 일으키고 있는 것이라고 계속해서 말했었다. 이 사건이 있기 전 불과 몇 주 전만 해도 나의 면역력의 강도를 검사한 결과에서 내 세포들은 좋은 수치를 보였었다. 나의 주치의가 검사 결과를 보면서 한 말이 확실히 기억난다. "이야, 정말 수치가 굉장하군요. 43입니다." 나는 "무슨 말씀인지 잘 모르겠습니다."라고 되물었다. "음, 보통 당신 연령의 성인들의 면역체계 수치가 2나 3인데 당신은 자그마치 43이거든요!"

그런데 어떻게 완벽한 건강과 아주 강한 면역체계를 갖고 있던 내가 병원 침대에 누워 온몸에 암이 번졌다는 진단을 받고 죽음에 가까운 경험할 수 있단 말인가? 누구도 이 질문에 대답할 수 없었고 그 많은 전문의는 왜 그런지 알아내려고조차 하지 않았다. 내 질문들은 마치 중요하지 않다는 듯 무시되었다. 정말 끔찍한 일이 나에게 일어난 것이다. 내가 무언가를 잘못 먹었던가 오염된 공기를 숨을 쉬었던가 아니면 이 모든 것들이 공연한 헛소동이었을 수도 있다. 누가 알겠나? 그 모든 것은 정말 충격적이었다. 내가 아는 한 가지는 내가 암에 걸리지는 않았다는 것이다. 조직 세포 검사 결과가 확실히 말해줬다. 암세포가 없었다는 것을.

그 의사들의 처방대로 내가 전신 항암 치료를 받았다면 어떻게 되었을까? 내 건강이 어떻게 되었을까 생각하면 온몸에 전율이 끼친다. 내 육신은 심각하게 파괴되었을 것이다. 병원만 믿고 있는 멀쩡하고 순진한 환자들에게 얼마나 자주 이런 일이 벌어지는 것일까?

그날 내 몸에 일어났던 일이 뭔지는 모르지만, 그나마 내가 사전 지식이 많은 환자였다는 것이 내 건강을 지켰다는 것만은 확실하다. 나는 만약 암이라는 그 진단이 사실이고 설령 암세포가 내 온몸에 전이되었다고 하더라도, 화학약품으로 내 몸을 파괴시키는 선택은 절대 하지 않을 정도의 지식은 갖고 있었다. 나에게는 다른 선택의 여지가 있다는 사실도 알고 있기 때문이다.

비교적 잘 알려진 건강 옹호론자이자 건강 관련 책의 베스트 셀러 작가로 유명세를 타고 있는 나에게도 이런 끔찍한 오진 사고가 일어날 수 있다면, 평범한 수많은 다른 이들에게는 얼마나 자주 이런 일이 벌어지고 있을까? 만약에 보통 사람이 의사를 믿고, 병원 진단을 그대로 믿어서, "알겠습니다, 선생님. 선생님이 의견이 그러시다면 전신 항암 치료를 받겠습니다. 의료비용은 어떻게든 마련해 보도록 하겠습니다."라고 대답한다면 그 환자는 어떻게 되는 것일까?

그래도 나는 운이 좋았다. 왜냐하면 보통 사람이 모르는 것을 알고 있었기 때문이다. 이 사고가 있기 전에 약이나 수술이나 항암 치료제가 아닌 방법으로 암을 치료하는 의사들에 대해 파일을 모으고 있었다. 그 당시에는 내가 개인적으로 그 파일을 필요하게 될 것이라고는 상상도 하지 못했다. 내가 최악의 상황을 맞았을 때, 모든 희망이 사라졌다고 생각했을 때에도 아주 작은 실낱같은 희망을 가지고 있었다. 항암 치료나 수술 말고 다른 암 치료법이 꼭 있을 것이라고. 그것이 나에게 희망을 주었고 그것이 내가 이 책을 쓰는 이유이다.

이제 나는 이 암 치료법을 여러분께 소개하려고 한다. 그래서 당신이 나처럼 이런 끔찍한 상황에 부닥치게 되더라도 여러분은 세상엔 다른 방법과 선택이 있다는 것을 아셨으면 좋겠다. 정보는 힘이며, 정보를 갖고 있다는 것은 당신과 당신이 사랑하는 사람들로 하여금 최선의 선택을 할 수 있게 해줄 것이다.

제2장
내가 만나본 의사들

　암 치료에서 '완치'란 말을 내뱉는 것은 신성모독에 해당한다. 잘 알려진 바와 같이, 암은 치료가 불가능한 질병이다. 그래서 의료 현장에서도 완치라는 말 대신 '5년 생존율'이라는 표현을 쓴다. 5년 동안 죽지 않고 살아남았다면 완치, 즉 의학적 치료 성공으로 본다는 것이다. '그들'이 그렇게 정했다. 의사가 환자에게 해줄 수 있는 것은 '종양을 줄이는 것', 증상에 '반응'하는 것, '병세를 호전시키는 것'들에 불과하다. 기껏해야 몇 달 정도 삶을 연장할 수 있을 뿐이다. 항암 치료라는 혹독한 과정을 겪고 나면, 그 몇 달조차도 보장받지 못하는 경우가 대부분이다. 힘겨운 마지막 숨을 몰아 쉬며 며칠, 몇 달 정도의 시간을 벌 뿐이다.

　하지만…… 내가 이렇게 단언을 한다면 너무 경솔한 것은 아닐까 걱정이 앞서기도 하지만, 암을 완치시키는 의사들은 분명히 존재한다!

이 책은 암으로부터 완치된 사람들에 관한 이야기이다. 암에 걸리고도 오랫동안 생산적인 삶을 사는 그런 사람들이 있다. 4기 암 판정을 받았지만 항암제라고 하는 화학적 독극물이 자신을 잠식하거나 파괴하는 것을 피해 다른 길을 선택한 사람들이 있다.

내가 참석했던 한 의학학회에서 그러한 의사들에 관해 들었던 적이 있다. 그 학회는 최첨단 항노화의학(anti-aging medicine)에 관한 학회였고, 그곳에는 기존의 의료 시스템에 대해 환멸을 느끼는 의사들이 다수 참석하고 있었다. 나는 운이 좋게도 현대 의학의 '암 표준치료'('눈 가리고 아웅 하는')가 되고 있는 항암제들의 문제점에 대해 당당하게 지적하는 전문의들을 직접 인터뷰할 수 있는 특권이 주어졌다. 별 효과가 없는 기존의 의료 시스템과 과다 처방된 약물 남용으로 인해 오히려 치료 효과를 못 보는 환자들이 늘어가는 것에 대한 우려의 목소리가 컸다.

이 책에 등장하는 의사들은 선구자들이다. 그들은 기존 의학계로부터 공격과 고소를 당하고, 때로는 사기꾼으로 몰리고 조롱을 받으면서도 틀에 박히지 않는 담대한 사고를 통해 어떻게 암을 때려눕힐지 (knockout 이 책의 영문 제목) 연구하였다. 이런 용기 있는 의사들이 있음을 신에게 감사드려야 할 일이다.

암 발병률이 무섭게 확산되어 가는 마당에, 현재 항암 치료의 보잘 것 없고 비참한 성적에 대해 정확히 파악하고 있다면 '다른 치료법'의 존재에 대해서도 관심을 가질 필요가 있다.

분명히 선택의 여지는 있다. 하지만 보통 사람이 암 진단을 받게 되면, 대부분의 경우 '다른 치료법(대체요법)'에 관해 귀를 기울이지 않는다. '암 표준치료'는 언제나 수술, 방사선요법, 항암 화학요법의 세 가지와 그 이후 힘겹게 복용하는 약들이다. 기존의 암 치료와 대체요법이 함께 어우러져 서로를 보완할 수 있다는 것에 대한 논리를 들어본 적이 거의 없을 것이다. (내 경험상 서로 배척한다.)

누구나 항암 화학요법(나는 이걸 독극물 치료법이라고 부른다.)의 치명적인 결과에 대해 알고 있으면서도, 라이너스 폴링(Linus Pauling) 박사가 심혈을 기울여 연구한 4대 영양소나 비타민 C 요법으로 대체하는 것을 고려하지는 않는다.

만약 당신이 암 전문의에게 "항암제를 쓰지 않고도 암 치료에 성공한 의사들에 대해서 들어 보았다."라고 말한다면, 당신은 아마도 비현실적이고 멍청한 사람으로 낙인 찍혀 문전박대를 당하고 병원에서 쫓겨날 가능성이 크다. 보통 일반적인 의사들은 이러한 색다른 치료들에 대해 미쳤거나 엽기적이라고 판단해 아예 무시하는 경향이 크다. 하지만 내가 감히 묻고 싶은 것은, 몸 안에 독극물을 한가득 주입하는 것보다 더 미친 짓이 어디 있겠는가? 그리고 암 치료에는 보통 6주간의 방사선 치료가 뒤따른다. 잠깐! 우리가 발암물질이라고 그토록 두려워하던 방사선이 아니었던가?

당신에겐 선택의 여지가 있다. 선택할 권리가 있다! 당신이 어떤 선택을 하든 내가 알 바는 아니지만, 암이라고 하는 이 지독하고 살인적인 병에 색다르게 접근하는 의사들이 있다는 사실을 알아두는 것은 도움이 될 것이다. 내가 이 책을 쓴 이유는 '다른 방법'을 통하여 환자들을 치유하고, 완치시키고, 회복시키며, 부족함을 채워주는 의사들을 소개하는 것이다.

머지않아 암은 이 세상에서 가장 치명적인 살인자가 되어 있을 것이다! (현재 남성 2명 중에 1명, 여성의 경우 3명 중에 1명이 암에 걸린다.)

그러므로 당신도 얼마든지 암에 걸릴 수 있다. (그렇지 않기를 바라지만) 만약 당신이 이 끔찍하고 두려운 입장에 처하게 된다면, 이 책에서 소개하는 자랑스럽고 확고한, 최첨단 의술로 진료하는 의사들의 존재에 대해 알고 있다는 사실을 다행으로 여길 것이다. 이 책에 나오는 의사들의 암 치료는 매우 성공적이다. 하지만 그들이 모든 환자를 완치시키는 것은 아니다. 그게 바로 암의 비극적인 단면이다. 식습관, 생활습관 그리고 암을 진단하는 시기는 모두 환자의 생존 여부를 결정하는 데 크게 기여하는 요인들이다. 모든 암 환자들이 제때에 병을 잡을 수 있을 만큼 운이 좋지는 않지만, 수많은 암 환자가 병세에 호전을 보이고 있다. 무엇보다도, 이들 의사들의 연구에 성과가 있다는 것을 증거할 만한 객관적인 데이터가 존재한다.

이 책에서 소개하는 의사들 중에 100% 암을 완치시킬 수 있는 의사는 물론 없다. 따라서 무작정 기적을 바라는 것은 너무나도 단순한 발상이다. 각자의 프로토콜(치료 방식)은 환자의 적극적인 참여를 필요로 한다. 어떤 경우에도 뉴트리션(영양제)를 투여할 때는 신중을 기해야 한다. 심지어 신성하게 여기고 조심스레 접근해야 한다.

이 책을 통해서 독자들이 얻을 수 있는 가장 중요한 정보는, 암은 예방이 가능하고 관리할 수 있으며, 때로는 완치가 가능하다는 것이다. 하지만 이는 어디까지나 개개인의 노력에 달려 있다. 지금까지 해왔던 방식대로 영양소가 결핍된 화학 식품첨가물에 범벅이 된 부실한 식단을 계속해서 유지한다면 건강과는 거리가 먼 삶을 살 수밖에 없다.

나는 의사도, 과학자도 아니다. 나는 단지 서양의학적 접근 방식에만 심취되어 있는 의사들과 과학자들을 검증하고 걸러내는 역할을 할 뿐이다. 그저 열정을 가진 일반인에 불과하다. 그런 일반적인 대중의 편에 서서 이 책을 써내려 가고 있다.

의사 : 건강의 파수꾼

이 책에서 인터뷰한 대부분 의사들은 기존의 주류 의료 체계에서 인정하는 방법이 아닌 '다른' 치료를 시도할 때 의사들이 겪게 되는 고초와 혹독한 시련이 어떤 것인지 제대로 맛본 의사들이다. 하지만 그들은 굴하지 않고 저항하여 이겨냈다. 투쟁의 목적은 단 한 가지 '암의 완치'였다. 환자들에게 치료의 선택권을 주었으며, 창의적으로 약물을 투약하고, 환자 스스로가 몸을 해치지 않고 건강을 지킬 수 있도록 독성이 없는 방식의 치료 기회를 환자들에게 제공하였다.

첫 번째는 랄프 모스(Ralph Moss, Ph. D.) 박사와의 인터뷰이다. 모스 박사는 현재 의료 시스템의 실패를 지적하는 수많은 논문과 저술 활동을 하고 있다. 그중에서 특히 암과 관련한 분야에 집중하고 있으며, 그의 대표적인 저서로는 《항암 치료에 대해 묻다(Questioning Chemotherapy)》 등이 있다. 현재의 의료 시스템이 이 지경에까지 이르게 된 것에 대한 그만의 깊은 통찰력에 주목할 필요가 있다.

현재 암 치료의 최첨단에는, 그리고 이 책에서 중점적으로 다룰 의사들 중에는, 스타니슬로 버진스키(Stanislaw Burzynski) 박사, 니콜라스 골잘레스(Nicholas Gonzalez) 박사, 제임스 포사이드(James Forsythe) 박사 등이 있다. 나는 이들 의사들에게 치료를 받고 완치가 된 수많은 암 환자를 직접 만나고 인터뷰했다. 이들 환자들이 이구동성으로 고백하는 것은 이분들의 비(非)정통적인 치료 방법이 자신들의 목숨을 건졌다고 하는 확신이다. 이 책을 통해 그 환자들의 직접적인 증언을 듣게 될 것이다. 암을 이겨내고 겨우 연명한 것이 아니라, 완전히 건강해져서 질적으로도 풍요로운 삶을 살고 있는 사람이 많다. 이들 중 상당수가 독극성이 강한 화학 항암요법을 거부하고 이들 의사들의 평생에 걸친 연구 업적을 믿고 치료를 받은 환자들이다.

> 많은 암 전문의들이, 늘 예외 없이 실패하면서도 흔들리지 않는 확
> 고한 믿음을 가지고, 거의 모든 종류의 암에 대하여 항암 화학요법
> 을 권한다.
>
> ― 의학박사 알버트 브레이버맨(Albert Braverman, M.D.)

스타니슬로 버진스키 박사의 치료 방식 중에는 암 환자에게 결핍되어 있는 것으로 알려진 '안티네오플라스톤'이라는 아미노산을 보충해 주는 치료가 있다. 간에서 생성되는 이 소량의 아미노산이 세포 증식을 억제하는 역할을 한다. 버진스키 박사는 이러한 신체 내부적인 통제가 제대로 이루어지지 못할 경우 암세포가 생겨난다는 것을 발견했다. 그의 이론에 의하면 이들 아미노산을 보충해 주기만 하면 암세포가 나가떨어진다는 것이다. 그리고 이론을 넘어서 실제로 수많은 환자가 그의 치료를 통해 생명을 건졌다. 버진스키 박사는 지난 30년간 암환자들을 진료하고 있다.

이들 환자들이 치료를 통해 회복할 경우, 그래서 건강하고 행복하게 튼튼한 체력을 유지한다면…… 이를 '완치'라고 표현할 수 있을까? 내 관점에서 보면, 치료에 반응을 해 암이 사라진 상태를 몇 년이고 지속한다면 '완치'라는 표현을 쓸 법도 한데, 인터뷰 중 버진스키 박사는 신중했다. "환자들이 헛된 희망을 가지는 것을 원치 않습니다."라고 그는 잘라 말했다. "누구라도 환상을 가져서는 안 됩니다. 더도 덜도 말고, CT 촬영을 해보니 암세포가 사라졌다는 기록이 전부입니다." 그러나 내가 인터뷰한 수많은 그의 환자들은 그들의 암이 완치되었다고

자신 있게 말한다.

공정을 기하기 위해 버진스키 박사는 자신의 병원에서는 방사선 촬영이나 CT 촬영을 직접 하지 않는다. 환자들은 자신들의 집 근처에서 MRI나 CT 촬영을 한 후, 그 기록을 텍사스 휴스턴에 소재한 버진스키 박사의 병원으로 가지고 온다.

버진스키 박사의 치료 방법은 의학계에 많은 논란을 일으켜 왔다. 텍사스 주 의료위원회는 그의 의사 면허를 박탈하기 위해 여러 차례 시도했었고, 더 나아가 미국 식품의약국 FDA까지 나서서 그를 수감하려고 시도했으나 수포로 돌아갔다. 그의 주변엔 보건 당국과의 마찰로 인한 골치 아픈 분쟁이 끊이질 않았는데, 그럴 때마다 적극적으로 나서서 그를 도와준 것은 그의 환자들이었다.

오랫동안 버진스키 박사를 법정 변호해 온 리차드 재프(Richard Jaffe) 의료 전문 변호사는 대체 의학계의 내면에 대해 저술한 그의 저서 《갈릴레오의 변호인(Galileo's Lawyer)》이라는 책에서 버진스키 박사의 법정 투쟁에 대해 다음과 같이 기록했다.

의료위원회 청문회는 며칠간 계속됐다. 환자들의 힘은 대단했다. 한 명씩 일어서 자신들의 이야기를 발언했다.

모두들 말기암으로 인해 시한부 인생 선고를 받았던 환자들이었다. 다들 어떻게들 알고 버진스키 병원을 찾아 왔으며, 모두 암이 사라진 상태였다. 그중 일부 환자들은 수년간 암이 재발하지 않았다. 일부 환자들은 아직도 관리 치료를 받고 있는 중이었기 때문에 버진스키 클리닉과 그의 약물의 존폐 여부가 중요한 관심사였다. 그의 환자 중 다수는 뇌종양을 앓고 있는 어린이들이었다.

쿤나리 가족은 법정 증언을 위해 북부 미네소타로부터 텍사스 오스틴까지 기꺼이 찾아왔다.(쿤나리 가족의 인터뷰 155페이지) 그들은 넉넉한 형편이 아니었기 때문에 비행기를 탈 수 없었고, 더욱이 어린아이들 넷을 모두 데리고 와야 했기 때문에 온 가족이 차에 끼워 타고 24시간을 운전해서 와야만 했다. 부모인 잭과 매리앤이 몇 시간마다 교대로 쉬지 않고 텍사스까지 운전을 해야만 했고, 아이들은 차 뒷자리의 침낭에서 잠을 자는 힘든 여정이었다. 하지만 자신들의 아들을 악성 뇌종양으로부터 구해준 버진스키 박사를 위해 법정에 증인으로 출두하는 것은 그만큼 중요했다.

버진스키 박사에 대해 환자들이 보이는 열정은 보통 이러하다.

미국 식품의약국 FDA가 버진스키 박사를 감옥에 넣으려 했을 때도 똑같은 일이 벌어졌다. 두 번의 공판이 있었다. 각 공판이 열리기 전 법원 앞에는 수백 명의 인파가 몰려 버진스키 박사를 지지했다. 이들 중 3분의 2는 그의 환자들이었으며, 나머지는 환자 가족들이었다. 언론의 취재진 일부는 법정에 들어갈 수조차 없었다. 그만큼 취재 열기와 관심이 뜨거웠다. 나는 당시 담당 변호인이었던 재프에게 당시의 분위기에 대해 물었다. 그는 나에게 이렇게 말했다.

"의료 분야 변호사로 25년을 지내면서, 버진스키 박사처럼 정부 당국으로부터 끊임없이 공격 대상이 되고 괴롭힘을 당했던 경우는 본적이 없습니다. FDA는 초기에 버진스키 박사가 말기암 환자 치료를 못하도록 법원 금지 명령을 받아내려고 여러 차례 시도했지만 다 실패했거든요. 1985년에서 1995년까지 10년간 버진스키 박사는 4차례에 걸쳐 연방 대배심 심의를 받았습니다. 처음 세 번은 무혐의로 불기소 처리되었고, 마지막 네 번째에 기소가 이루어졌습니다. 다행히도 신은 우리 편이었습니다. 버진스키 박사는 두 차례에 걸친 형사재판에서 승리했고 모든 혐의에 대해 무죄를 선고받았습니다. 의회는 버진스키의 소송을 중심으로 또 이를 정면에 내세워 FDA의 권력 남용에 대해 몇 차례의 공청회를 열었습니다. 마침내 의회는 그가 환자의 진료와 임상 실험을 자유롭게 계속하도록 허용할 것을 FDA에 명령했습니다. 이토록 어려운 시간을 견디는 동안, 다행스럽게도 병원은 문을 닫지 않고 계속해서 환자들을 진료했는데, 이를 가능케 한 것은 버진스키 박사 특유의 당당함과 용기가 한몫했고, 그의 말기암 환자들의 지지와 헌신이 큰 힘이 되었으며, 또 상당 부분은 비교적 공정한 사법부의 판단이 있었기 때문에 가능한 일이었다고 생각합니다."

재프 변호사와 버진스키 박사 자신에 의하면 미국 FDA와의 싸움에서 승리한 또 다른 중요한 변수가 있었는데, 그것은 다름 아닌 줄리언 위태커(Julian Whitaker : 이 책의 추천의 글을 쓴 사람) 박사의 도움이었다. 버진스키 박사가 기소된 후, 버진스키 클리닉을 방문한 위태커 박사는 그곳에서 말기암 환자들이 완치되고 있다는 확신을 갖게 되었다. 그 후 위태커 박사는 버진스키의 둘도 없는 옹호자가 되었다. 자신이 발행하는 건강 뉴스지에 수차례에 걸쳐 버진스키에 관한 기사와 사설을 게재했다.

위태커 박사는 버진스키 병원이 망했다는 루머를 잠재우는데 기여했고, 그로 인해 많은 환자가 병원을 찾을 수 있었다. 위태커 박사의 도움과 노력으로 인해 버진스키 클리닉은 계속해서 진료를 할 수 있었다.

위태커 박사는 또한 그의 구독자들에게 버진스키 박사의 막대한 변호비를 지원해 달라는 청원을 냈고, 수만 명의 정기구독자들이 기부금을 보내 왔다. 그가 정기적으로 발행하는 〈헬스와 힐링〉이라는 소식지를 통해 독자들로부터 10달러, 25달러, 50달러의 형태로 모금액이 모였다. 이를 통해 버진스키 박사의 변호비용 수백만 달러가 단번에 모금되었다. 위태커 박사의 도움이 없었다면 버진스키 클리닉은 정부의 공격을 견뎌내지 못하고 문을 닫았을 수도 있었다.

결국, 버진스키 박사는 미국 정부와 싸워 승리한 것이다.

또 다른 독불장군이 한 사람 있는데 다름 아닌 니콜라스 곤잘레스 박사이다. 그는 뉴욕 맨해튼에 위치한 그의 병원에서 모든 종류의 암 환자들을 치료한다. 그는 진행 중인 암의 치료뿐만 아니라 만성피로증후군에서 다발성경화증에 이르는 다양한 종류의 심각한 질병 치료를 위해 극단적인 식이요법 치료 프로그램을 제시하고 있는데 이는 효과가 있다. 곤잘레스 박사의 환자들 역시 그와 그의 치료법에 대한 신뢰와 존경이 확고하다. 그들은 앞다투어 자신들의 성공 사례를 내게 증언해 주었다. 그러나 무엇보다도 그들이 오랫동안 건강하게 살고 있다는 것 자체가 가장 큰 증거이다. 그의 환자들은 이것이 그의 치료법 때문이라고 확신한다.

근본적인 문제가 무엇이건 간에, 그의 치료법은 3가지 기본 요소를 포함하고 있다 : 개별화된 맞춤형 식단, 개별화된 영양 보조제, 그리고 집중적인 해독이 그것이다. 처방 식단은 생(生) 채식 방법에서 붉은 고기에 이르기까지 다양하다. 환자의 상태와 필요, 유형에 따라 달라진다. 영양 보조제도 다양한데 비타민, 미네랄, 다양한 형태와 용량의 미량원소들뿐 아니라 호르몬과 효소가 사용되기도 한다. 개별화된 맞춤형 프로그램들이 각 환자들의 특별한 필요에 따라 선택된다. 개인에 따라 생동일성(bioidential) 호르몬이 각각 다른 것처럼, 모든 사람에게 맞는 하나의 치료 프로그램이란 있을 수 없다는 것이다. 그리고 이것이 바로 곤잘레스 박사의 치료가 효과를 발휘하는 가장 큰 이유이기도 하다.

곤잘레스 박사는 진행 중인 말기암 치료로 가장 잘 알려져 있다. 그는 조직과 내장의 영양 부족을 개선할 수 있는 것은 식사, 비타민, 미네랄, 미량원소들이지만 암세포를 발견하고 죽이는 것은 췌장 효소라고 믿는다. 해독은 인체가 일반적인 신진대사 과정에서 발생하는 수많은 배설물을 중화하고 배출해 내는 것을 돕는다. 암 환자들의 경우, 해독 과정을 통해 종양 용해(tumor lysis)라는 결과를 낳는데 이는 화학요법(간혹 처방)과 효소 치료(자주 처방)를 통한 암 치료 과정 중 필요한 세포의 파괴를 의미한다.

또 다른 주목할 만한 의사 중에 제임스 포사이드 박사가 있다. 일반적인 암 전공의 수련을 이수했던 그는 곧바로 '암 표준치료'에 따른 항암 치료를 받은 그의 암 환자들의 결과가 그다지 시원치 않은 것에 실망하고 좌절하게 되었다. 20년 넘게 그는 정통의학과 대체의학을 결합하는데 관심을 가졌다. 대체의학으로 치료받고 있는 암 환자들을 거부하지 않고 치료하는 유일한 암 전문의였다. 그는 정통적인 치료와 대체요법을 병행하는 환자들의 병세가 더 빠르게 호전되는 것에 주목하지 않을 수 없었다.

대체요법을 병행하는 환자들에게서는 부작용이 더 적게 일어났고, 환자들이 겪는 삶의 질도 훨씬 더 월등했다. 그는 이런 점 때문에 현대 의학이 환자들의 면역 체계를 강화시키기에는 부족하다고 확신하게 되었다.

그는 대체의학을 연구하기 시작했고, 1995년에 동종 요법(homeopathy) 자격증을 취득했다. 암 환자들을 대상으로 하는 그의 치료는 양질의 영양 섭취를 핵심으로 운동, 휴식, 수면, 조화로운 정서 상태를 포함하는 균형 잡힌 생활방식, 해독(detoxification), 신체 기관들과 기관계들이 효과적으로 작용하도록 돕는 치료들을 포함한다. 그의 환자들은 점차 회복되었는데, 이 책에서 그들의 생생한 증언을 접할 수 있다. 그러나 여러분들은 연방정부가 그를 제재했던 사건에 대해서는 읽어 보지 못했을 것이다.

믿기 어려운 사실이지만 2005년 2월 16일, 연방정부는 그의 병원을 폐쇄시키고 그를 감옥에 수감했다. 그리고는 하루아침에 그의 명성을 몰락시켰는데, 그 이유는 그가 환자로 가장한 정부의 단속반에게 인간 성장호르몬(Human Growth Hormone)을 처방했다는 이유였다. 검은색의 방탄조끼를 입고 무장한 수 명의 정부 요원이 공성망치(battering ram)로 그의 집 현관문을 때려 부수고 들이닥쳤다. 정부 요원들은 그의 총기 소지 여부를 확인한 뒤 그를 무릎 꿇려 이마에 총구를 겨냥했다. 미국에서 가장 존경받아야 마땅한 그를 범죄자 취급했다. 그는 미국 역사상 처음이자 마지막으로 미국 식품의약국 FDA의 승인 없이 노화 방지 목적으로 성장호르몬을 처방했다는 혐의로 기소된 유일한 의사가 되었다. 정부 요원들과 검사들은 깨끗했던 그의 명성에 흠집을 내고, 언론은 앞다투어 사이비 의료행위를 저지른 추잡한 의사처럼 그를 묘사하였다. 어이없게 체포된 후 결국에는 무죄 선고를 받기까지 14개월이나 걸렸지만, 배심원들이 심의를 통해 그의 무죄를 결정하는데 불과 몇 시간이 걸렸을 뿐이었다. 네바다 언론들은 이 심의를 '세기의 재판'이라고 보도하며 환호했다.

제3장에서는 저명한 신경학 전문의이며 암 전문의인 러셀 블레이락(Russel Blaylock) 박사가 암 예방에 관련하여 식품영양이 얼마나 중요한지에 대해 여러분의 눈을 뜨게 해줄 것이다. 이 책에서 인터뷰한 의사

들 모두가 예외 없이 먹거리의 중요성에 대해 강조하고 있다. 블레이락 박사는 가공식품, 비닐과 상자에 포장된 식품, 발음조차 어려운 식품첨가물들, 방사선 조사 식품, 유전자 변형 식품, 살충제 범벅이 된 농산물, MSG와 같이 글루타민산이 포함된 불량 먹거리가 우리를 죽이고 있다고 주장한다.

우리의 가정은 화학약품으로 넘쳐나고 있다. 우리는 청소를 한다면서 독성이 있는 화학약품을 뿌려대고, 가정의 독(household toxins)을 양산하는 제품들을 사용하고 있으며, 도시에서는 수돗물에 불소를 다량 투입한다. 대체 생각들이 있는 것인지? 인간의 몸은 이러한 화학약품의 맹공격을 감당하도록 진화하지 않았다. 이러한 화학적, 환경 오염적인 공격 속에서 어떻게 우리가 암이 없는 세상을 기대할 수 있겠는가? 블레이락 박사는 암의 예방에 대해 상당히 많은 부분을 이해하고 있으며, 선제적으로 암을 피할 수 있는 방법들을 알려주고 있다.

버튼 골드버그(Burton Goldberg)는 연구자이자 진실을 찾는 구도자(seeker of truth)이다. 그는 암의 원인을 찾고 암을 완전히 없애 버릴 수 있는 통합된 프로토콜을 개발하는 데에 그의 삶을 헌신해 왔다. 영양학과 대체의학 분야에서 그의 연구업적들은 타의 추종을 불허한다. 사실 그는 대체의학에서 가장 중요한 서적을 집필하는 데에 직접 투자하고 감독하였다.

조나단 라이트(Jonathan Wright) 박사 역시 이 책을 통해 만날 수 있는 또 한 명의 개척자이다. 호르몬 체계에 대한 그의 깊은 이해는 믿기 어려울 정도로 경이롭다. 그는 이미 20년보다도 훨씬 이전에 생동일성 호르몬(bioidentical hormones)을 미국에 처음으로 소개했다.

그렇다면 의사들이 암을 치료하는 데에 생동일성 호르몬이 어떤 역할을 하는 것인가? 전부 다한다. 자연적 호르몬들이 가지는 암예방적

(항암적) 성질에 대한 설명을 듣고 나면 깜짝 놀랄 것이다. 대부분의 여성들이 호르몬 불균형이 올 때 암이 발전된다는 사실을 떠올린다면, 반대로 적절한 비율의 호르몬 대체요법이 암 발병을 예방한다는 사실을 추론해 볼 수 있다.

버진스키 박사의 유전적 스위치 이론과 마찬가지로 호르몬 또한 유전적 스위치라는 것을 알게 될 것이다. 호르몬들은 유전자의 활동을 조절한다. 대표적인 여성호르몬 에스트로겐 역시 어떤 유전자들은 활성화시키고, 반면 어떤 유전자들은 중지시키는 작용을 한다. 호르몬의 균형이 깨지면 암의 발전 속도가 빨라지지만, 호르몬의 균형을 조절함으로써 삶의 질을 되찾는 동시에 암을 통제할 수도 있다.

줄리 타구치(Julie Taguchi) 박사는 암 전문의로, 통상적인 화학요법과 방사선 치료를 거절하고 생동일성 호르몬과 영양을 이용한 치료를 선택한 55명의 여성들을 대상으로 연구를 수행했다. 연구에 참여한 55명의 여성들 모두는 각각 5년, 6년, 7년, 9년 만에 완치되었다. 나 역시 그 여성들 중 한 명이다. 독자 여러분들은 그녀와의 인터뷰에 매료될 것이다.

만약 암을 유발하는 활성산소로부터 꾸준히 우리 몸을 지켜 주는 작고 저렴한 나노기술의 패치를 매일 몸에 지니고 있을 수 있다면 어떨까? 독성에 대응하는 그런 간단하고 건강한 도구가 있다면? 라이프 웨이브(Life Wave)사의 데이빗 슈미트(David Schmidt)가 그런 장치를 개발했다.

마이클 갈리쳐(Michael Galitzer) 박사는 우리가 자연 그대로의 전략과 에너지 의학, 영양, 비약물요법 들을 사용하여 암을 극복할 수 있다는 것을 발견했다.

스테판 시나트라(Stephen Sinatra) 박사는 치료에 미치는 정신의 힘을 강조한다. 만약 환자 본인 자신이 회복할 것이라는 것을 믿는다면 그것이 바로 힘이다. 그리고 그렇게 믿는 힘이 환자들을 암, 또는 심각한 다른 질병으로부터 회복시켜 줄 것이다.

나의 개인 영양사인 크리스티나 폴(Christina Paul, M.S.)은 암 예방 효과가 뛰어난 영양 보조제 선택에 대해 설명할 것이다. 그와 동시에 발암의 원인이 되기도 하는 활성산소를 억제하는 항산화제의 중요성에 대해서도 논할 것이다. 요즘과 같이 유해한 물질이 넘쳐나는 시대에는 영양 보조제가 반드시 필요한데, 그녀가 세간에 잘 알려지지 않은 신비로운 영양학(nutritional science)의 세계로 안내할 것이다.

만약 독자들 중에 기존의 암 치료법이 편안하다고 느껴지시는 분들은 항암 치료나 수술을 하기 전에 생명연장재단(Life Extension Foundation)의 공동 창업주인 빌 팰룬(Bill Faloon)의 인터뷰 내용을 읽어 보는 것이 도움이 될 것이다. 암 치료 효과를 증진시키고, 생존율을 획기적으로 높일 만한 매우 중요한 정보가 담겨 있다.

덧붙이는 말

이 책에서 소개하는 의사들의 환자분들 중 많은 분이 인터뷰에 흔쾌히 응해 주었는데, 그들의 증언은 실로 놀라웠다. 환자들의 증언은 하나같이 희망적이었으며 감동적이었다.

이 책에 등장하는 의사들은 대부분이 미국 식품의약국이나 제약회사로부터 감시와 제약을 받고 있음으로, 이들의 이야기는 이 책이 아니고서는 접할 기회가 없었을 수도 있다. (이 책이 나오고 난 후 구글에서 쉽게 접하게 됐음) 나는 이분들의 치료 방법에 대해 자세히 물어 보고, 어떻게 이런 비범한 방식으로 치료에 접근할 수 있었는지 그 계기에 대해 묻고 들은 내용을 정리하였다.

단언컨대 독자 여러분께서는 매료될 것이다. 그러나 가장 중요한 것은, 세상에는 진정한 의료의 선한 목적을 이루기 위해 이토록 열정적으로 일하고 있는 의사들이 존재한다는 것을 독자(환자)분들이 인식하는 것이다. 대체의학은 정통의학에 비하면 돈벌이가 되지 않는 분야이다. 보험수가가 나오는 것도 아니다. 이분 의사들 또한 선량한 양심으로 인해 환자들에게 값비싼 치료비를 청구하지도 않는다. 이분들이 잘하는 것은 오로지 자신들이 하고 있는 일을 열정적으로 사랑하는 것이다.

개인적인 생각이지만, 최악의 직업을 꼽으라면 암 전문의가 아닐까 한다. 매일 같이 환자들에게 충격적인 소식을 전해줘야 하는 직업이니 말이다. 나는 나의 또 다른 저서 《Ageless》에서 나의 암 전문 담당의가 솔직하게 호소한 말을 적어 놓았다. "환자들에게 더는 독극물을 주입하지 않아도 되는 날이 오기를 꿈꿉니다." 이 말이 모든 것을 의미한다고 생각한다. 정확하게 풀어서 말하자면, 암이라는 질병과 터무니없는 항암 치료비가 병원 운영을 가능케 하고, 높은 보험료의 원인이라는 지적이다. 대부분의 병원들은 막대한 이윤을 위해 끊임없이 유독성 항암제를 사용한 진부한 진료 행태를 고수한다. 병원의 운영을 위해 어쩔 수 없다. 암 전문병원에서 처방되는 화학 항암제는 병원의 막대한 이익을 남기는 주요 매출원이다.

나와 같이 의사가 아닌 환자의 입장에 선 독자들이라면 현실에 눈을 뜰 필요가 있다. 이제는 전염병처럼 전 세계를 뒤덮고 있는 암이라는 질병에 대해 다르게 접근할 방법들이 있다는 사실에 주목해야 한다.

이 책의 Part 3에서는 암을 예방하는 생활습관에 대해 정리하였다. 유해물질이 가득한 현대 사회를 살아가면서도 암을 얼마든지 예방할 수 있다. 인터뷰에 응해준 모든 의사가 이 사실을 입증해 주었다.

우리는 암과의 싸움에서 이길 수 있으며, 암이라는 치명적인 진단을 받았다 할지라도 이를 극복하고 나을 수 있다.

이 책에는 생명을 구할 수 있는 값진 정보들이 담겨 있다. 내 마음 깊숙한 곳의 바람은 여러분의 삶의 여정이 이런 정보가 필요하지 않는 편안한 삶이 되기를 바란다. 하지만 행여나 필요한 상황이 닥친다며, 꼭 기억하기를 바라는 것은, 세상 어딘가에는 진정한 의미의 연구자, 개척자들이 존재하고, '다른 방법들'이 존재한다는 사실이다. 그리고 선택은 여러분들의 몫이다.

우선은 어떻게 하다가 현대 의학이 이 지경까지 오게 되었을까? 어디서부터 잘못된 것일까? 그것을 알아볼 필요가 있다.

제3장
자연을 거슬러 : 거대 산업의 탄생

판단력의 상실은 전체적인 감성의 근본적 결여를 나타낸다.
– 수전 손택 《해석에 반대한다》 중에서

9년 전, 나는 유방암 진단을 받았다. 유방암은 물론 종류에 상관없이 암에 걸렸다는 말을 듣게 되면 아무리 멘탈이 강한 사람이라도 무너져 내리는 경험을 하게 된다. 충격과 불신의 감정을 갖게 되며, 죽음은 바로 면전에서 당신을 응시한다. 갑자기 중요하게 보였던 모든 일들이 하찮아 보인다. 성공하기 위해 조바심을 갖고 대단하게 여기며 기다려 왔던 일들, 일상의 자질구레한 골칫거리들, 남의 일에 참견하는 것 등 삶의 모든 것들의 무의미해진다.

비로소 자신의 삶을 명확하게 되돌아보게 된다. 지금까지 잘살아왔는가? 충분히 사랑하고 사랑받았는가? 시간을 허비하지는 않았는가? 비로소 삶의 방식의 선택들에 대해 되돌아보기 시작한다. "왜 그 모든 형편없는 음식들을 먹었지?", "왜 영양 섭취에 대해 진지하게 신경 쓰지 못했지?", "왜 담배를 피웠을까?" "왜, 왜, 왜?" 때늦은 후회가 밀려

오기도 한다.

모든 사람은 이미 몸속에 암을 가지고 살아가고 있다. 호르몬이 균형 잡혀 있는 한, 대부분의 사람들은 영양, 휴식, 운동을 통해 스트레스를 다스리며, 암은 별 힘을 발휘하지 못하고 구석에 찌그러져 있다. 호르몬이 균형 잡힌 여성은 가임기의 여성이다. 우리 몸이 매일, 매월 단위로 바이오리듬에 따라 균형 잡힌 비율의 호르몬을 적당량 분비한다면 아무런 문제가 없을 것이다.

월 단위의 바이오리듬이 정상을 유지하기 위해선 하루하루가 중요하다. 자연이 얼마나 정교하게 우리 몸을 만들어졌는지를 이해한다면, 정상적인 배란에 장애가 되는 바이오리듬을 혼란케 하는 화학물질들을 몸에 주입했을 때의 폐해를 쉽게 짐작해 볼 수 있다. 갑작스런 데이트나 주말을 즐기기 위해 생리주기를 조작할 때 몸이 겪을 혼란을 상상해 보라. 많은 여성이 그렇게 해 왔다. 이러한 약들에 대한 경고도 없었다. 의사들도 위험성에 대해 말하지 않았다.

몸이 붓고, 체중이 늘고, 심한 감정 기복을 통해 우리 몸이 외치는 소리에 귀 기울이지 않았다. 그 밖의 어떤 방법으로 몸이 이야기할 수 있는가? 어떤 증상이든 그것은 몸의 언어인 것이다. 우리는 귀가 멀었고, 들을 수도 없었고, 듣는 것을 배우지도 않았고, 무엇을 들어야 하는지도 몰랐고, 눈도 멀고 의심할 줄도 몰라 이런 피임 방법들을 취하는 사이 유방암은 유행병처럼 번져나갔다.

내가 당혹스러운 것은 그 누구도 이런 문제에 대해 속상해 하지 않는 것처럼 보인다는 것이다. 아무도 지적하고 있지 않다. 제약회사들은 전혀 책임을 지지 않는다. 어떤 의사가 이런 불편한 진실을 공론화함으로써 어렵게 쌓은 자신의 경력을 위태롭게 하겠는가? 제약회사들과 그들의 하수인인 미국 식품의약국 FDA도 "아차!" 하며 뒤늦은 잘

못을 인정하는 일 따위는 없을 것이다. 오히려 제약회사들은 1년에 오직 4번만 생리하도록 하는 새로운 '기적'의 경구 피임약을 개발해 여자들에게 선사하는 것으로 답변을 대신할 것이다. 1년에 4번 생리! 어떻게 생각하는가? 몸속의 체질이 어떤 혼란을 겪게 될지 상상해 보라. 이야말로 암을 키우기 위한 완벽한 준비가 아닐 수 없다.

어쩌면 그것이 그들이 원하는 것일 수도 있다. 암은 큰 산업이다. — 연간 규모 약 2,000억 달러(약 200조 원)에 달하는 사업이다.

래리 킹 쇼(Larry King's Show)를 통해 내가 암에 걸렸다는 사실이 알려졌을 때, 한 친구가 암 산업에 종사하는 사람과 전화 통화를 연결해 주었다. 익명을 요구한 그가 나에게 털어놓으며 말하기를 "솔직히 말하면, 우리는 암이 치료되길 원하지 않습니다. 너무나도 큰 사업이거든요." 암이라는 질병은 병원 영업에 가장 큰 보탬이 된다. 암 전문의들은 항암제 처방만으로 연간 10만 달러(약 1억 원) 이상의 추가적인 수입을 벌어 들인다. (이것은 보수적으로 잡은 추정치이다.)

생명연장재단(Life Extension Foundation)의 설립자 빌 팰룬(Bill Faloon)에 의하면 암 전문의들에게 항암치료는 보너스와도 같다. 암이라는 질병이 존재해야만 하는 명확한 동기가 있는 셈이다. 전례 없이 과다 처방되고 있는 각종 의약품도 암 증가의 한 원인이나, 환자들도 즉효약에만 길들여져 있기 때문에 처방 약이 남용되는 이러한 치료 관행에는 무지하고 관심도 없다. 약을 한 줌 집어 먹거나 화학물을 우리 몸에 주입하는 것이 간단하다. 무턱대고 경구 피임약을 먹었던 여자들에게 심판의 날은 찾아온다. 의사의 차가운 통보가 그것이다. "당신은 암에 걸렸습니다."

미국에서는(한국도 마찬가지) 항암 치료를 시작하기 전에 항암제 화학약물 반응검사(감도 테스트)를 실시하지 않는다. 이미 몸이 약해져 있는 환자 몸에 강력한 독극물을 주입해야 하는데 왜 미리 검사하지 않는 것일까? 적어도 해당 항암제가 환자에게 효과가 있을까에 대해 알아 봐야 하는 것이 마땅한 게 아닌지? 해당 독(항암제)이 환자의 몸에 맞지 않으면 수입을 잃게 될까 두려워 피하는 것은 아닌지 의심스럽다.

나의 동료 파라 파우셋(Farrah Fawcett)은 항문암 치료를 위해 엄청난 고통을 감내하며 2차례에 걸친 항암 치료를 견뎌 냈다. 몸은 쇠약해졌고 면역력은 다 망가져서 3개월 만에 암이 재발했다. 독일에서 항암제 반응검사를 실시했는데, 그 결과 미국에서 그녀에게 투약됐던 항암제는 그녀에게 전혀 효과가 없는 약이었다. 쓸모없는 시간 낭비만 한 셈이다. 오히려 그녀의 건강 상태만 심각하게 훼손시키고 말았다.

우리는 여전히 암의 원인이 무엇인지 모른다. 그러면서 새로운 항암 물질만 찾아 헤매고 있다. 유방암 마라톤이나 캠페인을 통해 수백만 달러를 모금해 제약회사에 갖다 바치며 더 많은 약을 개발해 주기를 바라고 있다.

나에게도 선택권이 있을까?

이 책에서 인터뷰한 스타니슬로 버진스키(Stanislaw Burzynski) 박사는 췌장암에 대하여 "의학 분야에 있는 우리 모두는 의심의 여지 없이 항암 화학요법이 환자들에게 전혀, 쥐뿔만큼도 도움이 되지 않고, 특히 췌장암에는 전혀 효과가 없다는 것을 잘 알고 있다."라고 말했다.

니콜라스 곤잘레스(Nicholas Gonzalez) 박사는 "항암 치료에 반응하는 암은 세 종류밖에 없다. 고환암, 몇몇의 림프종, 그리고 소아백혈병이 그것이다."라고 단언한다.

랄프 모스(Ralph Moss) 박사는 암 치료제로써 기대를 모았던 천연 물질인 레아트릴(Laetrile)에 대한 연구를 중단하지 않는다는 이유로 메모리얼 슬론 케터링 암 센터(Memorial Sloan-Kettering Cancer Center)에서 해고 당했다.

확고한 관점을 가지고 있는 몇몇 의사들의 개인적이 견해이긴 하지만, 비전문가인 우리로 하여금, 기존의 것과 다른 전문가들의 견해를 접해 볼 수 있는 소중한 기회이기도 하다. 다른 암 치료 방법도 있다는 것을 알아보는 것이 바로 이 책을 쓰는 이유이기도 하다.

이 책을 통해 전혀 새로운 방식으로 암 환자들을 치료하는 의사들을 소개할 것이다.

이 책은 일종의 경고문이다. 수술과 방사선 치료, 항암 화학 치료와 독한 항암 후 약물치료들로 이루어진 기존의 '암 표준치료'를 맹목적으로 받아들이기에 앞서, 다른 치료 대안에 대해 고려하고 알아보라는 의미에서 쓰여졌다. 수많은 사람들이 끔찍한 독극물(항암제)에 의해 고통을 받고, 인생의 마지막 몇 달간을 지옥같이 보내다가 값비싼 죽음을 맞이하는 모습을 수도 없이 보아왔다.

환자들은 계속해서 항암치료가 암 크기를 줄여 준다(암을 완치시키는 것도 아니다)는 말에 속고 있다. 의사들은 종양이 치료에 반응한다고 표현할 뿐이다. 어쨌거나 평범한 환자라면 전문의의 전문성을 믿고 신뢰하기 때문에 독극물 사용에 동의하게 되는 것이다.

이런 것들이 멈추어져야 한다. 환자들은 진실을 알아야 한다. 실체를 배워야 한다. 그 어느 때보다 아는 것이 힘이다.

항암 치료라고 하는 부정한 돈벌이

미국에서만 얼마나 많은 항암제가 매일 같이 처방되고 있는가? 오만하게도 화학 항암요법은 암 치료에 관한 한 유일한 해결책인양 행세하며 그 자리를 굳건히 지키고 있다. 진정한 치료를 하는 것도 아니고, 밝은 미래를 약속하는 것도 아니며, 그저 암이라고 의심되는 혹에 사용하기로 약속한 약물에 불과한 데 말이다. 나의 경우 두 번의 암 진단이 있었지만, 단 한번도 내가 과연 항암 화학요법에 반응을 하는지 알아보기 위한 사전 항암제 반응검사(chemosensitivity test)에 대해 들어본 적이 없었다.

이 같은 상황에서 나는 항암치료가 어쩌면 그저 돈벌이 수단일 수도 있겠다는 생각이 들었다. 항암제 반응검사(chemosensitivity test)는 존재한다. 독일에서는 일상적으로 실행되고 있다. 이 테스트에 관해서는 버튼 골드버그(Burton Goldberg) 박사와의 인터뷰에서 보다 더 자세히 언급해 놓았다. 놀랍게도 캘리포니아 롱비치(Long Beach)에 있는 로버트 나고니(Robert Nagourney) 박사와 헌팅턴 비치(Huntington Beach)에 래리 웨이센덜(Larry Weisenthal) 박사는 미국에서 항암제 반응검사를 실시하는 유일한 의사들이다. 항암제 반응검사의 이점을 그들은 누구보다도 잘 알고 있다.

이 책에 등장하는 의사들은 모두 하나같이 항암 화학요법은 실패한 치료법이라는데 동의한다. 그것도 아주 처참한 실패이기 때문에 퇴출되어야 한다는 것이다. 암 전문의들은 난관에 봉착해 있다. 몇 가지 암들을 제외하고는 전혀 효과가 없는 항암 치료라는 덫에 걸려 있다. 그 외에는 무엇이 효과가 있는지 알지도 못한다. (제약회사로부터의 지원금을 통한 금전적 유착 관계로 인해 오염된) 미국 내 의대에서는 항암 화학요법에 대해서만 배웠지, 다른 것을 배워 본 적이 없기 때문이다.

큰 기업들은 돈을 벌어들일 수 있는 프로토콜을 가르치는 것에 관심이 있을 수밖에 없다. 사업적 관점에서 보면 제약회사들의 사업 방식은 명확하다. 자사의 의약품을 처방하는 학생들에게 장학금을 수여하며 키워낸다. 자사의 의약품을 처방하는 병원을 재정적으로 지원하고, 자사의 의약품을 기준으로 하는 진료 기준 제정을 위해 워싱턴 정가를 상대로 로비를 벌인다. 제약회사의 약을 사용하지 않는 의료 행위를 불법으로 만들고, 제약회사의 방침에 순종하지 않는 의사들은 퇴출 대상으로 삼아 공격한다. 사기꾼 내지는 돌팔이 의사로 호도하여 개원가에서 떠나도록 만드는 것이다.

제약회사는 자연에서 나오는 천연 제품은 그 어느 것에도 관심이 없다. 자연에서 나오는 것은 특허를 받을 수 없고, 특허를 받을 수 없다는 것은 수익성이 떨어진다는 것을 의미한다. 그래서 중대 질병을 고칠 수 있는 천연 약재임에도 불구하고 오늘날 빛을 보지 못하는 경우가 많다.

항암 화학요법은 큰 사업이고, 사업계획은 철저하게 짜여 있다. 의대생들은 제약회사의 가르침을 따라 트레이닝을 받는다. 항암제라고 하는 맹독을 투입하는 방법을 수년 동안 집중적으로 배우게 되고, 졸업 후에는 늘 배워 왔던 대로 환자들에게 치명적인 약물을 처방한다. 제약회사에 대해 의심을 품는다는 것은, 제약회사로부터 재정적 지원을 받을 수 없다는 것을 의미한다. 제약회사의 재정 지원으로부터 자유로운 사람은 없다. 병원, 대학교 그리고 많은 의사와 연구소의 박사들은 제약회사의 재정 지원에 의존할 수밖에 없다. 다른 치료 방법이 있을 수도 있다는 것을 인정하는 순간, 그동안 배를 채워 줬던 큰 손이 끊어질 수도 있는 것이다. 또한, 다른 치료 대안을 찾는다는 것은, 그동안 진행되어 왔던 암 연구와 의대 교육과정에 문제가 있었음을 자인하는 꼴이 될 것이다.

아직도 미국 식약청(FDA)을 신뢰하는가?

오늘날 확고한 입지를 굳힌 암 산업에 정면으로 도전하는 책을 쓰는 행위는, 나 스스로를 격렬한 비판의 중심에 노출시킬 수도 있다.

쉽게 생각해 볼 수 있는 것은, 지금의 현상 유지를 통해 재정적 혜택을 누리고 있는 개인이나 집단들은 이 책이 많은 독자에게 읽히지 않기를 바랄 것이다. 그들은 이 책의 내용에 대한 신빙성을 실추시키기 위한 하나의 전략은 바로 이것이다. 이 책에서 인터뷰한 의사들의 새로운 치료법이 미국 식약청(FDA)에 승인이 되지 않았다고 주장할 것이 뻔하다.

미국 식약청의 수많은(고의든 실수든 간에) 문제점들이 일반 대중에게 광범위하게 공개되었음에도 불구하고, 대중과 미디어는 식약청에서 승인되지 않은 것들에 대해서는 자동적으로 의심부터 하고 봐야 한다는 주장에 손쉽게 넘어간다. 하지만 이 주장 속에는 심각한 오류가 있다. 식약청 자체 감사 결과, 식약청은 신의료 기술을 평가할 만한 과학적 검증 능력과 기술이 부족하다고 스스로 진단하고 있다. 이것은 무엇을 의미하는가? 과학적 검증을 통해 어떠한 치료가 효과가 있고 어떠한 치료가 효과가 없는지에 대한 판단을 내릴 만한 과학적 합법성(자격)이 식약청에는 없다는 것이다.

내가 직접 읽은 미국 식약청 내부에서 일어나는 괴담만 엮어도 책한 권은 쓰고도 남는다. 식약청의 승인을 받지 않은 치료법들을 권장한다는 이유로 나를 공격하는 무리들에게 대응하기 위해, 나는 생명연장재단(Life Extension Foundation)에 자료를 요청했다. 미국 식약청의 잘못된 기능에 대한 간단한 업데이트와, 왜 암 환자가 식약청이 임의로 발표한 내용을 기반으로 자신의 암 치료에 대한 결정을 내리면 안 되는

지에 대한 자료이다. www.lef.org에서 관련 기사와 자료를 찾을 수 있다. 미국 식약청은 새로운 의료 기술을 평가할 수 있는 능력이 없음을 인정했을 뿐만 아니라, 미국 의회 조사위원회는 다수의 식약청 결정들이 대중의 건강을 위해서가 아닌 제약회사의 금전적 이익을 보호하기 위한 결정이었다고 하는 충격적인 감사 결과를 발표했다.

더 잘할 수는 없을까?

나는 확신한다. 매일 수많은 사람이 있지도 않은 질병에 걸렸다고 오진 받고, 있지도 않은 병을 치료하기 위해 독한 약을 통해 치료 받고 있다.

대부분의 병원은 더는 안전한 장소가 아니다. 의학적 태만, 의료진의 과도한 업무, 지적 엉성함이 미국 전역의 병원에 만연하다. 미국 내 사고사 원인 중 두 번째가 병원에서 일어나는 의료 사고이다. 화가 날 만 하지 않은가?

나에게 악몽 같은 경험을 안겨 줬던 병원을 특별히 지적해서 비난하는 것은 중요하지 않다. 평판을 해치는 것이 목적이 아니기 때문이다. 내가 전하고자 하는 메시지는, 만약 독자 여러분들 중 누군가가 나와 같이 끔찍한 상황에 닥쳤을 때 반드시 필요한 정보를 알려주기 위함이다. 자신을 스스로 보호할 힘은 정보에 있다.

의사들을 비난하기 위해 이 책을 쓴 것은 더더욱 아니다. 그들은 그저 거대한 시스템 속의 한 부분일 뿐이며, 주어진 절차에만 충실할 뿐이다. 엉성한 시스템의 일부일 뿐이다. 엉성하기 때문에 스스로 깊이 연구하지 않고, 선배 의사들의 연구나 다른 기관의 연구 결과에 의지하는 그런 엉성한 시스템을 말한다. 내 이야기를 귀 기울여 들어 주었던 내과 의사를 제외하고는 모두 병원의 진료 규정에 얽매여 있었다. 조금은 의심해도 된다는 여지를 허락해 주었던 폐암 전문의를 빼고는 모든 의사가 암이라는 진단에 확고한 믿음이 있어서 조금도 의심하거나 동요하지 않았다.

사람을 쉽게 용서하는 내 천성인지는 모르겠지만, 그때 병원에서 암 전문의와 전염병 전문의 두 명을 제외하고 다른 의사들은 모두 괜찮았다. 실은 기본적으로 나는 의사들을 동경한다. 각자 자기만의 방법으로 최선을 다하고 있다는 것은 믿는다. 사람으로 따지면 좋은 사람들이다. 하지만 심각하게 잘못된 패러다임에 갇혀있다.

내 삶 전체는 물론 감정적, 육체적 건강이 한때 위기를 맞이했었다. 요즘과 같이 소송과 고소가 빈번한 사회 분위기 속에서 의사가 "미안하다."라고 당당히 실수를 인정하기가 쉽지는 않았을 것이다. 만약 그랬다면, 상처받아 아픈 내 영혼에 큰 위로가 되었을 것이다. 아마도 몇 개월간 고생했던 외상 후 스트레스 장애의 회복 속도도 앞당겼을지 모른다.

나는 불필요한 수술을 경험해야만 했다 : 불필요한 마취를 경험했다는 것을 의미한다. 평소 낮았던 내 혈압이 191까지 치솟는 트라우마로 이어졌으며, 강력한 혈압약과 진정제를 필요로 했다. 수술을 앞두고 발생한 괜한 긴장감은 실로 불필요한 경험이었다 : 수명이 몇 년은 줄었을 것이다. 나는 내 죽음과도 직면했었다. 내가 세상에서 가장 사랑하는 사람들을 두고 떠나야 한다는 트라우마와 상실의 고통을 느낄 수밖에 없었다.

상처받은 영혼은 어떻게 치유할까? 우리 몸에 영혼이란 기관은 없다. 하지만 우리는 영혼 그 자체이다. 영혼은 개개인을 특성을 이루고 있는 기본이다. 우리가 건강할 때 건강한 기운을 내뿜는다. 반대로 영혼이 상처 입었을 때는 그 상처가 만져진다.

그렇다면 '치료 기준' 자체가 실종된 우리의 망가진 의료 제도는 어떻게 치유할 수 있을까?

제4장
내가 겪었던 일들이 누구에게나 생길 수 있는 이유

내가 암에 걸린다면, 어느 한 가지 특정 치료에만 매달리지 않을 것이다.
이러한 치료 기관을 멀리한 환자일수록 생존 확률이 높다.

– 조지 매띠 교수, 《과학적 의술의 좌절》 저자
(Medecines Nouvelles, 1989)

집에 온 첫날밤, 나는 침실 베란다에 앉았다. 밑으로 보이는 조용하
고 아름다운 광경을 바라보다, 내가 겼었던 지난 한 주를 떠올리며 전
율했다. 나는 허약했고, 음식을 제대로 먹을 수 없어서 체중이 7일간
10파운드가 줄었다. 탈진해 있었고, 늘 강하고 자신감에 차 있던 목소
리는 사라져 나와 전화 통화를 했던 사람들을 놀라게 했다. 나의 여동
생 마우린은 나의 목소리가 "언니답지 않다."라고 거듭 말했다.

다른 사람들을 챙길 겨를이 없었다. 슬픔에 압도당했고 슬픔은 나
의 세포까지 스며들었다. 내가 죽어가고 있다는 생각, 나의 삶이 끝났
다는 어두운 생각이 깊이 각인되어 있었다. 내가 키우는 고양이는 집
고양이와 야생 고양이의 중간쯤 되는 녀석으로 워낙 야행성이라 밤새

사냥하고 쏘다녀야 하는 녀석인데 내 침대에 들어와서 웅크리고 잠을 자며 나를 지켰다. 며칠 동안을 침대에서 지냈는데, 그 녀석으로선 매우 자연스럽지 못한 행동이다. 사랑스러운 피커스……. 나는 그를 사랑한다.

나는 텔레비전을 볼 수 없었다. 오바마가 대통령에 당선되었다는 뉴스도 전혀 못 보고 지나갔다. 기운이 전혀 없고 행복감도 없었다. 이해할 수 없었다. 죽을병이 아니었다. 완벽한 오진이었다. 그럼에도 여전히 슬픔 감정은 떨쳐낼 수가 없다. 그 오진으로 인해 죽도록 두려움에 떨었다. 나는 몸부림쳤고 회복하는 방법을 찾아야만 했다.

그들이 유일하게 제대로 한 일이라곤, 응급실에서 내 목숨을 구해준 것이었다. 그것이 사소한 일은 아니었다. 그에 대해 감사한다. 응급실의 의료진들은 훌륭했다. 그들은 재빨리 조치를 취했고 모든 것이 적절히 관리되고 있으며 나를 잘 돌봐주고 있다는 안도감을 주었다. 내겐 그런 것들이 필요했다.

그 후 나는 퇴원했다. 악몽은 그때부터 시작되었다.

2주가 흘렀다. 부르스와 캐롤라인이 저녁으로 맛있는 양 다리 요리와 으깬 감자를 가지고 왔다. 캘롤라인의 훌륭한 요리 솜씨가 나의 식욕을 돌게 했다. 식탁에서 숙제를 하고 있는 손녀딸을 바라보는 것이 치유의 일부이다. 일상적인 삶, 화려할 것도 복잡할 것도 없는 단순함, 사랑하는 가족과 영양가 있는 좋은 음식. 그런 것들이 나를 회복시켰다.

피커스는 어디를 가든 나를 따랐다. 저녁에 밖으로 나가 돌아다니는 것을 원하지 않는 것 같았다. 우리가 그를 밖에 놓아두면, 그는 창가에 앉아서 그를 다시 안으로 들일 때까지 울어댔다.

우리는 손녀딸이 만든 케이크로 브루스의 생일을 축하했다. 그들과 함께 집에 있고, 안전하고 평범한 생활을 하는 것은 내게 매우 중요하다. 충격으로 인해 상처받은 마음을 치료한다. 그들은 그것을 잘 알았기에, 나와 함께하면서 내가 건강을 회복하는 모습을 지켜봐 주었다.

담당 내과의사로부터 전화를 받았다. 남편에 의하면 약 2주 반 정도 지난 어느 날이었다고 했다.

심장이 벌렁거리기 시작했다. "여보세요." 걱정스럽게 전화를 받았다. 그가 세포배양검사 결과를 가지고 있다는 것을 안다.

"좋은 소식입니다."라고 했다. 결핵이나 문둥병은 없다고 했다.

비웃음이 새어 나올 것 같았다. 세상에…… 문둥병이라니!

그가 계속해서 말했다. "아직 모든 세포배양 결과를 얻지 못했지만, 지금까지 결과를 보면 나머지 검사 결과도 깨끗할 게 거의 확실 합니다." 그러면서 나머지 결과들이 나올 때까지 4주가 더 걸릴 예정인데, 그동안 처방받은 약을 계속해서 복용할 것을 강조했다. 그의 말을 듣고 있었지만, 나는 이미 처음부터 그 약들을 먹을 생각이 전혀 없었다. 같은 약을 복용했던 환자들을 아는데, 그들은 실명, 신경장애, 황달 같은 끔찍한 부작용으로 고생한 바 있기 때문이다. 내 자신을 그런 위험에 굳이 노출시킬 이유가 있을까?

그는 정확한 진단이 내려질 때까지 내가 약을 먹지 않으리라는 것을 알고 있는 듯했다. 병원 밖에 있을 때 솔직히 이야기하려고 노력하는 의사를 만난 셈이다. 의사들은 병원 내에 있을 때는 병원 규정 때문에 많은 것을 함구한다.

2주 후에 내과의사로부터 다시 전화가 왔다.

"오늘 검사 결과에서 흥미로운 것이 발견됐습니다. 많은 배양 조직 중 하나에서 드문 종류의 계곡열 균이 검출됐습니다."

와우! 결국 맞았군. 캐롤라인이 의심해 오던바 그대로였다. 그녀가 지속적으로 질문을 했지만 의사들이 가볍게 일축해 버린 계곡열이었던 것이다.

계곡열 또는 콕시디오이데스(coccidiomycosis) 진균증. 증상은 열, 격심한 수축에서 오는 흉부 통증, 호흡 곤란, 사망에 이르게 하는 과민성 쇼크, 심장마비와 유사한 흉부 압박감, 오한, 야간 발한, 피로감, 관절통, 붉은 반점의 발진, 전신에 고통을 동반한 붓기와 자국들, 정확하게 진단하지 않으면 결핵으로 보여지기도 한다.

나는 병원에 있는 내내 의사들에게 계속해서 말했었다. "저는 알러지 과민증 아니면 식중독에 걸린 것 같아요." 그러나 암 전문의 역시 반복적으로 "암입니다. 약초 같은 걸로는 고칠 수가 없어요."라고 대꾸했다.

계곡열은 남서쪽 사막에 창궐하는 곰팡이균으로, 흙에서 주로 작업하는 이주 노동자 사이에서 많이 볼 수 있다. 이 곰팡이균의 포자는 토양의 최상층의 두 개 층에 서식하는데, 자신의 정원에서 일하는 사람들이나(나는 지속적으로 나의 사막 집에 있는 유기농 정원에서 일해 왔다.), 뉴멕시코 지역의 흙먼지에 노출되어 있는 사람들은 쉽게 감염되었다. (나는 내 친구 포레스트 펜과 함께 고고학 발굴을 위해 주기적으로 산타페 외곽에 있는 그의 소유지로 갔었다.) 한 번 생각해 보자. 몇 가지 합리적인 의심만 제대로 했더라면, 내가 암에 걸린 것이 아니라는 가능성을 열어놓을 수 있었는데, 전혀 엉뚱한 삽질만 한 것이다. 나는 정원 일과 발굴 작업 과정에서 이 곰팡이균을 들이마신 것이 명백하다. 아마도 몇 년간 내 몸속에서 잠복하고 있었을 수도 있다. 무엇인가가 내 면역체계를 무너뜨려 곰팡이균의 증상이 발현한 것은 확실하다.

나는 비타민 C와 글루타치온(glutathione) 주사를 맞으러 산타모니카에 있는 갈리쳐(Galitzer) 박사의 진료실로 향했다. 내 몸을 다시 회복해야 했다. 비타민 C는 외상과 물리적인 손상을 입은 나의 총체적인 면역 시스템에 활력을 주고 글루타치온은 앞으로 몇 달에 걸쳐 나에게 필요한 해독작용을 시작할 것이다. 내가 진료실에 있는 동안, 갈리쳐 박사는 내 귀가 번쩍 뜨일 만한 이야기를 해주었다. "예전엔 응급실 닥터로 근무했습니다. 어떤 환자가 응급실에 오면 우리는 혈액검사를 하고, 항상 산호성백혈구(eoisinophils) 검사를 했습니다."

"그게 뭐죠?" 내가 물었다.

"가령 산호성백혈구 수치가 높게 나오면 식중독이나 알러지 과민증으로 보고 진료했습니다." 그가 밀했다.

그날 갈리쳐 박사의 진료실에서 집으로 돌아온 후, 나는 파일로 보관해 두었던 모든 검사 자료들을 꺼내어, 내가 응급실에서 했던 피검사 결과를 살펴보았다.

산호성백혈구 수치가 나와 있었다. 정상 범위는 0에서 5 사이였다. 내 수치는 16! 바로 그렇게 나와 있었다. 사람 잡을 검사 결과에 커다란 충격을 받았다. 바로 여기에, 그 결과가 바로 내 앞에, 모든 사람이 명백하게 볼 수 있도록 똑똑히 적혀 있는 것이다. 누구든지 힘들이지 않고 바로 혈액검사 내용을 볼 수 있다는 뜻이다. 만약 의사들이 조금 더 면밀히 살폈더라면 자신들이 알러지 과민증이나 식중독을 진료하고 있다는 사실을 깨달았을 것이고, 나아가 내가 계곡열에 감염되었다고 손쉽게 진단이 가능했을지도 모른다. 그러나 전문의들은 모두 CT 촬영 결과에만 매달렸으며, 암이 전신에 퍼진 것으로 진단하여 나와 가족들에게 극심한 충격을 안겨 주었다. 나는 끔찍하게도 어처구니없는 오진을 받은 것이었다.

제대로 된 진단이 나를 긴장에서 풀어주었다. 비로소 내 상태에 대해 정확히 알 수 있었으며, 이 곰팡이균을 내 몸에서 몰아내기 위해 무엇을 해야 할지 명확하게 알고 있었다. 자료를 읽어나가다 보니 그리 만만하고 쉬운 일만은 아님을 깨달았다. 예를 들어, 곰팡이균은 강력한 항생제로 처치할 수 있는 포도상구균감염보다 훨씬 더 까다롭다. 곰팡이균에 작용하는 항진균제(antifungal)가 필요하다. 의료계는 그것을 어떻게 다루어야 하는지에 대한 정보가 부족한 것이 분명했다. 그러나 나는 걱정하지 않았다. 나는 연구자이다. 나는 올바른 해독제를 발견해 낼 것이다. 희망하건대 약초로 이들을 죽이기를 원한다.

나는 점차 좋아지기 시작했으며 기운도 되찾았다. 어느 날인가 피커스는 방에 들어와서 나와 같이 침대에 눕고 싶어 하지 않았다. 나는 미소 지으며 남편에게 말했다. "나 다 나은 것 같아. 피커스가 알려주네."

바로잡기

많은 사람은 이런 식으로 잘못된 오진에서 비롯한 병명에 따라 치료를 받을 것이다. 만약 나도 그랬더라면 내 삶은 얼마나 달라졌을까. 얼마나 많은 사람에게 이런 일이 벌어지고 있을까를 생각하니 섬뜩했다.

이 총체적인 의료 시스템의 무능함에서 비롯된 말도 안 되는 어처구니 없는 생쇼를 하는 가운데, 온몸에 암세포가 다 번졌다는 가장 절망스러운 사망선고 속에서도, 내가 느낀 오로지 한줄기 희망은 어딘가에 항암제를 쓰지 않고 암을 치료하는 의사들이 있다는 사실을 내가 알았다는 것이다.

이 끔찍한 경험은 나로 하여금 이 책을 쓸 수 있게 한 원동력이 되었다. 병원에서의 생생한 경험으로 인해 이 책을 쓸 수 있게 되었고, 그래서 도움이 될 수만 있다면, 내가 그 일주일 동안 병원에서 받았던, 괴롭고 무섭고 절망적인 느낌을 아무도 받지 않기를 바라는 것이다.

내가 만약 다른 환자들과 같았더라면, 나는 틀림없이 지금은 오진으로 판명된 암 때문에 전신 항암 화학치료를 받았을 것이다. 결국, 내 CT 촬영이 전신암을 확진하지 않았는가. 세상이 다 아는 바와 같이 의사들은 전지전능하고 항상 옳다. 내 경우 여섯 명의 의사가 나의 죽음을 확신했다. 내가 그들에게 "당신네들 치료를 받느니 차라리 죽겠다."라고 하자, 그들은 나를 잘난 척이나 하는 오만하고 무지한 멍청이로 취급했다.

또 다른 길

암이라는 질병에는 많은 슬픔이 있다. 그중에 한 가지가 많은 암 환자가 무슨 적절한 질문을 해야 하는지도 모르는 채 현재의 "암 치료 기준"을 아무런 의심 없이 받아들이고 있다는 사실이다. 환자들은 "암이 치료에 반응을 잘하고 있습니다."라고 하는 의사들의 말을 듣는다. 그러나 그런 말의 정확한 뜻이 무엇인가? 어떤 암 전문의는 "암세포가 줄어들 것입니다."라고 표현하기도 한다. 그들은 완치, 치유, 암세포 파괴 등의 단어를 절대로 사용하지 않는다. 사용할 수 없는 이유는 거의 모든 경우 사실이 아니기 때문이다.

환자들에게는 그들이 받은 항암제가 그들에게 적합한지를 사전에 감별하는 화학감도 검사도 제공되지 않고 있다. 대부분의 환자들은 그런 검사가 존재한다는 사실조차도 모르고 있기 때문에, 그런 검사에 대한 질문이나 요구조차 할 엄두를 못 낸다.

내가 겪었던 참혹했던 경험과, 또 내가 목소리가 좀 크다는 이유 때문에라도, 나는 기존의 '암 표준치료'만이 마치 유일한 치료 방법이라고 홍보하는 병원들을 향해 분노를 표현하는 것이 나의 맡은 바 임무라고 생각한다. 왜냐하면, 이는 명백한 거짓이기 때문이다. 다른 치료 방법들은 분명히 존재한다.

이 책에서 소개하는 선견지명을 갖춘 용감한 의사들은 평범한 테두리에서 벗어나 완전히 다른 차원에서 생각하는 사람들이다. 지금의 '암 표준치료'는 영원히 존재하겠지만, 암 환자의 입장에서는 일생일대의 가장 중요하고, 어쩌면 가장 극단적인 결정을 내리기 전에 다른 선택이 있는가를 알아보는 것은 환자의 마땅한 의무일 것이다.

내가 만난 암 전문의들 중 다수는 환자의 건강을 해치고 몸을 망가뜨리는 암 치료를 계속해서 실행하는 자신들을 스스로 용납할 수 없다고 느끼고 있었다. 기존 암 치료 요법들은 대부분의 경우 환자들에게 참혹하고 고통스러운 삶을 가져다 준다. 그리고 뒤에 남는 것은 본래의 기능을 상실한 완전히 망가진 면역체밖에 없게 된다. 환자에게는 더 이상 건강한 일반인들처럼 생활할 수 없는 망가진 육체만 남게 된다. 그리고 정말로 비참한 것은, 이 모든 고통을 겪은 후에도 환자는 결국 죽고 만다는 것이다.

이 책에서 만나보게 될 의사들은 전문가들로서 자신들이 안고 가야 하는 위험과 경제적 타격에도 불구하고 틀을 깨고 나온 사람들이다. 어차피 돈을 벌어들이는 것이 그들의 주된 관심사인 것 같지는 않다. 그들의 진정한 관심사는 사람들에게 건강한 삶을 제공하는 것이다. 더 나아가서 이 책 속의 의사들은 자신들의 치료법과 그 성공률에 몹시 흥분하고 있었다. 다신 언급하는 바이지만, 모든 환자들의 치료가 똑같이 성공적인 것은 아니다. 환자들 중에 일부는 사망할 것이다. 반면에 또한 많은 환자가 회복되어 가고 있으며 보람차고 즐거운 삶을 보내고 있다.

나에게 있어서는 이것이 확실히 더 나은 선택이다. 한번 해볼 만한 가능성 있는 시도이다. 이정도 확률은 있어야 한다고 본다.

당신의 목숨이 걸린 일이기 때문에 좀 더 심사숙고해야 한다. 만약 당신이 암에 걸린다면, 당신 자신보다 더 슬퍼할 사람은 없다. 당신을 대신해서 이 일을 감당할 수 있는 사람도 없다. 모든 것이 환자 자신에게 달려 있다. 얼마나 간절히 건강하기를 원하고 있는가?

나는 당신에게 무엇을 하라고 주문하는 것이 아니라, 그냥 다른 치료 방법도 있다는 사실에 마음을 열라는 것뿐이다. 이 책을 집필하는 과정에서, 암에 대한 막연한 두려움이 사라졌다. 나는 그것만으로도 족하다. 지금까지 저명한 의사들이나 전문가들과 대화를 나누어 보았을 뿐만 아니라, 암에서 완치된 환자들의 이야기를 직접 들어본 결과, 암은 분명 예방이 가능하며, 다스릴 수 있을 뿐만 아니라 많은 경우 완치될 수 있다고 믿는다.

이제 곧 미국에서 암이 가장 높은 사망 원인 자리를 차지하게 될 것이 분명한 시점에, 가혹한 운명을 피해 가려면 우리의 식습관과 생활 방식을 바꾸어야 할 필요가 있다. 만일 당신이 불행하게도 이미 암 판정을 받았다면 이 책이 당신에게 단순 항암제 약물 치료가 아닌 통합 의학적 접근 방법을 선택할 수도 있다는 사실을 알려줄 것이고, 또한 암 재발 방지를 위한 생활방식을 알려 줄 것이다.

미래를 바꿀 수 있는 가장 우선적인 방법 가운데 하나가 과거를 확실하게 이해하는 일이다. 랄프 모스(Ralph Moss)와의 인터뷰(제6장)는 현대 의학이 어떻게 하다가 지금 이 지경까지 도달했는지에 대한 합리적이 견해를 제공한다. 그리하여 우리로 하여금 앞에 놓여 있는 길을 장악하여 미래를 바꿀 만한 힘을 갖도록 하고 있다.

제5장
어쩌다 이 지경이 되었을까? : 현대 의학의 어두운 단면

만약 처음부터 결과를 미리 알고 있었다면
비극적 실패는 윤리적 죄가 될 것이다.
— 재러드 다이아몬드

치어리더 하면 탄탄한 몸, 한 뼘짜리 치마, 그리고 사람을 끌어들이는 열정이 떠오른다. 이런 치어리더들의 다양한 매력은 제약회사의 세일즈를 하기에 적합하다. 그래서 제약회사에서 일하게 된 치어리더들 중 몇몇은 치어리딩을 포기하지 않고 계속한다. 그런 케이스 중 한 명인 온야(Onya)는 전(前) 대학 치어리더 출신이다. 그녀는 일요일마다 워싱턴 레드스킨스(미식축구팀)의 치어리더로 일하지만, 그녀가 주중에 하는 일은 산부인과 의사들에게 자사의 질염치료제 처방전을 쓰도록 설득하는 것이다.
— 스테파니 사울, 〈치어리더들이 제약 판매를 응원한다〉 기사 중에서
뉴욕타임즈, 2005년 11월 28일자

30년 전, 제약회사 머크(Merck)사의 최고경영자인 헨리 가즈덴(Henry Gadsden)은 포춘지와의 인터뷰에서, 자사의 의약품이 병이 있는 사람들에게만 처방되다 보니 기업이 이윤을 얻는 데 한계가 있을 수 밖에 없어 스트레스를 받는다고 밝혔다. 그래서 그는 약을 리글리 사의 츄잉껌(대표적인 껌 브랜드)처럼 팔 수 있으면 좋겠다고 밝힌 적이 있다. 헨

리 가즈덴의 꿈은 건강한 사람들도 복용해야 하는 약을 만들어서 모든 사람들에게 약을 판매하는 것이었다.

불행하게도, 헨리의 꿈은 이루어졌다.

이전에는 그저 일상의 기복이었던 것들이 이제는 병이 되었다. 흔한 증상들이 위급한 상태로 느껴질 때, 건강한 사람들도 환자가 되기 마련이다.

제2차 세계대전 당시, 미군들은 포로로 잡은 일본군이 먹는 전투식량이 미군이 먹는 것보다 훨씬 맛있다는 것을 발견했다. 미국 과학자들은 이 식량을 연구해서, 일본군 전투식량이 더 맛있는 것은 일본군 식량에 엄청난 양의 화학조미료 MSG가 들어가기 때문이라는 사실을 알아냈다.

미국의 과학자들은 이 연구 결과를 미국의 식품 제조업자들에게 알렸다. 과학자들과 제조업자들이 참여한 학회에서 가공식품에 이 첨가물이 들어가면 더 맛있어진다는 결론을 내렸다. 그 결과, 1945년부터 미국의 식품회사들은 음식에 화학 식품첨가제를 넣어 왔다. 1970년에는 26만 2,000톤의 MSG가 미국 식품에 첨가되었다. 물론 이 가짜 식품들은 건강과 몸매에 악영향을 미친다. 그리고 미국 식품이 전 세계에 공급되기 때문에, 이제는 지구 곳곳에, 심지어 이전에는 비만 문제가 전혀 없던 곳의 사람들조차 비만 문제를 겪고 있다.

그 짧은 시간 동안 세상이 얼마나 많이 바뀌었는지 모른다. 국가 차원에서 인류 사상 유례없는 양의 의약품과 화학 약품을 소비하고 있다. 오늘날 인류는 세상에 존재하는 거의 모든 질병을 치료하고 남을 정도로 충분한 약을 가지고 있다. 그 결과, 우리 몸에는 독극물 노폐물이 축적되어 젊은이들의 정신을 흐리고, 지혜를 발하지 못하는 노년층을 양산하고 있다. 황혼의 노년기를 맞이할 때 즈음에는 축적된 독성으로 인해 사고력이 떨어진다. 그렇다면 어디서 지혜를 찾을 수 있을까?

인류는 또한 사상 유례없이 가혹하게 환경을 파괴하고 있다. 대기는 오염되었고, 물속에서는 불소와 알루미늄을 비롯한 화학 제품들이 부글댄다. 집안은 깨끗이 '청소'하기 위해 사용하는 독소들로 가득 찬 화학 공장이 되었다. 이제 여성들이 레몬 주스나 식초에 물을 타서 집을 청소하거나, 광물성 기름(석유 등)을 써서 가구에 광을 내거나, 아이보리 비누를 이용해서 집의 개미를 쫓는 일들 따위는 옛말이 되었다. 오늘날 우리는 독성이 가득한 스프레이를 뿌리고 화학 약품을 이용해 공기를 더 '상쾌하게' 한다. 이렇게 청소를 위해 쓰는 독극물이 축적돼 우리를 죽이고 있다.

여기에 더해, 우리의 음식에 들어간 화학 독성들 – 방부제와 인공 감미료, 액상 과당, 옥수수 사료를 먹고 자란 가축들(건강한 오메가3 함량이 줄어들고 대신 인체에 해로운 오메가6 함량이 증가한다.) – 이 더해지면 우리의 세포들은 파괴된다. 파괴된 세포는 암 발병의 확실한 원인을 제공한다.

우리는 오메가6 함유량이 높은 기름 – 해바라기유, 옥수수유, 홍화유, 카놀라유(카놀라라는 식물을 본 적이 있는가?), 땅콩기름, 그리고 각종 채소 – 를 과다 소비하고 있는데, 이는 우리 체내의 모든 세포에 손상을 준다. 오메가3(올리브, 아마, 그리고 코코넛 기름에 함유)는 세포막을 탄력 있게 만들어 세포를 보호하고, 세포의 산소와 수분 공급을 원활히 하여 세포가 건강하게 기능하는 것을 돕는다. 반면 과다한 오메가6 오일은 불량 세포들을 생성하고 암의 원인이 된다. 이는 교활한 마케팅의 결과다. 소비자들은 이 유해한 오일이 심장에 좋을 뿐 아니라 전반적으로 건강에 이롭다고 믿지만, 그것은 전혀 사실무근이다. 현실은 오히려 정반대이다.

알루미늄 조리 도구나 플라스틱 병에는 프탈산과 다이옥신이 검출되는데, 이는 우리 몸에 그대로 흡수되어 축적된다. 그래도 사람들은 왜 암이나 알츠하이머, 심장질환이 전례 없이 급속도로 확산되는지 눈치채지 못한다.

이러한 딜레마에 대해 현대 의학은 독에 의해 생겨난 적(암)들을 (항암제를 통해) 다시 독살시키겠다는 답을 내놓는다. 이 얼마나 황당한 말인가?

우리는 갈 길을 잃었고, 우리의 본성과 우리에게 주어진 자연으로부터 멀찌감치 벗어나 심지어는 유전자 변형 식품을 먹기에 이르렀다. 대부분의 사람들은 천연식품을 거의 먹지 않으면서도 그 사실을 인지하지 못한다. 음식, 물, 공기…… 우리 삶의 필수 요소인 이 모두를 우리는 오염시키고 있다.

건강을 회복하고 계속 유지하기 위해서는 우리 삶의 방식을 바꿔야만 한다.

랄프 모스(Ralph Moss) 박사와의 인터뷰에서는, 어떻게 하다가 우리가 지금 이 꼴, 이 지경에까지 이르게 되었는지, 오늘날 현대 의학의 현황에 대해서 이야기했다. 그는 기우가 심한 사람이 아니라 철저한 현실주의자이지만 매우 불안에 휩싸여 있었다. 과학자로서 그는, 어떠한 치료법이 널리 시행되기 이전에는 항상 철저한 사전 검증이 필요하다고 주장한다.

오늘날 미국의 암 치료의 효율성과 비효율성에 대한 모스 박사의 연구 결과를 반드시 읽어볼 것을 당부한다. 치우치지 않은 정직한 연구 결과에 눈이 번쩍 뜨일 것이다.

다시 한 번 말하지만, 아는 것이 곧 힘이라는 것을 기억하라.

제6장
랄프 모스 박사
(Ralph Moss, Ph.D.)

랄프 모스(Ralph Moss) 박사는 매우 존경받는 과학 저술가이자 항암 치료 반대론자이다. 모스 박사는 1974년 스탠퍼드 대학에서 고전문학으로 박사학위를 취득했다. 그는 세계 최고의 암 센터 중 하나인 뉴욕 메모리얼 슬로언 케터링 암센터의 홍보부에서 처음으로 암과 관련된 일을 시작했다.

지난 30년간 모스 박사는 암과 암 치료 및 관계 기관에 관한 많은 서적을 저술해 왔다. 그의 대표적인 저서로는 《자주적 소비자를 위한 가이드 : 무독성 암 치료와 예방법》, 《암을 치료하는 약초, 그 역사와 논란》, 《암 산업 : 암 치료 기관들의 고전적 수법》, 《의문스러운 항암화학요법에 대한 강렬하고 이지적인 비판》, 그리고 의학박사 조셉 부트(Joseph Beuth)와의 공저 《보완적 종양학》 등이 있다.

그의 책들은 건강과 치유에 대한 방대한 정보를 제공하는데, 그 속에서 모스 박사는 항암제 치료가 대부분 부적절하고 효과가 없으며, 오히려 시술을 받는 거의 모든 환자들에게 매우 위험하다는 충격적인 사실들을 폭로하는 과학적, 통계적 증거들을 제시한다. 그러나 매년 60만 명에 이르는 미국인들이 담당 의사의 처방을 통해 항암치료를 받고 있다.

과학 저술가로서 30년 이상을 활동하면서 얻은 교훈이 있느냐는 질문에 그는 다음과 같이 설명한다. "일단, 과학적인 팩트에만 집중하지 않고 의사, 환자 또는 관계 기관들이 원하는 것을 수용하기 위해 기술들이 번복된다면 결과는 참혹할 수밖에 없습니다. 우리는 암 환자에게 정보를 전할 때, 연민과 솔직함 사이에서 정교한 균형을 잡고 말해야 합니다. 무엇보다 중요한 것은, 모든 치료법에 대해 기존의 방법이나 대체요법이거나 상관없이 공정한 평가를 내려야만 합니다. 공평한 경쟁의 장을 통해서만이 어떠한 특정 암 치료법의 진정한 가치를 결정할 수 있습니다."

그와의 대화는 나를 매료시키기에 충분했을 뿐만 아니라, 더 나아가 큰 깨우침으로 다가왔다. 그의 솔직함이 참신하게 느껴졌다. 그는 전지전능한 돈에 의해 움직이는 그런 학자가 아니었다. 놀랍고도 유쾌한 그와의 인터뷰 내용을 보자.

SS : 인터뷰에 응해 주셔서 감사합니다. 왜 의사들은 계속해서 항암 화학요법을 처방하는지에 대해 말씀해 주시겠습니까? 항암 치료 대부분의 결과가 좋지 않고 환자 삶의 질을 망가뜨린다는 사실이 잘 알려져 있는데도 계속되는 이유가 뭘까요?

RM : 이야기를 나누게 되어 반갑습니다. 우선, 질문에 대한 답변을 나누어서 해보도록 하겠습니다. 저는 오로지 어떤 치료가 효과가 있느냐 없느냐 에만 관심이 있습니다. 다만, 치료법의 유효성 또는 무효성을 객관적으로 입증하는 것이 중요하기 때문에, 무작위 임상실험을 통해 연구가 된 치료법들에만 관심을 기울입니다. 제가 약 10년 동안 미국 정부 국립보건원(NIH) 산하의 대체의학연구소(the Office of Alternative Medicine) 고문으로 근무하면서 생긴 습관입니다.

　정부와 의료계로부터 '임상실험을 통해 생존율이 증가했다'는 인정을 받으려면 매우 엄격한 기준을 통과해야만 합니다. 문제는 이 기준이 기존의 항암 치료와는 다른 방법의 새로운 치료를 시도하는 의사들에게만 너무 까다롭게 적용된다는 것입니다. 바꿔 말하면, 기존의 '암 표준치료'를 행하는 암 전문의들에게 우호적이라는 겁니다.

　SS : 그 말씀은 기준이라는 것이 제약회사의 지원을 받는 치료법에만 편향되어 있다는 뜻입니까?

　RM : 그렇습니다. 이런 이유 때문에 공평한 경쟁이 되질 않습니다. 실제로 대체요법을 사용하는 의사들이 정부가 요구하는 규모의 임상실험을 수행할 수도 없고, 그만한 자금도 없는데, 이분들한테는 유난히 더 까다롭게 증거를 가져와 보라고 요구하는 거죠.

　SS : 임상 현장에서 대체요법을 통해 암 환자 치료에 성공을 거두고 있는 의사들을 말씀하시는 거죠?

　RM : 정확히 말씀하셨습니다. 대체적으로 자금력이 탄탄해서 이러한 실험을 수행할 수 있는 자원과 노하우를 갖춘 조직들에 대해서는 오히려 임상실험 연구 결과를 까다롭게 요구하지 않습니다.

　제약 개발을 하는 방식이 심각하게 불공정합니다. 처음 시작하는 사람들에게 불리합니다. 독성이 약하면서도 보다 희망적인 새로운 치료법은 이들 치료법이 과학적으로 확인받을 만큼 충분한 검증 기회조차 주어지지 않는 경우가 대부분입니다.

SS : 미국 식약청과 제약회사들 간의 보이지 않는 담합이 문제입니까?

RM : 글쎄요. 고의적이라기보다는 사회 시스템이라는 게 보통 그렇게 작동하지 않나 싶습니다. 미국 식약청과 제약회사가 만나서 손을 맞잡고 "대중을 엿 먹이니까 멋지군!" 그럴 것 같지는 않은데 말이죠. 적어도 그러지 않기를 바라는 마음입니다.

SS : 그렇긴 하지만, 지난 몇 년간을 되돌아 보면, 국민들이 제약회사나 보건 당국을 보면서 냉소적이 될 수밖에 없는 충분한 이유들이 있지 않나요? 밤에 TV만 보더라도 무슨 문제가 있으면 해당 약이 필요한 것처럼 느껴지니 말이죠. (미국은 처방 약의 TV 광고가 허용된다.)

RM : 제가 1974년부터 1977년까지 재직했던 슬로언 캐터링 암센터서 알게 된 것은 더욱 복잡한 양상이었습니다. 유망한 무독성 암치료제인 래아트릴(laetrile)에 대한 동물실험 결과가 긍정적이었는데, 그것을 은폐하려는 시도가 있었습니다. 그런데 그 은폐를 시도한 사람들은 다름 아닌, 바로 몇 년 전에 래아트릴의 임상실험을 직접 시도했던 동일한 사람들이라는 겁니다.

SS : 이해가 안 되는군요.

RM : 슬로언 캐터링 암센터 사람들이 1974년과 1975년 두 차례에 걸쳐 워싱턴에 간 적이 있습니다. 래아트릴에 희망이 있다고 믿었기 때문에, 계속해서 임상실험을 할 수 있도록 정부와 권력층에 호소하기 위해서 갔던 것입니다. 우선 동물실험 결과는 긍정적으로 나왔습니다. 처음에 슬로언 캐터링 암센터의 연구원들은 훌륭한 사람들로 비춰졌습니다. 무독성의 천연 항암제, 특히 래아트릴을 집중적으로 연구하던 그분들이 어느 순간부터 겁을 먹게 됩니다. 연구 진행을 강력하게 반대했던 미국 식약청과 미국 암협회 그리고 미국 국립암연구소에 정면으로 맞서서 '래아트릴'이라는 약제의 약효를 계속해서 주장한다면, 평생 쌓아온 커리어가 망가질 가능성이 농후했기 때문입니다.

SS : 한마디로 말하자면, 입 다물지 않으면 넌 끝이야라고 협박을 당한 거군요. 끔찍하네요.

RM : 맞습니다. 1977년에 제가 부조리에 맞서서 이러한 문제점들을 지적했는데 곧바로 슬로런 캐터링 암센터에서 해고당했습니다. 래아트릴이 전혀 효과가 없으며, 이는 연구를 통해 증명된 사실이라는 공표된 정책 노선에 보조를 맞추지 않았다는 이유로 해고를 당한 겁니다. 그러나 실제로는 래아트릴이 동물실험에서 훌륭한 성과를 내고 있었거든요.

SS : 그렇지만 박사님은 대중 앞에 시험 결과가 부정적이었다고 알리도록 지시를 받으신 거군요.

RM : 그렇습니다. 제가 그런 발표의 거부 의사를 밝혔기 때문에 병원으로부터 해고를 당했습니다. 저를 해고했던 그분들이 개인적으로는 이러한 사실들을 다 인정했어요. 이런 것들은 직원들 사이에서 그냥 일상적인 대화였습니다.

제 직급은 상대적으로 낮은 편이었지만, 업무 특성상 힘 있는 사람들에게 둘러싸여 있었습니다. 공통적인 의견은 래아트릴이 실험 결과 효과가 있다는 것이었습니다. 그러나 그들 중 어떤 누구라도 직업을 잃을 수도 있었고, 리더십을 갖고 있는 핵심 그룹의 자리에서 내려와야 할 수도 있었습니다. 사실 그들 중 일부는 소극적으로 방치한다는 이유만으로 대가를 치른 경우도 많았습니다.

SS : 그래서 이 모든 것이 미국 식약청과 미국 암 학회로부터의 반대에 따른 결과라는 것입니까?

RM : 국립 암연구소의 강력한 지원도 한몫했습니다.

SS : 일반인의 입장에서 듣다 보니까, 미국 식약청으로부터 기인된 것 같다는 인상이 드는데, 식약청이 그럴 이유가 있을까요?

RM : 모든 것이 결국에는 제약업계로 돌아갑니다. 하지만 제약회사가 전면에 나서지는 않죠. 전면에 나서서 화학 항암제 이외의 천연 약제에는 반대한다고 나서는 제약회사를 한 번도 본적이 없습니다. 제약회사들이 약았기 때문에 그런 추잡한 이미지 메이킹은 피하는 거죠.

SS : 그렇다면 그들이 미국 식약청 직원들로 하여금 그 일을 대신하게끔 한다는 것입니까?

RM : 다시 말씀드리지만 꼭 그렇다는 증거는 없습니다. 다만, 제가 아는 한 미국 식약청은 제가 이쪽 분야를 연구해 왔던 지난 35년 동안 단 한 번도 무독성 약물이나 천연약제 또는 비타민 종류를 암 치료에 효과가 있다고 승인을 한 적이 없다는 것입니다. 자세히 보면 규칙이 있습니다. 특허가 불가능하거나 수익성이 낮은(주로) 천연 물질들은 미국 식약청의 기준을 통과하는 것이 불가능해 보입니다. 차라리 암 치료 효과가 없고, 독성 부작용이 강한 약물이라 하더라도, 특허 가능한 합성 물질이라면 식약청 기준을 통과하기가 더 쉽습니다. 그런 합성 항암제들이 너무나도 효과가 없기 때문에 미국 식약청은 계속해서 약물의 효과 기준을 낮추고 있는 실정입니다. 안전성에 대한 기준도 마찬가지로 갈수록 낮아지고 있습니다.

SS : 미국 식약청이 제약회사들의 시녀로 전락한 것이 명확하군요.

RM : 누가 누구로부터 어떤 대가를 받고 있는지 명확한 실체를 밝히는 것은 중요하지 않습니다. 저도 그런 자세한 것까지 신경 쓰는 것이 아니라, 식약청이 제약회사를 지켜주는 친위대 역할을 하고 있다는 사실만으로도 충분합니다. 그게 그들의 본모습이에요.

SS : 음, 저도 미국 식약청이 지난해 자체적으로 행한 내부 감사보고서를 읽을 기회가 있었는데, 그 보고서에서 보면, 식약청 내부 조직이 새로운 과학기술을 검증할 만한 능력이 없다고 적고 있습니다. 그 뿐만 아니라 과다한 업무에 비해 직원 수도 모자란다고 조직의 무능을 발표했던데요.

RM : 저는 미국 식약청에 친구가 몇 명 있습니다. 식약청 직원들이 대체적으로 독불장군 스타일이긴 하지만, 믿거나 말거나 나쁜 사람들은 아니거든요. 개인적으로 만나보면 그냥 일반인들과 별 차이가 없지요. 그들이 대형 제약회사로부터 개인적으로 뇌물을 받았다거나 부패했다는 느낌이 들지는 않습니다. 그럼에도 불구하고 위에서 말한 것처럼 일이 벌어지는 것은 기본적인 정신상태가 세뇌되어 있기 때문입니다. 은연중에 대기업과 대형 제약회사에는 매우 관대하고 호의적입니다. 반면 대체의학에는 악의적인 감정이 배어 있지요.

SS : 왜 그렇게 된 거죠? 그렇게 된 이유가 있나요?

RM : 그것은 미국 식약청의 설립 시기로 돌아갑니다. 초창기 미국에서 특허 약물 광고가 난무했었습니다. 이 과정에서 무자격 의사들을 차단하고 과학적인 약물 개발을 장려할 목적으로 미국 식약청이 설립되었습니다. 태생이 그러하다 보니 식약청은 소규모 개발자들에 대해서는 색안경을 끼고 바라보는 습성 유전자가 있습니다. 일단 돈이 없는 영세한 기업이나 식약청이 원하는 방식대로 수백만 달러를 들여임상실험을 진행할 수 없는 개발자들은 일단 의심부터 하고 봅니다. 관심을 가지고 순수하게 바라볼 필요가 있는데도 일단 뭔가 문제가 있을 거라고 가정하는 거죠. 특히나 암 분야에서 혁신적인 생각을 가지고 있는 개인이나 소규모 업체에 대해서는 매우 편파적입니다.

SS : 올해 초에 전신 항암 치료를 처방받았던 생각이 나는데요, 만약 그때 항암 치료를 받았다면 지금은 제 건강 상태나 형편이 지금과는 전혀 달랐을 거라는 생각이 드는군요.

RM : 역설적이지만, 당신은 오히려 성공적인 암 치료 사례의 대명사가 되었을 수도 있었을 것입니다. 만약에 당신의 곰팡이균 감염이 스스로 사라져서 증상이 호전됐다면, 당신은 있지도 않았던 어떤 암으로부터 치유된 것으로 여겨졌을 가능성이 크죠.

SS : 그러네요. 제 면역체계와 삶의 질은 심각하게 훼손되었을 텐데도 말이죠.

RM : 그랬을 수도 있지요. 하지만 항암 치료에서는 어느 정도 운신의 폭이 있습니다. 결국, 각각의 모든 치료 결과는 전적으로 개인에게 달려 있습니다. 따라서 개인마다 항암 치료의 득과 실을 따져볼 필요가 있습니다. 저는 암 환자들을 상담합니다. 최근에 저는 에스트로겐 수용체음성(ER-) 종양을 갖고 있는 서른세 살의 젊은 여성 환자를 상담했습니다. 3기 암으로 혹의 크기가 2cm가 넘고, 두 곳의 림프절 전이가 보이는 상태였습니다. 예후가 좋지 않는 경우에 해당하지요. 그녀가 10년 동안 생존할 확률은 약 50%입니다. 현재 제가 갖고 있는 모든 데이터들을 종합해 본 결과, 그녀가 만약 아드리아마이신(Adriamycin), 싸이톡산(Cytoxan), 텍소티어(Taxotere)와 같은 항암제 치료를 받는다면 그녀의 10년 생존 확률은 약 13%가량 더 끌어올릴 수 있습니다.

SS : 네, 하지만 그녀의 삶의 질은 형편없어지겠죠.

RM : 처음에는 오히려 나쁠 수도 있습니다. 하지만 그녀의 경우 아직 젊기 때문에 회복할 가능성이 큽니다. 하지만 그런 것이 중요한 것이 아니라, 제가 강조하고 싶은 것은, 개인별로 항암 치료의 득실에 대한 사전 평가가 반드시 필요하다는 것입니다. 제가 보기에 50%에서 65%로 생존 확률이 높아진다면 이는 의미 있는 발전입니다.

저는 항암 화학요법보다 더 나은 치료법이 분명히 존재한다는 사실에 의심의 여지가 없습니다. 하지만 뿌리 박힌 편견 때문에(연구가 충분히 이루어 지지 않아) 대체요법의 결과를 미리 예측할 수 있는 자료가 별로 없습니다. 예를 들어, 곤잘레스 박사가 중요한 연구를 하고 있지만, 그의 치료법에 대해 가능한 결과가 무엇인지 실제로 우리에게 알려줄 수 있는 연구 자료는 없습니다.

SS : 그가 치료한 환자들과 대화를 나누는 것만으로도 제가 다시 암 진단을 받았을 때, 어떤 선택을 해야 할지 확신이 섰습니다. 작년에 저를 담당했던 암 전문의가 말하길, 제가 거절했던 항암제인 아드리아마이신이 효력이 없는 걸로 판명 났다고 했습니다.

RM : 맞습니다. 캘리포니아 대학교 로스앤젤레스캠퍼스(UCLA)에서 연구를 했고, 그 연구 결과를 〈Journal of the National Cancer Institute〉에서 확인했는데, 아드리아마이신(Adriamycin)을 사용한 여성들 중 최대 92%에서는 효력이 없는 걸로 판명 났습니다. 놀랄만한 수치죠.

SS : 이유는요……?

RM : 이유는 가장 흔한 암의 종류인 에스트로겐수용체양성(ER+) 종양에서 그 약물이 효력이 없기 때문입니다. 필요도 없을뿐더러 잠재적으로 매우 위험한 심장마비 부작용들을 갖고 있습니다. UCLA의 레블론 센터(Revlon Center)를 맡고 있으며, 매우 용감하고 우수한 과학자인 데니스 살몬(Dennis Slamon) 의학박사는 약 2년 전 미국 임상종양학회 [American Society of Clinical Oncology(ASCO)]에서 전체 유방암 종양학 커뮤니티와 맞붙어 연설을 했는데, 거기서 그는 근본적으로 이의를 제기하였습니다. 그동안 별 임상적 소득도 없이 습관적으로 환자들에게 아드리아마이신을 처방해 왔던 문제점을 지적했습니다. 그리고는 당연히 그는 아드리아마이신을 대신할 수 있는 헤르셉틴(Herceptin) 약물을 발명했습니다.

SS : 헤르셉틴은 HER 2/neu 종류의 암을 위한 항암제죠?

RM : 네, 그것은 주로 HER 2/neu+종양들을 위한 것입니다.

SS : 하지만 저는 헤르셉틴이나 아드리아마이신에는 그다지 관심이 없습니다. 저는 왜 환자가 원하는데도 불구하고 자연적인 방법으로 암을 치료하거나 다룰 수 없는지에 대해 관심이 있습니다. 왜 선택권이 주어지지 않는 겁니까? 왜 우리 몸이 그리도 힘든 화학적 침범을 겪도록 하는 걸까요? 어째서 이 책 속의 의사들은 화학약품들 없이 치료에 성공하는 반면에, 우리는 계속해서 똑같은 약물 치료만 받아야 하는 겁니까? 더 나은 방법은 없나요? 전 정말 있을 거라고 생각합니다. 적어도 말입니다, 어째서 병원에서는 항암제 화학반응 검사를 미리 하지 않는 겁니까?

RM : 의료계에서는 그런 것들을 믿지 않습니다. 오히려 그딴 것들에 관심을 갖는 것을 수치스럽게 생각합니다.

SS : 무엇이 수치스럽다는 거죠? 자세히 좀 설명해주시죠.

RM : 화학반응 검사는 항생제에 행해집니다. 예를 들어, 만약 당신이 매우 안 좋은 균에 감염이 되었다면, 어떤 항생제가 그 해당 균에 가장 효과가 있을까를 보는 것입니다. 암에서도 똑같이 할 수 있습니다. 초기 버전은 1970년대에 나왔으며 국립 암연구소에 의해 승인도 받았습니다. 근본적으로 암세포들의 군집의 성장을 억제하는 가를 관찰하는 검사였습니다. 그런데 결국 효과가 없는 것으로 밝혀져 가치가 하락했습니다. 국립 암연구소의 화학반응 검사 프로그램과 관련된 사람들 중 한 명인 래리 와이젠탈(Larry Weisenthal) 박사는 훨씬 좋은 검사 방법을 알아냈는데, 그것은 암세포들 안의 예정세포사(programmed cell death : 세포 자멸)의 조짐을 찾는 것이었습니다.

만약 암세포들을 가져다가 각기 다른 모든 항암제들과 약물들을 섞어서 작은 그릇들에 놓으면, 각각의 그릇 안의 세포 자멸, 혹은 예정세포사의 양을 쉽게 측정할 수 있고, 그것으로 인해 어느 것이 작용하는지에 대한 비교 가능한 숫자를 알 수 있습니다. 다시 말해, 무작정 암세포들을 죽이려고만 하는 것이 아니라, 암세포의 자기 파괴를 유도하려는 것인데, 그게 바로 예정세포사입니다.

하지만 이전의 실험 실패로 인해, 의학계에서는 그것에 대해 더 이상 듣고 싶어 하지 않았습니다. 사람들의 관심은 다른 곳으로 향했고, 유행이 지나가듯 그렇게 그것으로 끝이었습니다.

SS : 그것 참 유감이네요. 그래서 지금의 항암 치료는 개별 맞춤형이 아니라 일괄적으로 적용되는군요. 일단 환자에게 처방하고 어떻게 되겠지 기대하는 것 같습니다. 전 항암제 치료로 인해 죽음을 맞은 너무 많은 친구를 떠나 보냈습니다.

RM : 그래도 희망은 있습니다. 이것에 대한 필요성을 깨닫고 계속해서 시험을 하는 로버트 나고니(Robert Nagourney) 박사와 와이젠탈 박사, 그리고 몇몇의 다른 분들이 있습니다. 하지만 이 분들은 주류 종양학자들로 인해 옆으로 밀려나 왔습니다. 그들이 이 시험에 대해 더 열심히 밀어붙일수록 암 분야의 대표들은 더욱 거세게 반발했었습니다.

SS : 꽤나 충격적이군요.

RM : 몇 년 전 ASCO에서 그들은 아예 못을 박았습니다. 이러한 시험들이 효과가 없다고 선언을 해버린 거죠. 놀라운 것은 와이젠탈 박사나 나고니 박사가 더 이상 사용하지도 않는 20년 전의 낡은 기술을 바탕으로 평가해서 결론을 도출했다는 것입니다.

SS : 놀랍네요.

RM : 놀랍지요. 나고니 박사는 이 일이 있고 나서 분노로 이성을 잃었습니다. 저도 이해하며 그와 동의합니다. 전 감도 시험이 효력이 있다는 매우 충분한 예비 증거가 있다고 생각합니다. 정말 중요한 것은 개개인에 맞는 맞춤형 항암제로 치료하느냐, 아니면 일괄적으로 똑같은 항암제 치료를 할 것인가를 결정하는 것인데, 경제적인 이유로 일괄적인 항암제 치료를 선호한다는 것입니다. 하지만 과학은 개별화 쪽으로 기울어 가는 추세이죠. 과학은 이 점을 갈구합니다. 우리는 각각 개인의 암과 각각의 암 세포들에 집중해서 개인마다 맞춤형 암 치료를 해야 합니다. 그것이 바로 과학이 하고자 하는 말입니다.

SS : 경제적인 이유라고 하셨죠?

RM : 네, 경제는 "계속해서 조립 라인을 가동시키고, 최대한 많은 환자를 밀어 넣어서, 이윤을 극대화하자."라는 주의이죠.

SS : 저도 같은 입장이 되었네요. 어쩌면 병원 쪽에선 항암 치료 효과가 있을지 여부를 미리 알기보다는 차라리 모르는 편이 나을 수도 있겠군요. 결국은 엄청난 수익이 걸려 있는데, 만약 테스트 결과가 항암 치료가 효과가 없어서 불필요하다고 나오면 어쩌겠어요? 해당 수입을 모두 잃을 텐데요.

RM : 이건 몇 명이 아니라 1년에 백만 명의 환자를 밀어붙이는 문제지요. 적어도 연간 60만 명 이상의 환자가 항암 치료를 받습니다. 어떻게 그 많은 환자를 동시에 분석해 교과서에 나와 있지도 않은 개개인의 맞춤형 약물 조합을 만들어서 처방을 한단 말입니까? 지금처럼 특정 암의 처방을 간단하게 간호사에게 넘겨서 될 일이 아니지요.

모든 사람이 다르고, 또 다르게 반응합니다. 병원에서는 정확한 측정을 통해서 각 환자들에게 다른 양의 약물을 줘야 합니다. 그리고 또 당연히, 암 환자에게 유용한 백신 같은 것들, 약의 시간 조절, 즉 밤이나 낮 특정 시간 중 가장 효과적일 시간에 약물을 투여하는 것 등 세밀한 부분까지도 개인 특성에 맞추는 작업들이 필요하겠지요. 이렇게만 된다면 최상급의 치료라 할 수 있겠습니다. 하지만 앞서 이야기했듯이 경제적 수익성이 중요하기 때문에 대량생산 형태로 이어질 수밖에 없습니다.

SS : 만약 개별 맞춤 치료가 있다면 다들 그걸 원하겠네요.

RM : 그렇죠. 하지만 당장의 이익 때문에 모든 이들에게 제공될 준비가 되어 있지 않습니다. 장기적으로 봤을 때 이 방식이 비용 면에서 효율적인데도 말이죠.

SS : 왜죠? 환자들이 더 좋은 치료 결과를 얻게 되고 부작용이 줄어들면 좋은 것 아닌가요? 큰 그림을 볼 줄 모르는군요.

RM : 지금 당장 중요한 건 오늘 몇 명의 환자를 진료했느냐 하는 거죠.

SS : 하지만 제가 암 전문의라면, 해를 끼치지 않겠다는 히포크라테스 선서도 한 마당에 선한 양심이 있다면 가능한 모든 방식을 연구해 볼 것 같은데요. 지금의 항암 치료가 유일한 치료 방식이라고 생각하는 건 자만이죠. 특히 현재의 암 치료 결과가 이렇게 비관적이라면요.

RM : 저도 동의합니다. 지금의 치료법들은 터무니없지요. 환자들이 치료를 거부하는 지경까지 이르지 않았습니까? 의사들이 자신들이 암에 걸리면 다른 방식을 취해 볼 수도 있겠죠. 캐나다에서 실험이 있었습니다. 암 전문의들을 상대로 폐암과 항암 치료에 관한 설문조사였는데, 암 전문의들 중 75%가 본인들이 암에 걸렸을 때, 백금(Platinum)이 함유된 항암제 치료를 받지 않을 것이라고 밝혔습니다.

SS : 시사하는 바가 크네요.

RM : 그렇습니다. 하지만 환자들한테는 여전히 항암 치료를 하고 있죠? 매우 저명한 신경과 전문의 한 분과 대화를 나눴는데, 본인에게 뇌종양이 생기더라도 방사능 치료는 받지 않겠다고 얘기했습니다. 그래서 제가 물었죠. "음, 그럼 평소 뇌종양 치료는 어떻게 하시나요?" 그가 대답하길 "방사능 치료로 하지요." 그의 목소리는 전혀 반어적이지 않았습니다. 본인과 암 병동의 진료 과장은 자신들은 방사능 치료를 받지 않기로 결정을 했으나, 매일 같이 다른 환자들에게는 방사선 치료를 한다는 사실에 문제가 있는지조차도 깨닫지 못하는 눈치였어요.

SS : 항암 치료를 이야기할 때 치료 성공의 기준이 뭔가요? 몇 개월 더 살면 성공했다고 보면 되는 건가요?

RM : 사실 관계만 말하겠습니다. 아바스틴(Avastin)이라는 항암제의 경우, 환자 한 명당 연간 10만 달러(약 1억 원)의 비용이 듭니다. 항암제 칵테일 요법에 섞어 사용하면 4개월에서 5개월 정도 생명을 연장시킨다는 연구 결과가 있습니다. 그런데 유방암의 경우에는 전혀 효과가 없습니다. 식약청(FDA) 자문위원회는 생명 연장 효과에 대한 증거가 없음에도 불구하고 이 약을 뇌종양 치료 목적으로 승인했습니다. 생명 연장은커녕 이 약물이 뇌종양을 축소시킨다는 것조차 증명하지 못합니다. 약 2주 정도 X-레이 검사상에 뇌종양의 성장이 약 25% 정도 줄어드는 것으로 보이는 것이 전부입니다. 하지만 줄어든 것이 암세포인지, 주변 뇌 조직이 부어서 나타나는 착시 현상인지조차 불분명합니다. 그럼에도 불구하고 식약청은 승인을 했습니다. 언론 보도에 의하면 이 승인 건으로 인해 아바스틴의 제조사는 1년 매출이 2억 달러(약 2,000억 원) 증가하게 됩니다. 증거가 중요한 게 아닌 거죠. 만약에 제가 이런 수준의 증거 자료를 가지고 대체요법의 승인을 요청하러 식약청에 갔다면 분명 비웃으며 저를 쫓아냈을 겁니다.

SS : 계속 똑같은 말을 되풀이하게 되는데, 정말 놀랍네요. 승인의 기준은 어떻게 되나요?

RM : 임상실험 결과가 빈약한 것은 물론이고, 주로 환자들의 일화를 기반으로 하고 있습니다. "우리는 이 약의 덕을 톡톡히 봤어요."라고 하면서 환자들이 눈물을 글썽이고, 환자들의 친척들도 마찬가지며, 식약청 자문위원회가 약의 사용을 승인하면 사람들이 일제히 일어나 환호성을 지르는 식입니다. 환자들이 어떤 방식의 치료법을 선호하든, 저는 환자들의 경험을 존중합니다. 하지만 제게 거슬렸던 것은 제약회사들이 암 환우 옹호 단체를 설립하는데 도움을 줬고, 많은 단체에 금전적 후원을 한다는 것입니다. 제가 알기론, 샌프란시스코에서 바바라 브레너(Barbara Brenner)가 이끌고 있는 '유방암 운동(Breast Cancer Action)'이라는 단체만이 제약회사의 돈을 받기를 거부하는 유일한 단체인데, 이는 결코 우연이 아닙니다. 또한, 이 단체는 지난 12월 유방암 치료제 아바스틴의 승인을 반대했던 단체이기도 합니다. 잠자코 신약에 대한 홍보활동이나 하면 될 것을, 과학적 증거를 요구했다가 과격하다는 낙인이 찍혔죠.

SS : 젬자르(Gemzar)라는 약은 어떤가요?

RM : 젬자르[gemcitabine]는 원래 췌장암 환자들의 삶의 질을 아주 약간 향상시켜 준다는 것을 기반으로 승인된 약물입니다. 임상에서의 효과는 약 20% 정도 환자의 삶이 질이 향상되었습니다. 한번 승인을 받고 나자 공공연히 모든 것에 대해 승인 없이 사용하기 시작했습니다. 하지만 이 약의 경우 상대적으로 순한 편이고, 최소한의 효과를 가지고 있죠. 아마 젬자르에 대한 엄청남 부작용으로 고생한 사람에 대해서는 거의 들어보지 못했을 것입니다.

SS : 하지만 이것도 항암제는 항암제인 거죠?

RM : 네, 이것들도 항암제가 맞습니다. 하지만 항암제치고는 약한 편이지요. 일종의 플라시보(위약)입니다. 환자한테 마땅히 할만한 치료가 없고, 환자에게 너무 힘든 부작용의 짐을 지우기를 원치 않을 때 주로 처방하는데, 의사나 환자나 서로 만족스러운 거죠. 환자는 무엇인가 자신에게 치료가 행해지고 있다고 느끼고, 의사는 투약하거나 처방한 대가로 치료비를 받을 수 있지 않겠어요? 그러다가 환자가 숨을 거두면, 가족들도 최선을 다했다고 스스로를 위로합니다.

SS : 제가 이해가 안 되는 부분이 바로 이건데요 - 환자는 별로 효과가 없는 약을 투여받았다가 결국 사망하는데도, 결국에 가서 가족들은 감사해 하죠. 최근에 제 젊은 친구 하나가 췌장암 4기로 죽었어요. 저는 그가 넉 달 만에 시커멓게 다 들어가면서 죽어가는 모습을 지켜보았는데, 사람 몸이 그렇게까지 망가지는 것을 본 적이 없어요. 그 죽음이 있고 몇 주 후에, 그의 부인이 제게 전화를 했어요. 제가 그의 담당 의사를 위한 기금 모금 행사를 진행해 줄 수 있는지를 물었죠. 혼자 속으로 이런 생각이 들더군요. 그 의사가 당신의 남편을 죽인 거라고.

RM : 맞아요. 사람들은 그래도 기금 모금을 한다니까요!

SS : 암 전문의들이 환자 한 명당 항암 치료로 버는 돈이 얼마나 되죠?

RM : 물론, 그것은 각기 다 다릅니다 : 약마다 가격이 모두 다르기 때문에 정확히는 알 수 없습니다. 개월 수에 따라 달라지기도 하구요. 제가 두 가지 사실만 알려드리겠습니다. 한 가지는 10년 전 대장암 4기를 치료하는 비용은 500달러(약 50만 원)였어요. 그 당시 슬로언 캐터링 암센터에서 그들이 주었던 약은 피리미딘 대사 길항제(5-fluorouracil)와 류코보린(leucovorin)이었어요. 별로 비싸지 않은 약들입니다. 하지만 10년 후인 지금 대장암의 치료 비용은 약 25만 달러(약 2억 5,000만 원)이며, 그것도 인건비를 제외한 일부 비용만 그 정도라고 합니다.

SS : 약물을 처방하고 투여하는 의사의 인건비를 포함시키지 않은, 오직 약값만 그 정도란 말이시지요?

RM : 개원의로 활동하는 암 전문의는 돈을 버는 방법이 세 가지, 아니 아마도 네 가지 정도가 있습니다. 첫 번째로, 내원한 환자로부터 진료비를 받겠지요? 보험이든 현금이든. 두 번째로, 그들은 항암 치료를 통한 수입이 있습니다. 미국뿐만 아니라 다른 선진국의 모든 의사들도 마찬가지일 텐데, 항암제 판매 수입이 그것입니다. 도맷값에 약을 사서 소매가로 약을 파는 거죠.

SS : 기본적으로 항암제를 파는 약국이라는 말씀이시군요.

RM : 정확해요. 암 전문의들은 보완요법이나 대체요법을 하는 의사들이 그들의 진료실에서 비타민을 파는 것에 대해 비평하지만, 정작 암 전문의들도 마찬가지지요. 자신들도 진료실에서 항암제를 직접 팔고 있는 셈이니까요. 그것을 항암제 면허(Chemotherapy concession)라고 부릅니다. 문제점이 뉴욕타임즈 비즈니스 섹션 맨 앞 페이지에 전면 기사로 실리곤 했지요.

돈을 버는 세 번째 방법은, 이것 역시 뉴욕타임즈에 기사화되었습니다 – 처방하는 약을 통해 제약회사로부터 뒷돈을 챙기는 것이죠. 그러니까 만약 이달에 특정 약 XX에 특별 프리미엄이 주어진다면, 의사는 되도록이면 그 약을 많이 처방함으로써 재정적으로 이득을 얻습니다. 약들이 종류가 많다 보니까, 의사가 어떤 약을 처방할 것인가는 어디까지나 의사에게 재량권이 있으니까요. 그래서 의사가 이번 달에는 무슨 약만 처방해야겠다고 마음먹으면, 모든 환자는 그 약만 집중적으로 처방받는 거죠. 이해가 가죠? 프로모션 할인 중인 약들을 처방하는 것은 의사에게 훨씬 많은 소득으로 이어집니다.

SS : 그럼 네 번째 방법은 무엇인가요?

RM : 네 번째 방법은 소위 VIP 교수라고 불리는 방법입니다. 아직 불분명한 신약을 홍보해 줄 때, 그들은 연사 단체 등을 통해 의대 교수들에게 사례비 또는 수수료를 지불합니다. 때때로 ASCO(미국 임상종양학회)에 가 보면, 특정 교수들이 무엇보다도 신상품 안내를 열심히 하고 있습니다. 특정 항암 치료제에 대한 인포머셜(information+commercial)인 셈입니다. 이름을 밝힐 수는 없지만 "이 치료제로 혜택을 받을 환자들을 생각하면 눈물이 난다."라고 고백했던 사람의 가증스러운 모습이 아직도 기억에 남아요. 물론 지금 그는 특정 약을 만드는 회사의 직원입니다. 어쨌든 의사들이 처방이나 직접적인 약 판매를 통해 돈을 벌 수 있는 방법은 매우 많지요.

SS : 지금 제가 듣고 있는 것은 처방에 따른 장려금이 있다는 이야기고요. 단지 암 전문의들이 항암제를 처방하는 것뿐만 아니라, 병원 입장에서도 항암제 투여를 늘리려는 장려책이 있다는 이야긴데 너무 사악하다는 생각이 드네요.

RM : 결국은 의사들로 하여금 가격이 비싸고 특허를 받은 유독성이 강하면서도, 대체로 별 효과가 없는 약들을 사용하도록 유도하지요. 반면, 값이 싸고, 자연적이고 영양적인, 비통상적인 치료를 적대시하게 만듭니다. 의사들은 뭔가 자연요법에 대해서는 거부감을 갖게 되는 거죠. 거부감 정도가 아니라 대부분이 아주 싫어한다고 봐도 됩니다.

SS : 사람들이 이 사실을 좀 알아야겠네요. 환자들은 너무 약자이고, 이러한 일이 계속 반복된다는 생각을 하면 이건 정말 엉망이군요. 제가 들은 얘긴데, 항암 치료를 통한 수입 없이는 대부분의 대형 병원들이 망할 거라고 하던데요.

RM : 많은 것들이 다양한 방법으로 재정비될 필요가 있어요. "우리는 개별화된 치료를 받을 것인가 아니면 비슷비슷 고만고만한 치료를 받을 것인가?"로 다시 돌아가 봅시다. 물론 누구나 다 개인 맞춤형 암 치료를 원할 겁니다. 하지만 기회가 없지요. 대체요법들이 대체요법으로 남아 있는 이유가 바로 대체요법은 일괄된 치료 시스템에 통합될 수 없다는 데에 있습니다.

저는 곤잘레스 박사와 버진스키 박사의 치료 사례들을 지켜 보아 왔는데, 그중 일부는 개인적으로도 잘 아는 사례들이 있습니다. 이분들이 훌륭한 업적을 이루고 있다는 데는 동의하지만, 이분들께 치료받은 환자들이 전부 어떻게 되었는지 종합적인 통계 자료는 없습니다. 그들의 치료를 성공적으로 이끌었던 핵심 요소가 무엇인지도 모릅니다. 그렇다고 지금 당신과 논쟁을 하려는 것은 아니고, 단지 제가 어떤 식으로 문제에 접근하는지에 대해서만 이야기하려고 하는 거지요. 저로서는 단지 이런 치료 방법들이 존재한다는 걸 세상에 알리는 것, 전통적인 현대 의학에서 암 치료에 쓰이는 항암제의 진실을 알리는 것만으로 충분합니다. 대체의학자들은 이미 상당한 성공을 거두었지만 충분한 주목을 받지는 못하고 있지요.

그렇다 하더라도 그들의 성과는 가히 혁명적입니다. 버진스키 박사와 곤잘레스 박사는 혁신적인 의사들이고, 암 연구분야에서 많은 진보를 이루어냈고, 많은 환자를 도울 수 있었습니다. 하지만 그들이 항상 100% 성공을 한 것은 아닙니다.

SS : 아무도 100% 성공할 수는 없을 겁니다. 만일 그렇다면 노벨상 감이지요. 저는 단지 이 책에 나오는 모든 의사와 그들의 프로토콜들도 하나의 선택이 될 수 있다고 제시하려는 것뿐입니다. 저는 저의 책을 읽으시는 독자들에게 전통적인 암 의학계의 진실과 대체의학계의 진실을 알리려는 것입니다. 혹시 이 책을 읽는 독자 중에 주사위를 굴려서 항암 치료를 받기로 선택하는 분도 계실지 모르지요. 그런 선택을 대신 해주는 것은 제 몫이 아닙니다. 단지 저는 다른 전통적인 의학 외에 다른 선택도 있다는 것을 알리려고 하는 겁니다.

박사님 생각에, 대체의학이 세를 확장해서 사실상 미국과 미국 정부를 지배하는 다른 거대한 힘에 맞설 수 있을 만큼 성장할 수 있을까요? 저희처럼 작은 목소리도 세상에 들려지는 날이 올 것 같습니까?

RM : 저는 그렇게 믿을 수밖에 없습니다. 제 자신이 미치지 않으려면, 그리고 그동안 바쳐온 35년간의 제 삶을 생각해서도, 그렇게 믿어야만 합니다. 물론, 저희 중에 누구도 저희가 죽을 거라고 믿지는 않지만, 현실은 정반대에 가깝듯 제 믿음과 현실이 다를 수도 있겠지요. 앞으로 어떻게 나아갈지 아주 투명하게 보이는 건 아닙니다. 하지만 지금 현재의 의료 체제가 무너지고 있다는 것, 그리고 그 사실이 기회가 될 거라고 보고 있습니다. 지금은 미미하지만 한 줄기 희망의 빛이 보여요. 수제인, 당신은 연예인으로서 많은 수의 대중에게 당신의 목소리를 낼 수 있는 기회가 있는 사람입니다. 이건 전례가 없을 엄청난 기회에요. 지금 현 상황에서 당신보다도 더 이 문제에 관해 많은 사람의 이목을 끌어모을 적격자는 없다고 봅니다. 저는 그렇게 대중에게 잘 알려진 유명인은 아니지요. 전 그냥 학자일 뿐이에요. 그렇지만 전 독립적인 학자입니다. 그래서 저는 가능한 한 많은 일을 기록으로 남기려고 애쓰고 있을 뿐입니다. 어떤 이유에서인지는 몰라도, 저는 이 일을 계속하면 언젠가 누군가는 귀를 기울여줄 거라고 느껴지네요. 적어도 저는 이 분야에서 지금까지 그 누구보다도 깊이 초석을 다지고 있습니다. 그리고 제 생각엔 이 둘 다가 필요한 것 같습니다.

저는 반론하기 힘든 논리를 내놓기를 즐기는데요. 누군가가 제가 쓴 글을 읽고 반박하려 해도 사실상 반론하기 힘든 그런 논리 말입니다. 저는 지금까지 수년간에 걸쳐서 그런 비슷한 반응을 많은 과학자와 의사들에게서 받아 왔습니다. 그들의 대부분은 처음에는 적의적이었지만, 결국은 저에게 동화되는 결과로 끝났습니다. 저는 그저 묵묵히 이미 증명된 사실만을 열거할 뿐이었지만, 진실을 상대로 반박을 하기는 힘들거든요. 여기서 저는 너무 앞서 나가거나 아니면 대체의학에 대해서 지나치게 열정적인 홍보를 하고 싶지는 않습니다. 과거에 너무 많이 쓰라린 경험을 했거든요. 그렇지만 저는 균형 잡힌 사고를 하려고 하고 있고, 모든 것을 전체적인 관점에서 보려 하고 있습니다. 그게 제 철학의 근간입니다.

SS : 제가 지금 이 프로젝트에 대해서 작업을 시작하면서 반복적으로 박사님의 이름이 거론됩니다, 존경하는 의미에서. 박사님께서는 지금 상당히 큰 영향을 끼치고 있습니다. 또한, 많은 존경을 받고 있습니다. 저는 이 프로젝트에 박사님께서 동참해 주셔서 정말로 영광이라는 말씀을 드리고 싶습니다.

이제 우리가 어떻게 지금의 현실에 이르렀는지 알게 되었으니, 이제 무엇을 할 수 있을까? 이어서 의학의 최첨단에 서 있는 천재적인 의사들을 만나보도록 하자.

제2부
암을 고치는 의사들

중요한 순간, 비겁한 자는 이렇게 질문한다 : 그렇게 해도 안전할까? 그러면 안전만을 추구하는 자가 와서 이렇게 질문한다 : 그거 정치적으로 문제없을까?
공명심에 젖은 사람은 이렇게 질문한다 : 그게 대세야? 하지만 양심은 이렇게 질문한다 : 그게 올바른 일인가?
어느 누구에게나 언젠가 한 번쯤은 안전하지도 않고, 정치적으로 파장을 일으키며, 대세도 아니지만, 양심에 따라 옳다는 이유만으로 결정을 내려야 하는 순간이 찾아온다.

– 마틴 루터킹 주니어, 《위대한 혁명을 통해 마저 깨어나라》 중에서
1968년 3월 31일

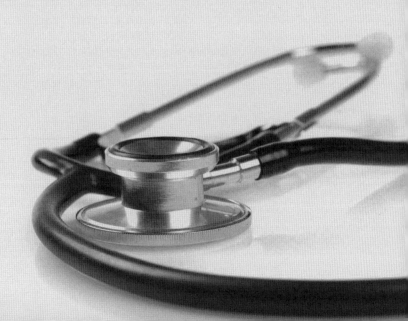

제7장
스타니슬로 버진스키 박사
(Dr. Stanislaw Burzynski)

정부가 국민을 과잉보호한다는 가장 명확한 사례로, 말기암 환자는 미국 식
품의약국에서 승인한 약이나 표준 치료법만 사용할 수 있다. 이른바 '암 표준
치료'를 먼저 시도하고, 그것이 실패한 후에야 시약(실험 중인 신약)을 사용할
수 있다는 정부의 주장은 비합리적이다. 입증된 치료법이 없는 종류의 암들
이 존재하고 있다는 것도 의학계 모두가 이미 알고 있는 사실이다. 죽어가는
환자들이 어떤 치료를 받을 수 있는지에 대한 선택권은 그들 자신에게 있어
야 한다. 그것이 실험 단계의 신약으로 치료를 받든, 아니면 비정통적인 대체
요법이든 상관없이 최종 결정권은 환자에게 있다.

– 리차드 제프, 《갈릴레오의 변호사》의 저자

의학박사 스타니슬로 버진스키는 1943년 폴란드에 루블린에서 태
어났다. 1967년 이후 생리활성화된 펩티드(안티네오플라스톤)를 발견하였
고, 암과 각종 다른 질병들을 진단·예방·치료하는 데에서 해당 펩티
드의 활용법을 개발해 왔던 세계적인 명성의 의사이자 과학자이다.

버진스키 클리닉은 50종류 이상의 암을 효과적으로 치료해 왔다.
그중에서도 비호지킨 림프종과 뇌종양, 유방암, 두경부암, 전립선암,
대장암, 폐암, 난소암 등은 한결같이 성공적인 치료 결과를 보여 왔다.
식품의약국은 이 병원에서 말기 뇌종양 환자들 중 일부에게 안티네오

플라스톤을 사용한 임상실험의 진행을 허가하고 있다. 다른 환자들은 유전자 표적 약물을 사용한 개인 맞춤형 치료를 받을 수 있다. 유전자 표적 약물 중 일부는 안티네오플라스톤과 같은 계열의 약물로 비슷한 치료 성과를 나타내고 있다.

2008년 11월 라스베가스에서 개최된, 미국의학발전학회[American College for Advancement in Medicine(ACAM)] 시상식 만찬에서 버진스키 박사를 만났다. 공교롭게도, 그 행사가 있기 일주일 전, 나는 이 책의 첫 장에서 이야기한 전신에 전이된 암 오진 사건을 겪었던 터였다. 이미 그에 대한 소문을 익히 들어 알고 있었다. 당일 저녁에도 여러 사람이 "암을 고치는 의사가 와 있으니, 그를 꼭 만나 보라."라고 내게 당부했었다.

버진스키 박사는 용감하고 대담한 선구자로서 그의 업적을 기리는 시상을 받기로 되어 있었다. 그는 누구보다 열심히 일했지만, 그의 독자적인 방식으로 인해 또한 엄청난 박해를 받기도 했다. 하지만 그의 업적의 결과는 수많은 환자를 성공적으로 치료함으로써 검증되었다. 그는 정부의 압력에도 굴하지 않고 꿋꿋이 그리고 묵묵히 그의 길을 걸어왔다. 그의 성공은 기존의 암 치료법을 위협하는 존재가 되었다. 기존의 전통적인 항암 화학요법들은 거의 듣지 않는 암들이라 할지라도, 그는 유전자 표적 치료와 안티네오플라스톤 치료로 좋은 결과를 내고 있었다.

그의 연구 성과를 믿지 않는 사람들도 나름대로 합리적인 질문을 던진다. "만약 그 치료법이 그토록 뛰어나다면, 왜 다른 암 전문의들은 그 물질의 연구에 뛰어들지 않는가?" 그에 대해 줄리안 위태커(Julian Whitaker) 박사는 다음과 같이 설명한다.

"추잡한 문제점이 하나 있습니다. 기존 암 치료의 패러다임은 암 세포 자체를 직접적으로 소멸시키는 것입니다. 다시 말하자면 암을 찾아 내어 제거하는 것이 최종 미션입니다. 암이 발견되면 수술로 떼어내거나, 항암제로 독살하거나, 방사선을 쬐어 태워 죽인다는 식입니다.

하지만 이런 치료법들은 효과가 썩 좋지 않습니다. 비록 이 과격한 치료법들이 그동안 많은 발전을 해왔다고는 하지만(발전이란 표현 자체가 적절한지 모르겠으나), 지난 50년간 암 사망률은 조금도 변하지 않았습니다. 사실, 사망률은 오히려 증가했습니다. 물론 우리는 오늘날 암 환자의 생존 기간이 길어졌다고 하는 희망적인 통계를 종종 접하지만, 그 길어진 생존 기간은 불과 몇 개월에 불과합니다.

이런 치료법들이 이렇게 효과가 없음에도 불구하고 계속 쓰이고 있는 이유는 바로 의사들의 보수적인 태도 때문입니다. 의사 집단의 보수성은 악명이 높지요. 이해는 갑니다. 암 전문의가 되기 위해서는 3년에서 5년간 집중적인 전공의 과정을 밟습니다. 버진스키 박사의 연구를 인정한다는 것은 자신들이 그동안 고생하며 쌓아 왔던 노력을 무너뜨리는 것과 같을 것입니다."

언젠가 버진스키 박사는 역사 속에 길이 남을 것이다. 그러나 지금 그는 쇼펜하우어의 유명한 명언인 진실의 3단계에서 '격렬한 반대'를 겪고 있다. 만약 그의 연구가 빛을 발한다면, 핑크리본 캠페인과 같은 홍보 사업과 각종 연구비, 그리고 2,000억 달러(약 200조 원)에 달하는 기존의 항암제 시장은 막을 내릴 것이다.

암이 정복된다면 현재의 모든 암 치료법이 중단될 것이고, 기존 의학계는 암 치료에 대한 완전히 새로운 접근법을 배워야 할 것이다. 여기서 새로운 접근법이란, 암을 '관리'하는 것을 의미한다. 이 책에 소개된 인터뷰를 통해 알게 된 것은, 어떤 암들은 마치 당뇨처럼 '관리'

가 가능하다는 것이다. 버진스키 박사의 암 환자들은 절대 자신이 시한부 인생을 사는 말기암 환자라고 생각하지 않는다. 그들은 암과 함께 살아간다. 암을 '관리'하는 것이다. 어떻게 보면 이것이 '완치'보다 편안한 표현일 수도 있겠다.

버진스키 박사는 보통 사람에게는 존재하지만, 암 환자의 혈액과 소변에서는 검출되지 않는 단백질 펩티드를 찾아냈다. 그렇다면 방법은 간단하다. 생동일성 호르몬 대체요법과 마찬가지로 결핍된 펩티드를 다시 주입하기만 한다면, 모든 것이 다시 정상화되는 것이다. 이론적으로는 간단한 방법이지만, 정치적인 현실은 그렇지 않다. 미국 식품의약국(FDA)의 조건 때문에 상용화는 그리 간단하지 않다.

버진스키 박사는 폴란드의 철의 장막을 피해 단돈 15달러를 들고 미국에 정착했다. 그의 꿈은 오로지 마음껏 자신이 원하는 연구를 하고 자유로운 삶을 사는 것이 전부였다. 자유로운 연구 분위기 속에서 암 치료에 대한 해답을 찾는데 자신의 일생을 바쳤다. 그리고 그가 찾은 해답은 '안티네오플라스톤'이었다. 그러나 미국 정부는 그것을 방해하다 못해, 한때는 그를 수감하려는 시도도 했었다. 그리고 지금 현재도 미국 정부는 다시금 그의 연구를 방해하고, 그의 치료법을 변질시키려고 시도하고 있다.

버진스키 박사는 안티네오플라스톤이라는 미국 역사상 가장 중요하고 효과적인, 그러나 아직 미국 식품의약국의 승인은 받지 못한, 대체 암 치료제를 개발한 생화학자이다. 하지만 유감스럽게도 FDA는 임상실험이라는 미명하에 통제를 가하고 있어, 안티네오플라스톤의 사용은 자유롭지 못하다.

그럼에도 불구하고, 그는 환경적 제약을 넘어서 연구를 지속했다. 그리고 그의 환자들은 그를 존경하고 있다. 비록 몇몇 임상실험의 경우, 그는 어쩔 수 없이 기존의 항암제 치료를 병행해야 할 때도 있지만, 그의 환자들은 일반적인 항암 치료의 끔찍한 부작용들을 겪지 않고 건강하고 활기차게 생산적인 삶을 살아가고 있다.

우리는 버진스키 박사와 같이 자신의 긍지를 가지고 묵묵히 걸어가는 사람들이 필요하다. 그의 이러한 열정이 없었다면, 그의 연구는 이미 오래전에 중단되었을 것이다. 다음에 이어지는 그와의 인터뷰를 읽어 본다면 그가 어떠한 사람인지 명확하게 알 수 있을 것이다. 아래의 인터뷰 내용이 언젠가 당신의 생명을 구하는 정보가 될지도 모른다.

SS : 안녕하세요, 박사님. 인터뷰에 응해 주셔서 기쁘고 영광스럽게 생각합니다. 박사님께서는 처음부터 암 치료 분야의 연구를 계획하셨던 것인가요?

SB : 꼭 그렇지는 않습니다. 저는 처음에는 노화 진행에 관한 연구를 할 계획이었습니다. 하지만 폴란드는 노화 분야의 연구를 할만한 여건이 아니었습니다. 다양한 질병과 관련하여 혈액 속에 아미노산과 펩티드를 연구하기 시작한 지 수년 후, 저는 암 환자들의 혈액을 구성하고 있는 중요한 변화를 찾아냈습니다. 암에 걸린 환자들은 몇 가지 특정 펩티드가 결핍되어 있음을 알아내었고, 이 사실이 중요하다는 생각이 들었던 거죠.

저는 호기심이 많은 사람입니다. 그래서 실은 이것을 연구하는 것이 애초에 제 계획이 아니었음에도 불구하고, 언제부터인가 저는 암에 대해 탐구하고 있었습니다. 마침, 박사학위 논문을 끝내가는 시점이었기 때문에 펩티드에 관해 논문을 쓰기로 결정했습니다.

졸업 후부터는 본격적으로 암 연구에 집중하게 되었는데, 제가 발견했던, 암 환자들에게서는 부족했던 그 펩티드를 분리시키는데 성공했습니다. 하지만 당시 폴란드는 상당히 살기 힘든 나라였어요.

SS : 어렵다니요…… 무슨 의미시죠? 정책적으로요? 아니라면 전쟁 때문이었나요?

SB : 그렇죠. 정책 그리고 전쟁 둘 다 때문이었죠. 제가 어렸을 때, 저의 아버지는 폴란드의 아이들과 유태인 아이들이 학교에 다니는 것을 금지한 나치의 정책에 반대하다 체포되었었죠. 40년대 후반 무렵에 폴란드에는 철의 장막 분위기가 감돌았죠. 그로 인해 갑작스럽게 우리 집은 더 이상 우리 가족의 재산이 아닌 국가의 소유가 되어 버렸습니다. 국가는 우리 집을 개조해서 아파트 여러 채로 바꾼 후 전쟁으로 인해 집을 잃어버린 노동자들에게 넘겨줬습니다. 우리 가족은 원래 우리 집의 일부였던 작은 아파트 공간에서 살게 되었고, 새롭게 이주해서 들어온 잘 모르는 사람들과 부엌이며 욕실을 공동으로 사용할 것을 강요당했습니다. 또한, 우리와 함께 살던 여자 중 하나가 정부의 첩자라는 것을 알게 되었습니다. 제 형이 지하에서 반공산주의 활동을 하고 있었고, 그의 친구들 여럿이 이미 감옥에서 죽어나갔기 때문에 이 모든 상황은 매우 위험한 방향으로 흐르고 있었습니다.

SS : 아버지는 감옥에서 나왔나요?

SB : 네. 결국은 풀려났지만, 어떤 이유에서인지 다시 교편 생활을 하지는 못하셨습니다.

SS : 폴란드를 떠날 수 없을지도 모른다는 불안감이 들지는 않으셨나요?

SB : 글쎄요. 잘 모르겠어요. 제가 알고 있었던 것은 과학자들의 연구가 사회주의 원칙에 어떠한 방식으로든 위협을 준다면 폴란드 정부가 모조리 그들을 탄압한다는 것은 알고 있었습니다. 정부는 단지 개인적인 생각이 전혀 없는 다루기 쉽고 고분고분한 대중을 원했습니다.

궁극적으로 정부는 중산층과 고위층을 싹 쓸어 버렸는데 아이러니한 것은 그러는 동시에 사상가(인재)들은 폴란드 내에 유지하기를 원했다는 거죠. 그래서 그들은 여권 발급을 매우 어렵게 해버렸습니다.

저는 어떠한 것도 가져갈 수 없도록 제한되었죠. 제가 떠났을 때에는 호주머니에 15달러와 제가 선별해 둔 39가지의 펩티드의 색층 분석(chromatographic) 자료가 제가 가지고 있는 전부였습니다. 뉴욕의 브롱스에 삼촌이 계셨는데 제가 그곳에서 함께 지낼 수 있도록 호의를 베풀어 주었습니다. 도착 몇 주 후, 저는 루블린 의과대학으로부터 연구자로서의 지위가 박탈되었다는 통보를 받았습니다. 그리고는 더 이상 폴란드 의과대학의 어떤 직책도 가질 수 없게 되었습니다. 다시 돌아갈 수 없다는 것을 깨닫고, 이곳에서 일을 구하기 시작하게 되었죠.

휴스턴에 있는 베일러 의과대학에서 교원직 제안을 받게 되었을 때 저는 무척이나 기뻐 감사했으며, 그것은 저의 첫 입사 면접이었습니다. 그 당시 마취학부에는 뇌 펩티드를 연구하던 조지 엉거(George Unger) 교수님이 계셨습니다. 당시에 마취학부는 상당한 규모의 연구비를 지원받고 있었는데 조지 엉거 교수님은 펩티드가 중요한 단서가 될지도 모른다고 여겨, 제가 그곳의 실험실에서 계속 연구를 할 수 있도록 허락해 주었습니다.

SS : 연구 결과는 어땠나요?

SB : 암 환자에게 결여된 펩티드가 있습니다. 이 펩티드들이 암세포의 성장을 막는 역할을 하는데, 이 부족한 펩티드들을 제공하면 정상 세포는 그대로 놔두고 암세포만 죽입니다.

1976년, 전 세계 의사들이 모인 한 학회에서 이 연구 결과를 발표한 적이 있습니다. 당연히 뉴스 언론의 이목이 집중되었고, 바로 다음 날 AP 통신은 베일러 의과대학의 연구진이 인간 체내에서 정상 세포는 건드리지 않고 암세포만 골라 죽이는 펩티드를 발견했다는 기사를 발표했습니다. 그날 이후 저는 더 집중해서 이 펩티드를 연구하기 시작했습니다.

SS : 어떻게 실험을 하였나요? 동물실험이었나요?

SB : 처음에는 동물실험이었죠. 그 이후 저희 연구진의 목표는 1상과 2상 임상실험을 하는 것이었습니다. 임상실험은 저희 연구팀이 베일러 의과대학을 떠나온 후에 시작 되었습니다. 현재 저희는 3상 연구에 진입할 예정이며 곧 FDA의 홍보 승인을 받게 되기를 희망하고 있습니다.

SS : 이런 성과(진전)가 굉장히 고무적이겠습니다.

SB : 베일러 대학에서 저에게 일자리를 준 것과 그로 인해 제가 연구를 계속할 수 있게 된 것이 행운이라고 생각하고 있습니다. 우리는 또한 펩티드가 기억력에 어떤 역할을 하고 있는지에 대해서도 연구하고 있습니다. 이를 통해 어떻게 하면 알츠하이머병의 진행 속도를 늦출 수 있을까 하는 연구를 진행 중에 있습니다.

SS : 펩티드가 정확하게 무엇인지 설명해 주시겠어요?

SB : 펩티드는 두 가지 또는 그 이상의 아미노산으로 구성된 하나의 분자입니다. 펩티드결합이라고 불리는 특별한 화학결합을 통해 두 가지의 아미노산을 결합한다면 하나의 펩티드가 되는 것이죠. 간단히 말하면 단백질도 거대한 펩티드라 할 수 있어요.

SS : 그렇군요. 좀 더 들어가 보죠. 단백질은 무엇인가요?

SB : 하나의 분자 속에 50개 이상의 아미노산이 있다면 과학자들은 그걸 단백질이라고 부릅니다. 50개 또는 그 이하의 아미노산으로 구성된 분자는 펩티드라고 합니다. 정리하면, 펩티드는 펩티드결합에 의해 연결된 50개 이하의 아미노산을 의미하는 겁니다.

SS : 정리를 좀 하자면, 인슐린이 단백질인 거죠?

SB : 의학적 역사로 보면 맞습니다. 인슐린은 51개의 아미노산으로 구성되어 있죠. 처음으로 인슐린의 구성이 발견되고, 처음 인슐린을 합성했을 때 모두들 기뻐서 환호했습니다. 왜냐면 인류 최초로 단백질을 합성한 사례가 되었거든요.

SS : 제가 여쭈어본 이유는 제가 인슐린에 관한 책을 여러 권 저술했기 때문에 단백질이라는 것 정도는 알고 있거든요. 지금 확실하게 이해하려고 노력 중입니다. 펩티드의 본질을 파악함으로써, 왜 박사님께서 그렇게 중요하게 여기셨는지 알아보려고 합니다.

SB : 네, 사람은 아미노산 없이는 살 수 없습니다. 그중에서도 8가지는 우리가 반드시 음식으로 섭취해야 하기 때문에 필수아미노산이라고 부릅니다. 외부에서 공급받지 못하면 죽게 됩니다. 이러한 아미노산을 공급받기 위해서는 동물성 단백질이 필요합니다. 이 아미노산들은 펩티드와 단백질을 이루는 기본 구성입니다. 아미노산이 모여서 이루어진 단백질이 생명체를 이루는 기본이 됩니다. 단백질 없이는 핵산과 펩티드만으로 이루어진 몇몇 바이러스 외에는 생명체라는 것은 존재할 수 없습니다.

SS : 펩티드는 어떤 역할을 합니까?

SB : 과학자들이 펩티드가 실로 매우 중요한 분자라는 사실을 발견했습니다. 특히 정보를 전달하는 데 중요한 역할을 합니다. 아미노산의 여러 고리를 연결함으로써 인체 활동에서 필요한 거의 모든 정보를 암호화할 수 있습니다. 제 생각에 암은 정보 처리에 문제가 생긴 질환입니다. 잘못된 정보 전달을 하게 되어 결과적으로 나쁜 혹은 잘못된 유전자 스위치를 켜게 된다면, 암으로 발전할 수 있는 그 무언가를 작동시키게 되는 것입니다. 하지만 같은 논리로 올바른 분자의 스위치나 올바른 펩티드를 사용한다면, 암 스위치를 끌 수 있게 되고 결국 암을 없앨 수 있게 되는 것입니다.

SS : 컴퓨터에서 잘못된 버튼을 누르면 일을 망치게 되지만 무엇을 눌러야 하는지 알고 있으면 그것을 다시 고칠 수 있는 것을 말씀하시는군요.

SB : 네. 펩티드는 기억력 표시장치(tags)처럼 일을 합니다.

SS : 자세히 설명해주세요.

SB : 기억력을 신경세포의 순환, 뇌 속에 있는 특별한 CD라고 가정해 봅시다. 이 CD에는 고유의 펩티드 표시가 있어서 뇌가 표시를 보고, 기억력 조각을 찾아서 꺼낼 수가 있습니다. 꺼낸 정보를 가져다가 뇌에서 처리되게 됩니다.

SS : 그게 왜 중요한 거죠?

SB : 그만큼 펩티드가 정보 처리에서 중요한 역할을 한다는 뜻입니다. 인체는 제가 생화학적 방어 시스템이라고 부르는 방어 시스템이 있는데, 이것은 기존의 면역체계와 동등합니다. 면역체계는 단백질과 다양한 종류의 세포로 구성되어 있고, 우리를 미생물과 비정상적인 세포로부터 보호해 줍니다. 펩티드 시스템은 암세포의 내부 정보를 수정해줍니다. 단지 분자 스위치를 끄는 것만으로도 암세포를 없앨 수 있습니다.

SS : 이해는 합니다만, 여전히 어떻게 펩티드로 암세포를 죽일 수 있는지는 정확히 모르겠습니다.

SB : 면역 시스템은 유해 단백질의 세포 표면에 붙어서 그것을 죽이는 항체를 주입하는 방식으로 일하지만, 펩티드 시스템은 유전자 정보 수정을 통해서 작동하게 되기 때문에, 제2의 면역 시스템이라고 할 수 있습니다.

정확한 분자 스위치를 찾아내서 펩티드 시스템을 적용하게 된다면, 암을 유발하는 유전자에만 작동하기 때문에, 정상 세포를 건드리지 않고 암세포만 골라서 죽일 수 있게 됩니다.

SS : 안티네오플라스톤을 이용해서 하는 것인가요?

SB : 네, 그것이 제가 암세포를 죽이는 특정 펩티드에게 붙여준 이름입니다. 면역 시스템에는 항체가 있다면, 제2의 면역체계인 펩티드 시스템에는 안티네오플라스톤이 비슷한 역할을 하는 셈이죠.

SS : 그러니까 안티네오플라스톤은 악성 세포를 죽이거나 제거하지만, 정상 세포에는 아무런 해를 가하지 않는다는 것이군요. 어떻게 실험을 하셨죠? 제 말은 특정 암 환자에게 안티네오플라스톤이 효과적일 것이라는 것을 어떻게 알 수 있죠?

SB : 저희 연구소에서 혈액 속에 안티네오플라스톤의 농도를 측정했던 적이 있습니다. 당시 우리는 암 환자들의 혈액 속에는 안티네오플라스톤이 심하게 부족하다는 것을 알게 되었습니다. 그래서 그 실험을 중단하고 대신 좀 더 효과적인 실험에 돈과 시간을 투자하기로 결정했습니다. 그래서 시작된 실험이 유전적 적합성을 연구하는 실험이었습니다. 인간 유전자에 안티네오플라스톤이 작용을 한다는 것을 알고 있었는데, 정상적인 인간의 유전자와 암의 유전자가 서로 다릅니다. 그래서 유전적 적합성 분석을 통해 안티네오플라스톤이 어떤 유전자에 작용을 하고 어떤 유전자에는 효과가 없는지를 구분하도록 도와줍니다.

SS : 유전자가 언제 암 스위치를 켜고 언제 암 스위치를 끄는지 말이십니까?

SB : 네, 저희가 지금 연구하고 있는 안티네오플라스톤은 약 백여 가지의 다른 유전자에 작용하는데, 이것만으로도 다양한 종류의 암을 커버할 수 있습니다. 수많은 암 환자에게 도움을 줄 수 있다는 의미입니다. 예를 들면, 현재 시장에는 FDA가 승인한 항암제들 중에 특정 유전자를 표적으로 작용하는 약물이 24개가 있는데, 대부분은 하나의 유전자에만 효과를 보입니다. 이 약들로 임상에서 환자를 치료해 보면 거의 효과가 없습니다. 왜냐하면, 대부분의 암은 보통 2,000여 개의 유전자가 관련되어 있기 때문입니다. 당연히 하나의 유전자에만 효과를 보이는 약물로 2,000여 개의 유전자를 전부 통제하기를 기대할 수는 없겠죠? 아바스틴(Avastin)이라고 가장 잘 팔리는 암 치료제는 하나의 유전자에만 작용을 하기 때문에 모든 과정을 통제하기는 어렵지만, 종양의 크기를 줄일 수는 있습니다.

SS : 그래서 일단 병원에서 검사했는데 "종양 크기가 줄었다."라고 하면 다들 기대감에 부풀어 흥분하기 마련인데, 실제로 암이 '완치'된 것과는 별개의 문제인 셈이군요. 대부분의 경우 재발하잖아요. 재발하면 전보다 훨씬 더 무섭게 몸이 파괴되곤 하구요.

SB : 그렇죠. 암세포의 크기를 줄이는 것은 임시방편일 뿐입니다. 안티네오플라스톤은 하나가 아니라 백여 개의 유전자에 작용을 하고, 이는 실질적으로 환자들을 치유하고 도움을 줍니다. 안타깝게도 모두에게 해당하는 것은 아닙니다. 각 환자의 유전자 조합이 어떤가에 달려 있습니다.

SS : 그럼 박사님께서는 안티네오플라스톤이 어떤 유전자에 작용하는지를 정확히 파악하고 있나요? 그 여부를 통해 환자를 선택하는 건가요?

SB : 네. 저희의 유전자 분석에 의거한 치료에 가장 잘 부합할 것 같은 환자들을 선택합니다. 또한, 다른 환자들을 대상으로 한 연구자료를 통해, 누가 가장 안티네오플라스톤 치료의 좋은 후보인지 결정할 수 있습니다.

SS : 다른 종류의 암에 걸린 환자의 경우, 그러니까 안티네오플라스톤으로 호전되지 않는 환자의 경우는 어떻게 치료를 하시는지요?

SB : 그런 환자분들은 다른 방법이 있습니다. 기존에 있는 유전자 표적 치료제들을 조합한 개별적 맞춤형 암 치료로 대신합니다.

SS : 아쉬케나지(Ashkenazi) 유대인의 경우는 어떤가요? 그들 중 많은 사람이 BRCA 유전자(BRCA 1 혹은 BRCA 2)를 가지고 있는데요.

SB : 그들은 종래의 의학 기술로는 치료할 수 없지만, BRCA가 안티네오플라스톤에 반응하는 유전자 중 하나이기 때문에 안티네오플라스톤 치료가 가능할 수도 있습니다.

SS : 유방암의 경우는 어떤가요?

SB : 저희는 현재 유방암에 대해서는 다른 접근법을 시도하고 있습니다. 각각의 환자들에게서 어떤 유전자가 비정상적인지 연구하며, 이 환자들이 가지고 있는 암 유전자 형질을 알아 분류하는 작업을 먼저 합니다. 혈액검사를 실시하고 약 3일 후에 환자들에게 해결책을 제시할 수 있지요. 일단 환자의 암과 관련된 가장 중요한 종양 형성 유전자를 식별해 내면, FDA의 승인을 받은 24개의 약물 중에서 4~6가지를 선택해서 암 진행 유전자를 공격합니다. 각각의 환자의 상황에 따른 맞춤형 치료를 디자인합니다. 그렇게 해야만 긍정적인 결과를 얻어낼 확률이 높아집니다.

SS : 몇 명 정도가 차도를 보이나요?

SB : 저희 측에서 완전한 유전 형질을 보유한 환자 중 85%가 효과를 봅니다. 약 15%는 치료에 반응하지 않아요. 나아진 환자의 대다수는 종양이 완전히 사라지고, 그 외의 경우 종양의 크기가 작게 남습니다. 문제는 유전자 형질을 찾아내는 것인데요, 이는 저희가 아직까지 모든 유전 형질들의 혈액검사를 마치지 못했기 때문입니다.

SS : 아직까지 그렇다고 하니, 앞으로가 기대됩니다.

SB : 저희는 날마다 새로운 발견을 해 나갑니다. 우리 병원은 현대적인 시설을 보유하고 있고 24명 이상의 박사 학위자를 포함한 직원들이 연구에 매진하고 있습니다. 현재 다양한 유전자에 작용하는 약물들을 사용한 폭넓은 접근 방식으로 환자들을 치료하고 있으며, 치료 효과가 좋습니다. 안티네오플라스톤을 통해 100여 개에 달하는 유전자에 작용하는 치료가 가능함으로, 뇌종양과 같은 치명적인 암 환자를 선별해 안티네오플라스톤 치료를 합니다. 그 외의 환자들에게는 유전자 표적 치료제를 조합한 치료법과 안티네오플라스톤 계열의 한 가지를 추가한 혼합 약물로 치료를 합니다.

버진스키 박사는 자신의 대다수 환자에게 항암 화학요법을 사용하지 않지만, 일부 환자들에게는 항암제를 사용하기도 한다. 사용하는 항암제의 강도가 약해서 대부분의 경우 심각한 부작용을 일으키지 않는다. 버진스키 박사는 이러한 약물 조합을 통해 시너지 효과를 내는데, 다음과 같은 세 가지 장점을 가진다 :
1. 암 덩어리가 빨리 줄어든다.
2. 심각한 항암제 부작용에 시달릴 확률이 적다.
3. 적은 양의 약물을 사용하기 때문에 치료 비용이 줄어든다.

SS : 말씀하신 유전자 표적 치료법은 항암 치료의 일종인가요?

SB : 아니요. 그건 항암 치료가 아닙니다. 제 환자들 중에는 이미 과거에 항암제 치료를 시도했었지만 큰 효과를 보지 못했던 경우가 많습니다. 안티네오플라스톤의 매력은 그 성분이 천연 화합물이라는 점이죠. 원래 사람의 혈액 내에 존재하면서 암에 대항하는 방어 시스템을 형성합니다. 자신의 핏속에 자연스럽게 존재했었던 물질이 해로운 부작용을 가져올 리가 없죠. 또한, 다양한 종류의 유전자에 빠르게 작용하기 때문에, 치료 초기부터 치료 효과가 나타날 확률이 높습니다.

어린이들에게도 안티네오플라스톤을 사용합니다. 우리 병원에서는 성상세포종(astrcytoma)이라고 불리는 아이들에게 가장 흔한 종류의 뇌종양 치료를 위해서 안티네오플라스톤을 사용하는데 93~95%가 치료에 긍정적인 반응을 보이지요. 물론 아직은 충분한 임상 결과가 없기 때문에 다른 악성 종양에 대해서는 이처럼 좋은 결과가 나타나지 않을 수도 있습니다. 또 다른 종류의 암은 거기에 맞는 안티네오플라스톤을 필요로 하거든요. 그것이 존재한다는 사실은 알고 있지만 한꺼번에 연구를 다할 수가 없습니다. 찾는 작업이 필요합니다.

SS : 하지만 결국 해 내실 거라는 게 중요하죠. 박사님의 연구 업적과 그 헌신에 존경한다는 말씀을 드리고 싶어요. 이 말은 인터뷰 말미에 해야 하지만 지금 말하고 싶어 견딜 수가 없네요.

단순하게 정리해 보겠습니다. 만약 제 혈액과 소변에서 안티네오플라스톤과 펩티드가 줄어든다면, 암에 걸릴 확률이 높아진다는 뜻인가요? 만약 그렇다면 왜 모든 사람들을 대상으로 안티네오플라스톤 테스트를 하지 않는 거죠?

SB : 글쎄요. 그럴 수도 있죠. 테스트가 아주 번거롭다는 게 문제입니다. 정확한 테스트 결과를 신속하게 제공할 수 있는 장비를 개발 중입니다. 치료에 필요한 정보를 제공하는 진단 장비인 셈이죠.

SS : 치료에 필요한 정보란 뭘 말하는 거죠?

SB : 어떤 유전자가 비활성화되어 있는지 알고 싶은 거죠. 비활성화되었다는 건 전원이 꺼졌다는 건데요, 항암 능력이 있는 유전자들 중에 전원이 꺼져 있는 유전자를 찾아내는 겁니다. 혈액 단 한 방울만 있으면 바로 알 수 있게 됩니다. 어떤 사람한테는 비활성화된 종양 억제 유전자가 무려 20개가 발견되기도 하는데요, 그건 암 발병에 매우 취약하거나 이미 암에 걸렸다는 뜻이죠.

SS : 유전자들이 꺼지는 이유는 뭡니까?

SB : 단순히 노화로 인한 경우가 많습니다. 이 유전자들은 침묵하게 되고, 원래 암으로부터 몸을 보호하던 유전자들이 침묵하게 되면 암으로부터 몸을 지켜주지 못하죠. 알츠하이머를 포함해서 사실상 질병을 유발하는 모든 변화를 한눈에 확인하는 장치에 삽입할 칩도 개발 중입니다. 실제로 어떤 변화가 병의 진행을 주도하는지 알아볼 수 있거든요. 암에 걸린 환자들에게서 유전 신호를 발견하고 적절한 치료를 선택하는 것이 가능해집니다. 나아가 침묵하는 유전자형을 찾아내고 효과적인 예방법을 찾을 수도 있습니다.

SS : 박사님께서 생각하시는 예방이란 무엇입니까?

SB : 예방은 단순히 침묵하는 유전자를 활성화시키는 올바른 보조제를 이용해서 스위치를 켜는 것을 의미합니다. 다시 말해 항암 유전자들을 활성화시키는 거죠.

SS : 듣기에는 간단하지만 물론 그렇게 간단치만은 않다는 걸 알고 있습니다. 말씀하신 보조제는 뭔가요?

SB : 여러 가지가 있습니다. 우선 '아미노케어'라는 보조제가 있습니다. 그게 여러 유전자에 작용을 합니다. 다른 것 중에는, 녹차에서 추출한 화학 성분이 분자 스위치 역할을 하기도 합니다. 잠들어 있는 유전자를 깨우기도 하고, 거꾸로 발암 유전자를 잠재우기도 합니다. 이러한 천연 재료가 유전자에 작용해서 분자 스위치 역할을 합니다.

물론, 암이 많이 진행된 상태에는 이러한 보조제가 큰 역할을 하진 못합니다. 그렇지만 초기 암이 진행되는 단계에서는 보조제를 쓰면서 식이요법을 병행하게 되면 좋은 치료 효과를 기대할 수 있습니다.

예를 들어, 강황(카레의 노란색을 내는 주성분) 같은 것은 좋은 예입니다. 강황이 작용을 하는 유전자가 따로 있습니다. 그 외에 다른 유전자에는 전혀 영향을 주지 않습니다. 문제가 있는 유전자들을 구분해 낼 수만 있다면 해당 유전자만 선택해서 통제하는 것이 논리적으로 가능합니다. 치료가 제대로 되었는지는 두어 달 이내에 재확인할 수 있습니다.

SS : 저도 강황의 이로움에 대한 글을 여러 번 썼습니다. 대단한 향신료지요. 겨우 1달러 정도의 비용으로 음식에 풍미를 높이기도 하구요. 저도 요리할 때 자주 사용합니다. 자연이 이렇게 굉장한 건강식품을 주는데 미국인들은 대부분 가공식품을 선호하고 있어요. 가끔, 통제 불능이 되어버린 암 발병률을 보면서 당연한 결과란 생각이 들곤 합니다. 우리 몸이 식품첨가물 같은 독극물을 섭취하도록 디자인된 건 아닐 테니 말이죠. 제가 잠깐 주제에서 벗어났네요.

아무튼, 만약 이러한 펩티드와 아미노산들을 검사하는 장비가 있어서 우리 몸에서 결핍된 것이 무엇인지 미리 발견할 수 있다면 식습관을 바꾸고, 영양소를 제대로 섭취하고, 그러면 그게 아미노산을 대체하는 것으로 예방이 가능하다는 이야기죠? 그렇게 간단한 건가요?

SB : 암 환자를 치료할 때 식이요법과 보충제들이 절대적으로 중요합니다. 암 환자들은 촌각을 다툰다는 인식이 있어서, 남은 시간이 별로 없다고 생각하고 영양학적인 부분은 무시하는 경향이 있습니다. 췌장암이나 간암과 같은 지독한 암에는 식이요법과 약물요법을 혼합해서 사용한다면(화학 항암제가 아니라 유전자 약물) 종양이 줄어들거나 심지어 두 달여 만에 사라지는 경우를 흔하게 목격합니다. 그러나 실제 임상에서 이러한 치료 방식을 사용하는 의사들은 극소수에 불과합니다. 왜냐하면, 만약 서너 개의 약을 혼합할 경우 부작용 발생 위험이 높아질 지도 모르고, 대부분 의사들이 이러한 약물들의 조합이 어떻게 작용할 지에 대해 제대로 모르기 때문에 처방을 꺼리는 거죠. 먼저 암의 유전 체학과 이러한 다양한 약물들에 대해 심도 있는 지식을 갖춰야만 가능한 일입니다. 그 조합이 무엇보다도 우선적으로, 약물 부작용을 일으키지 않고, 약물들이 서로 거부 반응을 일으키는 게 아닌 도움을 주는 조합임을 확실히 해야 할 필요가 있지요.

SS : 그러면 박사님께서는 이 부분에 심도 있는 지식을 갖추었다는 말씀이신가요?

SB : 글쎄요. 제가 평생에 걸쳐 연구한 부분이긴 합니다. 하지만 모든 것을 안다고 자만할 수는 없어요.

SS : 저는 현재의 암 치료 방식이 원시적이라고 봅니다. 제가 암에 관련한 책을 쓰고 난 후, 암 환자분들에게서 문의 전화가 종종 걸려옵니다. 대부분이 항암제 치료와 방사선 치료를 힘들게 견디다 못해 지금은 대체의학을 원하시는 분들이죠. 만약 항암 치료와 방사선 치료를 먼저 받아서 그로 인해 면역이 떨어지고 몸이 상한 환자가 박사님을 찾아가면, 그런 분들은 치료가 더 어렵나요? 아니면 그런 분들은 아예 가망이 없다고 봐야 할까요?

SB : 우리 병원에 오시는 환자들은 더 이상의 치료법이 없다는 얘기를 듣고 오는 분들이 대부분입니다. 안타깝게도 시도해 볼 수 있는 건 다 시도해 본 가엾은 분들이죠. 외과수술로 자를 수 있는 장기는 다 잘라내고도 몸의 다른 부분에 여전히 암이 진행되고 있는 경우죠. 그런 환자분들을 치료할 때는 정말로 정교한 작업을 필요로 합니다. 단순히 암만을 상대하는 것이 아니라 이전 치료를 통해서 발생한 문제점들도 함께 다뤄야 하기 때문이죠. 이는 치료를 극도로 어렵게 만듭니다. 하지만 어차피 그런 환자분들이 대부분이에요. 먼저 환자가 치료 가능한 한 대상인지를 파악하는 것에 힘써야 합니다. 검사 결과, 치료가 불가능하다는 것을 알게 되는 경우가 가끔 있습니다. 뭘 해도 소용없다는 소견이 나오는 거죠. 반면, 검사 결과가 나온 후에 치료가 가능하다고 판단되는 경우에는, 모든 절차를 가능한 한 신속하게 수행해야 합니다. 이 환자들은 기다릴 시간이 별로 없으니까요. 그래서 치료가 가능하다는 판단이 설 경우 바로 치료를 시작합니다. 바로 유전자 표적 치료입니다. 적절한 조합을 사용하게 되면 투약 횟수나 약물 투여량을 줄일 수 있습니다. 횟수는 5회, 가끔은 10회일 때도 있지만, 보통 그보다 적은 횟수를 투약합니다. 상호간에 활동을 증가시키는 약을 조합해서 사용하기 때문에 적은 양만 투여해도 효과를 볼 수 있습니다. 약이 적게 들어가면 그만큼 부작용의 위험 또한 감소합니다.

SS : 그 약은 정맥주사인가요? 아니면 알약 형태인가요?

SB : 알약 형태입니다. 매일 단위로, 혹은 이틀에 한 번 복용하는 형태로 처방을 합니다. 약을 다량으로 투약하는 것보다 부작용도 적고, 비용도 훨씬 적게 듭니다. 여러모로 환자의 입장에서는 더 좋습니다.

SS : 환자들은 텍사스 휴스턴에 있는 박사님의 병원 근처에서 얼마나 머물러야 하지요?

SB : 일반적으로 2주가 되면 환자는 호전됩니다. 보통 한 달이나 두 달 이내에 환자의 치료 반응이 나타납니다. 보통 대부분 환자들이 그렇지만, 종양이 줄어들고 있는 것이 확인되면, 종양이 완전히 없어질 때까지 치료를 계속합니다.

SS : 방금 없어졌다고 말씀하셨나요? 종양이 줄어드는 것이 아니라 사라진다고요?

SB : 네, 평균적으로 3개월이나 4개월이 지나면 종양이 사라집니다.

그러면 환자의 치료가 관리 단계에 들어가는데, 관리 기간은 약 8개월에서 1년 정도 걸리고, 그것으로 치료는 끝이 납니다. 치료 후에 환자를 계속 주시하면서 암이 재발되는지 확인하죠.

SS : 다시 질문을 해야 할 것 같은데요. 박사님 말씀은 암이 단지 줄어드는 것이 아니라 없어진다는 말인가요?

SB : 네, 대부분의 경우에 종양이 완전히 없어집니다. 다시 말해서, 종양이 완전히 자연 제거된다는 뜻이죠. 평균 세 달 정도면 종양은 완전히 사라집니다.

SS : 지금까지 몇 명의 환자가 완치됐나요?

SB : 암의 종류에 따라 다릅니다. 예를 들면, 어떤 종류의 뇌종양은 환자의 50%에서 60%가 완치됐습니다. 매우 높은 확률이죠. 다른 암의 경우에는 차이가 있습니다. 확실한 치료 효과가 있다는 의미는 종양이 완전히 사라지거나 종양의 크기가 현저하게 줄어드는 것을 의미합니다.

SS : 앞에서 유방암 환자의 58%가 종양의 크기가 현저히 감소하거나 완전히 사라졌다고 말씀하셨죠?

SB : 그렇습니다. 종양이 사라진 후 5년 이상 재발하지 않으면 완치됐다고 말하죠. 5년 생존율이 암 치료의 기준입니다. 그런데 췌장암의 경우는 결과가 조금 떨어집니다. 뚜렷한 치료 반응 면에서 다른 암보다 확률이 적습니다. 아마 50% 정도 될 것입니다. 그런데 이것도 전통적인 치료법보다는 훨씬 높은 확률입니다. 췌장암 자체가 워낙 치료하기 어려운 암입니다.

SS : 흑색종(피부암)은 어떤가요?

SB : 흑색종의 경우, 뚜렷한 치료 반응은 약 30% 정도 되는데, 이것은 종양의 크기가 현저히 줄어든다는 뜻입니다. 흑색종의 종양이 점점 커진다고 판단되면 치료 계획을 변경합니다. 유전자 검사를 다시 하고, 현재 상황이 어떤지 알아낸 다음, 어떤 약을 중단하거나 다른 약을 추가하고 한 달 더 치료에 집중하면서 경과를 지켜봅니다.

SS : 가령, 항암 화학요법이나 방사능 치료 같은 기존의 치료를 받지 않은 췌장암 환자가 온다면 좋은 결과를 기대할 수 있나요?

SB : 물론입니다. 현재 그런 환자들을 치료하고 있고, 3주 후에 파리에서 열리는 대규모 학술대회에서 그 임상 사례들을 발표할 예정입니다. MD 앤더슨 암센터와 프랑스 정부가 조직한 학회인데, 반응을 보이는 췌장암과 간암 환자들을 소개할 예정입니다. 이 암들은 사망률이 일반적으로 100%에 달하는 예후가 매우 나쁜 암들입니다. 놀라운 것은 췌장암과 전이를 일으킨 진행성 간암 모두가 두 달 정도 치료를 통해 완전히 사라졌다는 것입니다.

SS : 유럽인들은 화학 항암 치료보다 새로운 치료법에 관심을 좀 보이나요? 미국에서는 항암 화학요법 외에 어떤 것에도 관심이 없는 것 같이 보이는데요.

SB : 췌장암의 경우 항암제 치료가 아무런 소용이 없다는 것을 확실하게 말하고 싶습니다. 환자들에게 심각한 부작용만 발생하고, 치료가 잘되어 봤자 생명을 몇 달 연장시키는 게 전부입니다.

SS : 지난달에 췌장암으로 친구 두 명을 잃었습니다. 친구들의 몸은 마치 유대인 대학살의 생존자를 보는 것처럼 말랐고, 몸이 많이 상해 있었습니다. 항암 치료는 확실히 효과가 없는 것 같습니다. 상상도 할 수 없는 일인데, 의사들이 항암제 처방을 하는 이유가 뭘까요?

SB : 세뇌된 것이죠. 의대 과정과 레지던트 과정을 거치면서 철저하게 세뇌된 겁니다. 레지던트 과정에 있는 의사들은 엄청나게 오랜 시간을 근무합니다. 제 아들도 지금 레지던트 과정에 있는데 미친 듯이 바쁩니다. 레지던트들은 수련을 마칠 때까지 학교에서 배운 것만을 적용하게 되는데, 이는 오래된 치료법, 즉 항암 치료로만 환자들을 치료하다가 졸업하는 것입니다. 항암 화학요법이 췌장암에 효과가 아주 미미하거나 거의 없다는 것을 알아봤자 소용없는 거죠.

SS : 만약 췌장암 4기 환자 중에 항암 치료가 효과가 없다는 것을 알아서 항암 치료를 거부하고 박사님께 오면 어떻게 하시나요?

SB : 우리 병원에서는 그런 환자들을 맡아서 치료합니다. 비록 종양이 다른 장기로 전이되었다 하더라도 2~3개월 안에 사라질 수도 있습니다.

SS : 간암의 경우는 어떻습니까?

SB : 항암 치료가 오히려 간암의 진행 속도를 가속화시킨다는 것은 잘 알려진 사실입니다! 따라서 간암 환자의 경우 항암제 치료를 받을 이유가 없습니다. 항암제가 간암에 효과가 없다는 것이 과학적 연구를 통해 증명되었음에도 불구하고 의사들은 간암 치료를 한답시고 항암제를 계속 처방하고 있습니다. 간암이 다른 장기로 전이된 말기암 환자들은 항암 치료를 받아도 결국 모두 죽게 됩니다. 하지만 우리 병원의 제대로 조합이 이루어진 유전자 표적 치료를 통해서 몇 달 만에 간암이 사라지기도 합니다.

SS : 박사님의 유전자 표적 치료가 처방만 정확히 할 수 있다면, 췌장암이나 뇌종양, 간암 환자와 같은 치명적인 말기암 환자들도 살 가능성이 있다는 말씀이신가요? 이는 꽤 주목할 만합니다.

SB : 그렇습니다. 그러나 막연한 기적을 기대해서도 안 됩니다. 단순히 암이 항암제 치료에 반응하지 않는다고 해서, 유전자 치료에는 반응할 것이라는 뜻은 아닙니다. 우선 정확하게 해당 유전자(스위치)를 발견해야만 치료 성공을 기대할 수 있습니다. 암의 줄기세포를 뿌리부터 제거하는 것이 중요합니다. 그것만 된다면, 환자는 완치됩니다. 성공적인 치료를 위해서는 이 방법밖에 없습니다.

SS : 안티네오플라스톤 같은 약을 사용해서 암을 없애는 항암 유전자에 작용시키면, 암 줄기세포를 제거할 수 있다는 말씀인 거죠?

SB : 그렇습니다.

SS : 예전에 박사님께서는 간암이 차세대 유행병이 될 것이라고 언급했습니다. 그 배경은 무엇인가요?

SB : 현재는 사망률 1위 암은 폐암입니다. 지난해(2008년) 전 세계적으로 폐암 사망자 수는 약 130만 명에 달했습니다. 그러나 지난해 간암으로 인해 60만 명이 사망했으며, 올해에는 70만 명이 간암으로 사망할 것으로 추정하고 있습니다. 간암의 주요 원인은 바로 B형 간염 바이러스(HBV)입니다. HBV가 약 36년 전 발견된 이래, 현재 전 세계 인구의 1/3인 약 20억 명이 B형 간염 바이러스 보균자로 추산됩니다. 대다수 B형 간염 보균자들은 개발도상국에 살고 있으며, 이들 중 50만 명은 만성 간염 환자로 발전하게 될 것입니다. 현재 중국에는 약 4억 명의 만성 간염 환자들이 있습니다.

SS : 도대체 어떻게 된 것이죠? 뭐가 잘못된 걸까요?

SB : B형 간염 바이러스는 가장 작은 바이러스 중 하나로, 우리 신체에 침투하게 되면 DNA 내부에 자리를 잡습니다. 마치 몸속에 유전자 흉내를 내면서 장시간 잠복하기도 합니다. 일부 환자의 경우, B형 간염 바이러스가 암을 억제하는 유전자를 통제하기도 하죠. 이 바이러스는 최대 150개에 달하는 항암 유전자의 기능을 마비시킬 수 있습니다. 이는 엄청난 숫자입니다. 현재 만성 B형 간염 보균자 중 10%(5,000만 명)은 간암으로 전이될 수도 있습니다. 이는 과학적 근거를 둔 추정이며, 우리가 이를 막기 위해 할 수 있는 것은 거의 없습니다. 간암의 사망률은 약 97%에 달하고 있습니다. 이는 즉 가까운 미래에 상당수의 인구가 간암으로 사망하게 되고, 대다수 간암 사망자들은 동남아시아 국가에서 나올 것으로 보입니다.

SS : B형 간염은 어떻게 걸리게 되나요?

SB : 감염에 의해 옮습니다. 예를 들면, HIV가 성관계를 통해 전염되고, 산모에서 태아에게, 또는 단순히 오염된 주삿바늘이나 수혈을 통해 전염되는 것과 비슷합니다. B형 간염 바이러스는 HIV보다도 저항력이 높습니다. B형 간염 바이러스는 한 방울의 피에 약 1주일을 생존할 수 있는 반면, HIV는 바로 죽거든요.

예를 들어, 한 여성이 네일아트를 하러 갔는데, 이전 손님이 B형 간염 바이러스 보균자고 종업원들이 사용된 도구들을 적절하게 소독하지 않았다면, 그 여성은 페디큐어를 통해 B형 간염 바이러스에 감염될 수 있습니다.

상당수의 유럽 여성들이 이러한 경로를 통해 B형 간염 바이러스에 감염되고 있습니다.

또한, 아플라톡신에 오염된 음식을 섭취하게 될 경우에도 간암에 걸릴 수 있습니다.

SS : 아플라톡신은 무엇인가요?

SB : 아플라톡신은 곰팡이에서 발생하는 화학 독소로 주로 쌀, 땅콩, 보리, 일부 육류에서 발생합니다. 아플라톡신은 맥주와 물에서 발견되기도 합니다. 이 독소는 간에 침투해서 매우 중요한 종양 억제유전자(P53)의 활동을 방해합니다. 아플라톡신을 장기간 섭취한 사람들 중에 간암으로 발전하는 경우가 많습니다. 전 세계적으로 이러한 환자들이 약 천만 명에 이를 것으로 추정됩니다.

SS : 이를 예방할 수 있는 방법이 있나요? B형 간염을 예방할 수 있을까요?

SB : 가장 간단한 예방법은 백신 접종입니다. 간염 백신이 대만과 같은 국가들에 도입되었을 때, 상당한 예방 효과가 있었습니다. 저희 연구소에서는 아플라톡신을 주입받고 간암이 발생한 동물을 상대로 실험하고 있습니다. 일부 동물들은 아플라톡신을 주입할 때 영양 보조 제들을 함께 주입했습니다. 그랬더니 영양 보조제를 함께 주입받은 동물들은 암 발생이 억제되는 것이 관찰되었습니다. 이제 간암에 걸리더라도 치료할 방법이 있는 것입니다. 물론 효과가 없는 항암 치료가 아닌 다른 치료로 말입니다.

SS : B형 간염을 고려할 때, 만약 우리가 청결을 매우 중하게 여기거나 매니큐어나 페디큐어 도구를 제대로 소독하고, 손도 깨끗이 닦고, 어렸을 때 B형 간염 예방접종을 받았다면 안전하다고 할 수 있을까요?

SB : 언급한 것들은 당연히 큰 도움이 됩니다. 예방이 중요하니까 예방을 철저히 하면 어느 정도 보호 효과가 있습니다. 요즘 어린이들은 의무적으로 B형 간염 예방접종을 받고 있으니까 좀 낫습니다. 그러나 이미 간염에 걸려있고, 암으로 진행이 서서히 되고 있는 수백만의 사람들이 문제입니다. 간단하게 행할 수 있는 치료법이 필요합니다.

SS : 유전자 표적 치료법과 영양 보충제들을 통한 간암 치료가 성공적이라고 했는데, 사실이라면 너무나 좋은 일이라고 생각됩니다. 이전에는 암 치료라고 하면, 고통스러운 치료법에만 익숙해져 있었는데 희망적이네요.

SB : 치료가 성공적이었다고는 하지만, 현재까지는 불과 일곱 명의 환자들에게만 시도해 봤습니다. 아직까지 미국에는 간암으로 고통 받는 환자가 많지는 않으나, 그 숫자가 매우 빠르게 늘어나고 있습니다. 올해(2009년)에는 간암으로 인한 사망자 수가 2만 명에 이를 것으로 보이고, 5년 안에는 연간 약 5만 명에 달할 것 같습니다. 8~10년 이내에는 아마도 폐암 다음으로 두 번째로 치명적인 사망 원인이 될 것 같습니다. 우리 병원에서는 일곱 명의 환자를 치료했고, 그중 두 명은 매우 빠르게 결과를 얻었으며, 계속해서 좋은 결과를 얻어갈 것으로 보입니다. 일곱 명 중에 세 명은 전혀 결과를 얻지 못했습니다. 현재 나머지 두 명을 주의 깊게 지켜보고 있습니다. B형 간암은 매우 힘든 암이라고 할 수 있습니다.

SS : 그러시다면, 현재 성공적인 결과를 얻고 있는 환자들에게 암의 예방과 재발에 대해서 어떻게 조언하고 있는지요?

SB : 그것이 우리 병원의 치료 프로그램 중에서 가장 중요한 부분입니다. 환자들의 적극적인 자세가 중요한데요, 첫째로, 암은 관리를 잘해야 합니다. 모든 환자는 식이 조절을 해야 하며, 영양 보충제에 대한 상담도 받습니다. 저희가 처방하는 보충제뿐만 아니라 이미 복용하고 있는 건강 보조식품까지 다 함께 놓고 분석합니다. 왜냐하면, 어떤 건강 보조식품이나 영양제들은 서로 대항해서 반작용을 할 수도 있기 때문입니다. 또한, 어떤 영양 보충제나 건강 보조식품은 암을 더욱 촉진시킬 수도 있습니다. 우리는 환자의 상태에 맞게 영양 보충제를 결정하는데 도움을 줍니다. 암 환자들과 함께 오는 가족들을 대상으로도 일주일에 2회씩 상담합니다. 가족들에게도 치료 방법에 대해 설명하고, 올바른 영양 보충제 사용법에 대해서 알려줍니다.

SS : 그러면 치료 기간은 얼마나 됩니까?

SB : 보통 1년에서 1년 반 정도 지속됩니다. 그리고 후에도 재발 방지를 위해서 계속되는 관찰과 올바른 보충제, 식이요법, 그리고 삶의 방식까지의 관리가 반드시 필요합니다.

SS : 치료의 단점이 있다면 무엇입니까? 단점이 있나요?

SB : 만약 환자가 항암제 치료를 했다면, 다른 암으로의 전이 위험이 있습니다. 그러므로 이 치료법을 철저히 따르는 것이 매우 중요하다고 볼 수 있습니다.

SS : 암을 이미 겪은 환자들에게, 그들은 암을 예방하기 위해 또는 재발을 방지하기 위해서 어떤 보충제들을 복용해야 하는지 알고 싶습니다.

SB : 그들의 게놈(유전체)이 온전히 그대로의 형태를 보존할 수 있도록 도와줄 수 있는 기본적인 보충제들이 필요합니다.

SS : 이해하기가 쉽지는 않습니다. 게놈과 게놈의 필요성에 대해서 말씀해 줄 수 있을까요?

SB : 게놈은 2만 2,000개 정도의 유전자로 구성되어 있고, 마치 도서관의 책들과 같이 정보를 담고 있습니다. 우리가 어릴 때는 약 10% 정도의 유전자를 사용합니다. 장기들의 성장을 위해 중요한 역할을 하는 나머지 유전자들은 이 '신체 도서관'에 저장되어 있습니다. 사람이 약 25세가 되면 이들 게놈 중 10% 정도만 사용하며, 나머지 게놈들은 침묵하게 됩니다. 사용되지 않은 게놈은 절대 읽혀지지 않는 책들처럼 플라스틱 방패로 봉인이 됩니다.

SS : 아, 그렇군요.

SB : 나이가 들어가면서, 침묵하는 게놈들도 늘어나게 됩니다. 여성들은 생리주기를 겪을 때, 침묵하는 게놈의 숫자도 늘어나게 됩니다. 유전자를 플라스틱 커버로 덮고 도서관 책 선반에 올려두는 것과 같다는 것입니다. 이러한 유전자들은 더 이상 활동성이 없습니다. 예를 들어 탈모 같은 경우, 머리카락을 재생산하는데 필요한 유전자들이 침묵하게 되어 대머리가 되는 것입니다. 결과적으로 암을 억제하는 유전자들도 침묵하게 되는 것입니다.

SS : 아, 나이가 들면서 암이 생기는 이유가 되겠네요. 항암 유전자들이 침묵하기 때문에.

SB : 네, 간암처럼 항암 역할을 담당하던 150개의 유전자가 침묵하는 것이지요.

SS : 그럼 처음 질문으로 돌아가 보도록 하겠습니다. 우리가 암을 예방하거나 재발을 방지하기 위해서는 어떻게 해야 할까요?

SB : 우리에게 있어서 중요한 유전자들, 예를 들어서 암 유발을 억제하는 유전자들을 보존하는 것이 무엇보다도 중요합니다. 영양 보충제 섭취를 통해서 이를 유지할 수 있습니다.

SS : 보충제를 통해서 유전자의 침묵을 막을 수 있다는 말이군요. 유전자의 활동이 활발할수록 좋을 테니까요. 언급한 보충제들은 암에 걸렸을 때만 복용하는 건가요? 그리고 그 보충제들 역시 박사님께서 환자 개인별로 맞춰 디자인하나요?

SB : 그렇습니다. 암 환자들을 위한 보충제입니다. 치료의 주 역할을 하는 것은 안티네오플라스톤입니다. 암을 유발시키는 암 줄기세포를 제거합니다. 죽을 병의 발생을 억제하는 유전자를 활성화시키는 겁니다.

SS : 자세히 물어보겠습니다. 보충제는 뭘 말씀하시는 거죠?

SB : 예를 들어, 어떤 환자들은 강황에 많이 들어 있는 컬큐민(cur-cumin)이나 제니스테인(genistein)이 도움이 되기도 합니다. 또 어떤 이들은 녹차에 들어 있는 주성분이 필요하기도 하지요. 자연에서 추출한 천연 약제들이 많이 있습니다. 어떤 유전자가 침묵하는지를 알아내기만 한다면, 유전자를 다시 깨워서 활동을 유지시킬 수 있는 치료제를 디자인하는 것이 가능합니다.

SS : 건강한 사람들은 어떻게 항암 유전자의 활동을 계속 활발하게 유지할 수 있을까요?

SB : 예를 들어, 컬큐민 보충제를 먹는다던가, 카레나 대두에 많이 들어 있는 강황과 제니스테인을 곁들인 요리를 통해서 자연적인 방법들로 유전자 침묵을 예방할 수 있습니다.

그런데 현대인의 생활습관이 잘못된 것이 많고 여러 메커니즘을 통해서 항암 유전자들을 침묵시킵니다. 그중 하나가 잘못된 식습관입니다. 그 밖에도 유전화학 물질, 스트레스, 수면 부족, 그리고 불규칙한 생활 패턴 등이 체내 유전자를 둔하게 만드는 큰 요소들입니다. 바이러스, 발암물질, 환경오염들 또한 마찬가지고요. 이런 환경 공해들이 합쳐져 결국엔 암을 유발합니다. 그리고 유전자들이 너무 오랜 기간 동안 침묵하고 둔해져 버리면(다시 말해, 종양이 유전자를 압도할 정도로 커지면) 좀 더 영속적인 돌연변이 현상이 나타난 후 결국 암이 진행하기 시작합니다. 결국, 우리 스스로가 암을 발생시키는 거라고 할 수 있죠.

SS : 미국인의 평균적인 식습관은 가공식품이 압도적이지요. 주로 박스나 플라스틱에 포장된 음식들, 발음하기도 어려운 화학식품 첨가물로 범벅이 된 식품을 우리가 음식이라고 여기고 먹습니다. 특히 다이어트 음료나 패스트푸드 소비가 많은데…… 이런 것들을 지적하는 건가요?

SB : 그렇습니다. 콜라는 굉장히 나쁜 식습관 중 하나로, 수많은 유전자에 영향을 끼쳐 둔하게 만듭니다. 담배와 운동 부족 또한 마찬가지고요. 우리가 대수롭지 않게 여기고 하는 일상의 습관들이 결국 유전자 침묵을 유발합니다. 만약 계속해서 나쁜 식습관을 지속한다면 유전자의 둔화를 더욱 촉진시키겠죠.

앞서 '아미노케어'라는 보충제에 대해 설명했는데, 이미 실험을 통해서 이 보충제가 동물의 유전자 활동량에 영향을 주어 동물들의 삶을 연장시킨다는 것이 이미 증명됐습니다. 아미노케어의 화학물질은 이미 우리 체내에 존재합니다. 유제품에도 있고, 로열젤리에도 풍부합니다. 여왕 꿀벌은 일반 일벌보다 6배나 더 장수하는데, 여왕 꿀벌은 로열젤리를 날마다 먹기 때문에 그렇습니다. 우리 연구소에서는 로열젤리 구성 성분 중 동물의 삶을 연장시키는 요소를 따로 분리해 보충제에 투입했습니다.

SS : 암과 관련하여 호르몬의 균형은 얼마나 중요한가요?

SB : 굉장히 중요합니다. 호르몬 역시 유전자 스위치 역할을 합니다. 다양한 호르몬들이 유전자 활동의 규정과 통제를 통해 존재하고 활동합니다. 예를 들어, 여성호르몬 에스트로겐은 특정 유전자를 활성화시키고 또 다른 유전자들은 비활성화시키기 위해 존재합니다.

호르몬 균형이 깨어진다면, 암 발전 속도가 가속화될 수 있다

암 발병 확률을 낮추기 위해선 호르몬 균형을 조절해야 합니다. 안티네오플라스톤과 호르몬은 둘 다 유전자 스위치 역할을 합니다. 그중 일부는 펩티드입니다. 호르몬은 피에 섞여 이동하고 세포에 들어가 유전자 발현을 규정합니다.

SS : 그렇게 설명해 주니 저로선 정말 기쁘군요. 저도 지난 저서를 통해, 호르몬 균형이 암 예방에서 정말 중요하다고 여러 차례 언급했었거든요.

SB : 정말 중요한 메시지입니다. 대부분의 의사들이 분자생물학에 대한 이해도가 낮습니다. 그게 뭔지도 모르거나 혹은 어떻게 작용하는지조차 모르지요. 세포 내에 있는 호르몬들의 대부분은 세포핵까지 들어가 분자 활동을 켜고 끄는 스위치 역할을 합니다. 안티네오플라스톤도 유사한 방식으로 작용합니다. 분자 메커니즘의 경우 호르몬의 종류에 따라 약간의 차이가 있을 뿐이지요.

SS : 제 생각에는 남성의 경우 남성호르몬인 테스토스테론이 줄어들면 PSA 전립선 특이항원 수치도 줄어드는 것 같습니다. 비전문가적 시각이긴 하지만, 줄어든 테스토스테론을 최대 수치까지 공급해 주면 전립선 암 예방에 도움이 될 것 같다고 판단을 했는데, 실제로 그렇다고 많은 의사가 확인해 주었습니다.

SB : 맞습니다. 그런데 테스토스테론 그 자체가 아니라 DHT라고 하는 테스토스테론의 파생물들이라고 표현해야 맞습니다. 테스토스테론은 체내 대사를 통해 변형되기도 하는데, 변형되면 전립선암을 일으키는 더욱 활발한 화학물질을 내뿜기도 합니다. 최근까지는 테스토스테론이 전립선암의 진행 속도를 빠르게 한다고 믿고 있었지만, 바로 지난주에 발표된 논문에서는 전립선암 환자에게 있어서 테스토스테론의 존재가 유익하다고 밝힌 바 있습니다.

SS : 아브라함 몰겐텔러(Abraham Morgentaler)의 논문을 말하는군요. 저도 그 논문을 읽었습니다. 남성들에게 좋은 소식이 아닐 수 없더군요. 남성들이 전립선에 걸릴 수도 있다는 확실하지도 않은 공포 때문에 테스토스테론을 멀리하고 살아왔다고 할 수 있겠네요.

SB : 네, 테스토스테론 파생 화학물질이 전립선을 자극하기도 합니다. 테스토스테론이 너무 과다하면 확실히 암을 유발하기는 해요. 직접적으로 암을 일으키는 것이 아니라 체내에서 다른 화학물로 변질될 때 그렇습니다.

SS : 그렇다면 박사님은 암을 완치할 수 있는 확실한 치료법을 가지고 계신가요?

SB : 제가 이끄는 의료진은 수많은 암 환자를 치료해 왔습니다. 말기암이 사라지고 20년에서 30년을 재발하지 않고 잘산다면 완치된 거라고 봅니다. 우리 병원에는 그런 환자들이 여러 명 있습니다. 그래서 암을 치유할 수 있다고 해도 무방합니다. 다만 치료 효과가 모두에게 똑같이 적용되지는 않습니다. 왜냐하면, 암은 단순한 한 가지 질병이 아닙니다. 암은 서로 다른 질병들의 조합이라고 할 수 있습니다. 이렇게 서로 다른 종류의 암들은 엄청난 숫자의 유전적 신호들을 가지고 있습니다. 이 환자의 암이 다른 환자의 암과 같을 수 없습니다.

제가 암에 대한 완벽한 해법을 가지고 있다고 말할 수는 없지만, 많은 암 환자들을 완치한 것은 사실입니다. 하지만 어떻게든 완전히 다 치료해 낼 수 없다는 것 역시 현실입니다. 경우의 수가 너무 많기 때문에 그렇습니다. 하지만 환자들을 치료하면서 지금도 많은 것을 배우고 있으므로 언젠가는 되지 않을까요?

SS : 박사님 본인의 업적에 대해 자긍심을 갖고 만족해야 하는 게 아닐까요?

SB : 당연히 만족스러운 부분도 많이 있습니다. 많은 환자가 삶을 되찾는 모습을 보면서 보람을 느낍니다. 소아기 암으로 병원을 찾은 어린 환자들도 완치된 사례가 많습니다. 12세 무렵에 치료를 받은 아이들이 자라서 성인이 되어 엄마나 아빠가 됩니다. 저희 치료법으로 치료를 받은 어린이 환자들은 부작용이 거의 없어서 아이를 낳는데 아무런 문제가 없고, 다행스럽게도 그들이 낳은 자녀들 역시 건강합니다. 환자들이 완치되어 정상적으로 온전한 생활을 활기차게 하는 모습을 바라보며 흐뭇함을 느낍니다.

SS : 저도 그렇게 생각합니다. 인터뷰에 응해 주셔서 영광입니다. 감사합니다.

버진스키 박사의 환자들이 직접 전하는 증언

1989년 저등급 림프종 진단을 받았습니다. 저등급 림프종은 기존 치료법으로는 거의 완치가 불가능합니다. 암 진단을 받기 전 1년 정도 몸이 안 좋았습니다. 엄청난 복통으로 3번이나 응급실에 실려 갔습니다. 세 번째에는 설사와 구토도 너무 심했고, 몸무게도 5kg나 빠져서 남편에게 곧 죽을 것 같다고 호소했습니다. 뭔가 단단히 잘못된 것을 느꼈지만, 의료진은 단순한 궤양이라고만 했습니다. 결국, 의사는 CT 촬영을 추천했고, 심한 통증을 느끼며 임한 그 CT 촬영에서 종양이 발견되었습니다.

전에 CT 촬영을 했을 때는 아무것도 나오지 않았는데, 저의 장이 접혀 있어서 평소에는 종양이 보이지 않고 통증이 있을 때만 보인다고 했습니다. 그동안 여러 병원을 전전했지만, 심적인 문제라거나 먹는 음식 때문일 거라는 진단만 받아오다가 결국엔 심각한 암이 발견된 것입니다.

병원에서는 항암 치료와 방사선 치료를 병행하면 3년에서 5년 정도 살 수 있을 거라고 했습니다. UCLA의 담당 의사는 보스턴으로 가서 골수이식 수술을 받을 것을 권유했습니다. 남편과 함께 검색해 본 결과, 골수이식 수술 과정에서 10명 중 한 명이 사망한다는 것을 알게 되었지만, 40세의 나는 10대 자녀들을 생각해서 보스턴으로 향할 수밖에 없었습니다. 골수이식 수술을 담당했던 보스턴의 전문의가 저를 진찰하고는 특이하게 여겼습니다. 왜냐하면, 저는 4기 암 환자인데도 불구하고 항암 치료나 방사선 치료를 받지 않았기 때문에 아무런 치료도 받지 않은, 이를테면 '깨끗한' 환자에게 골수이식을 했을 때 결과가 어떨지 궁금해하며 저를 연구 대상으로 여겼습니다.

보스턴은 우울했습니다. 남편과 저는 근처 치어스(Cheers) 바에 들러 좋은 시간을 가져보려고 노력했으나 무거운 현실 앞에 그마저도 쉽지 않았습니다. 죽기 싫었습니다. 자라나는 아이들과 헤어지기 싫었기 때문에 골수이식을 하는 수밖에 없었습니다.

치료법을 간구하던 중에 버진스키 박사에 대해 알게 되었습니다. 골수이식 수술을 이틀 남겨 놓고 갑자기 제 심경에 변화가 일었습니다. 남편에게 보스턴을 떠나 버진스키 박사를 만나러 가자고 재촉했습니다. 지금 생각하면 제 일생일대 최고의 선택이었다는 생각이 듭니다.

버진스키 박사의 치료는 무독성(nontoxic)이었습니다. 이 치료가 실패하게 되면 그때 가서 골수이식을 해도 되겠다는 생각이 들었습니다.

버진스키 클리닉에 들어서는 순간, 제대로 올 곳에 왔구나 하는 생각이 들었습니다. 포근하고 안락한 분위기였습니다. 절망이 희망으로 바뀌는 순간이었습니다. 저는 안티네오플라스톤으로만 치료를 받았습니다. 투약 방법으로 펌프와 캡슐 알약이 있었는데, 저는 캡슐 복용을 선택했습니다. 왠지 알약 복용이 간편할 것 같았습니다. 가슴에 펌프 투약을 위한 카테테르를 삽입하는 건 왠지 불안했습니다.

약을 3개월간 복용했을 무렵, 목에 보이던 종양이 오히려 더 커진 것이 느껴졌습니다. 겁에 질려 버진스키 박사에게 전화를 했고, 박사님께서는 설명해 주었습니다. "둘 중 하나입니다. 실제로 암이 커졌거나, 암이 죽어가고 있는 과정입니다. 암이 죽는 과정에서 종양이 오히려 조금 커지는 경우가 있습니다."

치료 기간 내내 버진스키 박사는 항상 직접 전화를 받고 친절하게 설명해 주었습니다. 진료를 받기 위해 다시 휴스턴을 찾았습니다. 이번에는 카테테르를 가슴 부위에 삽입하는 치료를 받았습니다. 약물을 혈류 속으로 직접 투약하는 치료가 시작되었습니다. 그리고는 놀라운 일이 벌어졌습니다. 3주 정도 경과한 어느 날, 제 목에 만져지는 종양이 하루아침에 사라졌습니다. 3주간 약물을 투약하고 있었는데, 하루아침에 종양이 사라진 겁니다.

저는 그 모습을 남편에게 보여 주었고, 우리는 둘 다 소리치며 환호했습니다. 저 자신도 믿을 수가 없었습니다. 바로 다음 날 버진스키 박사에게 전화했더니, 그분은 제가 아직 치료 중인 단계이며, 확실하게 완치 판정이 나기까지 9개월 정도 더 치료를 계속하는 것이 좋다고 하였습니다.

UCLA의 제 담당 주치의는 버진스키 박사를 신뢰하지 않았으며 심지어 돌팔이 사기꾼이라고 말했습니다. 버진스키 박사는 오로지 돈에만 관심이 있다고 했습니다. 하지만 저는 그런 말에 신경 쓰지 않았고 계속 치료를 받았습니다.

9개월 후 저는 UCLA에서 완치 판정을 받았습니다! 바로 UCLA에서 말이죠. 이후 3개월간 저는 계속 안티네오플라스톤을 투여받았습니다. 갑자기 약물을 끊기엔 불안했습니다. 의료진이 허락을 했더라면 아마 아직도 그 약을 투여받고 있을지도 모릅니다.

투약 과정 중 부작용은 없었습니다. 버진스키 박사의 치료 기간 중 머리카락이 빠지거나 구토를 하지도 않았고 평범한 일상생활을 영위할 수 있었습니다. 지인들과 자동차를 타고 이동하거나 집 안을 청소하고, 심지어는 수상스키를 탈 정도로 저는 제가 하고 싶은 것을 모두 할 수 있었습니다.

사람들이 버진스키 박사를 손가락질하고 감옥에 가두고 싶어할 때 저는 분노했습니다. 남편은 두 달간 휴직하고 휴스턴에서 열리는 재판에 저와 함께 참석했습니다. 우리는 다른 환자들과 함께 매일 시위 행진을 했습니다. 라디오 방송에서 취재를 나왔고 건설 노동자들도 함께 시위를 했습니다. 무죄 선고 후 우리는 배심원들 중 일부와 파티를 했습니다. 그들 중 많은 이가 말하길 우리 암 환자들이 오히려 자신들보다 더 건강해 보인다고 했습니다.

글자 그대로, 저는 다른 많은 이들이 그랬듯이 생존을 위한 '사투'를 벌이고 있었습니다. 저는 그때 치료 도중이었고 버진스키 박사가 나락으로 떨어진다면, 그 치료 약이 없는 제 삶 역시도 동시에 추락했을 것이 분명합니다.

저는 사람들이 왜 버진스키 박사에게 그랬는지 곰곰이 생각해 봤습니다. 그리고 그 이유가 그들이 버진스키를 두려워하기 때문이라는 결론을 얻었습니다. 그는 위대한 발견자이며 훌륭한 사람입니다. 머지않아 그는 시대의 가장 위대한 과학자로 이름을 떨칠 것을 확신합니다.

저는 지난 17년간 암으로부터 자유로운 멋진 인생을 살았습니다.

버진스키 박사님은 제 인생에 있어 가장 중요한 사람입니다. 저에게도 한때는 우리 아이들의 고등학교 졸업조차 지켜보지 못할 수도 있겠다고 생각했던 비관적인 시절이 있었습니다. 지금 제 아이들은 모두 대학까지 마치고 저는 손주까지 보았습니다. 제 하루하루는 너무도 행복하고 아침에 일어날 때마다 하나님과 버진스키 박사님께 감사의 마음을 갖습니다. 버진스키 박사는 언제나 제 마음속에 자리하고 있으며, 제가 몸이 아픈 사람들과 대화를 할 때마다 버진스키 박사의 치료를 받을 수 있도록 소개하고 있습니다.

얼마 전 친구가 전화해 자신의 사촌이 뇌종양에 걸렸다는 이야기를 했습니다. 그래서 저는 좌절하지 말고 친구의 사촌에게 버진스키 박사를 찾아가 보라고 조언해 주었습니다.

— 메리 조 시걸(비호지킨림프종 환자 암 완치 판정 17년차)

제 딸 소피아가 버진스키 박사를 만나지 못했다면 살아남지 못했을 거라 생각합니다. 제 딸은 생후 10개월이 되었을 때 송과모세포종(pineoblastoma)이라는 치명적인 소아 뇌종양 진단을 받았습니다. 병원에서는 딸아이에게 항암 치료와 방사선 치료로 이루어진 '표준 치료'를 권장했습니다. 하지만 어린 딸을 보았을 때 그런 과정을 거치게 하고 싶지 않다는 생각이 들었습니다. 저희 인생에 참으로 끔찍한 시간들이었습니다.

가족 중 버진스키 박사에 관해 처음 들은 사람은 남편이었습니다. 하지만 저는 그 사람에게 가서 치료받는 것이 끼려졌습니다. 그 사람이 돌팔이 사기꾼 의사라는 소문이 있었기 때문이죠. 하지만 남편은 뜻을 굽히지 않았고 저는 마지못해 함께 병원을 찾았습니다. 그렇게 버진스키 박사를 만나게 되었고 저는 이후 박사님을 신뢰하기 시작했습니다. 박사님은 제게 "아이 상태가 매우 안 좋습니다. 제가 노력은 해보겠습니다만 아무것도 약속드릴 수는 없습니다. 이런 종류의 뇌종양은 생존 확률이 0%입니다."라고 말했습니다.

딸아이의 뇌는 이전 병원에서 수술 과정 중 이미 감염이 된 상태였는데 저희는 그런 사실조차 알지 못했습니다. 그 병원의 의사들은 마치 우리가 정통적인 치료법을 거부하기라도 한 것처럼 딸아이의 치료를 미루기만 할 뿐, 검사 한 번 제대로 하지도 않았습니다. 감염의 정도가 너무 심해 딸아이가 죽을 수도 있는 상황이었습니다. 버진스키 박사의 병원에 도착한 뒤, 암 치료를 하기에 앞서 소아 병동에 입원하여 3주간 딸아이의 감염을 치료해야 했습니다.

버진스키 박사는 이 종양이 딸을 빠르게 사망에 이르게 할 수 있다고 말했습니다. 우리는 망연자실할 수밖에 없었습니다. 감염으로 인해 심실에 액체가 찬 상태였지만, 이전 병원의 의사들은 우리가 버진스키 박사에게 치료를 받으러 간다는 사실에 코웃음을 쳤습니다.

하지만 우리는 기존 의료진의 냉소를 뒤로하고 버진스키 박사의 치료를 받기로 결정했습니다. 버진스키 박사는 정맥 도관(IV port)을 딸 아이에게 삽입했으며, 딸은 수년간 그 치료를 받아야 했습니다. 소피아가 자라서 뛰어노는 나이가 되었기 때문에 그 도관을 계속 장착시키기엔 많은 어려움이 따랐습니다. 딸은 자꾸 그 장치를 뽑아내려고 했습니다. 우리는 도관을 유지하기 위해 정말 갖은 수를 다 내야 했습니다. 다행히도 소피아는 잘 견뎌내 주었습니다.

자명한 사실이지만, 삶과 죽음에 관련된 결정을 내려야 할 때, 결정은 결국 당사자의 몫입니다. 제 딸은 너무 어렸기 때문에 많은 양의 약물을 한 번에 투여할 수 없어 안티네오플라스톤 요법을 다른 이들보다 오래 처방받아야 했습니다. 의료진은 딸아이의 성장 속도에 따라 약물 사용을 조금씩 안전하게 늘려나갔습니다.

지금 소피아는 13세이고 정상적으로 살아가고 있습니다. 아이는 큰 전환점을 지나고 있습니다. 딸을 볼 때면 지난 과거가 생생히 스쳐 지나갑니다. 그 어둡고 끔찍했던 나날이었지만 그것들을 기록해 두었다면 좋았겠다는 생각을 해보기도 합니다. 결코, 그 시간들을 잊을 수는 없을 것입니다. 그때 상황을 돌이켜보니 이 치료법을 발견하게 된 것이 얼마나 행운인지 깨닫게 되네요.

지금 제 딸아이도 본인이 살 수 있다는 것이 얼마나 행운인지 잘 알고 있습니다. 마침, 이번에 학교에서 자신이 가장 존경하는 사람에 대해 조사한 보고서를 제출하라는 숙제를 내준 적이 있습니다. 물론 제 아이는 버진스키 박사를 선택했죠. 가슴이 찡하더군요.

저희는 세계 곳곳으로부터 버진스키 박사에 대해 알고 싶다는 전화를 받고 있습니다. 그러면 저는 매번 그분에게 최소한 상담이라도 받아보라고 권합니다. 박사님의 치료법을 선택하기 위해서는 훨씬 큰 믿음이 필요할지도 모르지만, 제 딸 소피아에게는 그 방법만이 유일한 희망이었어요. 그래서 지금은 정상적으로 성장하고 행복하게 살고 있답니다. 제가 옳은 선택을 했던 거죠. 누군가가 박사님이 제 딸아이의 목숨을 구해주도록 안내했고, 모든 것이 잘 해결된 겁니다. 버진스키 박사님은 훌륭한 사람이자 위대한 치료자입니다. 소피아를 어린 공주처럼 대해 주었거든요. 부모로서 우리가 할 일은 아이들을 안전하게 보호해주는 것이라고 생각합니다. 저는 매일 저희가 옳은 선택을 했던 것에 감사하며 살고 있습니다.

　　 - 제니 게티노, 소피아 게티노의 어머니. 소피아는 생후 10개월이
　　　 조금 지난 나이에 뇌종양 판정을 받았으며, 현재 13세가 될 때까지
　　　　　　　　　　　　　　암세포가 재발하지 않고 있다.

　 저는 생후 10개월 때 악성 뇌종양이라는 희귀병 진단을 받았습니다. 부모님은 겁에 질렸습니다. 하지만 저희 가족들과 친구들은 워낙 낙관적이에요. 결코 쉬운 일이 아니었을 텐데, 잘 이겨내신 부모님께 감사드립니다.

　 저에게 낙관이란 최선의 결과를 기대하는 것입니다.

　 또한, 낙관적이란 것은 긍정적인 생각을 잃지 않는 것입니다. 모든 사람은 언제나 긍정적으로 생각해야 합니다. 그렇지 않으면, 부정적인 사고방식을 갖게 되는 것인데, 결코 부정적이어서는 안 됩니다.

　 제가 아기였을 때, 저뿐만 아니라 주위의 모든 사람들이 같은 이유로 낙관적인 마음을 가져야만 했습니다. 모두들 제가 호전되어 예전 모습으로 돌아오길 바랐고, 덕분에 저는 나을 수 있었습니다. 이제는 그 병에 대해 궁금한 것이 있다면 무엇이든 대답해 줄 수 있습니다.

저는 운 좋게도 살아 있고, 그 이유는 오로지 세상에서 제일 존경하는 의사 선생님인 버진스키 박사님 덕분입니다. 더 자주 찾아뵐 수 있으면 좋겠지만, 선생님은 저 먼 곳인 텍사스 주 휴스턴에 계십니다. 저는 지금 살아 있어서 너무나 행복합니다.

버진스키 박사님은 "새로운 환자가 생겼다는 연락을 받았을 때 도움을 줄 수 있어서 매우 기뻤다."라고 말합니다. 곧바로 저의 병에 대해서 자세히 조사하기 시작했고, 암이라는 것을 알아냈습니다. 그리고 어떤 암인지 알아낸 후, 부모님에게 제가 송과체아세포종(pineoblastoma)을 앓고 있다는 끔찍한 소식을 전할 수밖에 없었습니다. 그리고 나서 내려준 처방은 굉장히 효과가 있었습니다. 박사님을 만나기 전에 다른 병원에서 항암 화학 치료와 방사선 치료를 권했었지만, 다행스럽게도 제가 너무 어린 탓에 받지 않았습니다. 병원에서 만났던 친구들 중에는 버진스키 박사님을 만나기 전 다른 치료를 받았던 친구들이 있었는데, 그 친구들은 불행하게도 너무 늦은 뒤였고, 결국은 병을 이겨내지 못했습니다. 하지만 그 친구들을 기억하는 특별한 방법이 있는데요. 먼저 하늘나라로 간 그 친구들을 위해 기도하고 특별한 보석 장식을 합니다. 가끔 가족들과 함께 친구들의 집을 방문하곤 합니다. 제 부모님과 친구들은 제가 완쾌할 수 있을 거라 믿어주었고, 덕분에 지금은 다 나았습니다. 그 순간만큼은 저에게 아주 특별한 기억으로 남아있습니다. 지금 저는 완쾌되었고 행복하며 아주 건강합니다. 아주 멋진 친구들도 있고 앞으로 더 많은 친구를 사귈 것입니다.

누구든지 낙관적으로 생각한다면 나쁜 일을 이겨낼 수 있습니다. 자신이 아프거나 지인 중에 아픈 사람이 있다면, 낙관적으로 생각해 보세요. 그 사람들에게 격려의 말을 해준다면 모든 일이 잘될 것입니다. 여러분의 행복한 모습은 그 사람들을 더 행복하게 만들어 준답니다.

여러분이 긍정적인 태도를 갖는다면 훨씬 더 나아지고, 삶을 더 쉽게 헤치고 나갈 수 있을 것입니다. 항상 낙관적인 생각을 잃지 마세요. 저에게 낙관이란 최선의 결과를 기대하는 것이고, 그런 낙관적인 생각이 병을 물리치는데 도움을 줬습니다.

- 소피아 게티노, 13세 암 생존자

낙관주의자 웅변대회(Optimist Speech Contest) 발표 중에서

더스틴이 악성 뇌종양인 수모세포종(medulloblastoma) 진단을 받았을 때, 저희 가족은 아주 힘든 시간을 보냈습니다. 아직 어린애인 더스틴에게 병원에서는 항암 치료와 방사선 치료를 하기를 원했습니다. 더스틴처럼 어린 나이에 방사선 치료를 하게 되면 정신지체의 원인이 될 수도 있다고 해서 꺼리는 치료법이었지만, 항암 치료가 실패하면 방사선 치료밖에는 선택이 없다고 했습니다. 항암 치료는 아직 실험 단계에 있는 신약이었고, 컴퓨터에 의해 임의로 선택된 치료법이었습니다. 부작용으로 인해 청력 상실, 발육 부전, 학습 장애, 방광과 신장 손상, 불임 그리고 백혈병 등이 발병할 지도 모를 위험을 감수해야 했습니다. 항암 치료가 효과가 있을 확률은 10명 중 2~4명 꼴이라고 했습니다. 이 치료법들에는 전혀 희망이 없어서 다른 대안을 찾으려던 때, 바로 버진스키 박사를 만났습니다. 캘리포니아에 있는 암관리협회(Cancer Control Society)의 회원 명단에서 박사님을 찾아냈고, 뇌종양 치료를 받았던 한 아이가 병을 잘 이겨냈다는 이야기를 듣게 되었습니다. 그 이야기를 다른 환자들에게도 물어보았고 더 자세히 알아본 결과, 그 어떤 치료법보다 훨씬 더 나은 것으로 보였습니다.

박사님을 만나고 나서 그의 낙관주의와 치료법이 정말 타당하다 여겨졌기 때문에 버진스키 박사를 믿어보기로 결정하게 되었습니다. 박

사님께서는 더스틴이 초기에는 치료에 좋은 반응을 보일 확률이 높다고 말했습니다. 당시에 저희들은 멀리 내다보지도 않았습니다. 그냥 더스틴이 몇 년, 길게 잡아 5년만 더 살아줘도 좋겠다고 생각했습니다. 그 정도만 되어도 행복하겠다고 생각했습니다.

1994년 4월 우리는 텍사스 휴스턴에 있는 버진스키 클리닉으로 더스틴을 데리고 갔습니다. 더스틴은 버진스키 박사의 연구 대상으로 참여하기엔 너무 어렸지만, 박사님은 우리의 간청을 받아들여 그를 치료하는데 동의해 주었습니다. 정맥 안으로 안티네오플라스톤 약물이 들어갈 수 있도록 더스틴의 등에 배낭 형태의 IV 펌프가 장착되었습니다. 저희는 구체적인 치료 시간과 복용량을 위해 펌프 작동법에 대해 배웠고, IV 튜브관이 빠지거나 손상되었을 때를 대비해서 무균술(Sterile techniques)을 배웠습니다. 또 위급 상황을 어떻게 대처하는지도 배워 두었죠.

버진스키 박사는 첫 번째 MRI 결과가 좋지 않으면 치료를 중단할 것이라고 얘기했지만 정말 기쁘게도 6주차 MRI 검사 결과 종양이 사라졌습니다. 3개월마다 우리는 정기 검진을 받고 약을 더 받기 위해 휴스턴을 방문했습니다. 1년간의 안티네오플라스톤 치료 후 MRI 검사상에 다시 종양이 보였는데 공격성이 강한 수모세포종이라는 악성 종양으로 나타났습니다. 가슴이 미어질 것 같았습니다. 병원에서는 약물의 양을 더 늘렸고 주기적인 피검사와 MRI 검사가 계속 이어졌습니다. 결국, 그 종양은 사라졌습니다.

지금 더스틴은 건강하답니다. 평범한 십대가 되었죠. 공인 간호조무사 자격증을 취득해서 간호사로 일하고 있으며, 정식 간호사가 되려고 대학에 다니고 있어요.

더스틴은 나이가 들수록 자신이 제2의 삶을 얻게 되었음을 더 잘

인지하며 살아가고 있습니다. 올해 더스틴은 자신을 위해서 우리가 했던 모든 것들로 인해 우리에게 감사를 전했고, 그가 극복했던 것이 매우 큰 고비임을 깨달았으며, 또 그는 버진스키 박사에게 몹시 감사해하며 지내고 있습니다.

저는 더스틴이 완치되었다고 굳게 믿어요. 그는 예상했던 것보다 수년째 오래 살고 있습니다.

저는 버진스키 박사가 세상에서 가장 위대한 의사라고 생각합니다. 제 생각에 그는 매우 똑똑한 천재입니다. 또 그는 매우 세심한 사람이자 그저 도움을 줄 뿐, 이느 누구에게도 해를 끼치지 않는 분입니다. 저는 그가 훌륭한 사람이라고 생각해요. 그는 저희 아들의 생명을 살렸고 그게 저희가 바라는 전부였었죠.

저는 버진스키 박사에 대해 전화로 묻는 사람들에게 얘기해 줍니다. 만나서 손해 볼 것 하나 없다고 말이에요. 치료는 매우 안전하고 어떠한 부작용도 없을뿐더러 환자를 다치게 하지 않을 거라고 말해 줍니다. 저희는 정말로 애초부터 하나님이 우리를 버진스키 박사에게 인도했다고 느끼고 있습니다. 시작부터 줄곧 말이에요.

－ 매리앤 쿤나리, 더스틴의 어머니. 더스틴은 두 살 반에 수모세포종이라는 악성 뇌종양을 앓았으나 지금은 완치되었고 14년 동안 암의 재발 없이 살고 있다.

저는 58세이고 지금은 건강합니다. 하지만 전 유방암에 5번이나 걸렸었습니다. 처음으로 가슴에 혹이 발견된 건 제가 43세였던 1993년이었습니다. 조직검사 후 병원에서는 유방암 진단을 내렸고, 31회의 방사선 치료를 받았죠. 그 후 1995년 11월에 브라 라인 주위에 또 하나의 작은 혹이 발견되었는데, 그것 역시 유방암으로 판명받았어요.

아주 작은 것이었지만요. 같은 쪽 가슴 안쪽이었는데 이전의 혹으로부터 2.5cm가량 떨어져 있었죠. 유방암에 걸리면 알겠지만 흔히 있는 재발입니다.

1995년도에, 유방 절제술을 즉시 재건술(Immediate Reconstruction)과 함께 받도록 결심했어요. 더 이상 이 유방암을 감당할 수가 없었으니까요. 전에 이식술을 받아 봤기 때문에 저는 뭘 해야 할지 알았습니다. 전과 같이 모양이 예쁘게 되어 있을 줄 알았어요. 하지만 12월에 보형물이 터지기 시작하면서 액체 보형 물질이 새어 나오게 되었고, 결국은 비워내야만 했죠. 한동안 계속되어서 성형외과 의사가 가슴을 꿰매는 수술을 했지만 계속해서 다시 문제가 있었죠. 얼마 후 유방암 검진(mammogram)을 통해 상피내암(DCIS)이 다른 쪽 가슴에서 발견된 뒤, 수술과 즉시 재건술을 다른 쪽 가슴에도 받았지만 얼마 지나지 않아 이 보형물 때문에 또 같은 문제가 발생하기 시작했습니다. 제 몸은 외부 물질이 잘 안 받는 타입인 것이지요. 6개월 후 다시 MRI 검사를 받게 되었는데 복장뼈 부근에 작은 혹이 발견되었습니다. 이것은 또 다른 크기가 작은 유방암으로 판정받았고 아마도 복장뼈를 누르는 내유림프절을 통해 전이되었을 것으로, 전에 제가 가졌던 것과도 같은 타입이었습니다. 그래서 추가로 방사능 치료를 더 받았어요. 2003년 6월, 종양 표지 검사를 시작했는데 2004년 11월에는 숫자가 좀 더 늘었죠. 정상 수치가 0에서 32 사이인데 반해 제 경우에는 34가 나왔습니다. 그리고 이듬해 2월에 37까지 올라가 버렸죠. 의사와 면담을 했는데 저는 정신이 나가버렸어요. 이번엔 항암 화학요법을 얘기하길래 저는 "아냐. 이번에는 다른 방법으로 해봐야겠어."라고 생각했죠.

줄리안 위태커 박사의 소식지에서 버진스키 박사에 대한 기사를 읽고 남편과 저는 휴스턴에 있는 병원을 방문해 진찰을 받기로 결정했습니다. 거기서 CT 촬영을 하고 뇌 MRI 검사까지 했는데 천만다행으로 뇌에는 문제가 없었죠. 하지만 작은 종양이 왼쪽 어깨뼈 부근에서 발견되었어요. 그쪽 어깨에 통증을 느끼곤 했었는데 저는 제가 운동을 많이 해서 생긴 어깨근육 손상 정도로만 생각했던 거죠.

버진스키 박사는 부페닐(Sodium phenylbutyrate)과 안티네오플라스톤을 복용하도록 했어요. 처음에는 하루에 36정을 복용하는 것으로 시작했죠. 박사님은 제 종양 숫자를 체크하고, 젤로다(Xeloda 항암제)를 추가로 처방했습니다. 항암제 치료 중이었지만 부작용이 거의 없어 생활에는 아무런 불편이 없었습니다.

현재 저의 종양 표식자는 이제 정상 수치로 돌아왔어요. 이젠 기분도 좋고 건강도 좋아졌어요. 저는 계속해서 버진스키 박사의 약을 복용하고 있습니다. 약을 끊기는 조금 겁이 나기 때문이지요. 약이 많이 도움이 된다고 생각해요. 전혀 부작용이나 독성은 없다고 생각합니다. 종양 표지 검사를 할 때마다 정말 떨리지만, 제 수치는 늘 정상이었고 저도 건강함을 느낍니다. 이 모든 경험들은 제가 사랑받고 있다는 것을 알게 해 주었고, 제 경험을 통해 다른 사람들을 도울 수 있다는 사실이 저를 무척 설레게 합니다.

버진스키 박사는 놀라운 분입니다. 함께 일하는 올램 박사(Dr. Orlam) 역시 마찬가지입니다. 끊임없이 재발이 반복되었지만, 결국은 암을 극복할 수 있다는 것을 버진스키 박사를 통해 알게 되었습니다. 종양 표식자 수치는 여전히 정상이며, 저는 매일 제가 살아 있다는 것에 감사하고 있습니다.

- 롤리 도리시오, 유방암 생존자

제8장
니콜라스 곤잘레스 박사
(Dr. Nicholas Gonzalez)

결국, 수많은 사례 속에 압도적인 한 가지 사실은, 화학 항암 치료가 환자의
생명을 연장한다는 어떠한 증거도 없다는 것이다. 암의 크기가 줄어드는 것
과 환자의 생명 연장과는 아무런 상관관계가 없다. 암의 크기를 줄여야 생명
을 연장할 수 있다는 가정이 항암 치료의 가장 큰 거짓이다.
    – 필립 데이, 다큐멘터리 〈암 : 여전히 죽도록 알고 싶은 진실〉 중에서

만약, 우리가 생각했던 것보다 훨씬 단순한 문제라면?

암 치료라는 것이 단순히 식습관의 변화에 달려 있다면? 해독작용
과 효소 대체요법만으로 해결된다면? 고통스런 약물 치료를 필요로
하지 않는다면? 암 투병이 당신을 괴롭히지 않고 종양과 함께 당신이
살아갈 수 있다면? 당신이 4기(말기)암 진단을 받은 후에도 정상적이고
건강한 사람으로 살아갈 수 있다면?

곤잘레스 박사의 환자들은 이러한 사실을 극명하게 주며 살아가고
있다. 그의 많은 환자가 건강하고 행복한 삶을 누리며 장수하고 있다.

곤잘레스 박사는 일종의 이탈자이다. 거대 산업과 미디어, 그리고
의료계의 선후배들과 맞서 더 좋은 암 치료법이 있다고 나서기 위해
서는 강한 의지와 믿음을 필요로 한다. 곤잘레스 박사는 바로 그 의지

와 믿음을 가지고 이를 실천했다.

그는 우수 학생회(Phi Beta Kappa)의 일원으로 브라운 대학을 전체 3등으로 졸업하고 콜롬비아 대학에서 의대 과정을 마쳤다. 그는 코넬 대학에서 장학생으로 의학박사 학위를 받았으며, 내과 분야와 종양면역학 분야의 연구 업적으로 수많은 수상을 하였다. 더 나아가 그는 2000년에 심신의학센터(Center for Mind-Body Medicine)로부터 언스트 와인더(Ernst L. Wynder) 상을 받았다. (와인더 박사 : 흡연과 암과의 관계를 최초로 증명한 과학자)

곤잘레스 박사가 암에 대한 새로운 시각을 갖고 연구하게 된 계기는, 그의 의과대학 2학년 시절 윌리엄 도날드 켈리(William Donald Kelley) 박사와의 만남으로 거슬러 올라간다. 켈리 박사는 1960~70년대에 췌장 효소와 영양학적인 접근법을 이용하여 말기암을 치료하는 집중 치료 프로그램을 성공적으로 개발한 괴짜 치과의사였다.

켈리 박사를 만났을 무렵, 곤잘레스 박사의 연구지도 교수는 슬로언 케터링 암센터의 대표였던 로버트 굿(Robert Good) 박사였다. 로버트 굿 교수는 켈리 박사의 환자 차트를 연구해볼 것을 곤잘레스 박사에게 장려하였다. 곤잘레스 박사는 5년에 걸쳐 수천 명에 이르는 켈리 박사의 환자 기록을 조사하게 되었는데, 이 연구에는 암 치료의 성공 사례뿐만 실패 사례들도 모두 포함되어 있었다. 그리고 그가 발견한 것은, (정확한) 암 진단을 받은 환자들이 진단 5년, 10년, 심지어는 15년 후까지도 모두 건강을 유지하는 것으로 나타났다는 사실이었다. 수많은 환자와 직접 이야기한 곤잘레스 박사는 무언가 엄청난 일이 벌어지고 있다고 직감했다.

곤잘레스 박사의 암 치료법은 논란의 중심에 서있다. 사실 누구든 '암 표준 치료'(항암 치료, 수술, 방사선)에 반기를 든 사람은 논쟁거리가 되기 마련이다. 그러나 그의 환자들의 증언을 들어보면, 그의 치료 결과가 인상적인 것이라는데 동의할 것이다.

자연치료에 대한 편견은 암 치료에 있어 이를 적용하는 것을 어렵게 하고 있다. 우리의 생각을 지배하는 약에 대한 이중 잣대가 있다. 젬자(Gemzar)와 같은 화학 항암제가 새로운 암 치료제로 뉴스 헤드라인을 장식할 때, 다른 종류의 치료 방법들은 전혀 주목받지 못하고 있다. 곤잘레스 박사의 환자들과 이야기하며, 나는 이 이야기가 뉴스 헤드라인을 장식하여 전 세계를 떠들썩하게 해야만 한다고 생각했다.

과학 연구란 자고로 편파적이지 않아야 한다. 그러나 의학 분야에서는 학문 중심이 아닌 연구로부터 발견된 것들, 그중 특히 자연 약물에 대한 편견과 선입견이 존재하고 있다. 결과적으로 손해는 환자들의 몫이다.

페니실린은 곰팡이로부터, 디기탈리스 강심제는 지황으로부터, 주요 항암제인 아드리아마이신은 박테리아로부터 추출되었고, 이들은 현재 널리 이용되는 약품들이다. 그러나 아직도 많은 사람은 권위 있는 학회에서 발표된 약물이 아니라면 그것은 효능이 있을 리가 없다고 굳게 믿는다.

암 치료에 투자된 수십억 달러의 비용들과 수천 명의 우수한 연구진들을 고려해 보았을 때, 진작에 암 치료에 대한 성공적인 결과들이 발표되었어야만 하는 것이 마땅하다. 그러나 제대로 된 방법조차 내놓지 못한 현재 상황에서, 아직도 전통 항암 치료 지지자들은 자연 치료에 대해 완강한 반대 입장을 보이고 있다.

그러나 아무도 모른다. 새로운 발상이 새로운 미래를 줄 수도 있다는 사실을.

SS : 시간 내주셔서 감사합니다, 곤잘레스 박사님. 제가 듣기로는 대학 시절 켈리 박사님의 프로젝트에 참가했던 작은 경험이 박사님 일생의 연구가 되었다고 알고 있습니다. 어떻게 이런 일이 가능했던 것이죠?

NG : 네, 저는 지도교수였던 굿(Good) 박사 밑에서 면역학 연구원을 하던 때에 켈리 박사의 연구에 대한 조사를 했었습니다. 1986년 연구 결과들을 모아 전공 논문을 발표했을 때, 누구도 이를 실어주려고 하지 않았어요. 그들은 이런 얼빠진 자연요법이 암 치료에 쓰인다는 것이 말도 안 된다고 생각했습니다. 그러나 서는 제가 발견한 결과들에 크게 감명을 받았기 때문에, 슬로언 케터링 암센터에서 연구원 자리 제의가 들어온 것도 거절하고 자연요법 연구를 시작했습니다. 연구를 시작이라도 하기 위해, 저는 연구 자금을 모으는데 열중하고 있지요. 저의 지난 연구 결과들이 전통 항암 화학 치료를 행하고 있는 저의 의학 동료들의 마음을 바꿀 수 있으리라 믿으면서 말이죠. 적어도 그들이 관심을 기울이고 들여다보리라고 생각합니다.

SS : 박사님의 치료 요법은 췌장 효소를 주 요소로 하는 것이죠?

NG : 맞습니다. 그러나 켈리 박사의 프로그램은 세 가지의 기본 요소를 가지고 있습니다. 첫째가 개인의 특성에 맞는 개별적 식이요법이죠. 하나의 식단만을 제시하는 다른 대체요법들과는 이 점에서 다르죠. 순수 채식주의를 위한 견과류부터 황제 다이어트의 붉은 육류까지 열 가지의 기본 식이요법이 있고, 이에 따라 다시 90가지 세부 방법들이 준비되어 있습니다. 켈리 박사님은 환자 한 사람 한 사람마다 그에 맞춘 식이요법을 제시하셨어요. 그러나 누구에게나 공통적으로 췌장 효소를 사용했습니다. 우리는 대부분 췌장 효소가 소화 기능만 한다고 알고 있어요. 우리가 먹은 음식물을 잘게 나눠주는 과정에 필요한 효소 정도로요. 그러나 107년 전, 스코틀랜드의 발생학자인 베어드 (Beard) 박사는 췌장 효소가 암에 대항하는 인체의 주요 방어 요소 역할도 한다는 사실을 알아내었죠. 그는 1911년 췌장 효소의 기능에 대한 그의 주장과 근거를 책으로 발표했습니다. 사실 이는 의학계를 발칵 뒤집었어야 마땅할 발견이었지만, 당시의 시대에 훨씬 앞서 있던 이 발견은 세상 사람들의 손가락질만 받게 됩니다. 결국, 베어드 박사는 빛을 보지 못한 채 분노와 한탄 속에 생을 마감하죠. 잊혀졌던 췌장 효소 요법을 부활시킨 것이 바로 켈리 박사였어요.

SS : 그러니까 이 치료의 핵심은 고용량 효소 요법인거죠? 비타민이 아니라. 하지만 제가 알고 있기론 박사님께서는 비타민과 미네랄도 처방을 하신다고 들었습니다.

NG : 그렇습니다. 첫째 요소는 식이요법, 두 번째는 췌장 효소 등의 영양제 섭취, 그리고 셋째 요소는 해독 과정입니다. 여기에는 악명 높은 커피 관장이나 주스 단식(디톡스 주스), 간 청소와 같은 방법들이 이용됩니다. 이것이 세 갈래의 치료 과정인데, 근본적으로는 췌장효소 요법을 주요소로 합니다.

SS : 아, 위험한 발언인데요. 커피 관장과 효소라니요.

NG : 맞아요. 저는 지금 하루에 2센트짜리 커피의 가치에 대해 말하고 있는 겁니다. 1981년 켈리 박사를 만났을 때, 저는 박사님의 항암 프로그램을 예방 차원에서 이행했었죠. 당시 의과대학 재학 시절, 저는 매일을 피자와 정크 푸드로 연명하며 완전히 쇠약해져 있었어요. 식습관이 제 건강을 완전히 망가뜨려 버렸죠. 저는 제가 굉장히 건강한 상태라고 착각했었습니다. 그러나 이제 와서 제가 환자들에게 누누이 이야기하는 건, 자신의 건강조차 원칙대로 지키지 못하는 의사는 믿을 만한 의사가 못 된다는 겁니다. 저는 지금까지도 커피 관장을 28년째 진행하고 있죠. 비싸지도 않아요. 특히, 항암 치료에 쓰이는 항암제 약물 비용과 비교해 보면, 그 정도 비용은 정말 아무것도 아니죠. 제 치료법은 초기 투자 비용 때문에 처음 1년차가 가장 비용이 많이 듭니다. 과즙을 짜는 주서기(juicer)와 정수기에 투자를 해야 하고 영양 보충제와 효소를 구입하는 데 비용이 들어갑니다. 4~5시간에 달하는 초진비와 추가 진료비를 포함한 비용 전부를 다 합하면 1만 2,000달러 정도가 들어갑니다. 그 이후부터는 비용 부담이 줄어듭니다. 반면 항암제 치료를 할 경우, 손쉽게 5만 달러에서 7만 달러가 넘는 치료비용이 들어갑니다. 방사선 치료의 경우도 2만 5,000달러가 우습게 넘어가죠.

효소(Enzyme)는 특허등록을 할 수 없기 때문에 제약회사들은 전혀 관심을 갖지 않습니다. 특허가 안 되기 때문에 별 이익을 거둘 수가 없기 때문이죠. 제약회사들이 저의 연구를 알고는 있지만, 오히려 제게 불운이 생기기를 바란다고 들었습니다.

SS : 아마 박사님의 방법이 효과를 거두고 있기 때문일 겁니다. 제약회사의 수익에 악영향을 주고 있는 것이지요.

NG : 작년 한해 방사선 치료를 제외한 화학 항암제 치료만으로 1,000억 달러의 수익을 기록했습니다.

SS : 진찰비와 입원비, 실업수당을 더한다면 사실상 2,000억 달러에 이르겠죠.

암 진단을 받는다는 것은 두려운 일이에요. – 자신의 죽음을 마주한 당사자로선 일반적으로 병원에서 권하는 기존의 화학 치료와 방사선 치료를 거부하기가 쉽지 않습니다. "아니요, 난 대신 이 치료 방법을 택하겠어요."라고 말하려면 큰 용기가 필요하죠. 좀 더 자세히 설명해 주세요. 만약 제가 췌장암 말기의 상태에서 박사님을 찾아왔다면 저를 도와주실 수 있나요?

NG : 전이를 보이는 말기 암 환자로 항암 치료와 방사선 치료를 받지 않은 상태에서 우리 병원에서 치료를 받은 지 2개월 내에 환자가 좋은 경과를 보일 확률은 50%입니다. 환자가 항암 치료와 방사선 치료를 받게 되면 치료 성공률이 완전히 없어지는 것은 아니지만 아무래도 성공률이 낮아지게 되지요.

우리 웹사이트에는 약 6건의 췌장암 환자의 사례 보고를 다루고 있습니다. 이들 중 몇 명은 15년 이상 생존하고 있죠. 이 환자들은 모두 조직검사와 방대한 검사를 통해 암 진단을 받았던 환자들이었습니다. 이들 중 한 환자는 암이 간으로 전이돼 항암제 치료를 받고 있었는데, 현재 8년째 생존하고 있으며 우리의 치료를 잘 따라주고 있습니다. 이처럼 우리 환자들 중 췌장암 말기 환자의 50% 이상이 장기간 좋은 경과를 보이고 있어요. 7~8년이라는 정말 좋은 경과이지요.

SS : 기존의 췌장암 치료 생존율보다 확연히 나은 결과군요. 제가 알기로는 대부분의 췌장암 환자들이 4개월 이상 생존하기가 어렵고 사망하기 전에도 매우 고통스러운 과정을 거치는 것으로 알고 있습니다. 박사님은 이런 환자를 진료할 때 어떤 일을 가장 먼저 하시나요?

NG : 환자들이 내원하기 전에 환자의 모든 진료 기록을 검토하여 우리가 이 환자를 도울 수 있는지를 평가하게 됩니다. 우리 병원에서 도울 수 없다고 판단되는 환자는 돌려보내고 있지요. 이들에게 도움을 줄 수 없다면 아무런 의미가 없으니까요.

SS : 그러면 어떤 유형의 환자들이 이에 해당하나요?

NG : 예를 들어, 오늘 한 환자가 방문했습니다. 췌장암 말기 환자로, 약 3개월 가량 항암 치료를 받았지만 별 효과를 보지 못했죠. 이 환자는 식사를 할 수 없었고 복수가 차오르고 종양은 간 전체에 퍼졌습니다. 말 그대로 암이 여기저기에 퍼진 것이죠. 가장 큰 문제는 환자가 식사를 할 수 없다는 점이었어요. 환자가 음식 섭취를 할 수 없다면 우리가 할 수 있는 일은 아무것도 없어요. 우리 프로그램은 식이요법이 주를 이루고 있습니다. 환자가 음식을 섭취할 수 없다면 우리의 치료법을 따를 수 없다는 제한 요소가 있어요. 만약 우리가 제약회사의 지원을 받을 수 있다면 실제로 혈관 주입 형태의 효소를 개발할 수 있습니다. 과거에는 이러한 혈관 주입 형태의 효소가 존재했지만 현재는 FDA의 규정에 의해 미국 내에서는 찾아볼 수 없습니다. 매우 유감스러운 일이죠. 왜냐하면, 주입 형태의 효소를 사용할 수 있다면 마치 자연 항암제처럼 암 치료에 사용할 수 있을 텐데 말입니다.

SS : 저와 같은 일반인에게 이런 사실이 얼마나 끔찍하게 들리는지 아시나요? 생명을 구할 수 있음에도 바로 우리의 정부가 이를 막고 있다는 사실이요.

NG : 그런 점에 연연하지 말아야겠지요. 그렇지 않으면 좌절감을 느낄 뿐이니까요. 네, 식사를 할 수 없는 환자들까지도 포함해서 모두에게 치료를 제공할 수 있다면 매우 좋겠죠. 하지만 아직 허락받지 못하고 있습니다. 그럼에도 우린 많은 생명을 구하고 있습니다. 먹는 효소를 처방하고 있는데 너무나 간단해서 믿기 어렵습니다. 하지만 치료는 간편할수록 좋습니다. 환자가 집에서 효소를 먹기만 하면 되니까요.

SS : 치료 첫날은 어떻게 진행되나요?

NG : 첫 평가는 두 세션으로 이루어져 매우 간단합니다. 제 환자들 대부분은 뉴욕에 거주하고 있지 않습니다. 싱가포르에서 이스라엘까지 전 세계에서 찾아오죠. 이들은 뉴욕에서 이틀을 지내게 되는데 진료 시간은 총 4시간 정도 걸립니다. 첫날 2시간은 병력과 신체검사 등으로 다른 의사를 방문할 때와 같습니다. 환자가 내원하기 전에 우리는 환자의 모든 진료 기록을 받아서 제가 이미 검토를 끝낸 상태이지요. 또한, 환자의 영양 상태를 알기 위해 모발 검사도 실행합니다. 환자의 진료 기록, 저의 임상 경험, 모발 검사 및 혈액 검사 결과를 토대로 식이요법과 보조 치료 계획을 작성합니다. 모든 치료 계획은 개개인에 맞춰 구성됩니다.

제가 환자를 면담한 날 저녁에 컴퓨터를 이용해 치료 프로그램을 구성하게 됩니다. 다음 날 2시간에 걸쳐 함께 모든 사항을 검토하게 되죠. 따라야 할 식이요법, 보조 치료 계획과 효소는 얼마나 투여해야 하는지 등. 이 모든 것들은 개개인에 따라 달라집니다.

세 번째 단계는 디톡스입니다. 커피 관장을 하는 방법, 간 세척을 하는 방법 등을 말합니다. 그리고 유기농 식사를 하는 방법과 어떤 주스기를 사용하고 어떤 정수기를 구입해야 하는지 등을 지도하게 되죠.

SS : 그러면 두 번째 세션은 트레이닝 세션과 같은 것이군요. 이틀에 걸쳐 각 환자당 4~5시간을 할애하고요.

NG : 맞습니다. 상담을 마치고 나면 환자는 집으로 돌아가 치료 프로그램을 시작합니다. 영양보충제를 주문하고, 식단을 따르며, 유기농 식품을 먹고, 정수된 여과수를 마시고, 주서기를 사용하고 커피 관장을 시작합니다.

SS : 그런 일들을 하는 목적이 뭐죠?

NG : 간을 청소하기 위해서입니다. 건강 문제 해결을 위한 열쇠 중 하나가 건강한 간입니다. 간을 확실하게 청소하는 5일간의 간 청소 프로그램이 있습니다. 아주 멋진 프로그램입니다. 간 청소가 끝나면 보충제를 먹기 시작합니다.

SS : 간 청소를 관장으로 하는 건가요?

NG : 아닙니다. 간 해독 청소는 5일이 걸립니다. 첫 4일 동안 사람들은 포스푸드(Phosfood)라는 것을 섭취하는데, 이것은 스탠다드 프로세스(Standard Process)의 제품으로 담석을 용해시키고, 담즙을 유화시키는 작용을 합니다. 이것을 4일 동안은 사과 주스에 넣어서 마시고 5일째부터는 몇 가지 할 일이 있습니다. 담관과 간 내 도관을 열어주는 황산마그네슘(Epsom salt)을 하루 두 번 복용하고, 저녁 식사로는 유지방 크림을 곁들인 과일 식사를 합니다. 잠들기 전에는 빈속에 올리브 오일을 반 컵 마시는데 이것이 담낭관을 자극시킵니다.

밤새 담낭이 활발하게 수축하고 간과 담낭에 있는 노폐물은 장으로 배출되어 화장실에서 대변으로 배출하게 됩니다. 그것이 음식을 통해 간을 청소하는 한 방법입니다. 커피 관장과는 별개의 방법이지요.

SS : 간 해독을 하게 되면, 몸속의 모든 것을 자극하게 되는데 아프지는 않나요?

NG : 일반적으로 그렇지 않습니다. 올리브오일 반 컵을 마시고 나면 약간 메스꺼움을 느낄 수는 있지만 심각한 것은 아닙니다. 음, 아마도 누구도 이것을 좋아하지는 않을 겁니다. 저도 27년 동안 해왔는데 여전히 올리브오일을 마시는 것은 그리 유쾌한 일은 아닙니다. 제가 처음 이 프로그램을 실시했을 때 담석같이 생긴 것들을 배출했어요.

SS : 커피는 몸에 좋나요? 제 말은, 커피 관장이 해독 프로그램에서 중요한 역할을 한다면, 커피 관장 대신 커피를 많이 마시는 것으로도 똑같은 결과를 얻을 수 있지 않을까요?

NG : 아닙니다. 흥미롭게도 커피를 마시게 되면 교감신경을 자극하게 됩니다. 교감신경이 활성화되면 간의 활동을 정지시킵니다. 커피를 관장을 통해 직접 직장으로 투입시키면 대장에만 있는 특정 신경들을 자극하여 부교감신경을 활발하게 하고 반사작용을 통해 간으로 하여금 모든 독성물질을 배출하게 만듭니다. 커피를 마시게 되면 일시적으로 간을 정지시키지만, 관장을 하게 되면 간의 기능을 증대시킵니다. 간이 더 잘 활동하면 모든 장기의 상태가 좋아집니다. 그래서 커피를 마시는 것과 관장을 통해 섭취하는 것은 생리학적으로 완전히 다르게 작용합니다. 우리 병원에서는 환자들이 절대 커피를 마시지 못하게 합니다.

SS : 주위에 둘러보면 장 문제가 없는 사람이 없는 것 같던데요. 모두가 이 식단을 따라야 할 것 같습니다.

NG : 켈리 박사에 따르면, 암을 비롯한 모든 질병은 소화관에서 시작된다고 합니다. 영양 부족, 흡수 부족, 그리고 소화 부족. 저는 그가 옳다고 믿습니다.

저의 치료의 핵심은 간이나 장과 같은 모든 소화기관들이 제 기능을 제대로 발휘하도록 하는 것입니다. 우리 병원에는 장 세척기가 있습니다. 환자들은 정기적으로 장 세척을 합니다. 의심할 나위 없이 질병 치료의 핵심은 장의 활발한 활동을 계속해서 유지하는 것입니다. 장이 활발하게 활동하지 않는다면 아무것도 흡수를 못 하게 되고, 흡수가 안 된다면 아무리 영양가 있는 음식을 먹더라도 아무 소용이 없습니다. 따라서 소화계가 제 역할을 못 하면 치료에 성공할 수 없고, 병에서 나아질 수 없습니다.

SS : 장이 튼튼하지 못하면 건강을 얻을 수 없다는 뜻이군요.

NG : 모든 것이 다 제대로 작동해야 합니다. 부가적인 소화기관, 간, 담낭, 췌장, 위장, 소장, 대장.

SS : 하지만 대부분의 사람들은 암 치료에 관해서는 오로지 한 가지 '표준 치료'의 기준을 따라야 한다고 생각을 합니다. 수술, 방사능 요법, 항암제 그리고 관리 약품들, 박사님께서 이러한 치료법들을 버리시게 된 계기는 무엇입니까?

NG : 많은 사람이 저에게 그 질문을 합니다. 특히 20년 전 제 동료들이 그랬습니다. 전 코넬 대학에 진학했는데, 왜냐하면 코넬 대학은 슬로언 케터링 암센터와 연계되어 있었고 저는 평생을 슬로언에 있는 연구실에서 기초 과학을 연구하면서 살고 싶었습니다. 그러나 전 켈리 박사를 만났고, 그에 대한 좋고, 나쁘고, 중립적인 모든 이야기를 들었는데 그것은 모두 사실이었습니다. 그분은 확실히 천재였는데, 보통 천재들이 그러하듯이 켈리 박사도 아주 특별할 만큼 괴짜고 약간 미쳐 있었죠. 그리고 제가 그의 환자 기록들을 살펴보기 시작했을 때, 저의 선입견이 무엇이었든지, 그리고 직업상의 진로 예정과는 상관없이 전 이 남자가 암을 고치고 있다는 것을 알았습니다.

그것은 의심의 여지가 없었고, 그는 그로 인해 미움을 받고 있었어요.

SS : 저도 스티브 맥퀸(영화배우. 레이서. 폐암으로 사망. 역자 주)의 암에 관한 이야기를 들어 익숙합니다. 켈리가 맥퀸을 죽였다고 언론의 비난을 받았던 것도 기억합니다.

NG : 맞습니다. 켈리 박사는 1980년에 지엽적인 방식으로 맥퀸의 치료에 참여하였습니다. 하지만 맥퀸은 이미 방사능 치료와 면역 치료에 실패한 뒤였고, 흡연을 하고 있었으며, 치료 프로그램을 제대로 따르지 않고 있었습니다. 그럼에도 켈리 박사가 비난을 받았었죠.

켈리 박사가 미치광이로 여겨졌지만, 저는 말기 암 환자들이 건강해지는 것을 계속해서 목격할 수가 있었습니다. 저로서는 선택의 여지가 없었습니다. 과학자로서 어떻게 등을 돌릴 수 있었겠습니까? 솔직히 등을 돌리는 것이 쉬웠을지도 모릅니다. 의사로서의 제 경력이 훨씬 낮고 편안했을 수도 있습니다. 하지만 진실된 과학자라면, 효과가 있는 치료법에 대해, 설령 그 약이 달나라에서 온 먼지라 할지라도 끝까지 알아봐야 할 의무가 있는 것입니다. 켈리 박사는 곁에 있으면 편안한 스타일은 아닙니다. 개인적으로 친구 삼고 싶은 스타일은 전혀 아닙니다. 하지만 그가 암을 완치하고 있었기 때문에, 그가 머리에 뿔이 여섯 개 달린 괴물이었다 하더라도 저는 개의치 않았을 것입니다. 그는 암 환자들을 완치시키고 있었습니다.

저는 암 연구에 착수하기로 확고한 결정을 내렸습니다. 무독성 치료법으로 암을 소멸시키는 엄청난 능력의 소유자를 만났던 결과였습니다. 자기 자신마저 속이는 얼간이가 아니고서야 도저히 외면할 수 없는 상황이었습니다. 저는 올바른 결정을 했다고 믿습니다.

SS : 방금 말씀 중에 켈리 박사님께서 암을 완치시켰다고 말씀하셨는데요. 완치라는 표현을 쓰셨습니다.

NG : 그렇다고 할 수 있습니다. 저는 명백한 이유들로 완치라는 단어를 사용함에서 매우 신중할 수밖에 없습니다. 의학적으로나 법적으로 괜한 공격을 받고 싶지는 않은 까닭입니다. 그럼에도 저는 그가 암 환자들을 완치시켰다고 말합니다. 저희가 연구하던 환자 중에, 1982년에 간으로 전이된 췌장암 진단을 받은 환자가 한 명 있었습니다. 메이오클리닉(Mayo Clinic)에서 조직검사를 통해 간 병소를 검사했고, 실제로 췌장암에서 전이된 암이라는 판정을 받았습니다. 최악의 경우에 해당합니다. 병원에서는 그녀에게 두 달을 판정했고, 운이 좋다면 1년 정도 살 수 있다고 했어요. 병원에서는 항암 치료조차 권하지 않았습니다. 저는 메이오클리닉 담당 의사의 메모를 가지고 있습니다. 그가 그녀에게 항암제 치료를 강요하지 않은 것은 신뢰할 만합니다. 참 드문 경우이긴 하지만, 항암 치료가 환자에게 별 도움이 되지 않을 것이라고 솔직하게 말했기 때문입니다. 그래서 그녀는 집으로 돌아갔고, 켈리 박사에 대해 알게 되면서 그의 치료법을 따르게 되었습니다. 그리고 머지않아 그녀는 가족들이 운영하고 있는 주유소 일을 돕는 일상생활로 돌아갔고, 전이된 췌장암을 가지고도 하루 8시간씩 일을 했습니다.

그러는 동안에도 우리는 켈리 박사의 치료 프로그램에 대한 연구를 계속했습니다. 암 분야에 세계적인 권위자이고, 슬로언케터링 암센터의 원장이신 굿(Good) 박사님께서도 이런 환자는 처음이라고 말씀하셨습니다. 그 당시 그녀는 4년을 더 생존해 있었습니다. 1900년대 중반, 그녀가 환자를 소개시켜주기 위해 연락을 했던 이후 한동안 교류가 없이 지내다가 6주 전 그녀로부터 연락이 왔습니다. 그녀가 잘 지내고 있다는 안부 전화였습니다. 그녀가 처음 암 진단을 받은 지 27년이 지난 후였습니다.

그러니 완치라는 표현을 쓸 수밖에요.

SS : 흠…… 아무리 대체의학에 대해 비판을 하려고만 하는 사람이라도, 이 경우는 완치라고 밖에는 말할 수 없겠군요.

NG : 그녀로부터 소식을 들었을 때, 전 기뻤습니다. 생각해 보세요. 한 여자가, 비극적으로 끔찍한 진단을 받았습니다. 하지만 그녀는 맹목적으로 항암 치료만을 강요하지 않은 정직한 의사를 만났고, 다른 대안이 없던 상태에서 그녀는 대체요법에 대해서도 한번 알아볼 수 있는 자유를 얻었던 셈입니다. 메이오클리닉의 전문의들이 아무것도 해줄 것이 없다고 선언하기 전까지는 그녀는 대체요법에 관심이 없었습니다. 그리고 다행히도 그녀는 건강식품점에서 켈리 박사의 책을 발견할 수 있었습니다. 그것이 모든 시작이었지요.

만약 그녀가 항암 화학요법 치료를 받아서 결과가 이처럼 성공적이 었다면, 그 의사는 그녀를 각종 TV 토크쇼에 출연시키면서 홍보 했을 것입니다. 켈리 박사는 치과의사였어요. 그는 의사가 아니었습니다. 그는 암 환자를 치료할 합법적 권리가 없었습니다. 어떤 학술적인 견 지도, 후원도, 전문 의료진도 없이, 그는 메이오클리닉이 손도 댈 수 없었던 말기 암 환자를 고쳤습니다. 하지만 이런 놀라운 사실은 전혀 회자되지 않았습니다.

SS : 모든 사람이 랜스 암스트롱(Lance Armstrong : 미국 사이클 선수, 2010 년 약물복용으로 사이클계에서 영구 제명 : 역자 주)의 고환암과 항암 치료의 눈 에 띄는 성공을 이야기합니다. 그는 말 그대로 항암 화학요법 성공사 례의 살아있는 신화이지요. 저는 박사님께서 쓰신 글을 통해 처음 박 사님을 알게 되었습니다만, 그 글에서 박사님께서는 항암 화학요법이 단지 세 가지 유형의 암 : 소아백혈병, 림프종, 그리고 고환암에만 효 과가 있다고 하셨습니다.

NG : 랜스 암스트롱이 암 산업계에 의해 홍보되는 것은 안타까운 일 입니다. 그리고 그와 같은 사람이 자신이 그런 식으로 홍보되도록 허락 했다는 사실이 저를 슬프게 만들었습니다. 고환암은 희귀 암으로, 연간 발병률도 그리 높지 않습니다. 해마다 21만 건의 유방암이 진단되는 반면, 고환암 진단은 연간 1만~1만 5,000건에 불과합니다. 흔한 질병 은 아니지요. 그리고 말씀하신 대로 항암 화학요법이 효과가 있는 몇 안 되는 암 중 하나입니다. 항암제에 반응하는 다른 암 세 가지 중 하 나는 호지킨성 림프종입니다. 중요한 사실은, 주요 치명적인 암들 - 전 이성 유방암, 폐암, 전립선암, 췌장암 - 에서는 항암 화학요법은 아무런 효과가 없다는 것입니다, 전혀요. 항암 화학요법이 전이성 암 환자의 생존율을 의미 있게 연장시킨다는 어떠한 증거도 없습니다. 만약 연장한다 하더라도 1~2개월에 불과합니다. 그렇기 때문의 암스트롱의 고환암의 경우를 예를 들어 모든 항암 화학요법이 그러한 것처럼 일반화시키는 것은 도움이 되지 않습니다. 과학적으로 정확하지도, 정직하지도 못한 일입니다. 환자들에게 헛된 기대감만 심어줄 뿐입니다.

아벨(Abel)이라고 하는 독일의 수학자가 1992년 항암 화학요법의 효과에 관한 논문을 발표했습니다. 그는 독일 정부에서 지원을 받아 연구를 했는데, 독일 정부는 연구의 공정성을 위해 항암 치료에 호의적일 수 있는 암 전문의 대신 박사학위가 있는 수학자를 선택해서, 그동안 발표되었던 전 세계의 암 관련 문헌과 연구 자료를 분석하도록 했습니다. 그리고 연구 결과, 앞서 언급되었던 몇 가지 암을 제외하고는 전이성 유방암, 대장암, 폐암, 췌장암과 같은 고형 종양의 경우 항암 치료가 아무런 효과가 없다는 것을 알게 되었습니다. 그의 논문은 독일어와 영어로 출판이 되었지만, 미국 암 학계는 압력을 행사하여 미국 내에서는 발표되지 못했습니다. 2001년 업데이트된 논문이 발표되었는데, 대부분의 암은 항암 치료가 무의미하다는 이전 통계가 옳았음을 재확인할 뿐이었습니다. 새로운 버전은 정치적 압력으로 인해 번역조차 되지 못했어요. 저는 그와 대화를 나눈 적이 있는데, 그는 과학 평론을 하는 독립적 과학자로서 비난받는 것에 질렸다고 했습니다. 그의 흥미로운 연구 결과에 다들 관심을 가질 법도 한데, 사실은 그의 연구 결과가 암 전문의들이 일반적으로 믿고 있는 것과는 정반대의 성향을 띄기 때문에 그는 끊임없이 괴롭힘을 당했던 것 같아요.

SS : 항암 화학요법이 없으면 전염병처럼 늘어나는 암에 대한 치료 대책이 없지 않나요? 의사들도 그렇고 대학병원들도 모든 것을 걸었지만 항암제 제조사들만 좋은 일 시키는 것 아닌지 모르겠어요.

NG : 대학 4년에 의대 4년, 레지던트 3년에 또 3년을 추가로 종양학 연구를 한 암 전문의들이 이 상황을 이해하지 못한다는 걸 믿을 수 없어요. 바보가 아닌 이상 대부분의 암에 항암 화학요법이 별 효과가 없다는 걸 눈치챌 수 있을 텐데요. 학술지에도 다 나와 있잖아요. 무슨 비밀도 아니고.

많은 양심적인 암 전문의들이 사실을 알고 있고 공개적으로 논문에서 인정하고 있습니다. 그럼에도 그들은 암 치료 대체요법을 연구하는 저와 같은 의사들을 비난합니다. 우리가 일반 의학으로 충분히 치료될 수 있는 환자들을 유혹해서 등쳐먹고 있다고 우리에게 화살을 돌리고 있는 거예요. 실상은 우리 병원을 찾는 환자들 중 95%는 이미 일반 암 치료 전문병원에 호되게 당한 경력이 있어요. 그들은 화학요법, 방사선, 각종 기괴한 수술을 포함한 여러 처방을 받았지만 그중 효과를 준 것은 없었어요. 이런 환자들 중 대부분은 우리 병원에 문의를 할 때쯤엔 이미 무기력한 상태이고 우리 병원 직원들은 종종 환자들이 털어놓은 그동안의 고초에 충격받아 멍한 상태로 가만히 앉아 그들의 이야기를 들어주는 것이 일상입니다. 매일 같이.

우리 병원에 하루만 계셔 보세요. 헛된 희망에 사로잡혀 일반적 치료법을 강요당한 환자들의 끔찍한 사연을, 하루에 전화로 열댓 번도 더 오는 그 사연을 직접 들어 보신다면, 우리가 헛된 희망을 파는 대체요법 돌팔이로 비난받을 때 왜 분노할 수밖에 없는지 이해할 수 있을 거예요. 그러한 치료법으로 효과를 볼 것이라고 믿었던 환자들은 거의 초주검이 된 상태로 우리 병원을 찾는데, 우리 병원은 췌장암 치료로 유명하기 때문에 췌장암 환자들을 특히 많이 볼 수 있어요. 이들에게 주어진 기존의 처방은 효과가 전혀 없었고, 그로 인해 죽어가는 환자들도 많지만 이미 너무 늦은 상태여서 우리도 도움을 줄 수 없는 경우가 많습니다. 치료가 효과를 볼 수 있는 골든 타임을 놓친 것이죠.

SS : 암 전문의들도 자신들의 치료법이 효과가 없다는 것을 마음속으로는 잘 알고 있음이 분명한데요. 주위를 한 번 찾아보세요. 성공률이 바닥을 칩니다. 그래서 말인데, 언론에서 대서특필하는 획기적인 암 치료 신약 젬자르(Gemzar)가 어떻길래 이 난리죠?

NG : 기존에 쓰던 췌장암 항암제 중 가장 좋은 것과 젬자르를 비교했는데, 생존 기간의 중간값이 4.2개월에서 5.7개월로 연장되었습니다. 엄청나게 비싼 약을 썼는데도 겨우 1개월밖에 더 살지 못한 거죠. 임상실험에 참여했던 126명의 환자 중 19개월 이상 살아남았던 사람은 한 명도 없었습니다. 그럼에도 불구하고 젬자르는 엄청난 명약으로 평가받아 FDA의 승인도 받고, 지금은 그 시장이 수십억 달러 규모라고 하죠. 지금은 전 세계에서 사용합니다. 생존 기간을 겨우 한달 늘려주고, 19개월 이상 살아남은 환자가 단 한 명도 없는데, 그게 커다란 도약이랍니다. 영 아니라는 사실을 데이터가 여실히 주는데도 환자한테는 좋아지고 있다고 말할 수 있나요?

SS : 지난주에 친구 두 명이 췌장암으로 사망했습니다. 그중 한 명한테는 정말로, 박사님의 치료법 같은 다른 요법을 시도해 보자고 사정을 했는데, 둘 다 기존 암 치료를 맹신하고 있었어요. 한 친구는 4개월 만에 죽었고, 다른 한 명은 1년 만에 죽었습니다. 왜 환자들이 이런 선택을 하는 걸까요? 전 제 친구들이 죽어가는 걸 제 눈으로 지켜봐야만 했어요.

NG : 그들을 강제로 구할 순 없어요. 그냥 아껴주고 하고 싶은 대로 하게 놔둬야죠. 암 전문의들은 치료에 '반응(response)'한다는 표현을 자주 쓰는데요. 예를 들어 "이 치료에 종양이 반응을 할 가능성이 높은 편입니다." 같은 식으로 말하는데, 환자들은 그걸 치료된다는 뜻으로 받아들이죠.

SS : 반응이라는 게 실질적으로 어떤 뜻이죠?

NG : 종양이 일시적인 쇠퇴기에 있다는 거에요. 보통 4주 정도 지속됩니다. 지난 수십 년 동안, 국립 암연구소(National Cancer Institute)에 의하면 종양이 50% 줄어든 상태로 4주 정도 지속되는 것을 '부분적 반응'이라고 공식적으로 정의하고 있습니다. 맙소사! 딱 4주입니다. 환자가 5주차에 죽어도 치료에 반응한 걸로 간주되는 거죠. 화학요법으로 종양을 축소시킬 수는 있어요. 그렇다고 해서 생존율을 높아지는 것과는 별개입니다. 앞서 말한 몇 가지 암의 경우에서만, 랜스 암스트롱처럼 장기간 생존할 수 있습니다.

SS : 왜 이렇게 암 환자들이 많이 생길까요?

NG : 잘못된 식습관 때문인 건 분명해요. 사람들이 몸에 좋은 걸 잘 안 먹으니까요. 거기에다가 우리 주위 환경의 화학적 오염이 심합니다. 전자파 오염이나 방사능 오염도 한몫을 하죠.

SS : 휴대전화 같은 거를 말씀하시나요?

NG : 네, 휴대전화요. 전자기장을 만들어내는 기지국이 수천 개는 되잖아요. 20년 전엔 그런 게 있지도 않았어요. 컴퓨터도 전자기 방사선을 배출해요. 저도 컴퓨터 작업을 많이 하지만, 항상 안전 스크린을 사용합니다. 발암성 화학물이 많이 노출되어 있는데, 그런 것들도 매년 증가하고 있습니다. 또 우리 주위에 약 3만 가지의 합성 화학물이 존재하는데 그게 어떤 작용을 하는지, 그것들끼리 합성되면 또 어떤 작용을 하는지 아무도 모릅니다. 유기농 식품을 챙겨먹지 않는 한, 보통 사람들이 먹는 식품에서 영양가는 점점 떨어져가고 있어요. 농약으로 인해 화학물질이 범벅이 된 과일과 채소를 먹게 되지요. 특히 미국인의 식단은 사람은커녕 단세포종인 아메바조차 살아남기 어려운 너무나도 심한 정제, 가공, 화학 처리된 음식들로 이루어져 있지요.

또한, 우리에게 어떠한 영향을 끼칠지조차 모르는 수많은 화학 물질과 전자기장에 노출되어 있습니다. 우리의 몸이 환경의 변화와 위협들에 대처하기 위해 더 강해져야 할 판에, 대부분의 사람들은 우리 몸이 제대로 처리할 수조차 없는 불량 음식들을 채워 넣기에 바쁘죠. 잘못된 식단, 이것은 아주 위험한 선택입니다. 우리가 섭취하는 음식물에는 더 이상 영양소가 충분하지 않고 이에 환경적 노출이 결합하여 오늘날 암이 유행처럼 번지는 것입니다.

SS : 제가 두려운 것은 상황이 더 악화될 것이라는 점입니다. 제 독자들에게 저칼로리 탄산음료(다이어트 콜라 등)가 우리 몸에 어떤 영향을 끼치는지 설명해 주시기 바랍니다.

NG : 사실 저도 완전하게 파악하지는 못했습니다. 하지만 아래 자료들을 보시기 바랍니다. 저는 물론 합성 감미료를 그다지 좋아하지 않습니다. MIT 공대에 리처드 워트맨(Richard Wurtman)이라는 내과 연구의가 실시한 광범위한 연구에 따르면 아스파탐(aspartame)이라는 물질은 신경학적으로 유독성이 강하며 식욕을 증가시킨다고 합니다. 그래서 저칼로리 탄산음료를 섭취하더라도 결국엔 체중이 늘게 되는 것입니다. 저칼로리가 아닌 일반 탄산음료 한 캔에는 티스푼 10개 정도의 설탕이 들어 있습니다. 보통 미국인이 해마다 섭취하는 설탕의 양은 약 160파운드(약 72kg)입니다. 탄산음료에는 아무런 비타민이나 미네랄도 없습니다. 서구식 식단의 이런 비정상적인 백설탕 섭취량은 당뇨의 급격한 증가 추세와 밀접한 연관이 있고, 우리는 우리 스스로를 죽음으로 몰아가고 있는 것입니다.

SS : 제가 최근에 읽은 자료에 의하면 고등학생들은 전체 칼로리 섭취량의 30%를 탄산음료가 차지한다고 합니다.

NG : 예, 정말 비극적입니다. 고등학생들이 가장 많이 섭취하는 채소는 감자입니다. 놀라운 사실은 구운 감자가 아닌 감자 튀김, 감자 스낵이라는 사실입니다. 탄산음료와 감자 튀김이라니!

전 세계적으로 암은 증가하고 있습니다. 10~15년 뒤에는 상상할 수 없을 정도로 많은 사람이 암에 걸리게 될 것이라고 예측하고 있습니다. 개발도상국에서는 이러한 급격한 암의 증가에 맞설 자금이 부족한 실정입니다. 개발도상국에서의 식습관이 서구화되어 가며 그들의 건강 또한 악화되기 시작했습니다.

SS : 미국에서는 케첩을 채소라고 생각하는 사람들이 많다고 하는데 사실입니까?

NG : 예, 맞습니다. 재미있는 사실이지요…… 세상에 어떻게 케첩을 채소라고 생각할 수 있는지. 이제 소아 비만이 왜 급격히 퍼지고 있는지 알만 하죠? 뇌 기능이 제대로 작동할 리가 없습니다. 뇌가 제대로 기능을 하려면 완전한, 이상적인 영양소들이 공급되어야 합니다. 그렇지 않으면 제 기능을 발휘하지 못합니다. 요즘 사람들은 자신들의 몸 관리보다 차 관리를 더 잘합니다. 어느 누구도 멋진 스포츠카에 잘못된 연료를 넣지 않겠죠. 그런 사람들이 밖에 나가서는 정말 말도 안 되는 음식들은 입에 잘도 집어넣습니다.

SS : 제 생각에는 사람들이 영양소에 대해 무지한 것 같습니다. 하지만 박사님께서는 영양소를 아주 중시하시죠. 그럼 박사님 병원에 찾아오는 환자들은 저처럼 건강에 관심이 많고 신경을 쓰는 사람인가요 아니면 단지 절박해서 찾아오는 경우입니까?

NG : 제가 진료를 하는 이유는 환자들이 원하기 때문입니다. 환자들이 우리가 하는 치료에 믿음이 있어서 오는 것이죠. 만약 환자들이 우리를 신뢰하지 않는다면 우리의 처방을 따르지 않을 것이고, 그렇게 된다면 서로에게 시간 낭비일 뿐입니다. 절박함은 믿음을 불러옵니다. 누구나 아는 사실이지요. 환자들은 이미 평범한 치료에는 실패를 경험하고 절박함을 느끼고 다른 대안들을 생각하게 된 겁니다. 우리 병원의 최고의 환자분들 중 일부는 이미 일반적인 치료에서는 실패하고 마지막으로 제 사무실을 찾아와 저와 상담을 하신 분들입니다. 제 환자들의 상당수가 오랫동안 영양소에 대해 관심을 가졌음에도 불구하고 결국엔 암에 걸리게 된 분들이지요. 그래서 이미 반은 준비가 된 분들입니다. 우리가 할 일은 나머지 부분을 그분들과 함께하는 것입니다.

SS : 자율신경계에 대해서 설명해 주시겠습니까? 왜 중요한지?

NG : 자율신경 조절이야말로 식단 관리와 보충제를 쓰는 가장 기본적인 이유 중의 하나입니다. 자율신경계는 간단히 말하면 모든 장기들과 분비선 그리고 그들을 제어하는 신경들의 집합체입니다. 예를 들면 자율신경계 시스템은 궁극적으로 호르몬을 분비하는 갑상선, 부신(adrenal gland), 난소 그리고 고환 같은 내분비계 장기들을 제어합니다. 또한, 심혈관 기능, 심박수, 혈압, 맥박 등을 제어합니다. 모든 소화 기능은 자율신경계에 의해 제어가 되는데 분비물과 효소, 담즙 분출, 간 기능 장의 연동운동을 담당합니다. 연동운동이란 소화와 배설로 장 내에서 음식물들을 밀어내는 과정을 말합니다.

자율신경계 시스템은 교감신경과 부교감신경 두 가지로 나뉘게 됩니다.

SS : 그 두 가지가 어떤 기능을 하나요?

NG : 둘은 서로 상호작용을 합니다. 교감신경계는 우리 몸이 스트레스에 대처하는 법을 도와줍니다. 혈류 흐름의 방향을 뇌와 근육 쪽으로 바꾸게 하는 것이지요 그래서 스트레스를 받는 동안 더 빨리 생각하고 근육들은 당신의 반응 속도를 더 빠르게 합니다. 반면, 소화 기능을 폐쇄시킵니다.

SS : 아! 그래서 스트레스 받으면 소화장애가 생기게 되는 거군요?

NG : 예 맞습니다. 교감신경은 소화기관에 있는 에너지를 뇌와 근육으로 보내 스트레스 받는 상황을 더 잘 대처할 수 있게 도와주는 것입니다. 부교감신경은 그 반대이지요. 부교감신경은 밤에 편안하게 잠이 들었을 때 우리의 몸을 복구시키고 재생시키는 기능을 담당 합니다. 부교감신경은 소화를 책임집니다. 소화의 효율 증가를 위해 췌장에서 분비되는 효소, 간에서 분비되는 담즙산 염, 그리고 염산의 분비를 관장하는 것이지요. 이것들은 영양소의 흡수율을 증가시키고 손상받은 조직을 재생합니다. 한마디로 말해 부교감신경은 우리 몸을 재생시키는 시스템입니다.

SS : 우리가 살아가는데 이 두 신경계가 서로 반대되는 작용을 한다는 말씀이시죠?

NG : 네, 크고 작은 모든 스트레스는 교감신경계로 집중을 돌리라고 신호를 보냅니다. 취직 면접이나 마쳐야 할 프로젝트 같은 것들이 좋은 예입니다. 이에 반해 부교감신경은 우리 몸이 그날 하루 동안 발생한 손상을 회복하게 끔 해주죠.

SS : 궁금한 게 있는데요, 그러면 이건 암과 무슨 관계가 있는 건가요?

NG : (웃으며) 켈리 박사는 사람의 체질에 따라 강한 교감신경계와 약한 부교감신경계를 갖고 있는 사람들이 있다고 믿었습니다. 이런 사람들은 유방암이나 폐암, 위암, 췌장암, 대장암, 간암, 전립선암, 자궁암, 난소암에 걸릴 걸리기 쉽다고 생각했어요. 반면에 부교감신경이 강한 사람들은 백혈병이나 림프종, 골수종, 육종과 같은 면역학적 암에 걸리는 경향이 있다고 보았지요.

SS : 그럼 이 두 신경계가 균형을 이루는 사람도 있나요?

NG : 그럼요. 운이 좋은 사람들이죠. 이런 사람들은 보통 암에 걸리지 않아요. 실제로 암에 걸리기도 쉽지 않고요. 식습관이 바로 이들의 균형 잡힌 자율신경계를 가져온 요인이죠.

SS : 식습관이 우리가 암에 걸릴 확률을 바꿀 수도 있다는 말씀이신가요?

NG : 맞습니다. 듣던 중 반가운 소식이죠? 예를 들어, 교감신경이 과도하게 활성화된 사람들에게는 채식단을 처방합니다. 채식 음식에는 교감신경 활성도를 낮추고 부교감 신경을 높일 수 있는 미네랄과 비타민이 있기 때문이죠. 반대로 부교감 신경이 과하면 전형적인 육식단 처방을 내립니다. 이 사람들은 황제 다이어트를 실제로 잘해낼 분들입니다. 우리는 그들을 '에스키모'라고 부르기도 했습니다. 이런 사람들은 고기나 비계 같은 지방만 먹었기 때문이죠. 육식을 통해 교감신경계 활동을 높여주고 과다하게 활성화된 부교감신경을 자제시켜주면서 신경계가 균형을 찾게 되는 겁니다.

SS : 두 신경계가 균형 잡힌 사람이 암에 걸리면 어떻게 하시나요?

NG : 그런 경우에는 육식뿐만 아니라 과일이나 채소, 식물성 음식을 섭취해야 합니다. 이 세 가지 신경계 모두에게 공통으로 처방하는 것이 있는데 바로 효소입니다. 교감신경계나 부교감신경계 어느 한 쪽이 과도하더라도 효소가 도움이 됩니다. 통제가 안 되는 경우죠. 교감신경이 과도할 경우 굉장히 영리하고, 체계적이며, 좋은 리더이거나 훌륭한 엔지니어일 것입니다. 부교감신경이 과도한 경우에는 학교생활에 잘 적응하지 못하거나, 체계적이지 못한 경향이 있습니다. 하지만 이들은 굉장히 창의적이죠.

SS : 어떤 사람인지 어떻게 판단하죠? 사람들이 지닌 암의 유형을 보고요?

NG : 20년 넘게 임상 경력을 쌓다 보면, 바로 알 수 있습니다. 대장암이 있으면 교감신경계 우위라고 판단할 수 있습니다. 하지만 혈액 검사나 환자의 겉모습, 성격 등을 통해서도 알 수 있어요. 모발 검사에도 많은 정보가 담겨 있습니다. 우리가 환자의 식이요법과 영양 보조제들을 결정하는데 있어 자율신경계의 성향을 파악하는 것이 매우 중요합니다.

교감신경 우위의 경우 풍부한 마그네슘과 칼륨이 필요합니다. 다량의 칼슘은 오히려 해롭습니다. 반면 부교감신경 우위의 경우는 상당한 칼슘이 요구되며, 이들은 마그네슘을 섭취하게 되면 우울증이 생기는 등 부작용이 많습니다.

SS : 신기하군요. 제가 유방암에 걸렸었거든요. 저도 칼슘이 문제였는데 마그네슘을 충분히 섭취하니 기분이 좋아지더라고요.

NG : 바로 그거죠. 대부분 여성들은 칼슘을 과도하게 섭취합니다. 당신이 교감신경 우위의 체질인 경우, 매일 칼슘 1,500mg씩만 먹어도 이전의 유방암이 다시 나타나게 될 겁니다. 칼슘으로 인해 몸이 안 좋을 것이고, 칼슘은 독이나 마찬가지입니다. 반면 부교감신경 우위의 경우에는 정반대예요. 이들은 스테이크나 베이컨, 칼슘을 섭취하게 하면 안정을 취하면서 기분이 좋아질 거예요. 그리고 몸도 회복을 하기 시작하죠.

SS : 점점 더 많은 사람이 다발성 골수종에 걸리고 있는데요. 그럼 집 주변에 있는 제초제나 독소와 관련 있다고 생각하시나요?

NG : 일반 의사들도 림프종과 같은 골수종이 환경 노출과 결부되어 있다고 의심하기 시작했습니다. 저도 당연히 그렇다고 생각해요. 우리 병원에도 골수종에 걸려서 찾아오는 사람들이 실제로 늘어나고 있죠. 일부는 중금속에 중독되어 찾아오고, 또 일부는 방사선이나 라돈과 같은 저선량 방사선에 노출되어 옵니다. 골수종 환자들이 늘어나고, 뇌종양도 증가하고 있다는 것은 의심할 여지가 없습니다.

SS : 최근 저의 저서 《Breakthrough》에서 블레이락(Blaylock) 박사는 탄산음료와 뇌종양의 상관관계를 설명해 주셨어요.

NG : 맞아요. 그리고 휴대전화도 그렇죠. 제 환자 중에 33세의 워싱턴 정가 로비스트 한 분이 있었어요. 세 명의 자식을 둔 아버지였죠. 그런데 그는 최악의 뇌종양인 교아종(glioblastoma)에 걸렸어요. 그는 하루에 8시간씩 휴대전화를 붙들고 살았죠. 저는 휴대전화를 끊어야 한다고 말씀드렸지만, 그는 그럴 수 없다고 하시더니 결국 제 처방을 중단했어요. 석 달 후, 그는 항암 치료와 방사선 치료를 받다가 끝내 숨을 거뒀습니다. 휴대전화 때문이라고 바로 증명해 낼 수는 없지만, 저는 휴대전화는 그의 죽음의 근원이었다고 기꺼이 말할 수 있습니다. 신체에서 가장 예민한 기관인 뇌에서 불과 2인치 정도 떨어진 곳에(휴대전화 같은) 전자기력 장치를 두고 생활한다면 어떻게 되겠습니까? 몸에 해로울 수 있다고 예상 못 하나요?

SS : 그렇다면 1년에 4번만 생리하게 하는 피임약은 어떤가요……전혀 이해가 되지 않아요.

NG : 그렇죠. 생리를 억지로 멈추게 한다? 차라리 심장 박동을 억지로 멎게 하지 그러세요? 말도 안 되는 발상이지요. 정상적인 생리기능을 인위적으로 방해하는 것은 옳지 않습니다. 최근 경구용 피임약에 대한 논란이 뜨겁습니다. 제가 만난 전문가들 중에도 우려를 표하시는 분들이 많이 계셨습니다.

SS : 그리고 누가 그 연구들을 진행한 것입니까? 경구용 피임약 제작자들?

NG : 제가 의대생일 때, 전체 여성의 1/12이 유방암에 걸린다고 배웠습니다. 그리고 지금 발병률은 1/8인데, 이것마저 다시 조정해야 할 판입니다. 발병률이 높아지는 명확한 이유가 있습니다. 물론 의학계는 경구용 피임이 원인이라는 것은 부인하고 있습니다.

SS : 난처할 수도 있지만, 질문 하나 하겠습니다. 박사님의 치료 성공률은 얼마 정도 됩니까?

NG : 확실히, 켈리 박사는 환자들을 완치시켰습니다. 몇 가지 이유 때문에, 저는 저의 완치 성공률에 대해서는 숫자를 제시하기가 어렵습니다. 우선 첫 번째로, 제가 엉큼하게 무엇인가 숨기려는 것이 아니고, 그렇다고 논란이 될만한 발언을 회피하는 것은 더더욱 아닙니다. 켈리 박사님이 제게 가르쳐준 사실은, 암이라는 질병은 지속적으로 관리가 가능한 만성질환에 불과하다는, 암을 바라보는 새로운 시각입니다. 그는 사실 암의 접근법을 당뇨의 접근법에 비유한 최초의 사람들 중 한 명이었습니다. 당뇨환자들은 바른 식생활과 필요한 인슐린을 잘 조절하면, 100세 넘게 일반적인 삶을 살 수 있습니다.

SS : 흥미로운 비유입니다.

NG : 제게는 10~20년간 지속적으로 왕래하는 환자들이 있습니다. 그들 중 몇 분은 지금도 몸에 암이 있습니다. 암이 쉽게 사라지지 않는 경우가 많습니다. 폐암 환자 중 한 명은 현재 18년이 지났는데, 지금도 폐에 종양이 있습니다. 그 종양들은 이미 죽었거나 남겨진 흉터일 수도 있지만, 그는 현재 조직 검사를 할 생각이 전혀 없다고 합니다. 그는 그저 암과 함께 평화롭게 살고 있습니다. 그가 완치되었다고 볼 수 있을까요? 그의 경우를 완치된 환자 통계에 잡아 넣을 수 있을까요? 저는 그가 완치됐는지 모릅니다. 그는 여전히 종양을 가지고 있을 수도 있습니다. 그래도 그는 건강해 보입니다. 그러나 그의 X-ray를 보면, 폐에 테니스공만 한 암 덩어리가 있습니다. 그의 몸이 그 암 덩어리를 잘 조절하고 있습니다. 당뇨 환자처럼, 그는 그의 질환과 함께 조용히 살고 있습니다. 만약 당뇨 환자가 잘못된 식생활을 하고 인슐린 투약을 중단한다면, 1주 내에 갑자기 죽을 수도 있습니다.

SS : 그러므로 암 환자들은 처방받은 효소를 복용하고 박사님의 치료 프로그램을 따른다면, 암을 잘 관리하면서 살 수 있다는 말씀이시군요. 한마디로 암은 조절이 가능하며, 높은 삶의 질을 유지할 수 있다는 말씀으로 해석됩니다.

NG : 정확합니다. 종양이 확실하게 사라진 환자들의 경우도 있습니다. 그런 경우에는 전통적 기준에 따라 완치되었다고 간주됩니다. 그러나 저는 제가 암 환자를 완치시켰다고 자축하기를 주저합니다. 우리 병원의 환자들 중에는 말기 암 진단을 받고도 10년 이상 살고 계신 분들을 흔히 볼 수 있습니다. 조직 검사를 통해서 정확한 진단을 받았던 환자들입니다. 모두 종양이 사라진 것으로 나옵니다. 하지만 CT 촬영 상에는 나타나지 않지만 작은 씨앗이 남아 있는 경우도 있습니다. 그럼에도 불구하고 정상적인 생활을 하고 있습니다. 몸에 남아 있는 암세포 하나하나 다 찾아서 없애는 것이 중요한 것이 아닙니다. 6개월에서 1년의 시한부 판정을 받았던 환자들이 정상적인 생활을 하며 멀쩡하게 살아 있다는 것이 중요한 것이지요.

SS : 그것이 모든 사람들이 진심으로 원하는 바겠지요. 제가 암 환자였기 때문에, 암이 마지막 단계에 이르기 전에는 고통스럽지 않다는 것을 잘 알고 있습니다. 그래서 온전한 삶의 질을 유지할 수 있다면 그것만으로도 충분하겠네요. 박사님께서는 요즘 널리 쓰이는 항암제인 아드리아마이신(adriamycin)과 택솔(taxol)에 대해 어떻게 생각합니까? 저를 담당했던 암 전문의는 효과가 없는 것으로 증명되었다고 말했습니다.

NG : 그 약들은 기적의 신약이 아닙니다. 전이성 암에 이 약을 사용하면서 종양이 줄어들기는 하지만, 그 효과는 지속되지 않습니다. 우리 병원을 찾는 여성 환자분들 중에는 이들 항암제로 인해 망가진 분들이 많습니다. 우리 병원에는 약 300명의 유방암 환자들이 있습니다. 제가 특별히 신경 쓰는 한 여성은 아드리아마이신(adriamycin)을 투여받고 심한 부작용에 시달려 항암 치료를 중단했습니다. 우리 병원에 처음 찾아왔을 때만 해도 암이 간과 뇌로 전이된 상태였습니다. 요즘 그녀는 건강하고 활발하게 살고 있습니다.

SS : 이런 경우에는 치유된 건가요? 아니면 조절하고 있다고 봐야 합니까?

NG : 만약 그녀가 부주의하다면, 그녀의 암은 언제든지 재발할 것입니다. 그러니 현재로선 조절 중이라고 말합니다. 몇 년 동안 소식이 끊겼던 몇몇 환자들이 제게 크리스마스카드를 보냈을 때, 저는 그들이 잘 지내고 있단 사실을 알 수 있습니다. 저는 그들이 커피 관장을 계속하고 유기농 식단을 지속하고 있다는 것을 알고 있습니다. 그러나 암이라는 질병은, 누구로부터 어떤 치료를 받았던 간에, 치료가 일시적으로 성공적이었다 하더라도, 방심하면 재발할 수 있습니다.

SS : 즉 현실적인 판단이 중요하군요. 환자들은 항상 조심하면서 살아야 하겠군요.

NG : 두말하면 잔소리입니다. 당신이 버진스키 박사와 인터뷰를 했다고 들었습니다. 그는 의심할 나위 없는 최고의 암 권위자입니다. 그는 저와는 완전 다른 방법으로 암 환자들을 치료합니다. 하지만 그에 대해서 잘 알고 있으며, 그를 향한 큰 존경심을 갖고 있습니다. 우리 시대의 가장 위대한 과학자 중 한 명입니다.

SS : 그 또한 당신의 칭찬을 감사히 받을 거라 생각합니다. 확실히 두 분의 접근 방법에는 큰 차이가 있습니다. 버진스키 박사는 펩티드의 결핍을 찾아내어 그것을 보충하는 방법으로 치료를 하고, 박사님의 경우는 효소와 영양으로 몸을 건강하게 만드는 방식인데요. 결론적으로 제가 인터뷰한 두 분의 환자들은 모두 상태가 좋았습니다. 그것들이 제게 시사하는 바가 컸습니다.

NG : 언젠가 그와 함께 마주 앉아 효소와 안티네오플라스톤의 작용에 대해 비교해 보고 싶습니다. 그는 확실한 답변을 할 것을 알고 있습니다. 똑똑한 남자입니다.

SS : 지방간에 대해 이야기해주세요. 유독한 환경과 스트레스 때문에 우리의 간이 피로에 지쳐가는 것 같습니다.

NG : 맞습니다. 우리가 섭취하는 당분은 지방간을 발생시킵니다. 현대인들은 간이 감당할 수 있는 한계치를 훨씬 넘어선 과도한 당을 섭취하고 있습니다. 그래서 간은 당을 저장하기에 편리한 중성지방으로 변형시킵니다. 결국, 설탕 섭취가 혈중 지방을 증가시키고 간은 이를 저장하지 않고서는 달리 도리가 없습니다. 사람들은 그들의 당 섭취 때문에 지방간을 달고 돌아다닙니다.

SS : 술을 안 마셔도 지방간이 생긴다는 거죠.

NG : 맞아요. 지방간 환자들을 많이 봐 왔는데, 환자들 간에 유일한 공통점은 미국식 당분 섭취였습니다. 간은 몸의 주요 해독기관이에요. 이곳에서 환경적 화학물질들이 중화되고 처리되죠. 우리가 숨 쉬는 오염된 공기와 결부된 전형적인 서구식 식단에 포함되어 있는 독성 화학물질이 인체에 해를 입힙니다. 대부분의 사람들이 정제된 물을 마시지 않고, 숨 쉬는 공기도 제대로 정화시킬 수 없는 상태에서 화학물질이 범벅이 된 정크푸드를 먹다 보니 간에 스트레스가 갈 수밖에 없습니다. 여기에 더해 늘어나는 당분 섭취와 정제된 가공식품 섭취가 모두 간으로 가니, 왜 이리도 문제가 심각한지 알만 하죠.

SS : 어떤 종류의 물을 마시고 어떤 필터를 써야 하는 거죠?

NG : 사실 어떤 정수기를 써야 할지에 대해서는 많은 논의가 있어요. 전 사실 좀 전통적인 걸 추구하는데요 : 저는 역삼투압 방식의 정수기를 선호합니다. 그게 완벽한 시스템이라는 뜻은 아니에요. 역삼투압 정수기는 중금속을 제거해 주지만, 다른 좋은 미네랄들까지도 걸러내거든요. 지금은 그런 식인 겁니다. 미네랄 보충제를 따로 먹어줘야 하는 거죠.

SS : 물을 얼마나 많이 마셔야 하는지에 대해서도 항상 논란이 있지요. 하루에 여섯 잔? 여덟 잔?

NG : 물은 독소를 씻어내기 때문에 저는 하루에 여덟 잔을 마십니다. 이건 매우 중요합니다.

SS : 알칼리수는 어떤가요?

NG : 알칼리수는 교감신경이 우세한 사람들에게는 굉장히 좋지만, 부교감신경에는 너무 염기성을 띱니다. 부교감신경이 우위인 사람들은 좀 더 산성일 필요가 있어요. 그렇기 때문에 붉은색 육류가 잘 맞지요. 붉은색 육류는 강한 산성이거든요. 모든 환자들이 산성과 알칼리성 사이의 균형을 잘 맞출 필요가 있습니다. 교감신경이 우세한 사람들은 산성 신진대사에서 대사활동이 유리한 편인데, 산성 신진대사는 많은 양의 산성 폐기물을 만들어 냅니다. 유방암, 간암, 대장암 환자들은 대체로 산성 체질을 띱니다. 산성 체질인 분들에게는 알칼리수를 주는데, 그런 타입의 환자분들에겐 알칼리수가 효과적이죠.

반면, 부교감신경이 우세한 사람들은 이미 너무 알칼리성 체질이기 때문에 알칼리수를 주면 너무 우울해져서 아침에 침대에서 일어날 수조차 없을 거예요. 벽혈병 환자라면 병세가 훨씬 악화되겠죠?

SS : 암이 산성을 띠나요?

NG : 부교감신경성 종양은 오직 알칼리 환경에서만 존재합니다. 바로 백혈병, 림프종, 골수종 등입니다. 골수종과 육종이 과도한 알칼리 체질에서 발병한다고 생각되기 때문에, 모두에게 알칼리성 체질이 좋다고 할 수는 없는 겁니다. 저는 암에 걸린 후 채식주의자가 되기로 결정한 환자들을 만나 보았는데, 만약 그들이 부교감신경이 우세하다면 이는 몸에 잘못된 연료를 넣는 것과 같은 효과입니다.

SS : 흥미롭군요. 마치 디젤 연료를 이용하는 차에 일반 휘발류를 넣는 것과 같단 말씀이시군요.

NG : 켈리 박사의 천재성이 확인되는 대목입니다. 그는 과도한 알칼리성 체질이 깊은 우울증이나 백혈병, 골수종 같은 문제들을 일으킨다는 것을 깨달았죠.

SS : 요즘 같은 시대에 완벽한 균형을 이루기란 쉽지 않겠지요. 굉장히 신경을 많이 써야 하는 일이거든요. 물론 그럴만한 가치가 있는 일이지만, 신경 쓸 일이 많은 것은 사실입니다.

NG : 사람의 몸은 가장 정교하게 설계된 엔진이에요. 때문에 이것이 제대로 돌아가도록 하려면, 가장 훌륭한 연료를 넣어줘야 해요. 그런데 많은 사람이 이렇게 생각하는 경우가 별로 없어요. 지적하셨듯, 사람들은 자신들보다 그들이 키우는 개를 더 잘 먹입니다. 우리 몸의 모든 것들은 모두 한 곳에서 비롯되었습니다 : 바로 우리의 식단이죠. 우리의 뼈에서부터 뇌세포까지 우리는 우리가 먹는 음식에서 나오는 영양분들로 구성되어 있습니다. 그리고 우리 뇌의 정교함을 고려했을 때, 저라면 저 자신을 위해서 최상의 것들을 제공할 것입니다. 영양이 바로 비결입니다. 영양이 바로 기초입니다. 이건 끝이 아니라 시작이에요. 건강을 위한 궁극적인 토대인 거죠. 이것부터 지키지 않는다면 다른 어떤 치료도 제대로 된 효과를 보긴 어려울 거예요.

SS : 조직 검사에 대해서는 어떻게 생각하세요? 저는 조직 검사 소리만 들어도 꽤 긴장이 되는데, 이 책의 처음에 제가 서술했듯, 저는 압력에 못 이겨 조직 검사를 한 번 받았었어요. 그 후 어디에선가 읽었는데, 만약 암세포가 있으면 조직 검사가 오히려 암세포를 전이시킬 수도 있다고 하던데, 맞나요?

NG : 일반적인 외과의사들이나 암 전문의들은 아마 그 소리를 들으면 비웃으며 쓸데 없는 것을 걱정하고 있다고 말할 테지만, 약 십 년 전에 발표된 연구에 의하면, 간암을 확인하기 위해 조직 검사를 하면 오히려 암의 전이 속도를 증가시켜 생존에 부정적 영향을 끼칠 수 있다고 확인하고 있었습니다.

미국에서 모든 비뇨기과 전문의들은 일 년 내내 전립선의 조직 검사를 합니다. 이는 전이 속도를 증가시킬 뿐이고, 제가 최근에 읽은 연구에서도 이를 확인하고 있습니다. 유방암의 경우도 마찬가지입니다.

조직 검사는 너무나도 무분별하게 행해지고 있습니다. 그러나 이제는 그것이 더 큰 문제를 야기할 수 있다는 것을 알게 되었죠. 법률 제도에 문제가 있습니다. 암 치료를 하기 전에 의무적으로 조직 검사를 통한 확진을 요구하기 때문이죠.

SS : 다른 의사들은 박사님에 대해 어떻게 생각하나요?

NG : 오늘 환자 한 명을 소개받았습니다. 췌장암 환자였는데 아들은 저명한 내과의사입니다. 그는 저에게 그의 아버지에 대한 품위 있는 편지를 써 보냈습니다. 제 웹사이트를 인상 깊게 읽어 보고, 제가 왜 그렇게 비판당했는지 궁금해 하더군요. 저는 저를 비판하는 사람들을 보면 늘 드는 생각이, 그렇게 할 일이 없나? 제 걱정 말고 자기들 앞가림이나 잘하라고 말해줍니다.

저는 일하는 것이 즐겁습니다. 물론, 쉽지만은 않은 길이죠. 저는 말기 암 환자들을 돌봅니다. 비록 그들 모두가 치료되지는 않더라도, 대부분은 성공합니다. 환자들은 병세가 매우 심각하고, 저는 매일 밤 환자들과 전화 상담을 하느라 두 시간 가량을 할애합니다. 전 세계에 있는 제 환자들이 저와 연락하기를 간절히 원하고 있기 때문이죠. 단순히 먹고 살기 위해 하는 일이라고 생각하면 차라리 다른 일을 하겠죠.

SS : 이 일을 돈 때문에 하시는 건 아니시죠?

NG : (껄껄 웃으며) 제가 만약 돈을 많이 벌고 싶었다면, 차라리 심장 수술을 전문으로 했겠죠. 그러면 건당 6만 달러를 받는 수술을 하루에 두 번씩 하게 됩니다. 그게 바로 의술로 돈을 버는 방법입니다. 제가 하는 이런 일 말구요. 저는 진심으로 환자의 쾌유를 위해 이 일을 합니다. 25년 전, 켈리 박사의 길을 따르기로 한 것도 같은 맥락에서입니다. 비평가들이 뭐라고 하든 신경 쓰지 않아요.

SS : 박사님이 하시는 의학이 빛을 볼 날이 있을 거라고 생각하십니까?

NG : 제 생각에는 이미 빛을 보고 있습니다. 저를 비판하는 의사들이 많다는 것이 그 증거입니다. 다들 위협을 느끼는 거죠. 지금 인터뷰하는 이 책도 출간될 것이고, 우리 병원의 암 치료 프로그램의 이론을 담은 책도 곧 출간할 예정입니다.

SS : 글쎄요. 제 생각에는 박사님이 지금처럼 계속해서 제약회사의 심기를 건드리는 이상, TV에 나오기는 힘들 것 같은데요. 제약회사는 모든 분야에 투자하죠. 거의 모든 TV 쇼들과, 모든 공중파 방송의 최대 광고주일 뿐 아니라 심지어 할리우드 영화에도 투자합니다. 그래서 박사님께서 빛을 볼 날이 있겠느냐는 생각이 드는 것이지요.

NG : 정말 큰 문제는, 현대 의학, 그리고 정치인들이 이 문제에 관심이 없다는 겁니다. 그들은 지구 온난화 문제에 대해서 이야기할 뿐이죠. 영양 문제라거나, 대체 의약품에 대해서는 전혀 언급하지 않아요. 제약회사들이 의약품을 모두 관리하고, 정말 파워가 셉니다. 워싱턴 정가에는 제약회사로부터 정식 직원으로 파견된 약 천 명의 로비스트들이 있죠. 주정부에 파견된 로비스트들은 계산에 넣지도 않았습니다. 모든 상원, 하원의원들에게 1인당 두 명의 로비스트가 붙는 셈입니다. 약 천 명의 로비스트들은 모두 억대 연봉을 받고 일하고 있죠.

하지만 진실의 힘은 큽니다. 그리고 진실은 항상 스스로 모습을 드러낸다는 것 역시 믿습니다.

SS : 완쾌된 암 환자들 중 신념으로 구제된 사람, 또 영양 개선을 통해 구제된 사람의 비율은 어떻게 됩니까?

NG : 제가 처음으로 그 기적적인 완치 사례를 보고 켈리 박사에게 물었습니다. "전체 암의 몇 %가 육체적 문제이고, 몇 %가 영양 문제이고, 또 몇 %가 심리적·영적 문제인가요?" 그가 말했습니다. "간단하네. 100% 육체적 문제이고, 100% 영양 문제라네." 약 2초 정도 뜸을 들이고 그는 다시 말했습니다. "100% 심리적이고." 그리고 그는 2초를 더 쉬고 말했습니다. "100% 영적인 문제이네. 모든 환자들에게 말이지."

영양 문제는 단지 기본일 뿐입니다 : 심리적, 그리고 영적인 문제는 환자 스스로가 해결해야 할 부분이죠. 믿음, 신념을 가지는 것이 중요하고, 인생의 본질을 깨달아 정면으로 대하는 것이 중요합니다. 켈리 박사는 영양 문제는 단지 작은 부분에 지나지 않는다고 말했습니다. 그는 그의 연구에 대해서 실로 겸손했던 분이죠.

우리 병원을 찾는 대부분의 환자들이 병세가 깊기 때문에, 당근 주스를 갈아 마시는 것조차 힘들어 하는 경우가 많습니다. 그런데 흥미로운 것은, 영양 상태가 개선되면, 환자들은 곧바로 원기 회복을 느끼고, 뇌에도 충분한 영양소가 전달되기 때문에 뇌의 활동도 활발해 진다는 것입니다. 그때서야 비로소 환자들은 그들의 삶에 얽혀 있는 심리적 문제들에 대해서도 생각할 수 있는 여유를 갖게 됩니다. 그러한 마음의 여유가 몸을 회복하는 데 도움을 줍니다. 보다 영적으로 깨어나게 되면 사람들과 소통하는 방식도 바뀝니다. 흐뭇한 광경이 아닐 수 없죠. 영양 개선을 통해 마약을 끊는다거나, 결혼생활이 행복해지도록 돕지는 못합니다. 하지만 인간에게 있어서 영적인 부분은 자기 자신을 찾아가는 데 중요한 역할을 합니다.

SS : 박사님은 박사님께서 선택한 일에 대해서 어떻게 느끼는지요?

NG : 저는 후회하지 않습니다. 때때로 저는 연구직이나 뭐 그런 쪽으로 제 진로를 정했어야 하는 것은 아닌가 하는 생각이 들 때도 있습니다. 그렇지만 지금 제가 하고 있는 암 치료가 효과가 있다는 것을 알고 있습니다. 제가 암에 대한 확실한 해결책을 찾아낸 사람이라고 떠벌리는 것이 아닙니다. 췌장 효소가 암 치료에 도움이 된다는 사실을 처음 발견한 사람은 베어드(Beard) 박사입니다. 저는 그저 그의 뒤를 이어 연구를 계속하고 있는 것뿐입니다. 그는 옳았고, 제가 어떤 정보를 가지고 있더라도 베어드 박사가 옳았다는 것을 깨달았기 때문에, 저는 그의 연구 업적을 세상에 소개하기 위해 노력하는 것뿐입니다. 켈리 박사 역시 세간의 평가대로 기이한 사람이었지만, 기이한 만큼이나 그 역시도 정답을 가지고 있었습니다. 효소들은 확실히 효과가 있습니다. 세상 사람들은 그 사실을 알아야 하고, 그래서 암 치료에도 선택의 여지가 있다는 사실을 알아야 합니다. 저는 제가 진실이라고 믿는 것들에 대해 제 할 바를 다했으며, 연구를 계속해서 더하면 더할수록 제가 믿던 그 진실들이 진실이었다는 것이 증명될 뿐입니다.

SS : 인생을 살면서 가장 행복한 것은, 본인이 좋아하는 일을 하면서 사는 것이란 말이 있는데, 박사님께서는 하시는 일을 정말로 사랑하시는 것 같습니다.

NG : 물론입니다. 제가 볼 때, 저는 근본적으로는 과학자입니다. 저는 진실을 밝히고 싶습니다. 저는 앉아서 약이나 처방하거나, 수술 잘하는 유명한 외과의사가 되는 것에는 관심이 없습니다. 저는 진실을 찾고, 그 진실이 이끄는 대로 나아가고 싶습니다. 그것이 저로 하여금 켈리 박사를 들여다보게 한 동기가 되었습니다. 비록 그의 연구가 이상해 보였고, 제가 의대에서 배워 왔던 것들과는 판이하게 다른 사고방식을 도입해야 했지만 말입니다. 그러나 지금 하고 있는 이 일과, 현장에서 겪는 치료 결과들은 제게 큰 기쁨이 되었습니다. 우리는 자연이 암에 대해 어떻게 대처하는지 그 근본적인 방식을 찾았고, 그것은 엄청난 것이었습니다, 그것이 제가 얻을 수 있었던 가장 큰 보상이겠지요.

SS : 정말 박사님께 깊은 감명을 받았습니다. 감사합니다. 그리고 축복합니다.

곤잘레스 박사의 환자들이 직접 전하는 증언

26년 전, 나는 췌장암 4기 진단을 받았다. 그때 병원에서는 항암 치료나 방사선 치료도 별 소용이 없을 거라고 말했다. 지금 와서 생각해 보면 그것이 너무나도 잘된 일이었지만, 당시로서는 아무것도 해 줄게 없으니 집으로 돌아가서 주변을 정리하고 최후를 준비하라는 의료진의 말에 나는 크게 낙담하였다.

나는 화가 났다. 그 당시 내 나이는 46세. 더 살고 싶었다. 나는 결혼을 해서 6명의 자녀를 키우고 있었다. 나는 곧은 나무가 빨리 베인다는 생각을 가진 고지식한 사람이었고, 좀 더 오래 머무르고 싶었다.

주변에서 메이오클리닉에서 진찰을 받아보라는 말을 해줘 그곳을 찾았다. 하지만 메이오클리닉에서도 결과는 마찬가지였다. 첫 번째 병원에서처럼, 나에게 집에 가서 남은 것들을 정리하고 여생을 즐겁게 보내라고 하였다.

지금은 똑똑한 척 얘기하고 있지만, 당시에는 뭘 어째야 할지 몰랐다. 내 담당 의사는 내가 굶어 죽을 것이라고 말했다. 그가 그런 것처럼 오글쪼글 말라 갈 것이라고 했다. 나는 의사에게 물었다. "지금 체중이 200파운드가 나가는 제가 굶어 죽을 거란 말씀이신가요?" 그는 "넵!" 하고 짧게 대답했다. 하지만 어떻게 되었을까? 그런 일은 일어나지 않았다. 별다른 도리가 없었기 때문에, 나는 건강 식품점을 돌아다니면서 답을 찾고자 하였다. 마침 애플턴(Appleton)에 있는 자연 식품점(Stein's Natural Food)에서 책 한 권을 발견했다. 그 책은 켈리 박사가 쓴 암에 대한 해답이었다. 나는 그 3달러짜리 책을 바로 구입하였다. 그 책에는 당시 텍사스 그레이프바인(Grapevine)에 본부를 둔 켈리 박사의 암 치료 프로그램에 대한 정보가 담겨 있었다.

전화를 걸어 상담 예약을 했다. 위스콘신에 있는 제임스 콜너(James Kolner)와 직접 상담할 수 있는 사무실의 주소를 받았다. 그 다음주 그의 사무실을 찾았다. 그가 나를 바라보며 이야기했다. "당신은 죽지 않을 것입니다." 내가 대답했다. "하지만 메이오클리닉에서는 제가 죽을 거라고 말했습니다." 그는 다시 "제가 알려 드리는 대로만 하시면 앞으로도 한참 더 살 수 있습니다."라고 말했다. 그는 나에게 1인치 정도 되는 두께의 책을 주었다. 내가 얼마나 많이 먹는지, 얼마나 자주 먹는지, 어떤 음식으로 식단을 꾸리는지, 손톱에 능선은 있는지, 발바닥에 굳은살이 있는지 등을 알아보았다. 내가 답한 모든 것들은 무엇인가와 관련이 있었다.

내 혈액검사 결과를 켈리 프로그램에 보냈다. 그리고 본격적인 식이요법이 시작되었다. 어떻게 상을 차릴 것인지, 얼마나 자주 먹을 것인지, 무엇을 먹을 것인지, 그리고 내가 주문해야 하는 약의 목록이 포함되어 있었다. 개수를 세어 보니 하루에 357개의 알약을 먹어야 했다. 그중 90개는 췌장 효소였는데, 췌장이 쉬면서 스스로 치유될 수 있도록 췌장의 기능을 대신해 주었다. 나머지 알약들은 비타민이었다. 나는 하루에 1만 단위 유닛(unit)의 비타민 C를 섭취하였다. 식이요법에는 붉은 육류, 밀가루, 유제품, 감귤류, 설탕 등의 섭취를 금지하고 있었다. 나는 알약들을 복용하고 커피 관장도 하면서 시키는 대로 최대한 따랐다. 하지만 그 누구도 커피 관장을 할 때 어느 정도로 커피를 진하게 타야 하는지 알려주는 사람이 없었다. 멍청한 나는 내가 마시는 진하기로 커피를 만들었고, 3일이 지나도록 카페인 때문에 정신이 말똥말똥했다. 이제는 커피를 약하게 만들어야 한다는 것을 알고 있다.

치료를 하려면 확실하게 해야 한다는 것을 절실히 느꼈다. 나는 8월에 치료를 시작하였다. (메이오클리닉에서 나에게 6개월 시한부 판정을 내렸던 시점이었다.) 크리스마스에는 손님을 초대해 돼지처럼 먹으며 파티를 했다. 그리고 그날 먹을 것을 모두 토해냈다. 이후 나는 비타민 복용이나 식이요법을 철저하게 지켜야 한다는 것을 알게 되었다. 사실 나는 그때까지도 비타민을 복용하지 않고 있었다. 왜냐하면 비타민을 고용량 복용할 때 있을 수 있는 부작용에 대한 안내를 받았었고, 크리스마스 전후로 불편함을 느끼고 싶지 않았기 때문이다. 우습게도 비타민을 먹지 않았던 부작용이 더 컸다.

그때 나는 결심했다. 프로그램을 철저하게 따르고 나 스스로를 일으켜 세우겠다는 결심이었다. 커피 관장과 하루 300개의 보충제를 먹어야 하는 것이 썩 내키지는 않았으나, 선택의 여지가 없었다. 나는 이 알약들을 5년째 먹고 있다.

지난 54년 8개월 동안 주유소를 운영하면서, 초콜릿바와 샌드위치, 탄산음료, 아이스크림, 그리고 토마토 주스 같은 온갖 정크 푸드를 먹고 살았다. 지나치게 많은 쓰레기를 먹고 산 것이다.

하지만 이제는 삶의 방식을 바꿨다. 사람은 주어진 선택을 확실하게 깨달으면 어떤 것이든 할 수 있다. 나의 경우 남겨진 선택은 죽음뿐이었고, 그것은 큰 동기 부여가 되었다. 처음에 생간을 먹어야 한다는 얘기를 들었을 때, 속이 뒤집어지는 줄 알았다. 하지만 그것은 나의 관념일 뿐이었다. 나는 생간을 접시에 올려 놓고 냉동실에 넣었다. 생간이 딱딱하게 얼기 바로 전에 4분의 1인치 크기의 얼음조각처럼 잘라냈다. 그리고 다시 냉동실에 넣어 완전히 얼렸다. 생간을 한 웅큼 먹어야 할 때, 그것을 꺼내어 입에 넣고 물을 마셔 함께 삼켰다. 보다시피 필요하면 무엇이든 할 수 있다.

몇 년 후, 곤잘레스 박사는 나의 이야기를 책에 넣고 싶다고 편지를 썼다. 하지만 나는 이제는 아무것도 하지 않는다. 나는 병이 낳았다고 느끼고 있고, 더 이상 커피 관장이나 비타민 섭취를 하지 않고 있다. 나는 여전히 풍뚱하고 까칠한데, 지난 5년간 해왔던 것들이 무엇이었던 간에 나를 건강하게 만들어 준 것만은 확실하다. 이제는 더 이상 나를 진료했던 원래의 의사에게 돌아갈 수 없다. 왜냐하면 그는 이미 오래전에 죽었기 때문이다. 머리가 희끗희끗한 그에게 말했었다. "나는 당신이 죽어서 사라질 때까지 살아 있을 것이다." 그가 죽은 지도 벌써 10년 정도 되었다.

　　　　　　－ 알린 밴 스트래튼, 켈리 박사의 프로그램으로 치료한 환자
　　　　　　　　　　　　　　　　　췌장암 4기, 26년간 재발 없음

저는 간호사입니다. 저는 운이 좋았다고 생각합니다. 제가 4기 난소암에 걸렸을 때, 여기저기 많이 알아보고 나름대로 연구를 많이 한 친구가 있었습니다. 그 친구의 아버지께서 췌장암에 걸리셨기 때문에 그

녀는 닉 곤잘레스 박사님에 대해 알게 되었습니다. 그리고 저에게도 "암을 치료할 수 있는 다른 방법이 있다."라고 알려 주었습니다.

저는 5일 동안 병원에 입원하여 자궁 절제술과 나팔관을 제거했습니다. 항암 치료는 최악의 경우 언제라도 할 수 있다고 생각했기 때문에, 한번 시도해 보자는 생각에 곤잘레스 박사에게 연락을 하였습니다.

저는 이 프로그램이 얼마나 깊이 있는 프로그램인지에 대한 이야기를 듣고 충격을 받았습니다 : 환자로서 직접 해야 할 일이 많았기 때문이죠. 그저 누워서 팔에다 주사를 맞는 일이었다면 쉬웠을 것입니다. 하지만 제 안의 무언가가 이 치료를 시도해 보라고 말했습니다. 먼저, 저는 유기농 식품 장을 봐야 했습니다. 그리고 수많은 알약을 먹어야만 했습니다. 보통 일이 아니었어요. 많은 노력이 필요했습니다.

곤잘레스 박사는 나의 머리카락 검사 결과에 맞춰 식단을 짜주었습니다. 저의 식단은 일반적인 채식주의자 식단으로 과일과 채소 위주로 처방되었습니다. 그리고 보충제 알약을 주문했습니다. 하루에 먹는 알약이 150개가 넘었습니다. 췌장 효소, 비타민 A,B,C,D 복합제, 칼슘, 간 기능성 식품, 시상하부 그리고 약해진 다른 장기들을 위한 보충제 등이었지요.

암에 걸리게 되면 암이 걸린 부분만 문제가 있는 것이 아니라 다른 여러 장기들도 같이 약해집니다. 그래서 저는 특정 미네랄도 추가로 복용했습니다. 예를 들어 나트륨, 칼륨, 마그네슘, 셀레니움, 그리고 아연 같은 것들을 말이죠. 모두 제 몸에 결핍된 것들이었으니까요.

저는 이탈리아 사람이기 때문에 식습관이 그리 나쁜 편은 아니었습니다. 절대 패스트푸드를 먹지 않았고, 과일과 채소를 많이 먹는 편이었지요. 햄버거나 먹어대는 그런 사람은 아니었습니다. 담배를 피고 술을 많이 마시긴 했지만, 그래서 많은 나쁜 습관들을 고쳐야만 했습니다. 제가 먹어왔던 음식들이 아주 나쁜 건 아니었지만 그렇다고 유기농도 아니었지요.

무엇보다도 직장이 가장 큰 문제였습니다. 스트레스를 많이 받는 직업이었어요. 그래서 저는 상담 위주의 업무를 하기 위해 병원과 요양원 일을 그만두었지요.

해독 과정은 정말 끔찍했습니다. 전혀 즐겁지 않았어요. 올리브오일을 마실 때는 제 코를 틀어 막아야만 했지요. 하지만 병이 낫기 위해서는 해야만 했습니다 : 저는 점점 더 강해졌고 건강해졌으며 석 달에 한 번씩 곤잘레스 박사와 진료를 할 때마다 암수치가 줄어드는 것을 확인할 수 있었습니다. 몇 달이 지나고 여동생을 만나러 갔을 때, 그녀는 제 얼굴색이 많이 좋아졌다고 했습니다. 제 몸의 독소들이 빠져 나가고 있었기 때문에 혈색도 좋아졌던 거지요.

제 주변 사람들은 제가 암을 이겨내는 모습을 보고 큰 감명을 받았습니다. 보통 난소암 4기 진단을 받으면 사형선고나 다름이 없었거든요.

저는 제가 오늘 살아 있다는 사실에, 그리고 그 어느 때보다 더 컨디션이 좋다는 사실에 진심으로 감사하고 있습니다. 사람들은 저의 나아진 모습을 보면 많이 놀라곤 합니다. 그동안 많이 힘들었지만, 결국 인생은 선택이라는 것을 깨달았습니다.

제가 산부인과를 다시 찾았을 때, 의사는 믿지 못하는 눈치였습니다. 그녀는 당연히 제가 항암 치료를 받았을 거라고 생각했었지요. 제가 항암 치료를 받지 않았다는 사실을 알려주자 그녀는 충격에 휩싸였습니다. 제가 완치된 모습을 뻔히 보고도 기뻐하는 눈치가 아니었고, 뭔가 여전히 불신하는 느낌이 역력해 그 병원을 끊었습니다. 외과의사도 마찬가지였습니다.

저의 간이 썩 좋은 상태가 아니었습니다. 암이 전이된 상태였기 때문에, 저의 치료 성공은 기적과도 같은 것이었습니다. 저는 여전히 커피 관장을 하루에 두 번씩 하고 있고 아마도 평생 동안 해야 할 것입니다.

지금까지 17년이 지났습니다. 이제껏 잘해온 걸 망칠 수는 없겠지요? 저는 완전히 치료되었다고 말할 순 없지만 아직까진 재발의 흔적은 없습니다.

저는 활기찬 생활을 하고 있습니다. 태극권, 요가, 에어로빅을 하러 다닙니다. 항상 운동하는 것을 좋아하고 춤추는 것도 즐겁습니다. 사람들은 저를 보고 행복하고 즐거운 사람이라고 생각합니다. 그렇습니다, 저는 그런 사람입니다. 전 활기가 넘치는 긍정적이고 낙관적인 사람이 되었습니다.

곤잘레스 박사님은 매우 똑똑한 사람입니다. 그는 켈리 박사님의 프로그램을 발견하면서 많은 연구를 했습니다. 또 그는 제가 만났던 사람 중에 가장 용감한 사람입니다. 알다시피 그는 매우 세심하지만 감정적이지는 않습니다. 도움이 필요할 때 항상 곁에 있습니다. 저는 그를 빛나는 갑옷을 입은 중세의 기사(내가 이렇게 말한 걸 별로 안 좋아할 걸 알지만)라 여깁니다. 보다 많은 암 환자들이 그의 치료 프로그램을 알지 못하고, 그들에게 선택의 기회가 있다는 사실을 모른다는 사실이 안타깝습니다.

만약 암과의 전쟁이라는 게 있다면 얼마나 오랫동안 그 전쟁을 치뤄야 할까? 저는 사람들이 암 연구를 위한 기부금을 요구할 때마다 심히 화가 납니다. 사실 그 돈은 모두 제약회사로 들어가 그들의 배만 불려주며, 정작 암 환자들에겐 전혀 돌아가지 않습니다. 상황은 오히려 점점 더 나빠지고 있습니다.

11월에 저는 일흔이 됩니다. 저는 곤잘레스 박사님과 함께 투병해온 일에 대해 늘 하나님께 감사드립니다. 박사님을 만난 건 행운이었습니다. 그 모든 것이 다 운명이었다고 저는 믿습니다.

– 라파엘라 사비노, 난소암 4기, 70세,

16년째 재발 없음

1988년 극심한 요통에 시달려 병원을 찾았습니다. CT 촬영 검사를 했는데, 종양이 몇 개가 발견됐습니다. 병원에서는 곧바로 수술을 해서 종양을 제거하려고 하였습니다. 심각한 상황이었습니다. 두 건의 수술을 받았는데, 자궁 전체를 드러내는 수술과 대장암 제거 수술을 동시에 받았습니다. 산부인과 전문의와 수술을 담당했던 외과의사 모두 6개월 정도 항암 치료를 받을 것을 권했습니다. 의사의 권고대로 저는 수술한 몸을 추스려 항암 치료를 받았습니다. 7가지의 독한 항암제를 견뎌냈습니다. 구토와 현기증이 심했고 몸 상태가 너무나도 안 좋아 대부분의 시간을 침대에서 보냈습니다. 1991년 7월이 되었을 때, 항암 치료가 끝이 났고, 추가 검사로 CT 촬영을 다시 했는데, 암세포가 폐에 재발한 것이 발견되었습니다. 이는 사형선고와 다름없었습니다.

정말 운이 좋게도 저는 당시 한 건강 관련 단체에서 주관하는 모임에 참석하고 있었고, 거기서 만난 영양학 전문의가 저에게 닉 곤잘레스 박사의 치료를 받을 것을 권했습니다. 하지만 약을 많이 복용해야 할 수도 있다는 말에 마음을 접었죠. 그리고 나서 한 달여 뒤, 텍사스에서 열린 모임에서 그 의사를 우연히 다시 마주치게 됩니다. 그분께서는 저에게 곤잘레스 박사를 만나 봤냐고 다시 물어보았지만, "지금 뉴욕까지 갈 형편이 못 된다."라고 말씀드렸죠. 그러자 그 의사는 목숨이 걸린 문젠데, 반드시 뉴욕에 가야 한다고 하며 저를 다그쳤습니다. 당시 그 의사분의 아내도 암 투병으로 곤잘레스 박사에게 치료를 받고 있는 중이었기 때문에 제 사정을 좀 더 잘 헤아리는 듯했습니다. 주님께서 저에게 이 의사를 보내주시어 깨달음을 주시는 듯한 생각이 들었습니다.

당시 저를 진료했던 암 전문의는 재발된 암을 치료하기 위해 8개월 간의 항암 치료를 다시 시작하자는 소견이었고, 추가로 수술을 통해 폐에 전이된 암의 전부나 일부를 제거하기를 원했습니다. 듣고 있기조차 너무나도 힘든 시간이었습니다. 제 몸이 그 모든 과정을 견뎌 낼 수 있으리란 확신도 없었습니다.

그래서 결국은 그 의사의 추천대로 곤잘레스 박사님을 찾아갔습니다. 저의 모든 병원 기록을 준비해 갔고, 이를 토대로 상담이 진행되었습니다. 그날 저녁 저의 남편 게리(Gary)는 "이런 치료가 있다는 것을 3년 전에만 알았더라도 얼마나 좋았을까."라고 말하더군요.

첫 번째 방문 때는 총 이틀간 상담이 진행되었습니다. 첫날에 2시간 가량 진료를 보고, 둘째 날에는 한 시간 정도 걸렸습니다. 주로 지난 병력에 관한 이야기를 나눴죠. 그 뒤에 프로그램을 짜 주셨습니다. 모든 프로그램은 환자 개개인에 최적화되도록 만들어집니다. 사람마다, 암마다 제각각 차이가 있기 때문이죠. 둘째 날에는 제 프로그램이 무엇을 수반하고, 무엇을 행해야 하는지, 또 전반적으로 프로그램에 어떻게 임해야 하는지에 대한 설명을 들었습니다.

단 한 가지 모든 사람들이 갸우뚱하는 것은 커피로 매일 관장을 하는 것이었습니다. 정말 듣도 보도 못한 것이었지만 일단 살고보자는 마음에서 시키는 대로 다 해보기로 마음먹었습니다. 만약, 이것도 그중 하나라면 기꺼이 실천해야겠죠. 전반적으로 프로그램에 굉장히 긍정적인 자세로 임했고, 이제 더 이상 방법을 찾아 헤매고 싶지도 않았습니다.

식이요법도 놀라웠습니다. 유년기 때 꽤 건강하게 먹는 편이기 했지만, 유기농 식품만 고집하진 않았거든요. 게다가 하루에 먹어야 될 알약이 130개나 됐습니다. 그중엔 췌장 효소도 포함되어 있었죠. 비타민과 미네랄, 그리고 여러 효소들도 많이 섭취하도록 했습니다. 지금도 여전히 이 식이요법을 지키고 있구요. 매달 해독도 하는데, 이게 정말 고역입니다. 올리브오일을 들이켜 간을 씻어내는 것인데요. 그전에 인산을 사과 주스에 타서 마셔, 몸의 여러 기관을 활성화시켜야 합니다. 사실 굉장히 메스껍긴 하지만, 간의 모든 독소들을 배출해 내는데 도움이 되죠.

요즘에도 종종 밤새 메스꺼움을 느끼는 경우가 있지만, 항암 치료에 비하면 아무것도 아닙니다. 지금 생각해 보면 항암 치료로 암을 죽인다는 것은 말도 안 됩니다. 당시 제 몸에 아드리아마이신과 류코보린 항암제를 투약했는데, 심장과 폐에 영향을 주는 약물이었습니다. 덕분에 20년이 지난 지금까지 이렇게 후유증을 앓고 있답니다.

처음 암 선고를 받았을 때는, 두려움 때문에 의사들이 무엇을 하든 순순히 따랐지만, 지금이라면 그렇지 않았을 겁니다.

개인적으로 저는 모든 사람에게 곤잘레스 박사를 추천하는 바입니다. 간혹 제 주변 사람에게 그를 추천을 했을 때, 그저 흘려듣는 이들도 종종 있습니다. 하지만 생의 마지막 순간에 가서야 "그때 말한 곤잘레스 박사에게 가볼 걸 그랬네."라고 후회하는 사람들도 있습니다.

지금까지 저는 곤잘레스 박사의 프로그램을 17년간 따르고 있고, 그 덕에 지금은 꽤나 건강한 편입니다. 저는 그의 환자 중에는 드물게 항암 치료를 받은 경력이 있었습니다만, 곤잘레스 박사는 떨어질 대로 떨어진 저의 간 기능과 면역 기능에도 불구하고 저를 살려주셨죠. 평생 그의 프로그램을 기꺼이 따를 생각입니다. 제 남은 목표는 아이들과 오래오래 사는 것이지요. 가족들도 저에게 지원을 아끼지 않구요.

오랫동안 함께 살 수 있다고 믿고 있습니다.

건강보험이 있긴 하지만, 대체의학적인 치료를 커버해 주지는 않습니다. 검증되지 않았다는 게 핑계죠. 하지만 저는 암 중에서도 최악으로 분류되는 암을 선고받은 뒤에도 지금까지 17년 동안 멀쩡히 살아 있습니다. 아마 보험이 적용되는 현대 의학에 기대었다면 저는 이미 죽은 몸일 수도 있죠. 환자를 죽일 수 있는 치료만 커버를 한다니 말도 안 되는 소리죠. 보험 적용이 안 되더라도 제대로 된 치료를 받는 게 중요합니다. 한눈 팔 시간이 없습니다. 형편이 넉넉한 편이지는 않지만, 비타민과 영양 보충제를 구입할 수 있도록 돈 관리를 합니다. 그것이 돈을 지혜롭게 쓰는 길이라고 믿습니다. 저는 현재 66세입니다. 처음 암 선고를 받았을 때, 이 나이까지 살 수 있을 거라고는 상상도 못했는데, 지금 제 나이가 자랑스럽습니다.

- 조이 리 맥코이, 전이성 림프종 4기, 66세,
17년째 재발 없음

10년 전 림프종 4기 진단을 받았습니다. 그에 앞서 2년 전, 단순한 지방종을 암세포라고 오진을 받은 경험이 있었기 때문에, 이번 암 진단은 상상도 못했었습니다. 다니던 산부인과에서 "그냥 놔두면 나빠질 수도 있으니 치료를 하는게 좋겠다."라는 조언을 해주기 전까지, 아무도 신경 쓰지 않았기 때문에 림프종 암진단을 받고는 큰 충격에 빠졌습니다. 건강 문제에 관해서는 자신이 있었기 때문에, 곤잘레스 박사를 찾아가기까지 큰 믿음을 필요로 했습니다. 감사하게도 남편이 곁에서 격려했습니다. 남편이 일하던 직장에 대체의학에 심취한 동료가 있었고, 그분이 계속해서 저로 하여금 대체의학적 치료를 받도록 저희 남편을 독려했습니다.

곤잘레스 박사를 찾아가기를 1년 반이나 미루었고, 그때도 여전히 반신반의했습니다. 처음에는 고민이 많았습니다. 치료를 하려고 보니 먹어야 하는 알약도 너무 많았고, 하루 중에 언제 어떻게 약들을 먹어야 하나 고민했습니다. 관장이나 담 청소 등 프로그램상 해야 할 일이 너무 많았습니다. 그것은 실로 압도적이었지만 한번 해보자고 결정했습니다.

치료 초기에 곤잘레스 박사님께서는 산성으로 된 식단을 정해 주셨습니다. 제가 알칼리성 체질이기 때문에 그랬습니다. 그분의 이론에 의하면 나와 같은 종류의 혈액암은 알칼리성 체질보다는 산성 체질에서 더 치료가 수월하다고 합니다. 그래서 제 식단은 채소가 거의 없고 고기로만 채워졌습니다. 다행히도 지금은 아무거나 골고루 먹어도 되는 단계라서 먹는 것이 즐겁습니다. 물론 유기농으로만 먹습니다. 저는 평소에 건강에 신경을 쓰는 편이었습니다. 현미나 통밀을 주로 먹고 운동도 꾸준하게 했습니다. 하지만 가든에서 일할 때나 공기 중에 화학물질에 노출된 적이 있는 것도 알고 있었습니다.

그래서 철저하게 치료에 임했습니다. 비타민 A, B, C를 복용했고, 췌장 효소도 다 먹었습니다. 아침, 점심, 저녁으로 나눠 계획을 세워서 실천했습니다. 이제는 자동적으로 됩니다. 친구들과 밖에서 만나 외식을 할 때도, 친구들이 눈치를 못 챌 정도입니다. 내가 만약 항암 치료를 받았더라면, 지금 이렇게 살아 있지 못했을 거라는 생각이 들곤 합니다. 가끔씩 그런 생각이 들 때마다, 내가 살아 있는 이 모든 것이 하나님의 은혜라고 생각하고 매일매일을 감사한 마음으로 살고 있습니다.

곤잘레스 박사님은 훌륭하신 분입니다. 우리 모두는 마음속에 영웅을 간직하고 있는데, 지구상에서는 그분이 저의 영웅이십니다. 환자들을 정성껏 돌보는 사랑이 넘치시는 분입니다. 제 피검사 결과가 나오면 지체하지 않고 곧바로 전화를 주십니다. 어떤 병원에서는 검사 결과를 몇 주씩이나 기다린 적도 있었는데, 곤잘레스 박사님은 바로 전화를 주십니다. 환자 한 분 한 분을 정성을 다해 치료하는 모습이 눈에 보입니다. 다른 의사와는 다르다는 것을 느낄 수 있습니다. 제가 특별 대우를 받는 느낌이었습니다.

곤잘레스 박사에 의하면 우리 모두는 몸속에 암세포를 가지고 있습니다. 단지 어떤 사람들은 면역력이 강해서 이겨내는 것이고, 제 경우는 심한 스트레스에 시달렸던 것을 알고 있습니다. 결국, 합쳐져서 병이 생깁니다. 우리 몸이 병을 드러내기 전까지는 모르고 사는 것 뿐이죠.

제가 게을러질 때면 곤잘레스 박사님께서 용기를 북돋아 주셨습니다. 치료 프로그램이 얼마나 잘되고 있는지를 깨닫게 해주셨는데, 때론 그런 자극이 필요했습니다. 박사님께 너무나도 감사드리는 것이, 박사님의 권면이 아니었다며 제가 오늘날 이렇게 살아 있을까 하는 생각이 듭니다. 너무나도 감사드립니다.

– 에스터 디비토, 림프종 4기
10년째 재발 없음

저는 현재 보이스 트레이너로 일하고 있고, 이는 제 천직입니다. 의학 분야에 학위가 있어서 대학에서 7년 정도 근무했고, 한때 육군 장교로 복무했었습니다. 그러나 뭐니뭐니해도 제 인생에서 가장 큰 성취는 암을 이겨낸 것입니다.

세 번째 암이 재발했을 때 속으로 말했습니다. "다시는 항암 치료를 하나 봐라." 몸이 너무 악화되어 앉아 있을 수조차 없었습니다. 그러다가 곤잘레스 박사에 관한 기사가 생각났습니다. 수소문 끝에 병원에 전화를 했습니다. 전화 너머로 직원이 말했습니다. "곤잘레스 박사님께서는 전화 상담을 하시는 환자분들 중에 극히 일부만 치료하십니다." 그리고는 다른 건강 문제가 있는지 제게 물었습니다. "아니오. 암에 걸린거만 빼면 건강합니다. 다른 문제는 전혀 없어요." 제가 대답했습니다. 직원이 계속해서 다른 질문들을 이어나갔고 제가 그녀를 중단시키고 말했습니다. "이거 보세요. 저더러 거꾸로 서라고 하면 그렇게 할 테니까(시키는 대로 다 한다는 뜻) 예약 좀 해주세요."

그날 오후, 곤잘레스 박사로부터 전화가 왔습니다. 저를 환자로 맞아 주셨는데, 제게 있어선 경이로운 일이었습니다.

두 번째 암이 재발했을 당시에 담당 의사가 직장암 환자 중에 20% 정도만이 생존한다는 말을 아무렇지도 않게 내뱉었습니다. 저는 그 말을 듣고 경악해서 되물었습니다. "당신 의대 어디 나왔어?" 겉으로는 친절한 의사였지만, 그런 태도는 아니라고 봅니다.

곤잘레스 박사에게 첫 진료를 받던 날, 그가 진료실에 들어오면서 했던 첫마디는, "어디 봅시다. 제가 어떻게 낫게 해드릴 수 있는지." 였습니다. 첫눈에 반한다는 표현을 이럴 때 쓰는 거로구나 했습니다. 곤잘레스 박사는 매력적이었습니다. 30대로 보였는데 적어도 60세 이상 나이가 드신 걸로 알고 있습니다. 유머 감각이 넘치는 매력 남이었습니다. 저는 말 잘 듣는 환자로 시키는 대로 다 할 참이었습니다. 제게는 선택의 여지가 별로 남아 있지 않았습니다. 벌써 세 번째 심각한 암이 재발된 상태였습니다. 제 어머니께서는 유방암으로 양쪽 유방을 모두 잘라내셨습니다. 제 할머니께서는 자궁암에 걸리셨고, 제 아버지는 대장암으로 돌아가셨습니다. 저희 집안 유전자에 뭔가 문제가 있는 건 확실합니다.

제 암에 대해서 여러 가지 생각을 해봤습니다. 내가 왜 암에 걸렸는지도 곰곰이 생각해 봤습니다. 저는 항상 스트레스에 시달렸습니다.

제가 나름대로 스트레스 관리를 잘하고 있다고 생각했습니다. 항상 바빴지만 제 일을 즐겼습니다.

두 번째 암에 걸렸을 때(곤잘레스 박사가 아닌 다른 의사로부터) 항암 치료를 받았습니다. 죽다 살아났습니다. 제 오른쪽 가슴 부위에 방사선 치료도 받았는데, 지금도 화상 자국이 남아 있습니다. 당시 저를 치료했던 의사는 같은 군부대 병원의 상관이었기 때문에 저에 대해 잘 알고 있었습니다. 하루는 그가 제게 말했습니다. "헤스터, 가슴에 칼슘이 뭉친 게 보이는데 별로 좋은 징후가 아니거든." 가슴 크기가 38에 더블 D컵이었기 때문에 별 미련 없이 잘라냈습니다. 3년 후, 직장암이 발견되었습니다. 제 몸속에 숨은 암이 있다고 판단해서인지 방사선 치료와 독한 항암 치료를 병행했습니다.

병원에서는 별거 아니고 다시 복무할 수 있을 거라고 제게 말했습니다. 하지만 전 부대로 복귀는커녕 제대로 서 있을 수조차 없었습니다. 메스꺼움이 몇 달을 갔습니다. 항암 치료를 마치고 수개월 만에 다시 암이 발견됐습니다. 이번에는 폐암이었습니다. 작은 암세포들이 비비탄처럼 폐 전체에 퍼져 있었습니다. 곤잘레스 박사를 찾아 갔던 때가 바로 그때입니다.

곤잘레스 박사님의 처방대로 완벽하게 따랐습니다. 내게 남은 유일한 기회라고 여겼고, 그를 믿었습니다. 하루에 150개나 되는 알약을 먹고, 올리브오일과 커피 관장을 했습니다. 유기농 식단만 먹고 모든 것을 철저하게 지켰습니다.

곤잘레스 박사님의 치료가 말 그대로 저를 살렸습니다. 부정적인 태도로는 불가능합니다. 전적으로 신뢰해야 프로그램을 잘 따를 수가 있습니다.

저는 감성적으로나 철학적으로 치료를 받을 준비가 되어 있었습니다. 다른 일반적인 암 치료도 다 해봤으나 오히려 죽을 뻔했을 뿐만 아니라 아무런 효과도 없었습니다. 굳건한 믿음이 있어야 하고 정신무장이 되어 있어야만 합니다. 나이가 82세가 되면 뭔가 믿어야 하지 않겠습니까?

– 헤스터 영, 82세, 유방암, 직장암, 폐암 환자

12년째 재발 없음

저는 53세이고 저는 원래 죽었어야 했습니다. 8년 전인 2001년 1월, 45세가 되던 해에, 전이 간암 4기 판정을 받았습니다. 정말 충격적이었습니다. 저는 수차례의 항암 치료를 받아서 암이 줄어들었지만, 제 주치의는 그다지 긍정적인 반응을 보이지는 않았습니다. 주치의가 판단하기에는 아마도 암이 아주 빠르게 재발할 것이고, 그러면 또 다른 종류의 항암 치료를 시도해 보자고 했습니다. 하지만 주치의는 제가 암 때문에 죽든가, 아니면 항암 치료 때문에 죽을 것이라고 보았습니다. 주치의는 저를 보고 별 가망이 없다고 보고 있었습니다.

그래서 저는 생각했습니다. 이거 멍하니 손 놓고 있을 일이 아니로구나. 그래서 다른 대안을 찾기로 했습니다. 뜻밖에 제 어머니께서 곤잘레스 박사님을 알려주셨습니다. 우리는 뉴욕으로 갔고, 박사님과의 짧은 상담 끝에 저는 박사님을 믿어보기로 했습니다.

항암 치료는 결코 즐거운 게 아닙니다. 그래도 저는 남들이 말하는 만큼 심한 부작용을 겪지는 않았습니다. 주로 피곤한 게 가장 큰 문제였고, 경련이 나는 그런 정도였습니다. 그리고 탈모가 시작됐지만, 저는 그 당시로는 별다른 선택의 여지가 없다고 느꼈기 때문에 참고 견뎠습니다.

곤잘레스 박사님의 프로그램은 갈아 만든 당근 주스, 하루에 200알

정도 되는 알약, 피부 브러싱, 소금물 목욕, 커피 관장, 여러 가지 다양한 디톡스 요법, 그리고 당연히 음식을 잘 먹는 것 등으로 이루어져 있었습니다. 제가 치료를 처음 시작했을 때는 프로그램에 대하여 이해할 수가 없었는데, 해를 거듭하고 나니 이제는 모두 이해가 됩니다.

이상하게도, 제가 예전 암 전문의한테 가서 곤잘레스 박사님의 프로그램으로 요 몇 년간 호전되었다고 말했더니, 저를 정신 나간 사람 취급을 했습니다. 제가 보기에 그것은 아마도 그가 오랜 시간을 들여 배운 의학적 지식으로는 해석이 불가능함에서 비롯된 위화감과 당혹감에서 나온 말 같았습니다.

제가 지금 하는 식이요법은 꽤 간단합니다. 저는 하루에 130알 정도의 알약을 먹습니다. 1일 2회씩 하던 커피 관장을 지금은 보통 하루에 한 번만 합니다. 식단은 여전히 똑같이 유지하고 있으며, 그게 전부입니다. 제 건강은 향상되었습니다. 저는 심한 위산 역류를 앓고 있었는데, 그것을 치료하기 위해 복강경 시술을 받던 중간에 암이 있다는 걸 발견하게 되었습니다. 그때 그걸 하지 않았더라면 지금쯤 전 죽었겠죠.

하지만 제가 이 식단을 따르기 시작한 이후로 제 전반적인 건강은 향상되었습니다. 박사님의 식이요법을 따른 지 3개월 후, 제 종양이 상당히 줄어들었고, 6개월이 지나자 완전히 없어졌습니다. 완전히 사라졌습니다! 그리고 그 이후로 재발하지 않았습니다. 저는 아직도 날씬하며, 약간의 여드름이 나고 있습니다. 근데 그거 아세요? 커피 관장을 하면 생각보다 기분이 좋습니다.

하고 싶은 일은 뭐든지 할 수 있습니다. 에너지가 넘칩니다. 지금은 은퇴를 했기 때문에 더 이상 스트레스도 없습니다. 그저 하루하루를 즐기고 있습니다. 저에게는 10대의 딸이 두 명 있고, 얘들 때문에 매일이 바쁩니다.

곤잘레스 박사님은 정말 멋진 분이셔서, 주위에 그분을 많이 소개해 드렸습니다. 그는 아주 다가가기 쉽고, 환자가 그분을 필요로 할 때, 늘 곁에 계셔 주시는 분입니다. 제가 생각하기에는 의료계가 그를 좀 더 진지하게 주목하지 않는 것은 큰 수치입니다.

그게 제가 아는 전부입니다. 저에게는 주어진 삶과 제 딸들이 있으며, 음식을 조심해서 가려 먹습니다. 제 생명을 구해 준 것이 바로 음식이니까요. 가끔씩 저는 무슨 일이 일어날 수 있었을까 생각하며, 제가 이 식이요법을 선택했다는 사실만으로 기분이 좋아집니다. 8년이 지났습니다. 간암은 보통 언제나 치명적입니다. 저는 운이 좋다고 생각합니다.

– 데이비드 요피, 간암 4기, 8년째 생존

많은 여성이 공격성이 강한 유방암으로 죽습니다. 하지만 저는 기존의 치료법을 거부했습니다. 저는 조직검사로 제 유방 전체에 미세석회화가 확인되었다는 것을 알았습니다. 그것은 유관상피내암종(DCIS, ductal carcinoma in situ)이었습니다. 그들은 근치적 유방 절제술과 추가적인 방사선 치료를 추천하였고, 그 말을 듣자마자 저는 집으로 돌아가 기도를 했습니다.

그리고 제 딸이 곤잘레스 박사님께 치료를 받은 다른 여자 환자에 대해서 듣고는 그 여자에게 연락해 보라고 졸랐습니다. 그 여자와 통화를 한 후 문득 깨달았습니다. 그것이 제가 원하던 것이라는 것을, 신체가 올바른 지원을 받으면 자체적인 치유를 한다는 것이 저에게 확실하게 이해되었습니다. 저는 그 당시 오하이오 주에 살았습니다. 제가 암 진단을 받고 곤잘레스 박사님의 환자가 되기까지 한 달 정도의 시간이 걸렸습니다. 하지만 박사님은 너무 걱정하지 말라고 저를 안심시켰습니다. 제 암은 느리게 성장하고 있기 때문에 아직 시간이 있다는 말씀이셨습니다.

저는 커피 관장, 식단, 효소와 같은 치료 프로그램의 내용에 대해서 이미 다 알고 있었습니다. 그리고 저는 스스로의 생명을 살리기 위한 의지가 있었고, 무엇이든 할 준비가 되어 있었습니다. 저는 종교와도 같이 철저하게 프로그램을 따랐고, 어떤 이유에서도 프로그램을 게을리하지 않았습니다. 그것은 한동안 제 생활 전반을 좌우할 만큼 큰 영향을 끼쳤지만, 전 그것을 해내야만 했고, 또한 '제대로' 해야만 했습니다. 두 달 후 나는 모발 검사를 했고, 제 유방암 지수는 3포인트나 떨어졌습니다. 엄청난 호전이었습니다. 마치 다이어트 프로그램의 체중 감량을 하는 것 같은 느낌이었습니다. 체중이 20kg쯤 쑥쑥 빠진다면 효과를 확신할 수 있는 것처럼 말이죠. 프로그램을 계속할수록 몸 상태는 점점 나아졌습니다. 효과가 즉시 나타난 것은 아니었습니다. 저는 암의 꿈틀거림, 즉 제 몸에서 치러지는 전쟁을 고스란히 느껴야 했고, 제 모든 에너지는 남김 없이 소진되었습니다.

저는 6~7년간 그 어떤 이탈도 하지 않은 채 아주 열성적으로 프로그램을 실천했고, 지금도 꾸준히 실천하고 있습니다. 단지 전보다는 관장 횟수를 줄였을 뿐입니다. 관장을 하고 나면 몸이 한결 나아집니다. 전에는 하루 네 번씩 당근 주스를 마셨는데, 지금도 하루 한 번은 꼭 마십니다. 지금도 식단의 90%를 유기농으로 섭취합니다. 제 몸을 해독한 후로 화학물질이 든 무언가를 제 몸에 주입하면 순식간에 두통이 생긴다는 사실도 알게 되었습니다.

저는 앞으로도 이 프로그램을 평생 실천할 것입니다. 곤잘레스 박사님의 환자를 한 명이라도 보신 적이 있으신지 모르겠지만, 저는 오직 이 프로그램만으로 최소한 10년은 젊어졌습니다. 실제로는 63세인데도 다들 50세로 봅니다. 더없이 탁월한 노화 방지 효과가 있습니다. 저는 지금 막 사람들을 이끌고 유람선 여행을 다녀왔고, 제게 건강한 몸과 에너지가 있다는 사실에 다시 한 번 감사했습니다.

곤잘레스 박사님이 제 삶을 구원했습니다. 하나님께서 저를 구원하기 위해 그를 보내셨습니다. 저는 그에게 평생 갚을 수 없는 빚을 졌습니다. 박사님을 존경합니다. 그는 정말 위대한 분이십니다.

– 완다 플릭, 전이성 유방암, 16년째 재발 없음

췌장암은 보통 사형선고나 다름없지만, 췌장암 진단을 받은 지 9년이 지난 지금 나는 완치됐다고 말해도 무방할 듯하다. 이렇게 말하는 이유는 1995년에 받은 수술 때문이다. 당시 복부에 탈장이 생겼는데, 그 탈장 수술을 집도했던 의사는 이 전에 내 암 수술을 했던 같은 의사였다. 의사는 내 췌장을 들여다보고는 아주 깨끗하다며 놀라움을 감추지 못했다. 곤잘레스 박사라면 '완치'라는 단어를 사용하지 않겠지만 나는 그러고 싶다.

처음에 칼라마주에서 찾아갔던 암 전문의는 손쓸 방법이 전혀 없다고 말했다. "화학요법을 해볼 수야 있겠지만 별 효과를 기대할 수는 없습니다." 그는 이렇게 말하고는 메이오 클리닉으로 가서 새로 나온 어떤 치료법이 있는지 알아보라고 권했다. 우리는 그의 말대로 메이오 클리닉으로 가서 종양학과 과장을 면담했다. 그가 새로 나온 대안적인 치료법은 전혀 없다고 말했으므로 나는 손쓸 방법은 아무것도 없다고 생각하며 집으로 돌아왔다.

하지만 아내와 나는 포기하지 않고 치료법을 찾기 시작했다. 그러던 어느 날, 우연히 라디오에서 췌장암에 관해 이야기하는 한 남자의 목소리를 듣게 되었다. 그는 다름 아닌 NPR(미국 국영 라디오 방송 : 역자 주)의 선데이라운즈(Sunday Rounds)라는 프로그램에 출연한 곤잘레스 박사였다. 나는 잠자코 듣고 있다가 별안간 머릿속에 전구가 켜졌다. "바로 저분이야."라고 읊조렸다. 나는 아버지의 뉴욕 집에서 머무르기로 했다. 당시 선택의 여지도 별로 없던 데다가 곤살레스 박사의 말에 일리가 있었으므로 그를 믿어보기로 했다. 나는 박사의 암 이론, 즉 암이 면역 체계가 적절히 반응하지 못해서 생긴 이상 반응이라는 이론에 일리가 있다고 생각했다.

곤잘레스 박사가 치료 프로그램을 짜 주었고, 필요하다면 시키는 대로 뭐든 다 하리라 다짐했다. 나는 결심을 실천에 옮겼다. 아내는 든든한 버팀목이 되어 주었고, 우리는 하나도 빠짐없이 그의 지시를 따랐다. 자주 전화를 걸어 제대로 하고 있는지 재확인했다. 그는 열의를 다해 도움을 주었다.

내 식습관은 암 진단을 받기 전에도 그리 형편없는 수준은 아니었지만, 탄산음료와 단 것을 지나치게 섭취하는 편이었다. 그래서 탄산음료와 단 것을 모조리 끊었고, 당연히 백색 식품도 모조리 끊었다.

암 선고를 받고 나면 누구든 병의 원인을 캐려고 하기 마련이다. 나는 직업상 매우 해로운 전도체 성분이 가득한 전봇대 변압기와 석면에 노출됐었는데, 그것이 내가 생각할 수 있는 유일한 원인이었다.

지금의 내 식생활은 매우 만족스럽다. 늘 건강을 유지하고 있으며 앞으로도 평생 이렇게 건강하게 먹을 것이다.

사람들이 조언을 요청해올 때면 나는 이렇게 말한다. "먼저 곤잘레스 박사를 만나보세요." 나는 내 어머니가 전통적인 암 치료를 받다가 고통스레 죽음에 이르는 과정을 지켜보았다. 그래서 암 선고를 받았을 때 나는 극도로 두려웠다. 어머니가 겪은 모진 길을 내가 겪지 않게 되기를 기도했다. 오죽하면 병원에서 "우리가 할 수 있는 일은 아무것도 없어요."라는 말을 들었을 때 일종의 안도감마저 들었을 정도였다.

곤잘레스 박사의 프로그램을 알게 된 건 일생일대의 행운이다. 최근에 내 주치의인 위장내과 전문의는 이렇게 말했다. "기적, 아니면 곤잘레스 박사 덕분이겠네요." 나는 곤잘레스 박사 덕분이라고 믿는다. 프로그램을 시작한 첫날부터 상태가 호전되었기 때문이다. 정말 기적 같은 일이었다. 내 삶은 지금 행복하다. 훌륭한 아내가 곁에 있고 여러 가지 취미 생활도 즐긴다. 지역 내에서 활동하는 밴드 몇 군데에서 연주도 하고, 요트가 있어 아내와 요트를 타고 미시간 호수를 미끄러지기도 하고……. 살아 있다는 건 참 멋진 일이다.

– 데이비드 존슨, 췌장암, 9년 동안 재발하지 않음

나는 17년 전 침윤성 유방암 진단을 받았다. 또 MRI 검사에서 양쪽 다리뼈에 하나씩 두 개의 병소가 발견되었다. 정확한 조직검사를 하려면 다리뼈 일부를 잘라내고 잘라낸 부분의 뼈를 튼튼하게 받치기 위해 보철을 심어야 한다고 했다. 쉽지 않은 일이었고 마음이 전혀 내키지 않았다.

나는 유방암 절제술을 받는 것에 대해서는 동의한 후 정형외과 의사를 만나 다리에 관해 상담했다. 의사는 조직검사를 하라고 밀어붙였다. "제 다리뼈에 있는 게 뭐죠?" 나는 물었다. "혹입니다." 의사는 그렇게 말하고는 암으로 의심된다는 말도 덧붙였다. 그런 다음 어떻게 하기를 원하느냐고 내게 물었다. 나는 다음 날 내과 대사요법으로 암을 치료하는 내과의사와 진료 예약이 있다고 말했다. 의사가 미소지으며 말했다. "잘됐네요!" 그는 엑스레이 필름을 주며 행운을 빌어주었다. 내가 다른 병원으로 옮겨서 그 자신은 내가 죽는 모습을 지켜보지 않아도 돼서 고마워하는 듯했다. 그는 진심으로 내가 최선의 선택을 내렸다고 믿는 것 같았다.

매모그램(유방조영상) 결과가 좋지 않다는 소식을 처음 접했을 때, 내가 제일 처음 한 것은 맥스 거슨(Max Gerson)의 책을 집어 든 것이었다. 그리고 그와 동시에 나의 엄마는 곤잘레스 박사에게 달려갔고, 그것은 뜻밖의 행운이었다. 그리고 이는 매우 잘한 결정이라는 것을 알게 되었다.

나는 그의 치료 방식이 매우 익숙했지만, 치료 첫날 집에 돌아 왔을 때, 모든 상황에 압도되어 그저 테이블 끄트머리에 앉아 있는 나를 발견했다. 나는 프레마린 호르몬제를 꽤 오래 복용해 왔는데 그것을 끊어야만 했다. 그리고 그 결과 감정적으로 무너지고 있었다. 나를 기분 좋게 해줄 만한 어떠한 호르몬도 남아 있지 않았다.

곤잘레스 박사에게 치료받기 몇 년 전, 척추 교정을 받다가 갈비뼈에 금이 갔었다. 그때처럼 힘이 들었다. 곤잘레스 박사는 프레마린을 끊은 것이 그렇게 힘들었는지 몰랐다고 말하며, 내게 생동일성 호르몬을 주입했다. 그 이후로 지금까지 사용하고 있는 호르몬이다.

내가 다시 스무 살로 돌아갔다고 말하려는 것은 아니다. 하지만 기분만큼은 그때 몸으로 돌아간 것 같은 느낌이었다. 얼굴은 부어 있고 추한 모습이었지만, 내 자신이 싫지 않았다. 뭐라 설명하기 어려운 느낌이었다.

나는 내 주변의 오염된 환경 때문에 암이 발병했다고 믿는다. 그러나 곤잘레스 박사에게 암 치료를 받은 것은 내 생에 최고의 결정이라고 생각한다. 나는 힘을 얻었고, 복도 끝까지 뛸 수 있을 정도로 기력을 회복했다. 많은 이들은 삶의 방관자로 살아가지만, 나는 그저 삶의 방관자가 아닌, 나 자신이 삶의 일부라고 느낀다. 요즘은 취미로 그림을 그린다. 내가 은퇴할 때에 불행하게도 나의 남편이 암에 걸려 하고 싶었던 은퇴 계획들을 실천에 옮기지 못했다. 그도 곤잘레스 박사에게 치료를 받았으나, 그는 살아남지 못했다. 그것이 암이라는 질병의 슬픈 현실이다. 암은 환자들을 죽이고, 어떤 환자들은 죽을 수밖에 없다. 암은 내 인생의 몇 년을 빼앗아 갔다. 그렇지만 나는 곤잘레스 박사의 치료가 나에게는 효과가 있을 것이라고 믿고 있었다. 아마도 내 남편은 곤잘레스 박사의 치료법을 전적으로 신뢰하지 않았던 것 같다. 믿음은 치료의 매우 중요한 부분이다.

나는 완치되었다고 생각하지 않는다. 다만 내가 암을 적절히 잘 다루고 있다. 스트레스를 받으면 여전히 암 수치가 올라갔고, 이는 암세포가 아직 몸 안에 있다는 것을 의미했다. 그러나 그가 제시한 식이요법, 관장, 효소 그리고 내가 건강하다는 믿음으로 나는 잘 극복하고 있다. 그리고 암이 더 이상 나에게 문제가 되지 않을 거라는 것을 알고 있다. 그렇게 17년이 지났다.

– 캐롤 와이코프–필즈, 침습성 유방암,

17년째 재발 없음

제9장
제임스 포사이드 박사
(Dr. James Forsythe)

암 환자는 두 번 고통 받는다 : 첫 번째 고통은 암 자체로부터 오는 공포감이
고, 두 번째는 겁을 집어먹고 있는 순진한 사람들에게 효과가 있을지 의심스
러운 독약을 강요하는 악질적인 의료 시스템이 그것이다.

― 마지드 알리(Majid Ali), 의학박사

제임스 포사이드(James Forsythe) 박사는 암 치료 분야의 부흥기를 몰
고 온 권위자이다. 그는 공인된 암 보드전문의로서 현대의학과 대체의
학을 함께 아우르는 동종요법 전문가이다. 서로 다른 두 가지 분야를
모두 아우름으로써 제임스 포사이드 박사는 암이라는 질병을 치료하
는데 매우 창의적으로 접근한다. 그의 말에 따르면 제임스 포사이드
박사 본인은 각기 다른 두 분야가 제공할 수 있는 최고의 치료를 통합
적으로 제공해 주는 암 전문의이다.

포사이드 박사는 오늘날 대체의학을 이용해 성공적 커리어를 쌓고
있는 종양학자이며, 전 세계의 암 환자들이 그의 최신식 의술로 치료
받고자 그에게로 몰려들고 있다.

SS : 만나뵙게 되어 영광입니다, 포사이드 박사님. 어떻게 의약 분야 공부를 하게 되신건가요?

JF : 저는 1960년, UC Berkley를 학사 졸업하였습니다.《버클리의 60년대(Berkeley in the Sixties)》라는 영화가 있는데, 영화를 보게 되면 우리가 평범한 학창 시절을 보낸 마지막 세대임을 알 수 있어요. 해방 운동, 반전 데모, 여성 운동과 같은 불안한 격동의 시기가 닥치기 직전에 졸업을 했습니다. 저의 재학 당시만 해도 학교가 아이비리그 대학들과 같은 모습이었지요. 졸업 후 저는 샌프란시스코만 건너편의 캘리포니아 주립대학교 샌프란시스코 캠퍼스(UCSF) 의대에 진학했습니다.

1964년 의대를 졸업할 때는 베트남 전쟁이 한창이었지요. 저는 하와이 호놀룰루에 있는 트리플러 육군병원(Trifler Army Hospital) 에서 병리학 레지던트를 하기로 결심했어요. 거기서 경험을 쌓으면 추후 어떤 전공을 선택하더라도 좋은 경력이 되리라 믿었거든요. 그 후 전 육군병원 병리학자의 길을 걷게 되었고, 결국 1969년 베트남전에 참전해 1년간 복무했습니다. 여러 실험실의 책임자로, 말라리아와 열대병 관리, 혈액은행, 법리병리학을 담당했습니다. 베트남에서의 경험은 대단했습니다. 한번은 어떤 섬의 난민을 치료하기 위해 가던 도중 타고 있던 치누크 헬기가 추락해 죽을 뻔한 적도 있었습니다. 어느 한순간 병리학자로 여기서 이렇게 생을 마감할 수는 없겠다는 생각이 들더군요. 저는 사람들과 교감하는 것을 좋아하는 성격이었기 때문에, 샌프란시스코로 돌아와 내과 레지던트를 시작하게 되었습니다.

종양학의 새로운 분야를 개척해 보고 싶다는 열망이 든 것도 그때부터였죠. 다들 아시다시피 당시엔 암 치료제가 많지 않았습니다. 이

후 전 UCSF의 펠로우십을 거쳐 암 전문의가 되었습니다. 샌프란시스코에서 병원을 개원하고 약 2년 정도 되었을 때, 난생 처음 에이즈 환자를 보았습니다. 무슨 병인지 갈피를 못 잡겠더군요. 우리 의료진 모두 당혹스러워했지요. 독극물을 섭취했는지, 아니면 중금속에 오염된 물을 마셨는지, 그것도 아니면 무슨 다른 이유가 있는지 전혀 알 수가 없었습니다. 《앤더밴드 플레이드 온(And The Band Played On)》이라는 책을 읽어 보시면 당시 에이즈 환자를 진단하는 것이 얼마나 힘든 일이었는지 이해하실 수 있을 겁니다.

SS : 네. 제가 쓴 책 중에 《수요일의 아이들(Wednesday's Children)》이란 책이 있거든요. 에이즈에 관한 책을 집필한 랜디 실츠(Randy Shilts)를 인터뷰한 책이죠. 거기에 보시면 당시의 실상이 잘 묘사되어 있습니다.

그래서 어떻게 되었나요? 이후 어디로 가셨죠?

JF : 그 후 저는 암 전문의가 없는 리노(Reno)로 갔습니다. 거기서 현지의 3개 병원에 암 병동을 설립하고 재향병원의 암 프로그램 의료팀장으로 일을 했습니다. 또 리노의 네바다 주립대학교(University of Nevada, Reno)에서 의과대학 부교수로 학생들을 지도하기도 했지요. 그 도시에 유일한 암 전문 병원이었기에, 수많은 암환자를 진료하고 병원도 크게 번창했지만, 환자들의 장기적인 결과를 지켜보는 것은 초조하고 맥 빠지는 일이었습니다. 5년, 7년 또는 10년이 지났을 때 살아남은 환자의 수를 세는 것은 정말 견디기 힘든 일이었습니다. 사실 제가 잘못한 일은 없다고 생각은 하면서도 한편으로는 내가 독성물질이나 만들어 내고 있을 뿐, 환자들에게 별다른 도움을 못 주고 있다는 사실을 인정해야만 했지요.

SS : 박사님이 배웠던 암 치료법에 적잖이 실망했었다는 말씀이시군요. 요즘에 하시는 일에 대해 이야기를 들어볼 수 있을까요?

JF : 네, 현재는 동종요법에 관심을 기울이고 있습니다. 제가 네바다 주에 있을 때 동종요법 보드와 자연요법 보드가 있었었어요. 그런데 대체요법으로 치료받은 암 환자들이 좋은 치료 결과를 보이는 것을 확인할 수 있었습니다. 그곳의 의료진은 제가 기존에 하던 수술과 항암 화학요법, 방사선 치료 등을 하지 않는, 기존 패러다임을 거부하는 사람들이었죠. 그곳에서 대체요법으로 치료를 받은 암 환자들의 상태가 일반 암 환자들보다 훨씬 더 좋았습니다. 그러한 계기로 저는 대체요법을 좀 더 공부해야겠다고 마음먹고 콘퍼런스를 찾아다니기 시작했습니다. 결국, 전 대체·동종요법 병원을 인수하게 되었고 주정부 보드를 취득하여 동종요법 전문의 자격을 받게 되었지요.

보드전문의 자격을 취득하게 되면, 일반적인 암 전문의로서 할 수 없었던 치료, 즉 식이요법과 비타민 정맥주사와 같은 치료를 행하는 것에 제약받지 않아도 되겠다는 생각이 들었습니다. 또 저는 암 대체요법에 관한 의학 연구를 진행해 보고 싶었습니다. 1990년대에는 암 대체요법에 관한 연구는 거의 전무했거든요.

SS : 그래서 지금 박사님은 통합 전문의가 되신 거네요?

JF : 말하자면 통합 암 전문의가 되겠지요. 저는 캘리포니아 주립대 샌프란시스코 캠퍼스에서 수련을 했고 이제는 그곳에도 통합 종양학 학부가 생겼습니다. 그러니 엄밀히 말하면 제가 이제는 그다지 주류 의학계의 이단아 만은 아닌 셈이지요.

SS : 제가 저명한 의사 분들과의 인터뷰에서 깨닫게 된 것은 우리는 얼마든지 암을 예방하고 고칠 수 있다는 것입니다. 기존 전통의학과 대체의학 두 가지 길을 한꺼번에 가는 의사들은 치료 선택의 폭이 더 넓은 것 같은데요, 제 생각이 맞는지요?

JF : 그렇기는 합니다. 그런데 현실은 때론 가파른 줄타기이고 또한

험한 지뢰밭을 가는 것처럼 조심스럽지요. 저는 양쪽 네바다 주의 일반 의사면허와 동종요법의사 면허 모두를 가지고 있습니다. 그래서 저는 일반 의사 협회의 규정을 따라야 하는 동시에 또 동종요법의사회의 규정도 준수해야 해요. 어떤 치료법은 동종요법학계에선 합법이지만 네바다 주 의학계를 관리하는 네바다주(NRS) 헌법 630장에는 없는 조항이죠. 그러니 굉장한 주의를 요합니다. 둘의 절충안을 찾아야만 의학적인 연구도 성취하고 언제나 투명함을 유지할 수 있지요.

이 지역의 의사들은 제가 무엇을 하는지 잘 알고 또 일부는 지지를 보냅니다. 하지만 그렇지 않은 의사들도 있어요. 전 세계의 환자들이 우리 병원을 찾습니다. 호주의 퍼스(Perth : 지역) 등과 같이 머나먼 지구 반대편에서 보다 통합적인 암 치료법을 찾아 오는 사람들입니다.

SS : 모두들 기존의 암 치료법에 넌덜머리가 난 거 같아요. 항암 치료를 받고 끔찍한 죽음을 맞는 사람들을 보면 암과의 전쟁에서 참담한 실패를 겪고 있음을 인정할 수밖에 없습니다. 뉴욕타임즈의 최근 기사에서 언급한 것처럼요.

JF : 맞습니다. 2004년 종약학저널(Journal of Oncology)의 대규모 연구 결과를 보면 미국 내에서 항암 화학요법을 받은 환자들의 5년 생존율은 겨우 2.1%에 지나지 않았습니다. 호주에서의 연구 결과도 크게 차이가 없죠. 만일 오늘자로 100명의 환자가 항암 화학요법 치료를 시작한다면 5년이 지난 2019년에는 단 2명만이 생존해 있을 거란 얘기죠. 그리 자랑스러워할 만한 통계는 아닙니다.

SS : 그런 이유 때문에 대체요법에 관심을 갖게 되신 건가요? 그런 통계들로 인해 암이라는 질병을 대하는 박사님의 접근법에 변화가 온 것인가요?

JF : 수제인 씨도 아시겠지만, 일반적인 암 전문의로 살아가는 게 훨씬 쉬운 길입니다. 환자가 내원하면 주사실로 가시라고 알려주고 프로토콜을 처방하기만 하면 됩니다. 환자에게 약 먹는 방법을 일러주고 정해진 용법대로만 따르면 됩니다. 따로 연구할 게 없어요. 암 전문의는 그냥 그렇게 정해진 대로만 하면 되고 설령 환자가 그 처방으로 인해 죽게 되더라도 전혀 문제될 것이 없죠. 하지만 의사가 규정을 조금 벗어나 비타민을 처방하거나 다른 대체요법을 사용했다고 하면 온갖 비난이 따라오죠. 암 전문의로서는 정해진 규정을 그대로 따르는 게 훨씬 안전합니다.

SS : 하지만 암 치료 통계가 이리도 참혹한데, 기존의 방법을 고수하는 의사들이 그렇게 많다는 게 믿기 힘든 현실이네요. 학업에 대한 부담감이 크고 의대 과정이 힘겹고도 어렵기 때문에 다시 새로운 것을 배우기 위해 학과 과정을 다시 시작한다는 것이 쉽지 않은 결정이어서인 것 같아요. 솔직히 기존의 의학 기술의 면면에 전 하나도 수긍이 가질 않네요. 대신 박사님과 같이 한걸음 물러서서 용기 있게 "그 방법은 안 된다."라고 외치는 의사들이 정말 존경스럽습니다.

그간 박사님께서 이루신 연구 업적들은 어떤 것들이 있나요?

JF : 저는 네이쳐스 선샤인(Nature's Sunshine)사의 포포나무 열매(Pawpaw) 등과 같은 수많은 자연 보충 식품을 연구했습니다. 포포열매는 미국 남동부의 포포나무에서 채취하는데 암세포의 에너지에 영향을 미칩니다. 지금은 전 세계적으로 사용되고 있고, 심지어 동물의 암 치료에도 쓰이고 있습니다.

이후 전 Poly-MVA 요법에 관심을 갖게 되었지요, 팔라디움과 리포산의 복합 물질입니다, 그 두 개의 성분이 극도로 응축된 약이며 비타민도 다량 함유되어 있습니다. 물약으로 출시되지요. 암 대체요법 콘퍼런스에서 이 약의 처방을 받은 사람들을 만나면 "이 치료법에 대한 연구를 더 많이 해주세요. 지난 5년간 차츰 제 암세포가 줄어들고 있어요."라고 말합니다.

그러나 이런 개인의 사례는 신뢰를 주질 못합니다. 기존의 어떤 암 전문의도 이런 개인적인 사례를 중요하게 생각하지 않습니다. 그래서 저희는 4기 암환자 225명을 대상으로 연구를 진행했죠. 샌디에이고 (San Diego)의 알버트 산체즈(Albert Sanchez) 박사가 우리 병원 환자들에게 Poly-MVA를 무상으로 제공했습니다. 5년 후의 경과는 기존의 2% 생존율에 비해 훨씬 좋게 나타났습니다. 연구에 참여한 4기 암환자들은 35%에서 40%의 생존율을 보였으니 말이죠. 더 중요한 것은 5년이 지난 후에도 환자들의 몸속 장기 어느 곳에서도 부작용이 나타나지 않았다는 사실입니다.

이 프로젝트가 끝났을 때 저는 새로운 동종요법 치료제인 살리시늄 (Salicinium)을 이용한 치료법을 알게 되었습니다. 이 성분은 리노의 네바다 주립대(University of Nevada, Reno)의 은퇴 화학교수에 의해 발견되었는데요, 퍼펙트 발란스(Perfect Balance)사에 의해 상용화되었죠. 실제 이름은 글리코-벤잘데하이드(glycol-benzaldehyde)인데 '중국의 아스피린'으로도 알려져 있지요. 래아트릴(laetrile)과 유사한 반응이 나타나기도 하는데요, 이 제품엔 래아트릴이 가진 독성이 없습니다. 무독성이에요. 현재까지 4년이 넘게 이 연구에 매진하고 있는 중입니다. 우리 병원에 4기 암환자 350명이 있는데, 그중 유방암과 전립선암 환자들 사이에서 반응이 좋게 나타나고 있습니다. 특히 4기 전립선암 환자들의 85%가 지난 4년간 이 약에 좋은 반응을 보이고 생존하고 있어요.

SS : 지금은 어떻게 전통 치료법과 대체요법을 조화하시는지요?

JF : '포사이드 면역 처방전(Forsythe Immune Theraphy)'은 자연 치료제인 살리시늄이 포함되어 있고 면역 증강 물질이 다량 함유된 칵테일

주사와 환자가 집에서 경구 살리시늄을 투약할 수 있도록 합니다. 하루에 캡슐 여섯 개를 종양이 줄어들 때까지 복용합니다. 이 대체요법에는 어떤 독성 성분도 발견되지 않고 있습니다. 때로는 인슐린 활성화 처방으로 소량의 항암제를 투약하게 하기도 합니다. 인슐린과 소량의 항암제를 함께 투약하는 것이죠. 여기서 소량이라는 것은 일반적인 약 투약 양의 10~20%를 말합니다. 전혀 무독성입니다.

SS : 그 처방의 목적은 무엇인가요?

JF : 암세포는 인슐린 수용체 표면에 주로 자생합니다. 유도폭탄과 비슷하다고 보시면 돼요. 이 소량의 항암제와 함께 약을 주입 했을 시 그 암세포들은 거기에 있는 약간의 당분을 먹을 수 있다고 판단합니다. 그러면 암세포들 수용성이 매우 높아지며 모공을 열기 시작하죠. 그때가 바로 그 소량의 항암제가 세포로 진입하기 쉬워 지는 순간인 겁니다.

SS : 암세포를 교란시키는 거네요?

JF : 그렇죠. 암세포는 단순 당을 먹고 생존을 하지만 복합 탄수화물, 지방, 단백질에서는 신진대사를 할 수 없게 됩니다.

SS : 그러면 환자들에게 무가당 식이요법을 진행하시는 겁니까?

JF : 그렇습니다. 아주 미세한 양의 설탕에서 완전 무설탕의 식이요법까지 진행됩니다. 무설탕 요법이 쉽지 않은 게 과일도 전혀 먹으면 안 되는 것이거든요. 저희는 몸의 알칼리화에 중점을 둡니다. 알카리수와 개밀 호밀풀, 보리순, 해조류가 첨가된 그린파우더가 커다란 역할을 하게 됩니다. 이 물질들이 몸을 알카리화 시키지요. 암세포들은 산성 환경에서는 활발해지지만 몸이 더욱 알칼리화로 진행될 때 힘을 쓰지 못하거든요. 저희 의사들끼리는 모두들 오존, 과산화 수소, 고압 산소실과 같은 다양한 산화 요법에 대해 이야기를 합니다. 또 암세포가 저에너지 시스템이라는 사실도 늘 논의되는 것들이지요. 저는 그것을 환자들에게 현관 복도에 있는 전구에 빗대어 설명합니다. 복도 전등은 볼트가 낮은데, 만일 볼트를 올리게 되면 전등이 타버리게 되는 것과 같은 원리입니다. 암세포는 일반 세포의 5%의 에너지를 만들어 냅니다. Poly-MVA나 포포의 경우 그 암세포의 에너지 생산성에 작용을 하게 됩니다. 살리시늄은 혐기성 당분해 작용을 통해 당의 대사를 차단하는 것이죠.

SS : 박사님은 환자를 치료하실 때 모두 같은 방법으로 접근하시나요? 아니면 환자 개개인마다 다른 접근 방식을 가지고 계신지요? 개인의 유전적인 요인 등도 고려하십니까? 또 각 환자들의 병의 진행도라던가 환자의 나이 등을 고려해서 다르게 치료하시는지요?

JF : 제 경우엔 그 모든 사항을 염두에 두고 진행합니다. 그리고 항상 환자들에게 선택권을 주고 있습니다. 저는 전통을 따르는 보드 인증 암 전문의이기에 기존의 항암제 치료를 먼저 받게 합니다. 사실상, 그렇게 하는 게 법에 저촉되지 않기 때문이죠. 주정부는 제게 '암 표준 치료' 기준에 따라 환자들을 진료할 것을 권고하거든요. 한번은 FDA의 관계자가 찾아와서는 "당신은 암 환자가 항암 치료의 혜택을 받을 기회를 박탈하고 있다."라고 하더군요. 전 속으로는 비웃었습니다. 그게 그들의 사고방식이에요.

두 번째 방법으로는 살리시늄이 함유된 미량의 항암제를 처방합니다. 마지막으로 세 번째 방법인데 두 개의 약품, 즉 살리시늄과 Poly-MVA를 서로 다른 방식으로 투약하는 방법이 있습니다. Poly-MVA의 경우는 구강 투약을 하게 되고, 살리시늄은 3주간 하루에 두 시간씩 정맥주사로 약을 투여합니다. 그런 다음에는 경구 투약을 하게 되죠.

SS : 그러니까 기본적으로 환자가 내원을 하게 되면 박사님은 법적으로 먼저 '암 표준치료'에 따라 진료해야 할 의무가 있는 거군요.

JF : 네, 그렇게 해야 합니다.

SS : 그럼 이렇게 가정해 볼게요. 제가 췌장암 4기 환자로 박사님 병원을 방문하게 되었다고 칩시다. 그런데 만일 제가 항암 치료를 거부할 경우 박사님은 저를 환자로 받아주실 수 있나요?

JF : 당연하지요. 그렇지만 차트에 이 환자가 기존의 항암 화학치료법을 거부한다고 표기해야 합니다. 그렇게 해야 제가 보호받을 수 있게 됩니다.

SS : 그렇다면 항암 치료를 거부하는 환자도 기쁘게 치료하신다는 말씀이시죠?

JF : 물론입니다. 실상 기존의 항암 화학요법으로 치료를 받겠다고 제게 오는 환자는 소수입니다. 대부분 제가 어떤 방식으로 치료를 하는지 알고 찾아온 환자들이니까요. 기존의 항암 화학요법 치료를 받고 싶어 하는 환자는 아마 5%도 안될 겁니다.

SS : 어떤 종류의 암이 가장 성공률이 높았습니까?

JF : 살리시늄을 시도했을 때에는 유방암, 전립선암, 폐암이 좋은 반응을 보였습니다. 저희는 백혈병, 방광암, 뇌종양, 유방암, 대장암, 위암, 담낭암, 두경부암, 중피종, 흑색종, 신경교종, 모든 호지킨과 비호지킨 림프종, 난소암, 자궁암, 췌장암, 전립선암, 신세포암, 육종암, 고환암, 갑상선암 등을 가진 350명의 환자를 치료하고 있습니다. 모두들 암 4기이며 암세포가 온몸으로 전이된 상태지요.

SS : 질문이 얼마 남지 않았습니다. 환자가 찾아왔는데 그냥 돌려보내야 하는 경우도 있나요?

JF : 그런 결정은 참 어렵고도 난처합니다. 환자가 뇌종양이 있는데

인지 능력이 떨어져서 병원의 치료를 이해하지 못하는 경우엔 돌려보냅니다. 또 환자가 손도 못 써볼 발작 증세를 갖고 있는 경우에도 돌려보내지요. 환자가 요실금 같은 문제가 있어 다른 환자들과 함께 주사실을 사용하기 어려운 경우 다른 처방을 하지요. 정맥주사 대신 구강 투약의 방법을 사용할 때도 있습니다.

SS : 만일 환자가 항암 치료와 방사선 치료를 너무나 많이 받은 나머지 마치 나치 포로수용소에서 살아남은 몰골을 하고 최악의 상태로 찾아왔어요, 그래서 음식도 먹지 못하는 상황이라면 치료를 시작하실 수 있나요?

JF : 저희는 우선 환자의 식욕부터 살리고 시작합니다. 마리화나로 만든 알약인 마리놀도 있고, 또 프로게스테론제도 사용 가능합니다. 시도해 볼 만한 것들이 몇 가지 있죠. 진행성 암 환자들 중 가끔 호르몬 부족으로 부신연소를 경험하게 됩니다. 이런 경우엔 생동일성 부신 호르몬으로 부신피질 호르몬 보충을 받아야 합니다. 한 번 암세포가 줄어들기 시작하면 환자의 식욕이 돌아오는 경우가 종종 있어요. 그런데 환자가 너무 오랜 기간 방사선 치료와 항암 치료를 받아온 경우엔 항암 뇌라고 하는 뇌 손상과 고통스런 신경장애, 심근증, 신부전, 간기능 상실, 심각한 혈구 감소, 폐섬유종, 엄청난 피로감, 거식증, 소모 증후군, 골다공증, 골관절염, 일부 표적 치료에서 기인하는 심한 피부발진 등의 증상을 겪기도 하며 심지어 죽음을 맞기도 합니다. 백금 성분이 들어간 항암제로 항암 치료를 받은 환자들의 경우 모발검사를 하면 백금 성분이 검출됩니다. 일반 암 전문의들은 이런 부분들은 그저 간과하고 치료도 하지 않고 지나갑니다.

SS : 암은 관리가 가능하다고 보십니까?

JF : 그럼요. 어떤 암이든 가능합니다. 특히 골육종, 림프종, 호지킨

등은 쉬운 편에 속합니다. 유방암도 쉽게 관리가 가능해요. 전립선암도 마찬가지입니다. 완치가 어렵다고 여기는 암에는 간암, 담낭암, 췌장암 등이 있어요. 하지만 이것도 불가능한 건 아닙니다. 우리 병원에서는 모든 종류의 암을 성공적으로 치료해 왔습니다.

SS : 항암제 약물에 대한 민감성 테스트라는 것이 있다고 하는데요, 특정 항암제가 특정 환자에게 효과가 있을 것인가를 미리 확인해 보지 않고 무조건 항암 치료를 감행하는 것은 비합리적이라는 생각이 드는데요.

JF : 만약 당신이 우리 병원에 항암 치료를 하러 오시면, 저희는 당신의 혈액을 채취해서 항암제 민감성 테스트를 실시하는 독일이나 그리스로 보낼 겁니다. 그쪽 실험실에서는 혈액에서 암세포를 추출합니다. 그리고는 그 암세포를 유전적으로 분리합니다. 거기서 확인되는 유전자 표지를 분석해서 어떤 항암제가 경쟁력이 있는지 찾게 됩니다. 약 2주 후쯤 본인이 가진 종양에 가장 적합한 약과 간헐적으로 써도 좋을 약들, 그리고 그 종양에 전혀 도움이 되지 않는 약을 표시해주는 보고서를 받게 되지요.

SS : 빙고! 제가 이제껏 가장 듣고 싶었던 말이에요. 남부 캘리포니아에 로버트 나고니(Robert Nagourney) 박사님과 래리 웨이젠탈(Larry Weisenthal) 박사님이 그런 테스트를 하고 계시다고 들었어요.

JF : 맞아요. 그런데 그분들이 하시는 테스트 방식은 종양의 샘플을 먼저 확보해야 가능한 방식입니다. 그런데 종양이 뼈나 폐, 간, 대장에 있는 경우엔 그게 그리 쉽지 않아요. 그런 경우에는 독일이나 그리스에서 하는 테스트 방법이 필요한 거죠. 환자의 혈액만 있으면 되니까요.

얼마전에 이런 사례가 있었습니다. 우리 병원에 새크라멘토

(Sacramento)에서 한 환자가 내원했었습니다. 그 환자는 6개월 전부터 FOL-FOX (Oxaliplain, 5FU, Avastin 함유)라고 불리는 강력한 항암제 치료를 받아왔습니다. 그런데 독일의 항암제 민감성 테스트 진행 팀은 환자가 사용했던 약 3개 중 2개는 환자의 종양에 전혀 효과가 없다는 결과를 보낸 겁니다. 저는 환자에게 잘 맞는 약으로 바꿔서 처방을 했지요. 지금 그 환자분은 일주일에 3일씩 골프를 치러 다니고, 최근 스캔 검사 결과도 보면 간이 아주 깨끗해졌습니다.

SS : 환자가 그런 결과를 보이면 정말 기분이 좋으시겠어요.

JF : 그런 케이스들을 보고 힘이 나니 또 일을 열심히 하게 됩니다.

SS : 일반 암 전문의들을 보면 말이에요, 사실 그 의사들도 치료법을 연구하고 배우는데 엄청난 노력을 기울이잖아요. 그런데 비참한 결과를 늘 받아들여야 하는 현실이 너무나 괴로울 것 같더라고요.

JF : 전통 암 학회에 가다가 대체요법 학회에 가게 되면 참 보람 있고 힘이 납니다. 전통 암 학회의 분위기는 정말 우울하죠. 가서 이야기를 들어보면 환자가 전에 보다 2~3개월 더 생존했다며 그런 결과를 자랑스러워하는 분위기에요. 절대 대체요법에 관한 이야기는 한마디도 하지 않습니다. 비타민요법이나 보조 식품들에 대한 이야기도 기피해요. 그런 자리에 있는 게 정말 고역입니다. 그 의사들이야말로 더 좋은 치료법이 있다는 것을 인지해야 하는데 말이죠.

SS : 그럼 그 일반적인 암 전문의들은 암 발생률과 섭취 음식의 연관성도 전혀 고려를 안 하나요?

JF : 절대 안 합니다. 음식이 암 발병이나 치료에서 주된 역할을 한다는 인식이 없으니까요. 그런데 실상 음식은 매우 중요합니다. 결코 식이요법과 암의 연관성을 우습게 봐선 안 돼요. 사실 전부라고도 할 수 있어요. 각각의 암, 말하자면 전립선암, 유방암, 폐암, 대장암, 직장암에 도움이 되는 보조 식품들이 있습니다. 환자들은 매일 작은 봉투에 담긴 보충제를 타서 갑니다. 그것이 환자들의 필요한 영양섭취에 중추적 역할의 하죠.

SS : 박사님의 프로토콜을 선택한 환자들이 스스로 보살핌을 잘 받고 있다고 믿는 게 무엇보다 중요할 것 같아요.

JF : 다 아시다시피, 환자 중에서도 암 환자들이 아마 지구상에서 가장 열심인 환자들일 거에요. 암 환자들은 대체로 자신의 몸이 회복되는 것을 인생의 가장 큰 과제로 생각하죠. 그리고는 그간 해오던 나쁜 습관을 버리게 됩니다. 다수의 환자들이 금연, 금주를 하고 예전의 식습관을 바꾸죠. 무엇이든 해보려 합니다. 건강에 좋다고 생각되는 일에는 무척 적극적입니다. 건강을 되찾고 싶기 때문이죠.

SS : 향후 수년 내에 암 진단을 받게 되는 사람들에게 혹시 들려주고 싶은 말씀이 있을까요? 사실 이 암이란 질병이 유행병처럼 꽤 만연해 있잖아요. 박사님 같은 경우 어떻게 사람들이 가진 그 두려움을 달래줄 수 있으신지요?

JF : 제일 중요한 것은 환자는 스스로의 건강에 책임의식을 갖고 관리를 해야 한다는 것이죠. 여기 계신 수제인 씨나 저희 병원의 환자들처럼 말이죠. 의사가 잔소리를 할 때까지 가서는 안 돼요. 그리고 가능하면 대체요법 의사를 찾아가 또 다른 의견을 들어봐야 하겠지요. 또 자신의 생활습관, 식습관, 보조식품, 운동, 그리고 개인적으로 받는 스트레스에 대해 심각히 돌아봐야 됩니다. 스스로 자기가 받는 스트레스를 관리할 수 있어야 하죠. 제가 앞에서 했던 말 기억하십니까? 삶의 질이 약간만 향상되어도 그 치료 반응은 전반적으로 배가되어 나타나게 마련이라고 했습니다.

그러니까 치료에 대한 반응이 완벽히 오는 게 아니더라도 병세가 나빠지지만 않는다면 죽지는 않는다는 것이죠. 병세는 만성이 되거나 암이라는 질병과 동행해서 사는 형태인 '살아갈 만한 상태'로 변환될 수 있어요. 그렇게 되면 암을 지니고 살아가기는 하지만 암에게 끌려 다니거나 죽게 되는 일은 없는 거죠.

그런 사실들은 정말 중차대한 문제예요. 잊지 마세요. 대체요법은 수술, 방사선, 항암 치료 등과 같은 무자비한 독성을 동반하지 않아요. 명심해야 할 점은 여러분 몸 안의 면역체계를 반드시 지키고 또 강하게 키워야 한다는 것입니다. 면역체계가 제대로 몸 안에 자리 잡고 있다면 몸은 얼마든지 스스로를 치유할 수 있는 능력이 있다는 것을 염두에 두세요.

SS : 박사님은 언젠가 대체요법이 동등한 지위를 인정받고 또 보험 적용도 되는 날을 기대하고 계신지요?

JF : 늘 꿈꾸고 있지요. 하지만 아직은 그다지 희망적이지 않다고 봅니다. 미안하군요. 제가 좀 더 긍정적인 답변을 드렸으면 좋았을 텐데요. 그러나 대체요법이 국가 기초 보건 정책에 포함되어 있지 못하고 있는 게 사실이니까요. 독일 의료 시스템에서는 그것을 최소한 허가는 해주거든요. 그래서 저는 독일 정부가 더 현명하다고 봅니다.

대체의학계 내에서는 굵직한 성공 사례가 많이 있습니다. 그래서 사람들도 이제는 암도 생명의 위협을 받지 않고도 치료해 나갈 수 있다는 것을 깨닫기 시작했습니다. 또한, 대체요법을 수용한 수많은 환자가 지금도 장수하며 행복하고, 평범하며, 건강한 삶을 살고 있어요. 그런 사실들이 제가 이 일을 지속하게 하는 힘이고 제 일에 즐거움을 주는 것이지요

SS : 답변 정말 감사합니다. 앞으로도 승승장구하시길 바랍니다.

포사이드 박사의 환자들이 직접 전하는 증언

저는 2008년 4월 암 진단을 받았습니다. 오클라호마에 살고 있어요. 저는 기존의 암 치료 방식으로 치료를 받고 싶지 않았습니다. 오클라호마 대학(University of Oklahoma)에 D 박사가 제 친구인데, 그 친구는 저를 에센셜 오일과 오레가노 오일 등으로 치료를 해주었습니다. 그게 치료의 전부였어요. 그럼에도 제 어머니가 돌아가시기 전까지만 해도 제 몸상태는 나쁘지 않았습니다. 그런데 어머니 사망 후 너무 스트레스를 많이 받았습니다. 그리고는 암이 재발한 거죠. 그러던 차에 포사이드 박사님을 알게 되었습니다. 저는 박사님에게 치료를 받고 싶어졌습니다. 왜냐하면 정통의학과 대체의학 두 가지를 아우르는 박사님의 치료법이 제 생각과 일치했기 때문이었습니다. 그래서 2월 달에 박사님의 병원을 찾아가 3주 동안 입원해 있었습니다. 그때 박사님이 제게 살리시늄을 투약하셨죠. 두 개의 링거 분량이었습니다. 그렇게 3주를 보내는 동안 작게 나눠진 항암제를 투약받기도 했어요. 그런데 오클라호마로 돌아갔을 때 그곳의 병원에서는 그런 나눠진 항암제 처방을 해주지 않았습니다. 그냥 자신들이 원래 하던 방식을 고수하려고만 했어요. 실제로 당시 제 담당 암 전문의가 그러더군요. "제가 하는 방법을 받아들이지 않으려면 이 병원에서 나가주셔야 합니다." 그래서 제가 따졌죠. "선생님, 이건 아니죠. 제 몸에 대해선 제게 선택권이 있는 겁니다."

의사는 저를 계속 설득했어요 그러면서 "제 처방대로 해도 환자분은 죽을 확률이 25~30%예요."라더군요. 그래도 저는 조금도 동요하지 않았습니다. 그랬더니 이번엔 그 의사가 눈물을 떨구며 이야기를 하더군요 "이 처방을 받지 않으면 환자분은 죽게 될 확률 95%입니다. 환자분은 유방암 4기라구요." 그래서 제가 그랬죠. "저한테는 삶의 질이 더 중요합니다."

그런데 당시에 토네이도로 수많은 생명이 목숨을 잃게 되었습니다. 거기서 오는 스트레스가 또 암을 재발시키더군요. 그래서 포사이드 박사님을 찾아가 제 종양을 뿌리 뽑을 때까지 이 병원을 나가지 않겠다고 말씀드렸습니다.

현재 제 몸 상태는 아주 양호합니다. 저는 살리시늄과 Poly-MVA를 투약받고 있는데, 하루에 두 번 4순가락 정도의 약을 먹고 있습니다. 식이요법도 물론 철저히 하고 있습니다. 박사님은 제가 '장 누수 증상'을 가졌다는 사실을 알려주셨습니다. 그 말은 섭취하는 음식이 완전 소화되기도 전에 혈류로 전부 스며든다는 거죠. 실제로 달러스에서 만난 의사는 제 피가 A형으로 너무 탁하다면서 자신이 보았던 환자 중 가장 안 좋은 상태라고 했습니다. 사실 누가 탁한 피를 갖고 싶겠습니까? 바로 그때가 제가 좀 비싸긴 해도 이 독일 혈액테스트를 하는 것이 좋겠다고 결심했습니다.

병원비로 지출되는 돈에 대해 걱정을 하고 있는 제게 남편이 어느 날 그러더군요. "내 걱정도 그만하고 돈 걱정도 그만해. 오로지 당신은 당신 건강이 좋아지도록 노력하면 돼." 남편의 말에 저는 무거운 짐을 내려놓고 마음이 한결 가벼워졌죠. 그런 남편의 지지가 큰 도움이 됐어요.

저는 평생 자연 약제만 처방받아 왔습니다. 조제약은 한 번도 사용하지 않았지요. 이게 앞으로도 제가 계속 받아야 할 치료법이에요. 저도 제 안의 암세포를 죽여야 한다는 사실을 알고는 있습니다. 하지만 포사이드 박사님 병원의 치료 프로그램은 그렇게까지 힘들지만은 않아요. 끔찍한 항암제 부작용이 없습니다. 솔직히 치료받는 동안 편안했어요.

식이요법을 바꾼 뒤에 피가 맑아졌고, 알러지가 사라졌지요. 끔찍했던 두통도 이젠 없습니다.

전 정말 포사이드 박사님 병원이 좋습니다. 박사님의 치료법, 환자를 대하는 태도도 무척 마음에 듭니다. 박사님은 정말 환자를 편안하게 해주시는 것 같아요. 제 혈류 활동도 많이 개선되었습니다.

저는 살아남았고, 몸 상태도 정말 좋아요. 의미 있는 하루하루를 살고 있습니다. 전 박사님을 전적으로 신뢰합니다. 전 제가 완치되리라는 것을 의심하지 않아요.

박사님을 정말로 친애합니다. 박사님은 힘든 시간을 거쳐 오셨지만 경이로운 일들을 지속하고 계시죠. 환자들을 정말 편안하게 해주는 분이에요. 늘 마음 써 주시기도 하구요. 사실 의료 계통에서 그런 친절함을 받기가 좀처럼 쉽지 않죠. 암 치료 기간 동안 정말 행복했습니다.

– 샤론 핸콕, 유방암 4기

저는 전립선 암 환자입니다. 아니 '환자였었다'고 해야 할까요? 1996년에 진단받았으니까 벌써 13년 전이군요. 당시 PSA 수치가 71.5로 꽤 높게 나왔습니다. 상황이 안 좋았지요. 암 4기로 진단되었고 바로 졸라덱스, 루프론, 카소덱스 항암제를 투약하기 시작했습니다. 전 퇴역 군인입니다. 그래서 재향군인병원에서 치료를 받았는데 그 병원 의사가 제게 건강 보조식품 등 일체 다른 것은 먹지 말라고 하더군요. 그런데 제 PSA 수치가 다시 올라가는 겁니다.

그때 한 친구로부터 포사이드 박사님에 대해 듣게 되었습니다. 포사이드 박사님은 소량의 항암제와 하루 1만 유닛(Unit)이나 되는 다량의 비타민 D, SAM-e, 기타 많은 보조식품을 가지고 동종요법 치료를 시작하셨어요.

현재 제 간 기능이 정상이어서 활동에는 지장이 없습니다. 하루에 쉬지 않고도 1마일 정도 달릴 수 있는 제 나이가 올해 80세입니다. 언제나 아주 왕성한 에너지로 활동을 합니다. 주위 사람들이 저보고 제 나이보다 20세는 젊어 보인다고 해요. 제가 졸라덱스를 처방받았을 때 그 약이 호르몬 생성 기능을 막아버려서 지금도 호르몬 투약을 해야 합니다. 포사이드 박사님의 치료를 받게 되면 단시간 내에 온갖 약들을 끊을 수 있게 됩니다. 수치가 높이 올라갈 때만 약을 투여하고 이후엔 보조식품과 식이요법으로 관리를 하게 됩니다. 포사이드 박사님은 치료를 받을 때 환자가 고통 받지 않도록 최선을 다하는 무척 사려 깊고 신중한 분입니다. 재향 군인병원에서 치료를 받으면 의료진은 바늘로 위장을 쑤셔댑니다. 살을 에이는 고통이었죠.

포사이드 박사님은 영양제 보조식품에 대해 잘 알고 계신 분입니다. 제 딸이 의사입니다. 딸도 영양제들을 먹고 있으며, 그런 것들이 필요하다고 말합니다. 그리고는 대체요법과 전통요법은 서로 협력해야지 싸워선 안 된다고 말합니다.

포사이드 박사님의 암 치료법이 많은 비난을 받은 걸로 압니다. 하지만 그분의 치료법이 많은 환자를 암으로부터 살리고 완치가 가능하며 서로 다른 두 치료법의 최고를 이용했다는 것을 제가 산 증거로 주고 있지 않습니까?

절대 잊지 마세요. 저는 말기 암 환자였고 벌써 죽었어야 할 목숨이었습니다. 처음 주치의의 말만 들었다면 제가 지금 이 자리에 있지 못했을 거라는 것은 너무도 자명한 사실입니다. 포사이드 박사님은 제 인생을 역전시켜 주셨지요. 박사님 덕분에 식이요법도 정말 잘 진행되고 있습니다. 건강에 도움이 되는 음식을 먹고 운동을 하지요. 아내는 블랙베리를 섞은 요거트, 석류 반쪽, 오렌지 주스, 밀엿기름 등을 매일 준비해 줍니다. 포사이드 박사는 설탕이 암세포를 키운다고 설탕을 절대 섭취하지 말라고 하지만, 제 식이요법에 포함된 당이 제가 먹는 유일한 설탕인 셈이죠.

포사이드 박사는 제 생명의 은인입니다. 솔직히 저는 두 번째 인생을 사는 기분이고 박사님을 개인적인 친구로 여깁니다. 제 암이 완치되었다고 생각하진 않습니다. 그저 암을 잘 관리하고 있는 사람이지요. 이따금씩 PSA 수치가 높아지면 호르몬이 막혀 버려요. 하지만 일시적이고 금방 모든 게 제 자리를 찾습니다.

현재 암을 관리하는 과정이긴 하지만, 어떤 증상도 없습니다. 사람들은 제게서 젊음의 기운이 끊임없이 샘솟는 것 같다고 합니다. 수제인 씨는 건강을 위해 어떤 노력을 기울이시는지 모르겠지만 책 표지에 있는 사진을 보면 당장 미인대회에 나가도 1등할 것처럼 아름답습니다.
– 마일스 올리버(Miles Oliver), 전립선암 4기. 1996 암 진단

저는 대세포 폐암 4기 진단을 받았는데 거의 사망선고나 다름없었지요. 데이비스 캘리포니아 주립대(UC Davis)에서 진단받았는데 병원에서는 앞으로 살 날이 약 6개월에서 1년뿐이라고 하더군요. 겁나고 두렵고 정말 너무나 무서웠습니다. 그러던 어느 날 우연히 TV를 봤는데 헬스 왓치(Health Watch)란 프로그램을 하더라구요. 거기에 포사이드 박사님이 나오셨죠. 거기서 박사님은 소량의 항암제를 이용해 치료하는 대체요법을 설명했어요. 호기심이 생겨서 바로 박사님께 전화를 했죠. 그리고는 박사님 진료실에서 들은 첫마디가 "환자분, 앞으로 괜찮아 지실 거예요."라는 말씀이었습니다. 정말 새 세상이 열리는 것 같았어요.

당시 전 항암 치료나 방사선 치료를 전혀 받지 않은 상태였어요. 사실 그때 UC Davis 의료진은 제게 집으로 돌아가 남은 시간을 최대한 즐기라고 충고했지요. 항암 치료를 받아도 생존할 확률이 불과 10% 정도라는 거에요. 하지만 저는 그 10% 확률로 생존을 하더라도 삶의 질

이 아주 험난하리라는 것을 감지했어요. 제 경우는 다른 환자들처럼 온갖 항암 화학 치료와 독성물질로 몸이 만신창이 되지 않은 비교적 깨끗한 상태에서 박사님을 찾았기 때문에 상황이 유리했지요.

포사이드 박사님으로부터 제일 처음 받은 처방은 약물 주입이었습니다. 박사님이 여러 가지 약을 혼합해서 직접 만든 처방이었지요. 이스케이도(Iscador) 주사와 더불어 다량의 비타민 C, Bs, E 그리고 아마 오일이 들어간 주사, 바이오 플라보노이드와 세 개의 알약, 상어연골 등을 처방받았습니다. 병원에선 주스, 브로콜리, 그밖에 녹색 식품을 주었습니다. 박사님은 제게 이 끔찍한 병마와 맞서 싸울만한 튼튼한 몸을 만들어 주신거죠. 제 몸이 소량의 항암제 처방을 받을 수 있을 만큼 강해질 때까지 이러한 처방을 3주 연속 받게 되었죠. 저는 이 처방을 쉬지 않고 6년간 계속했어요.

몸이 강하게 만들어지고 나서 처방받은 소량의 항암제는 탁소텔, 아드리아마이신, 파라플라틴, 나벨빈이었죠. 암 환자는 설탕이 치명적이기 때문에, 이 약들 중 파라플라틴과 나벨빈은 항암제를 투여받기 전 당 수치를 낮추는 역할을 합니다.

요즘에는 면역체계를 높이는 면역 강화제를 복용하며 살라시뉴도 투약받고 있습니다. 그 외에 비타민, 미네랄, 허브 등을 처방받고 있어요. 또한, 의료진은 식이요법의 중요성을 굉장히 강조합니다. 저 역시도 식이요법을 게을리했을 때 종양이 커진다는 것을 알게 되었지요. 병원에서 종양이 커졌다고 이야기했을 때 저는 왜 그랬는지 알고 있었어요. 아이스크림과 케이크 등을 먹었거든요.

간과하시면 안 됩니다. 저는 폐암 4기 환자였습니다. 제겐 죽느냐 사느냐의 갈림길이었죠. 그런데 전 이렇게 살아 있고 몸 상태도 양호합니다. 암 환자라는 생각이 들지도 않아요. 이렇게 9년을 살고 있습니다.

포사이드 박사님을 전적으로 신뢰합니다. 한 번도 그분을 의심해본 적이 없어요. 박사님께 이렇게 말씀드렸습니다. 제 건강을 위해 처방 하시는 어떤 것이라도 제가 기꺼이 믿고 따르겠다구요. 정말 그럴 겁니다.

저는 암이 완치되었다고 생각하지 않습니다. 그냥 암을 관리하며 살아가는 사람이지요. 그런데 그런 일이 꽤 재미있습니다. 제가 계속 치료를 해나가고 식이요법도 꾸준히 병행한다면, 이런 상태를 아주 오래 유지할 수 있을 것 같아요. 제가 제 스스로를 관리할 수 있다는 것은 기분 좋은 일이죠. 병원에서 골프공만 한 종양을 저의 폐에서 제거할 때 저는 4기 암이었습니다. 종양이 온몸으로 퍼져나가고 있었고 병원에서는 제가 6개월밖에 더 살지 못한다고 했었어요.

포사이드 박사님은 제게 다른 병원에서 처방하던 독성이 가득한 약들보다 훨씬 납득이 가는 처방을 해주셨어요. 전 살고 싶었습니다. 당시에도 제 손자들이 있었는데 계속 보고 싶었으니까요. 그런데 정말 감사하게도 제 소원이 이루어진 겁니다. 저는 현재 54세인데, 암 진단을 45세에 받은 거죠. 제 집과 직장에서 사용하던 화학 용품 때문에 암이 걸린 것이라고 확신하고 있습니다.

지금 전 새로운 인생을 사는 기분입니다. 제게 두 명의 손자가 있는데요, 지금 하나는 7세 또 하나는 8세예요. 제 아들 고등학교 졸업식도 가볼 수 있었어요.

저는 선택받은 사람이라고 생각합니다…… 정말 그래요. 왜냐하면 이 모든 것들을 가능하게 만들어준 박사님의 병원과 가까운 곳에 사는 행운이 따랐기 때문이죠. 박사님께서 저를 구원해 주셨어요. 저는 평범한 삶을 누리고 있고, 사랑하는 가족이 있으며 가족과의 시간을 의미 있게 보내고 있는 중입니다.

– 마를린 해로우스미스, 폐암 4기

제10장
줄리 타구치 박사
(Dr. Julie Taguchi)

줄리 타구치(Julie Taguchi) 박사는 나의 암 주치의이다. 타구치 박사는 일반적인 주류계 의사이기에, 아마도 독자분들 중에는 어떻게 '현대 의학의 암 표준 치료'를 지지하는 암 전문의를 섭외했는지 놀라실 수도 있을 것이다. 타구치 박사는 환자의 의견을 존중하는 의사이다. 나는 (수술과 방사선 치료를 겪은 이후) 유방암을 생동일성 호르몬과 식이요법으로 치료하고 싶었다. 하지만 내 몸이 치료에 잘 반응하는지 전문적으로 모니터해줄 누군가가 필요했다. 나는 항암 치료가 아닌 생동일성 호르몬으로 암 치료를 받는 여성 암 환자 입장으로, 타구치 박사의 연구 프로젝트 대상이었다. 나로서는 그것이 최선이 선택이었다. 그 프로젝트에 포함된 여성 환자 대부분은 잘 치료를 받아가고 있긴 했지만, 암이라는 질병의 경우엔 사실상 보장된 것은 아무것도 없었다.

타구치 박사는 철두철미하며 현명하고 개방적인 사람이다. 내 주치의로서 그녀를 정말 좋아하며 그녀가 들려주는 이야기를 통해 여러분도 많은 것을 깨닫게 되리라 믿는다.

SS : 안녕하세요? 박사님은 제 암 주치의이시고, 또 제 절친이기도 하시죠. 박사님은 유방암 환자 55명을 생화화적 동일 호르몬요법을 이용한 암 재발 방지와 치료 연구를 하시는 주류계 암 전문의이십니다. 현재 제 몸 상태는 아주 좋거든요. 완벽합니다. 박사님 치료 연구에 포함된 다른 여성분들의 상태는 다들 어떠신지 궁금합니다.

JT : 그에 대한 답변을 드리기 전에 제가 왜 이 관찰 연구를 시작하게 되었는지 설명해 드려야 할 것 같네요. 지난 2002년부터 2008년까지 유방암과 유방 관상피내암이나 유방암 이전 단계(pre-breast cancer)환자들 중 보다 나은 삶의 질을 원하는 이유로 경피용 생동일성 호로몬제와 의약품 등급의 에스트라디올, 프로게스테론 등을 투약받길 원하는 분들을 관찰해 왔습니다.

SS : 그렇군요. 그런 연구는 주류 의학자로서는 흔치 않은 일 아닌가요? 왜 그런 연구를 시작하게 되셨는지 궁금합니다.

JT : 암 투병 중인 여성들은 무엇보다도 삶의 질을 우선 개선하고 싶어 합니다. 생동일성 호르몬을 처방받으면 그런 삶을 보다 더 충족시킬 수 있다는 이론이 있어요.

제 연구는 100명이 넘는 여성들을 상대로 진행되고 있어요. 그중 55명의 환자들은 독특하고, 구체적이며, 복합적이고도 생리학적이며 주기적이고 순환적 경피성 프로토콜을 처방받는 환자들로 이전에 한 번도 연구된 적이 없는 사례죠. 이 연구는 투약 방법이(기존의 복합제 처방 방식과는) 다르고 환자들의 생리주기를 흉내 내는 시도를 합니다.

SS : 어떤 암에 걸린 환자들인가요?

JT : 이분들이 모두 유방암 환자들이긴 한데 각각 다른 형태의 암과 다른 진행 단계에 있는 암입니다. 치료법도 제각각 다르기 때문에 표본의 다양성이 확보되어 있지요. 환자분들 모두 편안하게 살길 원했고, 눈을 감는 날까지 '여성성'을 잃고 싶지 않아 하는 분들이었습니다. 평균 치료 기간이 현재까지 4년인데요, 대부분 잘 지내고 계십니다. 정확히 말하자면 몇몇 분들은 암이 재발하거나 새로운 유방암이 발생하기도 했고 또 호르몬 때문일 수도 있고 아닐 수도 있는데 다른 합병증을 보이는 경우도 있습니다.

SS : 보다 자세히 설명해 주세요.

JT : 그러죠. 저희가 소위 말하는 '심각한 부작용'에 대해 자세한 이야기를 들려 드릴게요. 전체 환자 중 3명의 환자에게서, 암이 림프절과 에스트로겐 수용체 양성 유방암 4기로의 발전을 했거나 전이성을 띄게 된 경우가 발견됐는데, 각각 1년, 3년 그리고 4년 차에 발견이 되었습니다. 하지만 그분들 모두 살아 계시고 상태도 매우 좋아요.

세 명 중 두 명은 항암 치료를 받았고, 두 명은 방사선 치료만 받았습니다. 한 명은 1년째 아로마타제 억제제로 치료를 받고 있지요. 현재 그분들은 모두 호르몬 주입을 멈춘 상태이고, 세 명 중 한 명만 항에스트로겐 약을 복용하고 있죠.

SS : 어떻게 된 건가요?

JT : 세 명은 2년과 3년 차에 조기 에스트로겐 수용체 양성 유방암이 발병되었어요. 사실 그 2년 차에 발견된 두 개의 종양은 최초에 유방암이 발발했을 때에도 이미 있었던 것이었어요. 지금 생각해 보면 당시엔 이미지 상으로만 표출이 안 된 것이었던 것 같아요. 세 명 중 두 명은 BHRT(생동일성 호르몬 대체요법)로 다시 돌아왔고, 다른 한 명은 에스트로겐 억제제를 투여받고 계세요.

SS : BHRT를 처방받는 이유는 삶에 질에 관련된 문제인가요?

JT : 그렇죠. 그분들은 BHRT 치료 없이는 너무 힘들어해요. 제2형 당뇨병을 앓고 있는 76세 여성 환자분이 계신데 3년간 합성 호르몬제 처방을 받던 중 단순 심장마비를 일으켰어요.

다른 74세 여성 환자분은 유방암 1기 치료를 하면서 BHRT를 6년 간 받았어요. 그러던 중 원인 불명의 폐동맥색전증, 다른 말로 폐혈전 이 응고되어 죽다가 살아났죠. 저희는 그분에게 BHRT 처방을 중단해 야만 했습니다. 혹시라도 BHRT 치료가 원인이 되지 않았을까 하는 우려가 있었습니다. 그런데 BHRT를 그만두고 혈액 희석제를 처방받 은 3개월 뒤 그 환자는 갑자기 사망했습니다.

SS : 사인이 BHRT와 관련이 있을까요? 아니면 그냥 우연히 그렇 게 되었을까요?

JT : 글쎄요. 그런데 유방암의 경우엔 1년 반에서 4년 동안, 일반적 인 항암 치료를 받으면서 동시에 BHRT 처방을 받은 55명의 환자들 가운데 오직 여섯 명에게서만 새로운 종양, 혹은 진행성 종양이 발견 되었습니다.

SS : 55명의 환자들 사이에서 겨우 6명이라니 정말 놀라운 수치네 요. 그렇다면 대부분의 다른 환자들은 잘 치료받고 편안하게 살고 있 겠네요. 정말 대단해요.

JF : 대단한 일이지요. 제 환자 중 종합 에스테라디올과 경구 프로 게스테론을 복용하는 분들이 있었어요. 그런데 그분들이 2년이 지나 지 않아 새로운 유방암이 발병했습니다.

또 유방암 치료를 완전히 끝내고 HRT(합성 호르몬 대체요법)는 전혀 받 지 않은 환자분들이 계셨는데 암이 진행되거나 새로운 암이 발생하거 나 하지 않았지요. 그러니 왜 어떤 사람들은 살아남고 또 어떤 사람들은 죽게 되는지 명확한 이유를 현재로서는 알 수가 없는 거지요.

SS : 수술과 방사선, 항암 치료와 같은 이른바 '암 표준치료' 기준에 따라 일반적인 치료를 받았던 분들의 경우는 어떤가요?

JT : 연구 표본 중에, 유방 절제, 항암 화학요법, 방사선 치료 등 해볼 수 있는 치료는 다해 본 환자분들이 있어요. 그분들은 현재 항에스트로겐제를 투약받으며 4기 암으로 진행되는 상태죠. 어떤 처방이 안전하다고 누구도 장담할 수 없는 것이죠.

SS : 박사님 개인적인 견해로는 생동일성 호르몬이라는 것이 안전한가요?

JT : 확답을 드릴 수가 없네요. 제가 그 문제에 대해 가진 자료가 충분치 않거든요. 암 예방 차원에서 말씀드릴게요. 우먼스 헬스 이니셔티브(Women's HealthI Initiative(WHI))의 보고서를 보게 되면, (합성) HRT에 대해 수용된 결론은 유방암을 증가시키는 위험성을 가지고 있다는 것입니다. 연구는, 자궁을 절제한 폐경기 여성을 대상으로 실험이 진행됐습니다. 한쪽 그룹은 프레마린(Premarin)이나 플라시보(위약), 그 둘 중 한 가지를 복용했고, 다른 그룹은 프레마린과 진짜 호르몬이 아니나 호르몬과 유사한 영향을 주는 약제인 프로베라(Provra)를 함께 복용하면서 각각의 그룹을 비교했습니다. 프로베라는 안드로겐 효과와 에스트로겐 효과가 두드러지고 반면 프로게스테론 효과가 떨어지는 약물이었습니다. 그것을 매일 복용한 결과 생리가 멈추는 현상이 발생했습니다.

여기서 주시해야 할 점은 프레마린과 프로베라를 복용한 그룹은 매년 약 0.4%의 유방암 증가가 나타났기 때문에 조기에 연구를 중단해야만 했다는 사실입니다.

프레마린만 복용했던 그룹은 유방암 발병률이 더 증가하지 않았습니다. 츨레보스키(Chlebowski) 박사의 추가 연구 결과에 따르면, 프레마린을 복용한 그룹과 과거에 에스트로겐을 복용했던 경험이 있는 플라시보 그룹에서는 미세하게 발병률의 감소가 나타났다고 했습니다. 그러니 그 여성들 중 일부는 에스트로겐의 도움을 받았다고 보는 겁니다.

SS : 정말요? 말의 에스트로겐이요? 임신한 말에서 추출한 호르몬 프레마린을 말씀하시는 건가요? 말의 에스트로겐과 사람의 에스트로겐은 전혀 차원이 다른 건데 말이에요. 저는 엄청난 사실을 알게 되었다고 보는데요. 아니면 제가 운이 상당이 좋은 거겠죠. 우리 몸에서 만들어 내는 호르몬과 똑같은 복제품인 생동일성 호르몬을 투약하는 것은 어떻게 생각하십니까? 합성 호르몬보다 낫지 않을까요? 게다가 프레마린을 처방받았던 여성들은 생리가 멈추었잖아요. 그러니 그 약은 자연 성분을 모방할 수는 없었던 것이죠.

JT : 현재 유방암의 위험성은 우리가 인지하는 것보다 훨씬 복잡합니다. 유방을 가진 사람이라면 모두 위험에 노출되어 있다고 할 수 있어요.

유방암에 걸릴 위험성을 줄일 방법이 있긴 합니다. 이를테면(20세라면 더욱 좋고 28세 이전의) 이른 나이에 여러 번 출산을 하고, 미국 산모들의 평균 수유 기간으로 알려진 3개월보다 훨씬 오래 모유 수유를 하는 경우 위험이 감소하는 것으로 나타났습니다. 식이요법과 운동이 암예방에 도움을 준다는 결과도 있구요. 하지만 수제인 씨처럼 젊은 나이에 출산을 한 아주 건강했던 분들이 유방암에 걸리기도 하죠. 따라서 호르몬대사, 생활습관, 주변환경, 호르몬 상호작용 등이 많은 영향을 준다고 할 수 있습니다.

에스트로겐의 역할 중 재미있는 것은 유전자 메틸화에 관여한다는 것이에요. 금시초문이시라면 앞으로 이런 종류의 이야기들을 더 많이 듣게 되실 겁니다. 간단히 말하자면 사람이 나이가 들어감에 따라 유전자는 극도의 (혹은 지나친) 메틸화를 경험하죠. 그러다가 사라집니다. 암 발병을 예방하는 유전자가 사라진다는 것은 좋은 일은 아니죠!

SS : 재미있네요. 버진스키 박사님도 비슷한 이야기를 하신 적이 있어요. 몸속의 암을 막아주는 유전자는 노화, 생활습관, 잘못된 식습관, 스트레스 조절 실패, 독성 성분 등에의 노출에 의해 사라진다고요. 박사님은 그 유전자들을 다시 되돌리고 싶으면 그와 반대로 생활해야 한다고 하셨죠. 식습관을 바꾸고, 잠을 잘자며, 화학 용품을 가급적 멀리하고 불가피한 화학용품에의 노출에 대비해 항산화제를 섭취하고, 또 어떻게 해서든 잃어버린 호르몬을 자연 성분의 생동일성 호르몬으로 대체시켜 주어야 한다고 말이죠.

좀 더 구체적인 이야기를 해보도록 하죠. 진행하시는 관찰 연구의 몇몇 환자분들 이야기와 또 개인별 성공 사례를 들어볼 수 있을까요?

JT : 물론입니다. 이 프로그램을 통해 매우 놀라운 결과를 얻었는데요. 그 이후 저는 호르몬의 영향력에 대해 더욱 감탄하고 신뢰를 하게 되었어요.

환자의 이름은 I.R.로 해두죠. 그분은 76세 여성분이신데 66세가 되던 해에 림프절 양성 반응 유방암 진단을 받았습니다. 유방 부분 절제 수술과 방사선 치료를 하고, 항암제인 타목시펜을 처방받아 3년에 걸쳐 항암 치료를 했습니다. 아로마타제 억제제를 2년간 처방받았습니다. 치료의 막바지 단계에서는 휠체어를 타야만 했어요. 치료로 몸이 너무 상해 걸을 수가 없었으니까요. 운동도 할 수 없으니 몸무게도 늘어나게 되었죠. 살이 찌는 건 유방암 환자에게 좋지 않거든요.

SS : 체중 증가의 이유가 무엇이었을까요? 에스트로겐이 환자의 지방세포에 영향을 미쳤을까요?

JT : 그런 거죠. 살이 찌니까 우울증도 왔습니다. 그리고는 쇼핑도 다니지 않고 가족 모임에도 참여하지 않았어요. 주변에 자꾸 의존하려는 성향도 생겼고요. 치료의 부작용으로 성욕도 사라져 버려 참 안타까워했어요. 그 환자는 암 진단을 받기 전부터 에스트로겐을 복용했었기 때문에 에스트로겐이 도움을 줄 거라고 생각을 했던 거죠. 그런데 그분이 복합적 호르몬 프로토콜을 시작한 지 6년이 지나서는 통증이 줄어들기 시작하고 다시 걷기 시작했죠. 우울증도 개선되었고 열이 오르고 화끈거리는 증상도 사라졌고 남편과의 성생활도 다시 시작되었다고 해요. 그분은 지금 무척 행복하게 살고 있습니다. 심지어 심장마비에서도 목숨을 부지하기도 했으니까요.

SS : 그분이 생존해 있고 더구나 쾌적한 삶의 질을 누리고 있다는 이야기네요, 정말 대단합니다.

JT : 다음 사례의 분은 A.A.라고 칭할게요. 그분이 몸속에 여러 개의 암세포가 있다는 말을 처음 들었을 때가 50세였어요. 유방 절제술을 받고 림프절도 제거를 했죠. 그리고 8차례의 항암 화학요법, 방사선 치료를 받고 1년간의 아로마타제 억제제를 투여받고 난 후엔 너무 고통이 심해 자리보전을 할 수밖에 없었어요. 게다가 수면장애에 섬유근육통까지 있었으니 고통이 가중되었습니다. 아로마타제 억제제를 중단한 후 상태가 조금 나아지긴 했지만 여전히 고통스러웠던 거죠. 그래서 그분에게 에스트로겐과 프로게스테론 그리고 이후 DHEA와 테스토스테론을 추가로 투약하기 시작했습니다. 새로운 약을 먹기 시작하고 나서 수면 관찰 결과가 무척 좋아졌어요. 온종일 침대에서만 생활하던 분이 1년 후엔 잘나가는 볼룸 댄서가 되었어요!

하지만 여전히 관절과 몸의 통증을 달고 살아야 했어요. 그분의 IGF-1의 수치가 너무 낮았기 때문에 HGH(인간성장호르몬) 투약을 시작했어요. HGH는 그 환자분의 삶의 질을 개선시켜 주는데 제대로 도움을 주었던 것 같아요. 그런데 HGH를 먹은 지 3개월 만에 제가 그분의 피부 아래, 아주 조그만 종양 하나를 발견했는데 검사 결과 유방암이었어요. 저희 의료진은 늘 하던 것처럼 종양을 제거하고 그 부위를 방사선 치료한 후에 모든 호르몬 투여를 중지시키고 항에스트로겐으로 치료를 시작했지요. 그분은 방사선 치료는 거절했지만 DHEA와 HGH가 포함된 다른 호르몬제와 함께 타목시펜 처방을 받는 것에 동의했어요. 지금 2년째 암이 재발하지 않고 있고, 전국 댄스 경연대회에 참가하면서 활발하게 활동하고 있어요.

SS : 여성들이 유방암 진단을 받게 되면 모든 호르몬제를 중단시키죠. 그런데 박사님의 이 55명의 환자들은 사실상 그 주의 사항을 어긴 셈이죠. '암 치료 기준'에서는 특허받지 못한 자연 성분 호르몬을 인정하지 않으니까요. 이렇게 방향을 잡으신 이유가 궁금합니다.

JT : 말씀드렸듯 전 일반적인 암 전문의예요. 그렇기 때문에 유방암 진단을 받은 환자에게 항상 '암 표준치료'를 받을 것을 우선 권하죠. 그런데 이 환자가 모든 시도를 다 했는데도 계속 고통을 받고 있다면 에스트로겐 부족으로 오는 증상을 회복시키는 유일한 방법으로 에스트로겐과 프로게스테론 처방밖엔 없다고 보는 거죠. 일부 환자들의 경우엔 당신처럼 암의 전이나 재발을 우려해 항에스트로겐 처방을 거부하기도 하죠. 독신 여성들의 경우 체내 변화를 우려하고 또 영원히 여성으로서의 매력을 지니고 싶어합니다. 그런 여성분들은 섹시함이나 호르몬 활동을 중요하게 생각하기 때문에 기꺼이 위험을 감수하는 거죠. 암 전문의로 20년 넘게 일하며 저는 보통 환자가 내원하면 우리 병원에서 하는 치료 프로그램을 권유 드리고 당위성을 설명하게 되죠. 그런데 어떤 여성 환자분이 암의 재발과 새로운 암 발병 위험을 낮추는 데 집중하는 치료보다는, 삶의 질을 개선하기 위한 호르몬 투입을 원하는 경우 제가 어떻게 마음대로 판단하거나 심사숙고한 그분의 결정을 막을 수 있을까요? 한 예로 흡연과 음주를 생각해 봅시다. 그로 인한 질병을 치료하는데 엄청난 사회적 비용이 들지만 담배와 술은 솔직히 너무 구입하기가 쉬운 것과 마찬가지예요. 그런데 유방암에 걸린 여자가 에스트로겐을 처방받는 것은 보통 힘든 것이 아닙니다.

SS : 음, 그런 부분은 좀 바꾸어야 할 것 같네요. 제가 보기엔 개인의 가치관이 관건인 것 같아요. 저 같은 경우는 호르몬이 사람의 몸을 자신이 젊었을 때의 최고 전성기 상태로 돌려줄 수 있다고 믿거든요. 젊은 여성들은 유전자 변이가 일어나거나 독성이 있는 환경에 노출되지 않는 이상 암에 걸리진 않잖아요. 그래서 저는 제 젊은 호르몬이 제 건강을 지켜줄 거라고 생각하는 거죠. 그러면 제 뇌에서는 제가 다시 생식 능력을 갖추고 있다고 인지하게 될 거고, 생물학적으로는 그런 능력이 중요하다고 생각하거든요.

JT : 그런 이론을 믿는 것은 철저히 개인의 자유죠.

저는 복합 호르몬제를 선호하는데요. 보통 환자들에게 하루에 두 번 투약합니다. 용량을 조절하는 것도 쉬운 편이죠. 가임기 여성의 생리주기에 맞춰 호르몬을 대체하는 것이 생물학적으로는 말이 되기는 합니다. 제가 관찰한 결과, 호르몬 투약 용량과 호르몬 대체 반응 사이에 밀접한 관계가 있습니다. 예를 들어 에스트로겐과 프로게스테론을 생리적 용량을 투약한 환자분들의 경우 골밀도가 높은 것을 알 수가 있죠. 수제인 씨처럼요.

SS : 제가 62세인데요, 놀라운 것은 이 나이에 뼈가 완전히 건강하다는 거예요. 사실 생동일성 호르몬 요법을 시작하기 전에는 뼈에 이상이 있었거든요. 골밀도 감소증이 나타나기 시작했었죠. 그런데 지금은 정말 괜찮아요. 곡예사처럼 물구나무도 서고 뒤구르기 할 수 있다니까요. 굉장한 일이죠.

JT : 놀라운 일이에요. 골다공증 치료제 등 여러 가지 약을 먹던 일부 여성의 경우엔 BHRT 처방으로 그간의 약을 끊는 경우도 있죠. 호르몬 처방으로 호르몬 레벨이 정상으로 다시 돌아온 분들의 경우 상태가 좋아져 생활에 적극적인 모습을 보이게 돼요. 운동을 시작하고 식사도 잘하며 옷도 더 여성스럽게 입게 되고 잠도 잘 자고요. 체중감소와 운동이 유방암 재발의 위험을 감소시킨다고 알려져 있어요.

SS : 오프라(Oprah) 쇼에 제가 나간 적이 있었는데 거기서 복합 약물은 허가가 나지 않았고 감시도 허술하다고 지적하더군요.

JT : 복합 호르몬제에 관해서 분명하고도 타당한 기준이 마련되어 있지 않아요. 저 역시도 이에 대한 FDA의 우려가 이해됩니다. 약을 섞어 복합 약제를 만들고 이에 에스트로겐이라고 상표를 붙여 놓죠. 그런데 거기에 표준이나 최소 기준 또는 최선의 조제 방법 등에 대한 규정이 전혀 없는 거죠. 그 제품이 올바른 농축액인지 제대로 된 제품인지 검사하는 사람은 아무도 없어요. 제조사마다 에스트라디올을 제조한다면 각각 성분이 다 다를 거에요. 가격도 모두 다르게 책정되겠죠. 대충은 비슷하게 만들겠지만 아직은 이렇다 할 기준이 없는 거죠.

SS : 곧 그 기준이라는 것이 만들어질까요?

JT : 인내심을 가지고 기다려야 할 것 같아요. 그 제품을 제일 잘 만드는 곳이나 제대로 만드는 방법을 아는 사람이 없습니다. 제품을 복용하는 방법도, 구강 트로키제나 스킨젤 형태 등 정말 여러 가지 형태로 출시되거든요. 이제껏 연구자들이 머리를 맞대고 다른 형태의 약들에 대한 각각의 효능에 대해서 연구해 본 적이 없습니다. 하지만 우리의 몸은 제품에 따라 각기 다르게 반응하죠. 정부가 출자해서 연구가 더 이루어져야 합니다. 하지만 소규모 제조사들만 돈을 조금 벌 수 있는 구조기 때문에 아무도 투자를 안 하죠.

SS : 그러면 포기하는 게 낫겠네요. 그런 날이 올 것 같지 않아요. 특허가 안 되니 이윤이 안 되고, 그러니 연구도 진행이 안 되겠죠. 그저 실력이 좋은 제조사를 찾는 수밖에 없겠네요.

호르몬이 삶의 질을 개선시켜 줍니다. 유방암 투병을 하다 보면 그 스트레스가 그대로 몸속에 남죠. 저라면 호르몬 투여를 멈추거나 하지는 않겠어요. 병의 증상이 제 몸에 계속 남아 있는 상태가 싫거든요. 제 개인적인 연구로는 호르몬을 정량 투약하면 호르몬이 암으로부터 몸을 지켜준다는 믿음을 갖게 되었거든요. 박사님께서는 호르몬이 암을 예방한다고 믿으십니까?

JT : 에스트라디올을 포함해 많은 종류의 호르몬이 스트레스 관리에 도움이 된다고 생각해요. 에스트라디올은 여성분들에겐 우울증 치료제인 자낙스나 프로작과도 같죠. 에스트로겐 수치가 떨어지는 40세에서 50세 사이의 여성들에게 가장 많은 병이 우울증이라는 사실을 알고 계세요? 항우울제와 항불안제는 그 증상에 확실히 도움을 줘요. 하지만 원치 않는 부작용도 많이 따라옵니다. 그러니 에스트로겐이 필요한 여성에게 그것을 대신할 만한 것은 아무것도 없다고 봐야 합니다.

암 진단을 받은 여성이나 남성 누구라도 호르몬을 복용하는 것이 삶의 질을 높여주는데 기여하는 것은 맞아요. 의학적 실험 결과는 아니지만 연구자료들을 읽어본 결과로 저는 호르몬이 여러 면에서 우리의 몸을 보호한다는 결론을 냈어요.

그런데 여전히 유방암 환자에게 호르몬 대체요법을 쓴다는 것에 대해 주류 의학계의 공통적 의견은 부정적이라는 겁니다.

SS : 하지만 어쨌거나 이 55명의 여성 환자들에게는 처방되었잖아요. 시간이 흐르면 결과가 말을 해주겠지요. 저는 그렇게 생각해요. 박사님 본인은 생동일성 호르몬을 투약하시나요? 그렇다면 그 이유를 들어볼 수 있을까요?

JT : 네, 저도 합니다. 거의 10년 전쯤에 제가 어깨, 목, 등에 만성 통증이 있었고 이에 제 호르몬 수치가 낮다는 것을 알게 되었죠. 이제 와서 보니 그 수치가 낮아진 이유가 통증으로 잠을 제대로 못 잤기 때문이라는 것을 알았지만, 당시에 생리적, 주기적 호르몬요법을 시작하고 나서 제 몸 상태가 놀랍게 호전된 거예요. 거기서 중요한 사실을 배운 거죠.

SS : 박사님의 이 연구 결과에 따라 이 종양학계에도 변화가 오리라고 생각하시나요?

JT : 이 55명의 환자들에 대한 관찰 연구 결과에 따라 학계의 변동이 오리라고는 생각하지 않습니다. 하지만 유방암 진단을 받은 환자가 호르몬 치료를 받아도 아무런 문제가 없다는 것을 의학계가 인지하는 것이 중요하다고 생각합니다.

SS : 알면 알수록 암과의 전쟁을 이기기란 쉽지 않아 보이는 군요. 박사님께서는 올바른 호르몬 대체요법이 암에 걸린 여성 환자분들에게 안전한 선택이 될 수 있다고 믿으시는 거죠?

JT : 네, 실험 결과가 보여 주듯(우리가 알고 있는) 호르몬제들은 정말 중요한 기능을 한다고 보죠. 아니 그 이상일 수도 있구요. 또한, 노화가 진행될수록 효율적인 호르몬제 사용이 우리 삶의 질을 한층 상승시키죠. 그러면 건강도 자연히 좋아질 거구요.

SS : 영양과 보조식품, 운동은 얼마나 중요한 건가요?

JT : 숨쉬기만큼 중요합니다. 우리가 먹는 것과 몸을 움직이는 것 등은 스스로 컨트롤이 가능합니다. 그런데 그런 활동들이 우리 몸에 암의 위험을 낮추는 원동력이에요. 지금 우리가 먹는 음식들은 사실 예전만큼 영양가가 많지 않아요. 그래서 영양제 보조식품이 필요한 겁니다. 저는 모든 사람들에게 오메가3를 하루 최소 5~7g 정도 먹고 비타민 D_3를 환자의 상태에 따라 2,000IU 또는 그 이상 섭취하라고 권하고 있어요.

SS : 호르몬이 잘못 인식되어온 이유가 뭐라고 생각하시는지요?

JT : 말하자면, '천하의 나쁜' 에스트로겐이 안 좋은 평판을 받아온 거죠. 의학계에선 에스트로겐을 유방암의 '적'으로 강조해 왔구요. 그런 근거 없는 이론들이 걷잡을 수 없이 여기저기로 확대 재생산되어 버린 겁니다. 앞서 말한 것처럼, 에스트로겐을 막아버리면 전이된 에스트로겐 수용체 양성 유방암이 퇴화되기는 하지요. 하지만 일시적입니다. 또 수술 이후에 에스트로겐 차단제를 투약했을 경우 전반적인 재발의 위험이 줄어듭니다. 그렇게만 보면 에스트로겐이 정말 나쁜 것처럼 보입니다. 정말 그럴까요? 이전의 연구들은 에스트로겐에 노출되는 것은 유방암의 위험을 증가시킨다고 보았죠. 이른 나이의 초경과 늦은 폐경이 위험하다고들 해요. 왜 그럴까요? 이른 나이에 여러 번의 임신을 경험하면 유방암 발병 확률이 감소합니다. 모유 수유도 암 억제에 도움을 주고요. 그런데 40세 이후에 처음 임신을 하면, 그 9개월 간이 전혀 임신을 경험하지 않는 것보다 더 위험에 노출되기 쉽다는 사실은 잘 알려지지 않았죠. 따라서 관건은 가임 기간과 폐경기 사이에 무슨 경험을 언제 했느냐가 더 중요하다는 거죠. 그런데 의료계에선 이런 사실들을 그다지 고려하지 않아요. 우리는 20대 초반에 임신을 하는 것에 대한 일종의 사회적 편견을 가지고 있어요. 그러면 이런 질문은 어떨까요? 에스트로겐이 유방암의 원인이라면 왜 유방을 가진 모든 여성이 유방암에 걸리지 않을까? 이유는 유방암 발발에는 너무나 많은 원인이 있고 그 원인은 우리가 아직 모두 밝혀내지 못했다는 것이지요. 프로제스틴 – 진짜 프로게스테론이 아닌 호르몬과 같은 기능을 하는 약 – 이 유방암의 발발에 관련돼 있다고 추정되고 있어요. 또 요즘에 조명받는 학설은 유방암을 비롯한 모든 암들에의 병인 역할로서 인슐린과 인슐린 유사 생장 인자, 대사증후군, 만성 염증 등이 있다는 것입니다. 일례로 비만 여성의 경우 자궁내막암과 유방암의 발병 비율이 높게 나타나는 것은 잘 알려진 사실이죠.

에스트로겐은 성적인 것과 관련된 역할을 수행하는 것으로만 잘 알려져 있지만, 그보다 훨씬 더 많은 중요한 일들을 감당하죠. 감정, 행복감, 수면, 피부와 머리카락의 상태(미용의 기준이 아닌 건강함의 징후), 인지 능력, 소화, 혈압관리 등등 말이에요.

SS : 저도 너무 잘 알고 있어요. 저도 그 모든 장점을 체험했거든요. 그래서 저는 스스로 몸에서 호르몬을 생성할 수 있던 젊은 시절보다 더욱 멋진 인생을 살고 있는 거죠. 저는 이제 나이 드는 것이 두렵지 않게 되었어요. 적당한 지혜, 세상을 볼 줄 아는 시각, 여성적인 매력, 잘 회전 중인 두뇌에 튼튼한 뼈까지 무엇이 더 필요할까요?

박사님이 소망하시는 바가 무엇인지 궁금하네요?

JT : 암을 예방하기 위해 더 노력을 기울이는 것, 그리고 특정 치료를 통해 암을 치료하는 것이죠. 몸의 일정 부분만이 아닌 전체 체계를 보고 치료를 하며 세상에 있는 모든 정보를 취합해 환자의 건강을 최대화하는 것입니다.

SS : 박사님 정말 감사합니다. 박사님은 정말 저의 멋진 친구이자 주치의이십니다.

Knockout 요약

- 사람의 몸은 다음과 같은 요인들로 인해 암 예방 유전자가 활동을 정지한다 : 노화, 불량한 생활습관과 식습관, 스트레스, 독성 물질에 노출. 이 요인들을 돌이켜보면 좋은 식습관을 갖고, 잠을 잘자며, 화학 제품을 멀리하고, 또 그런 독성 노출에 맞서 해독성 항산화제를 섭취하는 것이 효과적인 암 예방 방법이다. 손실된 호르몬은 생동일성 호르몬으로 대체한다. 호르몬요법을 통해 정지한 암 예방 유전자를 다시 되살릴 수 있다.

- 당신이 어떤 방식으로 호르몬 대사를 하는지와 개인의 생활 패턴, 주변 환경, 호르몬 상호작용이 유방암 발병에 영향을 미칠 수 있다. 이른 나이(28세 이전, 20세일 경우 더 좋음)에 여러 번 아이를 임신하고 모유 수유를 수년간 하면 암 발생의 위험이 줄어든다.

- (합성)호르몬 대체요법(HRT)에 대한 수용된 결론은 유방암의 위험성이 증가한다는 것이며, 이는 WHI(Women Health Initiative)에 의해 문서화되었다. 프레마린과 프로베라를 함께 복용한 집단에서는 매년 0.4%의 암 증가율이 나타나서 사용을 조기 중단하였다. 반면 프레마린 한 가지만 복용한 집단에서는 유방암 진행 소견이 보이지 않았다.

- 3대 암 치료법(유방 절제술, 항암 화학요법, 방사선 치료)을 다 받았던 여성 환자들은 현재 항에스트로겐을 투여받으며 암 4기로 진행 중이다. 어떤 처방도 위험을 완전히 줄인다고 보장할 수가 없다.

- 모든 시도를 다했는데도 고통을 호소하는 환자가 있다면 에스트로겐과 프로게스테론만이 에스트로겐 손실로 인한 고통에 대응할 수 있는 유일한 처방이다. 환자가 삶의 질 문제로 호르몬 치료를 원하는 것과 새로운 암의 발병이나, 암의 재발 위험을 낮추기 위해 호르몬 사용을 억제하는 것 사이에서는 충분한 정보를 통해 환자 스스로 심사숙고하고 결정해야 한다.

- FDA는 조제 호르몬제에 대해 우려를 표명하고 있다. 에스트로겐의 상표를 달고 있는 어떤 복합 약제도 현재 표준화되어 있지 않다. 더 많은 연구가 필요하며 정부 출자된 지원이 있어야 할 것이다.

제3부

암, 사전에 예방하기

가능성을 한 번 보았다면, 다시는 한눈팔 수 없다.

— 포레스트 펜, 저자, 미술 역사가, 철학가

실은(무지와 다를 바 없는) 편협한 지식은 위험하다. 산업화된 세상의 거의 모든 사람들이 더러운 연못이나 오염된 호수의 물을 마시게 되면 설사병에 걸려 생명이 위협받을 수도 있다는 사실은 알고 있지만, 아직까지 많은 사람이 후회와 분노, 두려움과 같은 부정적인 사고 습관이나 패스트푸드와 화학 식품첨가물, 인공 감미료가 오염된 물을 마시는 것과 똑같이 위험하다는 사실을 깨닫지 못하고 있다. 작은 아메바를 죽이는 것보다 사람을 죽이는 시간이 그저 조금 더 걸릴 뿐이다.

— 안드레아스 모리츠

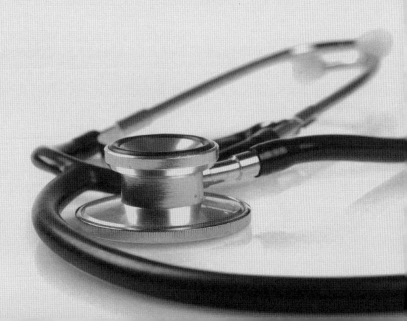

제11장
러셀 블레이락 박사
(Dr. Russell Blaylock)

　나는 과거에 러셀 블레이락 박사를 인터뷰한 적이 있다. 나의 또 다른 저서 《돌파구(Breakthrough)》에서 이미 한차례 그와의 인터뷰를 소개했으나, 암과 관련해 아직도 못다 한 말이 많은 그를 다시 한 번 인터뷰하기로 했다.

　나는 《암 환자를 위한 자연요법(Natural Strategies for Cancer Patient)》이라는 그의 저서를 통해 블레이락 박사를 처음 알게 되었다. 신경과학자이자 암 전문의인 동시에 뇌수술을 전문으로 하는 외과의사가 자연요법에 관한 책을 썼다니, 왠지 모르는 비범함이 느껴졌다. 그를 직접 만나기도 전에 특별한 사람이란 것을 알 수 있었다. 러셀 블레이락 박사는 뉴올리언스 소재 루이지애나 주립대 의과대학을 졸업했다. 그리고 찰스턴에 위치한 사우스캐롤라이나 대학병원에서 인턴 과정과 신경외과 레지던트 과정을 수료했다. 26년간 신경외과 전문의로만 활동했던 그는 식이요법과 영양학 위주로 환자들을 진료하기 시작했고, 최근에는 영양학 분야의 연구에 전념하고 있다. 그는 블레이락 웰니스 리포트(Blaylock Wellness Report : www.blaylockreport.com)라는 건강 정보지를 발행하고 있는데, 그가 추구하는 것은 암 환자와 가족들에게 면역력을 키울 수 있는 영양학과 식이요법에 관한 최신 정보와 새로운 연구 결과들을 제공하는 것이다. 하찮아 보이는 한 끼 식사라 하더라도 암이라고 하는 치명적인 병마와 싸우는 환자들에게는 결정적인 작용을 할 수도 있다는 것이 그의 지론이다. 그는 우리에게 항암 식품에 대한 정보를 알려주고, 어떤 과일과 채소에, 어떤 항암 성분이 들어 있는지를 알려주고자 한다.

블레이락 박사는 암이라는 질병을 속속들이 이해하고 있다. 암세포와 정상 세포의 차이점에 대해서도 잘 알고 있다. 그는 환자들이 암에 관한 제대로 된 정보로 무장을 하게 된다면, 암을 관리하는 차원을 넘어 암세포를 소멸시킬 수도 있는 영양소의 역할이 얼마나 중요한지 깨달을 것이라고 확신하고 있다. 그의 통찰력을 통해 암에 대해 다시 한 번 깊이 생각해 보는 계기가 되길 바란다.

SS : 다시 만나뵙게 되어 반갑습니다. 지난번에는 제 책 《돌파구》를 통해 인터뷰하게 되었는데요, 그 인터뷰 말미에서는 건강, 특히 우리 주변에 만연한 암이라는 질병에 대한 박사님의 열정에 제가 큰 감동을 받았습니다. 현대 의학의 암 접근 방식에 박사님은 무척 안타까워(사실 안타깝다는 말은 박사님의 감정을 많이 순화시킨 표현이다.)하셨던 걸로 기억합니다. 그리고 대부분의 의사들이 암 예방법엔 관심을 안 두고 있다고 하셨습니다. 의사들의 암 예방법에 대한 지식이 충분치 않아서 일까요? 아니면 알고자 하는 의지가 없어서일까요?

RB : 의사들 대부분은 암 예방에 대해 자세히 알지 못한다고 봅니다. 제 경우는 의대에 들어가기 전부터 암 예방법에 관심을 가지고 있었지요. 영양학적 식단이 건강에 미치는 영향에 대해서도 관심을 가졌습니다. 지금도 암과 그 예방법을 연구하는데 평생을 바쳤습니다.

처음 의사 생활을 할 땐 저도 다른 의사들처럼 제가 학교에서 배운 사실만을 환자에게 적용했습니다. 그때는 저도 항암 치료만이 암 치료의 답이라고 믿었죠. 환자에게 딱 맞는 항암제를 찾을 수만 있다면 암 치료가 가능하다고 믿었습니다. 하지만 시간이 흐르면서 현재의 암 접근법은 완전히 실패했으며 우리가 환자들에게 거짓말을 하고 있다는 사실을 서서히 깨닫게 된 겁니다. 병원에서는 암이 전이된 환자가 내원하면 항암 치료와 방사선 치료를 해야만 살 수 있다고 이야기하고 있습니다.

> 하지만 의사들은 암이 한 번 전이되면, 전통적인 치료법으로는 치료가 불가능하다는 사실을 모두 알고 있다.

의사들 사이에서는 암 치료에 대해 완화요법(palliation)이라는 표현을 은밀하게 사용합니다. 암을 국부적으로 치료할 뿐 근본적으로 치료가 되지 않는 일시적 억제인데, 환자는 그 말을 들어도 무슨 뜻인지 알 수가 없습니다. 그래서 환자가 그게 무슨 말이냐고 묻게 되면 유독 물질을 쓰지 않고도 환자의 '몸 상태가 조금 나아지는 치료법'이라고 애매모호하게 설명합니다.

그런데 말이죠, 진정으로 환자를 좀 더 편안하게 하는 것이 목표라면 사실 더 좋은 방법이 많이 있습니다.

SS : 치료로 구차하게 연명하느니 차라리 남은 생을 즐겁게 살다 가라는 식의 말씀이신가요?

RB : 글쎄요. 몸 상태가 좀 더 나아지는 방법에는 실제 여러 가지가 있습니다. 다만 환자에게 이야기를 해주지 않는 것일 뿐이에요. 의사는 환자에게 "당신은 가망이 없어서 치료를 못하겠습니다."라고 하진 않아요. "이 치료법으로 병이 나을 까요?" 하고 환자가 의사에게 물으면 의사는 "암이 완치되기는 어렵지만, 이 치료를 받으시면 몸이 조금 나아지고 약 2~3개월 정도 수명 연장 효과가 있습니다."라고 할 겁니다.

하지만 저라면 그 상황에서 환자에게 식이요법 권장과 더불어 고용량 비타민을 처방할 겁니다. 그것이 잘 효과만 보면 환자는 오랜 기간 살아갈 수 있지요. 식이요법이라는 것이 그만큼 강력한 처방이 될 수 있다는 겁니다.

SS : 현존하는 대부분의 암 치료법의 효과를 완전히 부정하시는 건가요?

RB : 백혈병 같은 경우는 기존의 일반적인 암 치료(항암 치료, 수술, 방사선)로 많은 성공을 거두었습니다. 일부 골(뼈)암의 경우도 마찬가지지요. 하지만 우리가 흔히 알고 있는 치명적인 암들, 폐암, 유방암, 전립선암 등의 경우엔 일반적인 치료로는 치사율 감소에 이렇다 할 성과를 내고 있지 못하고 있습니다. 게다가 다수의 암은 전이 속도가 아주 느려서 암이 몸 여기저기로 퍼지지 않는 경우인데 의사가 과잉 진단을 하는 경우도 있습니다.

일례로 DCIS(유관상피내암종) 유방암의 경우 대부분 전이도 안 되고 다른 장기에 피해를 입히지 않지요. 그러니 그런 암이 걸렸다는 사실을 모르면 그냥 평범하게 일생을 보내게 됩니다.

SS : DCIS(유관상피내암종) 환자들이 불필요한 유방 절제술을 하고 있다는 말씀이신가요?

RB : 그렇습니다. 대부분의 경우엔 유방 절제술을 하지 않아도 됩니다. 사실 이는 암 전문의들 사이에서도 논란거리이기도 하지요. 의학저널에도 그런 내용이 자주 실립니다. 과잉 진단이 제일 많은 경우가 유방암과 전립선암입니다. 쉰 살 정도 된 여성의 45~50%는 유두에 유방암 세포가 관찰되기 때문에 그런 진단을 받기 쉽습니다. 그러나 그 환자들 대부분의 경우는 상태가 유방암으로 발전되지 않거나 최소 전이가 되지 않는 암인 경우가 많습니다. 전립선암의 경우도 크게 다르지 않습니다. 70대 남성의 대다수가 전립선암세포를 갖고 있다는 결과가 있습니다. 그중 실제 전립선암으로 발전하는 경우는 불과 2~3% 정도로 대부분은 몸에 지니고 있어도 해롭지 않은 암세포들입니다.

SS : 사람들이 그런 불필요한 진료를 받지 않았다면 대부분은 암이 있는지도 모르고 살아갈 것이고, 암 발생률 수치는 지금보다 훨씬 낮을 거라는 말씀이시네요?

RB : 그렇습니다. 과잉 진단으로 암 치료 성공률 수치가 올라가는 효과가 나타나기도 합니다. 따지고 보면 암 치료 성공률은 제자리인데, 암 치료 기술이 나날이 발전하는 것 같은 착시 효과를 나타냅니다. 그러니 전립선암으로 발전하는 등의 문제가 될 가능성이 전혀 없는 양성 종양을 가진 가엾은 전립선 환자들만 생지옥을 경험하게 됩니다. 결국은 끔찍한 수술과 방사선 치료를 받은 애꿎은 환자들은 대장, 방광 등에 피해를 입고 그에 따른 합병증을 겪습니다. 결국엔 아무런 문제가 되지도 않을 암세포 하나 때문에 말이지요.

SS : 어째서 그런 말도 안 되는 일들이 일어나게 되는 걸까요?

RB : 옳고 그름에 대한 판단이 부족한 사람들 때문이지요. 엄청난 돈벌이라는 사실도 부분적으로 연관이 있구요. 예를 들어 매모그램(유방조영상, Mammogram)과 같은 새로운 진단 테스트기가 나왔다 하면 모든 병원에서 그 진단 테스트기를 도입하고, 그 분야의 전문의에게 똑같은 진단 검사를 받게 됩니다. 병원 입장에서는 제대로 돈벌이가 되는 겁니다. 그렇게 되면 병원은 재정 걱정 없이 잘 운영되는 것이지요.

유방암 매모그램(유방조영상)이 실제로 유방암 진단에 효과가 없고, 오히려 X선에 민감한 여성에게 암을 초래할 수 있다는 연구 결과가 있다. 하지만 진단 자체가 엄청난 수익사업이고, 병원에서는 진단 시설에 많은 돈을 투자했기 때문에 그 부작용을 인정하려 들지 않는다.

병원 측의 사람들이 나서서 유방암 매모그램은 현존하는 최고의 진단 방법이라고 강조하고 또 같은 분야의 의사들 역시 암 조기 진단을 제때에 하지 못하면, 전혀 손을 쓸 수 없게 된다며 조기 진단의 중요성을 강조합니다. 하지만 저는 암 전문의로서 이렇게 단언합니다. 그 의사들은 어차피 암을 치료하지 못합니다. 지금 병원에서 행하는 항암 치료와 방사선 치료로는 암 환자를 살려내지 못해요. 그들도 그 사실을 알고 있기 때문에 조기 진단의 중요성만 강조하는 것 아니겠습니까?

매모그램은 진단 결과에 정확성이 떨어집니다. 게다가 여성들에게 불필요한 항암 치료와 방사선 치료를 받도록 사지로 내몹니다. 이 모든 사실은 종양학 저널에서 크게 논란이 되고 있는 이슈지만 일반인들은 그런 사실을 알 기회가 없는 것이지요.

SS : 암세포가 없는 한 여성이 40세에 매모그램 촬영을 시작했다면 50세가 되는 시점에는 방사선 노출로 인한 암이 걸릴 확률이 30%나 증가한다는 이야기를 들은 적이 있습니다. 사실인가요?

RB : 그렇습니다. 가장 보수적으로 잡았을 때, 연간 1%씩 유방암 발병 위험률이 증가합니다. 다른 연구 결과에서는 일년에 3% 정도의 발병률 증가를 추정하기도 했습니다. 일부 방사선 전문의는 그 수치보다 더 높을 것이라고 이야기합니다. 유방암 가족력이 높은 여성 집단의 경우, 그 수치가 무한정 올라가게 됩니다. 자신들이 갖고 있는 DNA는 쉽게 바꿀 수 있는게 아니니 위험 요인이 높을 수 밖에 없습니다. 그 여성들은 BRCA 1와 BRCA 2 유전자에 변이가 있습니다. BRCA 유전자는 DNA가 방사선으로 손상을 입었을 때, 이를 복구시키는 유전자입니다. 이 BRCA 유전자가 결핍된 여성들은 정상 유전자를 지닌 여성들에 비해 똑같은 양의 방사선에 노출되었을 때, 더 많은 피해를 입게 됩니다. 3배에서 심지어 5배 정도의 방사선을 더 쬐는 것과 같은 효과입니다. 이 여성들이 유방조영상 촬영을 하게 되면 암에 걸릴 확률을 더 높일 뿐만 아니라 더욱 공격적인 암세포를 키울 수 있습니다.

유방암으로(언니나 여동생) 자매를 잃은 수많은 여성을 만나 보았습니다. 그분들의 경우 해마다 유방암 매모그램 검사를 하지만, 가족력을 이기지 못하고 매우 공격적인 암에 걸려 결국 1년 안에 사망했습니다. 어떤 치료로도 손을 쓸 수 없는 악성 종양이었습니다.

동물을 상대로 DNA 손상 시 복구할 수 있는 능력을 제거한 후, 방사선에 노출시켰는데 보다 치명적이면서도 공격적인 암을 갖게 되었다는 연구 결과가 있습니다. 의료계에서는 이런 사실들을 잘 알면서도 묵과하고 있는 현실이 저는 도저히 이해가 되지 않습니다.

SS : 이렇게나 위험한데도 여성들은 아무 의심도 없이 순순히 해마다 유방암 매모그램 검사를 받는다는 것이죠?

RB : 그렇습니다. 의사들은 애당초 유방암 매모그램 검사를 받지 않아도 될 사람에게 6개월마다 꼭 검사를 해야 한다고 말했기 때문에 이제 와서 절대 위험하다는 고백을 할 수가 없는 것이지요.

SS : 더구나 유방암 가족력이 있는 여성들의 경우엔 유방암 매모그램 검사를 더 열심히 받는 것이 당연하다 여기겠죠.

RB : 그럴 수밖에 없지요. 일반적인 사람들은 방사선 생물학을 알지 못하며 의사들 대부분도 방사선 생물학을 제대로 이해하는 사람이 드뭅니다. 하지만 방사선 암 전문의들에게는 잘 알려져 있는 사실들입니다.

SS : 방사선 치료가 암 치료에 효과를 보는 경우도 있나요?

RB : 적은 분량의 방사선 치료로 효과를 보는 일부 암이 있습니다. 또 암이 넓게 퍼지지 않은 경우 뿌리 뽑을 수 있습니다. 그러니 완전히 효과가 없다고는 할 수 없습니다.

SS : 그렇다면 어떤 암이 방사선 치료에 좋은 효과를 볼 수 있을까요?

RB : 골수암이나 간암처럼 암세포 성장이 빠른 경우 방사선 치료에 잘 반응합니다. 암세포 성장이 빠른 대부분의 암들은 방사선 민감성이 높습니다. 하지만 그렇게 크기가 급속히 커지는 암들은 전이도 빨리 일어나고 그러면 방사선 치료도 듣지 않는다는 것이죠. 방사선의 안좋은 점은 암을 유발한다는 것이고 그러면 다른 조직에까지 암을 초래할까 두려운 것입니다. 그런 문제가 제일 걱정스러운 것이지요.

임산부의 경우 두어 번 만 골반 X선을 촬영해도 뱃속의 아이가 추후 백혈병을 갖게 될 위험이 크게 증가합니다. 태아였을 때 방사선에 노출되었기 때문이죠. 사람이 살면서 암이 걸릴 위험이 높아지는 시기가 있기 마련인데 임산부의 경우는 방사선의 악영향을 훨씬 더 많이 받게 됩니다.

SS : 그건 왜 그럴까요?

RB : 프로게스테론 호르몬이 방사선 민감성을 높여서입니다.

SS : 제가 듣기론 매모그램 촬영 과정 중 여성의 유방을 촬영 기기 사이에 넣고 압박하는 것이 위험 요소가 있다고 하던데요, 실제로 그런가요?

RB : 그 사실은 저 역시도 오래전부터 문제점을 지적했습니다. 하지만 누구도 그걸 문제 삼지 않고 있지요. 저희가 의대에서 공부할 때 여성의 가슴에 있는 종양은 처음 진료하게 된 경우만 제외하고는 그 종양을 건드리면 안 된다고 배웠습니다. 그 종양을 건드릴 때마다 떨어져 나온 세포들이 림프계와 혈관을 타고 흘러가기 때문에 암세포의 전이를 유발하게 되기 때문이지요.

이런 사실들은 의학계에선 공공연한 비밀이지만 일반 여성들에게 절대 이야기하지 않습니다. 또 환자들 입장에서는 의사들끼리 무슨 이야기를 주고받는지 사실상 알 방법이 없는 게 현실입니다.

암 전문의들 사이에서만 회자되고 환자들만 전혀 모르고 있는 또 다른 사실은 유방에 섬유낭포성 질환이 생겼을 경우 1년에 한 차례 매모그램 검사를 받을 것을 권고하는데, 문제는 환자의 유방 조직이 치밀할 경우(치밀 유방을 가졌을 경우) 종양이 제대로 안 보인다는 겁니다. 그러면 방사선 전문의는 환자의 가슴이 너무 밀도가 높아 현재 정확한 진단이 어려우니 6개월 후에 다시 오라고 합니다. 그러면 환자는 6개월 후에 다시 와서 매모그램 검사를 다시 하겠지요. 그러면 의사는 또 전과 똑같은 말을 되풀이하는 겁니다.

SS : 왜 환자의 상태를 사실대로 이야기해주지 않는 거죠?

RB : 판독이 잘 안 되는 유방을 그냥 정상이라고 진단했다가 혹시라도 암이 발견될 경우, 오진으로 인한 의료 소송을 두려워 하는겁니다. 하지만 제가 이해가 안 되는 건, 그렇게 유방 조직이 치밀해서 해독이 불가하다면 어째서 애초부터 매모그램 검사를 시작하냐는 겁니다. 의사는 방사선을 찍기 전에도 치밀 유방인지 여부를 확인할 수 있습니다. 또 다른 문제는 유방이 작은 여성의 경우입니다. 유방이 작은 경우는 만져보기만 해도 병의 여부를 짐작할 수 있거든요.

제가 여자라면, 매모그램 유방암 검사는 피할 것입니다.

제가 충고를 드리자면, 가슴에 혹 같은 것이 만져지면 먼저 조직검사를 해보라는 겁니다. 그러면 그게 과연 암인지 아닌지 바로 알 수 있습니다. 그렇게 되면 불필요한 방사선이나 유방을 짓누르는 압력을 주는 검사는 안 해도 되는 겁니다.

SS : 박사님 말씀을 종합해 보면, 주류 의학계에선 BRCA 1이나 BRCA 2의 효과적인 치료법이란 없다는 거네요. 즉 항암 화학요법은 효과가 없고, 매모그램은 잠재적으로 암을 악화시킬 뿐 아니라 방사선의 노출로 암 발생의 위험이 증가한다는 것이죠? 그러면 박사님께서는 어떤 대안을 갖고 계십니까?

RB : 제일 좋은 방법은 MRI 스캔을 받아보는 겁니다. MRI 검사결과가 더 상세히 진단 결과를 보여 주지요. 이에 의사들은 심지어 MRI 사진이 너무 선명한 것이 오진 실수를 유발할 수 있다고 불만을 토로할 정도입니다. 하지만 엑스레이 검사도 실수를 유발하지요. 그 무엇도 100% 확실한 것은 없으니까요. 유방 조직사진은 MRI 스캔이 가장 선명합니다. 온도로 표시해주는 서머그램(thermogram)도 괜찮습니다. 서머그램은 사진상 종양은 뜨겁게 표시되고 양성 병변일 경우 차갑게 나타납니다.

SS : MRI나 서머그램(thermogram) 검사를 받은 후 암으로 판명이 났을 경우 어떤 방법을 취해야 할까요?

RB : 제게 그런 일이 일어난다면, 저는 항암 치료도, 방사선 치료도 받지 않을 겁니다. 간단한 유방 절제술로 종양을 제거하고 나서 영양학적인 방법으로 나머지 치료를 대신할 것 같습니다.

SS : 아, 이제야 본론에 들어갈 수 있겠네요. 박사님이 하시는 영양학 프로그램을 설명해 주세요.

RB : 제대로 조화를 이룬 식단은 기존의 일반적인 암 치료법보다 훨씬 더 좋은 결과를 가져올 수 있습니다. 이는 정부 소속 전문 의료진에 의해 평가받는 의학저널 속의 지침서에서 실린 내용이었지요. 그런데 정작 문제는 의사들이 그런 글을 읽지 않아요. 그런 연구 결과를 활용할 줄 모릅니다. 암 전문의들은 화학요법, 방사선, 수술요법만을 배웠기에 각각의 환자에게 맞는 맞춤형 프로그램을 짜서 "이렇게만 하시면 이제껏 나온 어떤 치료법보다도 확실한 유방암 억제의 효과를 보실 겁니다."라고 말하는 것은 엄두도 못 냅니다.

플라보노이드(flavonoid)와 비타민의 분자 활동을 보게 되면 세포 내에서 활동하며, 암세포에만 영향을 주고 일반 세포에는 아무런 영향을 주지 않는 성향들이 세포들의 신호 전달 방법과 상당히 유사하다는 것을 알 수 있습니다. 플라보노이드 처방의 장점은 일반 세포는 보호하고 암세포의 활동은 방해한다는 것이지요. 선별 능력이 매우 뛰어납니다. 이런 정보야말로 암 연구자들이 지속적으로 밝혀내고자 했던 사실들입니다. 이에 반해 항암제의 경우 선별의 과정이 전혀 없습니다. 항암제는 일반 세포, 암세포 구분 없이 모든 세포를 무차별 공격하지요. 선택의 여지라는 것이 없다는 겁니다.

SS : 그러니 결국엔 영양학과 식이요법이 답이 될 수밖에 없겠군요.

RB : 암 유발 원인의 궁극적 이론은 '대부분의 질병은 만성 염증에서 출발한다'입니다. 모든 암은 만성 염증이 원인이라는 거지요. 암은 노화와 깊은 관련을 가집니다. 주위의 암 환자를 둘러보세요. 대부분이 노인들입니다. 남녀를 불문하고 40세 이전에 암에 걸릴 확률은 지극히 낮습니다. 하지만 50세 이후는 암 발생을 걱정해야 하는 시기이며 60대나 70대의 경우엔 암 발생 비율이 현저히 높아지게 됩니다.

SS : 젊은이들과 비교해 노인들의 신체는 암 발발 측면에선 무슨 차이가 있는 것일까요? 나이가 들면 왜 그렇게 암의 위험이 높아지는 겁니까?

RB : 우선 노화가 진행되면 면역 기능이 점차 떨어지고 더불어 옥수수유, 해바라기유, 홍화유, 땅콩유 등에 함유된 오메가6 지방의 지나친 섭취에도 원인이 있습니다. 독감 예방접종 백신에 포함된(방부제 역할을 하는) 수은도 면역 기능을 방해한다고 알려져 있습니다. 실질적으로 노인들은 여러 형태의 독소에 노출되어 있는 것이지요. 또 노인들에게는 영양소 고갈의 현상이 나타납니다. 나이가 들면 면역력이 떨어지는 이유가 영양소 결핍이라는 사실도 잘 알려진 사실입니다. 단 하나의 영양소만 부족해도 문제가 발생할 수 있습니다. 모든 영양소를 잘 섭취했는데도 중요한 한 가지 영양소를 빠트렸을 경우 사람의 면역체계는 제 기능을 다 못하지요. 따라서 노화에 따른 면역 기능 저하가 암의 가장 큰 원인이 될 수 있고, 그 다음은 영양소 결핍이라고 할 수 있습니다. 동물에게 장기간 엽산을 제공하지 않았을 때 암 발생의 위험이 크게 증가했다는 연구 결과가 있습니다. 사람도 마찬가지입니다. 만성적인 엽산 결핍은 다양한 암의 원인이 됩니다.

SS : 어떤 음식이 엽산 섭취에 좋을까요?

RB : 브로콜리, 방울양배추, 케일, 컬리플라워 같은 잎채소에 다량의 엽산이 함유되었다고 알려져 있습니다.

시간이 흐를수록 점점 우리 신체에는 독소가 쌓이게 됩니다. 암 연구자들이 빌 모이어스(Bill Moyers)란 사람의 몸에 독소가 얼마나 있는지 실험 연구했습니다. 산업용 살충제와 제초제에 노출이 많았던 사람이었지요. 수시로 검사를 해도 그때마다 그 사람의 몸에 84여 가지의 독소 찌꺼기를 찾아내었다는 연구 결과를 발표했습니다.

SS : 그렇게 쌓인 독소 잔류물이 DNA를 손상시킨다는 것이죠?

RB : 그렇습니다. 나이가 많을수록 DNA 손상이 더 많습니다. 또 이 독소들이 만들어 내는 유해 산소가 체내에서 DNA에 손상을 주죠. 나이가 들수록 DNA 복구가 점점 힘들어져서 70~80대 노인의 DNA 복구 능력은 40대나 50대 장년층과 비교했을 때 눈에 띄게 줄어듭니다. 그러니 노년기에 암의 위험도 그만큼 증가하는 것이지요.

SS : 노화가 몸의 염증을 가속화시키기도 하나요?

RB : 그렇습니다. 사람이 60대 정도가 되면 몸의 염증 상태는 이미 상당한 수준에 이르고 70대나 80대의 나이가 되면 그 정도는 비교도 할 수 없을 정도로 심해집니다. 몸에 지속적으로 염증이 존재하게 되면 DNA의 손상을 유발하고 암이 쉽게 자랄 수 있는 환경이 만들어지는 겁니다.

한 연구에서 암에 걸린 환자들을 관찰했는데 그들 중 69%가 암에 걸리기 이전에 15년 이상 당뇨나 고혈압 같은 만성 질환을 갖고 있었다고 보고했습니다. 또 다른 연구에서는 70~75%의 환자들이 암 발병 이전에 만성질환 경력을 갖고 있다고 했지요. 만성 질환과 암 발병 간의 상관관계를 쉽게 보여주는 단적인 예들입니다.

SS : 글루타치온(glutathione)이라는 물질이 있잖아요? 그 물질이 우리 몸에 염증이 생기는 것을 막아준다고 알려져 있지 않습니까? 글루타

치온은 체내에서 끊임없이 생성되는 것인가요

RB : 그렇지 않습니다. 세상에 영원한 것은 없는 것과 같은 이치지요. 우리가 나이가 들수록 글루타치온과 같은 항산화성 방어제의 수는 줄어듭니다. 그러니 우리는 증가되는 유해 산소로부터 우리 몸을 적극적으로 지켜나가는 수밖에 없지요. 노화가 진행되면 항암 물질 정도로 알려진 체내 멜라토닌 수치도 줄어들게 됩니다. 그런데 이 멜라토닌이라는 물질이 우리의 뇌에서만 작용하는 게 아니고 온몸을 암의 위험에서 지켜주는 작용을 한다는 말입니다. 그러니 멜라토닌 수치가 낮아지면 암이 걸릴 위험이 대단히 높아지는 것이지요.

SS : 정말 중요한 사실을 새로 알게 되었네요. 대부분의 사람들은 멜라토닌을 숙면에 도움이 되는 물질 정도로 알고 있거든요.

RB : 사람이 나이가 들어가면 생기는 가장 큰 문제는 몸속의 비타민 D_3 고갈 현상이라는 것입니다. 저에게 암 예방과 억제에 가장 효과 있는 비타민 중 단 한 가지만 선택하라고 한다면 주저 없이 비타민 D_3를 고를 겁니다. 노인들은 주로 실내에서 생활을 합니다. 그런데 그분들은 추위를 잘 타는 편이어서 늘 실내에서도 긴 소매옷을 입고 생활하지요. 밖에 나와도 햇빛을 피해 다니고 모자를 씁니다. 그런 생활 패턴이 비타민 D_3 부족의 현상으로 이어져요. 그렇게 되면 암, 그것도 악성 뇌종양으로 알려진 신경교아종 같은 암이 발병할 위험이 높아지게 됩니다. 한 연구에서는 이런 악성 뇌종양을 가진 환자에게 다량의 비타민 D_3를 처방했더니, 일반적인 암 치료를 다 받은 환자들보다 5배나 생명이 연장되었다는 결과를 밝힌 적이 있습니다. 우리 몸에 꼭 필요한 작용을 하는 비타민인데 안타깝게도 나이가 들면 점점 바닥이 나게 됩니다.

MSG는 평생에 걸쳐 잘 사라지지도 않는 강력한 유해 산소를 몸속에 생성합니다. 이 유해 산소는 암세포 성장과 깊은 관련이 있어요. 종양에 있는 글루타민산염 수용체는 종양의 공격성과 전이력을 자극한다고 보고된 바 있습니다. 문제는 요즘 사람들이 오메가6 지방을 너무 많이 먹는데 있어요. 이 오메가6 지방이라는 것이 신체의 면역기능을 떨어뜨리고 또 체내 염증 생성의 주 촉매 역할을 하거든요. 미국 사람들만 보더라도 오메가6 지방을 기준치의 50배 이상을 섭취합니다. 그러니 그들의 염증은 온전히 개인이 선택한 식단으로부터 비롯된 것이죠. 게다가 염증을 줄여주는 오메가3 섭취율은 오히려 너무 낮아요.

지금까지 제가 언급한 것들을 종합해 보면 노년층의 암 발생 위험이 왜 가장 높은지, 혹은 왜 40대 이후에 더 위험 가능성이 높아지는지 알 수 있으실 겁니다.

SS : 노화, 건강에 도움이 되지 않는 기름, 다이어트 탄산음료, 가공식품, 햇빛 부족, 비타민 D_3 결핍, 음식과 주변 환경에 잠재한 화학 물질 그 모든 것들이 지금 이렇게 암이 기세를 떨치게 만든 주범이군요?

RB : 그렇습니다. 그런데도 많은 사람들이 이 사실을 자각하지 못하고 있습니다. 비타민 D_3가 결핍되면 암이 걸릴 위험이 크게 증가하는데 모두들 그런 사실은 고려하지 않고 햇볕을 쐬지 말라고들 합니다. 비타민 D_3가 부족한 사람들에게 암이 일단 발생하게 되면 체내에 비타민 D_3의 결핍으로 인해 치료는 더욱 힘들어집니다.

SS : 그렇다면 설령 우리 몸에 종양이 생겼다고 해도 제대로 된 음식을 먹고, 안 좋은 기름 종류와 인공 감미료가 들어간 식품과 글루타민산염 등을 멀리하게 되면 종양은 활발한 활동 없이 온순하게 숨어 있을 수 있을까요?

RB : 물론입니다. 암 전문의들에게는 알려져 있지만 대중들은 잘 모르는 사실이 있습니다. 바로 종양은 어떤 계기로 인해 본래의 성향이 뒤바뀔 수도 있다는 것이지요.

영양학적으로 좋은 식단은 종양의 성향을 온순하게 바꿀 수 있다.

실험실의 동물들은 보통 야생동물에 비해 더 오래 생명을 유지하게 됩니다. 그런데 그 동물들에게 좋지 않은 음식, 독소를 먹이면 동물이 가진 종양이 점점 공격적이고 전이적인 암세포로 돌변하여 결국엔 그 동물이 삽시간에 죽음을 맞이하게 됩니다.

SS : 그렇군요. 그럼 이번엔 설탕이 암에 미치는 영양에 대해서 알아보았으면 합니다.

RB : 그러지요. 언젠가 제가 세계적 규모의 암 치료 전문 병원에서 자행되는 일들에 충격을 금치 못한 적이 있었습니다. 거기서는 환자에게 파이나 온갖 종류의 케이크류를 먹게 하는 등 당분 섭취를 방치하고 있는 겁니다. 환자가 설탕을 먹는 것을 막지 않으니 체중을 줄일 수도 없습니다. 케이크는 MSG와 설탕 덩어리라고 보시면 됩니다. 암세포가 당분을 먹고 커진다는 사실을 모를 리 없을 텐데 이건 완전히 정신 나간 짓이지요. 암이라는 질병에 설탕만큼이나 해로운 식품은 없습니다. 연구실에서 암에 걸린 동물에게 설탕을 먹여보세요. 예상된 수명보다 훨씬 일찍 죽게 됩니다. 병원은 환자에게 설탕과 아스파탐 (aspartame) 섭취를 막고 화학 제품을 멀리하게 해야 합니다. 암 환자들은 무가당 식단으로 식생활을 해야 해요. 인공 감미료 등도 절대 먹어선 안 됩니다.

SS : 그런데 심지어 어떤 암 전문의들은 진료실 카운터에 사탕을 비치해 놓기도 한다고 들었어요.

RB : 암 환자에게 설탕을 먹이는 행위는 의료 과실 행위와 마찬가지입니다. 설탕을 먹은 암 환자들은 설탕을 전혀 먹지 않았을 때보다 훨씬 빨리 사망하게 됩니다.

SS : 도대체 의과대학에서는 정작 학생들이 알아야 될 것은 가르치지 않고 뭘 하고 있는 건가요?

RB : 글쎄요. 우선 병원이 가진 구조적 문제점을 지적해보겠습니다. 첫째, 제약회사들이 병원 재정 대부분을 지원하고 있다는 사실입니다. 그런데 그 회사들은 주요 항암 화학요법 약제를 생산하고, 또 암 환자들이 사용하는 기타 약품들을 만들어 냅니다. 제약회사들의 경우 하버드, 예일, 콜롬비아, 듀크와 같은 명문대학들에게 수백, 수천만 달러를 지원하기 때문에 제약회사로서는 자신들이 주는 보조금은 받으면서 항암 치료를 비판하는 의사를 달가워하지 않을 겁니다. 만일 제약회사가 어떤 의대 교수로부터 그런 비판을 받게 된다면 제약회사는 대학에 지급하던 지원금을 중단하려 할 것이고 대학의 총장은 "우리 대학이 지금 수천만 달러의 지원금이 끊길 위기에 봉착해 있습니다."라고 걱정을 하겠지요. 그래도 계속 비판의 목소리를 낸다면 그 당사자들은 학교로부터 방출되는 사태를 감수해야 합니다.

유명 대학교 내의 연구자들이나 의사들은 정부나 사립 재단으로부터 지원금을 받고 일을 합니다. 그런데 그 지원금이 어디서 나오겠습니까? 바로 제약회사입니다. 그러면 정부가 학교에 주는 지원금을 누가 관리 감독할 것 같습니까? 바로 그 제약회사들입니다. 그러니 정부나 제약회사나 모두 제대로 된 암 치료엔 관심도 없이 수조 원을 쓰고 있는 셈인 것이지요.

학생들이 의대에 합격해 다니게 되면 다들 무척 들뜨고 자랑스러워하지요. 주변에서 모두들 그 학교가 세계 최고 명문 의대라며 칭찬할 겁니다. 의대에 가면 학생들은 약제에 대해 배우기 시작합니다. 의대생들은 생화학 따위에는 관심도 없어요. 그들은 생화학을 공부하는 것은 시간 낭비라고 여깁니다. 학생들은 한시라도 빨리 약을 다루는 법, 방사선 치료, 진단 테스트, 항암 화학요법과 같이 실제 임상에서 활용 가능한 것들을 배우고 싶어합니다. 기초 과학은 그저 무의미한 학문이라고 치부하지요. 의대생들이 아는 기초 과학은 약물이 체내에 어떻게 작용하는가에 관한 정도가 유일할 겁니다. 학생들은 의대에서 그런 형편없는 교육을 받게 되는데 자신들은 그런 사실을 자각조차 못 하고 있습니다. 의대 학생들이 의학과 관련된 배경 지식을 쌓는 것에 등한시한다는 것은 실로 모두에게 불행한 일이 아닐 수 없습니다. 현재 식물 추출물, 플라보노이드, 비타민, 미네랄 등에 관한 방대한 연구 결과가 나와 있고 내용도 상당히 깊이가 있습니다. 치료에 도움을 줄 수 있는 과학적 지식들의 활용이 어렵지도 않은데 암 전문의로서 암 환자들을 위해 그런 좋은 정보들을 이용하지 않는다는 것은 엄연한 직무유기 아니겠습니까?

SS : 박사님은 암 환자가 오면 무엇을 권해 주시겠습니까?

RB : 저는 무엇보다 강황을 권할 것 같습니다. 강황은 강력한 항암제입니다. 그 자체로도 효능이 엄청나지만 다른 식품과 함께 섭취하면 암세포에 맞서서 상승작용과 부가적인 힘을 발휘하게 되어 효과가 더욱 커지는 것이지요. 이게 바로 영양학적인 치료와 항암 화학요법의 근본적인 차이입니다. 항암 화학요법은 암세포 내의 한두 개 효소나 세포 활동을 목표로 작용합니다. 그러나 암세포는 순식간에 이 치료법에 적응하고 장애물을 피해서 크기를 키우지요. 반면 플라보노이드나 그 밖의 식물 추출물은 암세포만 공격하고 일반 세포는 건드리지 않습니다. 그러니 항암 치료가 두어 개의 지역에서 암세포를 공격하는 것이라면 영양학적인 치료법은 백여 군데의 각기 다른 지역에서 활동을 펼치는 셈입니다.

SS : 그게 바로 박사님이 강조하시는 자연요법인가요?

RB : 맞습니다. 암세포는 자연이 주는 장애물은 극복하지를 못합니다. 그러니 효과를 제대로 볼 수 있지요. 암세포가 저항력을 키우지 못합니다.

SS : 제가 암을 치료하다가 다제저항력(multidrug resistance)이라는 말을 들은 적이 있는데요, 그게 무엇인지요?

RB : 저런, 의사들 사이에서만 일급비밀로 회자되는 이야기를 들으셨군요. 다제저항력이란 암 환자가 항암제를 복용하다 보면 다수의 암세포들이 항암제에 저항력을 키우게 되어 결국엔 어떠한 항암 치료도 전혀 효과가 없게 된다는 논리입니다. 일단 한번 다제저항력이 생기면 그 이후에는 어떤 항암 화학요법도 듣지 않게 됩니다. 더 심각한 건, 암이 그 해당 항암제에만 듣지 않는 문제만이 아니라, 무척 빠른 속도로 성장한다는 겁니다. 왜냐하면, 항암제는 수많은 염증과 유해 산소를 몸속에 생성하며 이는 암의 성장을 촉진하는 것이죠. 항암제 자체가 발암물질입니다. 항암제 설명서에 아예 그렇게 명시되어 있습니다. 그렇게 되면 암은 공격성을 키우고 전이를 일으키다가 결국엔 환자의 생명을 단축시키는 결과를 낳죠. 하지만 저희 연구 결과를 보면, 자연보조식품이 다제저항력을 되돌리는 효과가 있습니다.

SS : 어떤 성분들이 그런 역할을 하는가요?

RB : 예를 들어 브로콜리 안에 있는 인돌-3-카비놀(indol-3-carbinol) 같은 것이죠. 아까 이야기가 나온 강황과 플라보노이드도 포함됩니다……

SS : 암 전문의들은 진정 암 치료법을 찾고 싶은 마음이나 있는지 궁금합니다. 그들이 정말 원하면 무언가를 벌써 찾고도 남았을 것 같아요. 정말 암울하네요.

RB : 문제는 현재의 암 산업이 너무 거대하다는 겁니다. 만일 어느 날 암 완치법이 나와 암이 정복된다면 나라 경제에 크나큰 충격을 주게 될 겁니다. 병원은 매모그램 촬영시설을 모두 폐기해야 하며 CT 촬영기나 MRI 장비도 애물단지로 전락하게 되겠지요. 암 전문의는 더 이상 설 자리가 없고 방사선 치료실도 문을 닫아야 할 겁니다. 아마도 그 여파는 수천 수백 수조 원의 규모가 되겠죠. 제약회사들은 엄청난 수익 손실을 감당해야 할 거구요. 그 여파가 어마어마할 것이니 진정 환자들을 위한 연구를 막고 있는 상황이죠.

SS : TV를 보면 수많은 인기 연예인들이 항암 치료나 방사선 치료를 받고도 멋지고 건강히 활동하는 것을 볼 수 있잖아요. 제 며느리의 친구도 9년 전 유방암 진단을 받은 후 항암 치료와 방사선 치료를 두어 차례 받았고 사후관리 약제를 복용했다고 해요. 다행히 지금은 별 문제 없이 잘 지낸다고 합니다. 이 사람들은 정말 아무 문제 없는 건가요? 항암 치료의 효과를 봤다고 할 수 있는지요?

RB : 유방암 수술 이후 추가적으로 항암 치료를 하는 다수의 경우 그 암 자체가 원래 전이의 위험이 낮은, 악성종양이 아니라는 데 답이 있습니다. 전이성을 띠고 있다면 암이 몸속 여기저기에 퍼져 죽음에 이르겠지요. 사실 항암 화학요법이나 수술 후 방사선 치료 없이도 많은 유방암 환자들은 살아남고 또 건강하게 살 수 있을 겁니다. 암 전문의들 사이에서도 유방암과 전립선암에 대한 과잉 진료 문제가 늘 논쟁거리가 되고 있는 실정입니다. 유방 상피내암의 경우엔 대부분 완전한 침투성 암으로 발전하지 않는 것이지요. 같은 악성 종양이라 하더라도 그 침투력과 치사율은 매우 다양합니다. 어떤 암들은 침투력이 좋아 빠르게 커지고 전이를 일으켜 환자를 단시간 내에 사망에 이르게 하지요. 반면 일부 암의 경우는 성장이 무척 느리고 전이도 늦는 경우도 있어요. 또 암 완치 판정을 받은 후에도 수십 년이 지나 재발을 하는 경우도 있습니다. 일반적으로 암 환자가 5년간 재발의 신호가 없으면 그 암이 완치되었다고 이야기합니다. 그러나 유방암의 경우만 하더라도 완치 판정 10년이나 지나고도 재발을 하는 경우가 많이 있습니다.

또 일부 연구에서 보면 유방암 완치 판정을 받은 후 5년이 지난 환자 중 50%의 혈액에서 암세포가 돌아다니는 것을 발견했다는 보고가 있습니다. 그러니 암이 지난 9년간 재발되지 않았다고 해서 안심할 수는 없다는 것입니다.

암을 앓았던 사람들이 '건강'해 보여도 항암 치료를 받은 상당수의 환자들이 뇌 손상을 겪는다는 최근 연구가 있습니다. 뇌 손상은 우울증, 기억력 감소 사고력 저하와 같은 증세로 나타날 수 있습니다. 일부 환자들의 경우 극도의 피로감이나 전신성 영향으로 고통받기도 합니다. 또한, 항암 치료는 신체의 모든 세포 그중 골수세포, 장내의 세포, 간세포와 같이 세포분열이 가장 빠르게 일어나는 세포 속의 DNA를 손상시킵니다. 암 전문의들이 환자들에게 가장 숨기고 싶어하는 사실 중 하나는 항암 치료와 방사선 치료 둘 중 하나를 받았거나 둘 모두 받은 환자들의 경우 본래의 암과 더불어 다른 새로운 악성 암세포를 갖게 될 위험이 증가한다는 것입니다. 수술 후 항암 화학요법을 받은 여성들이 백혈병이나 림프종 심지어 갑상선암 등이 새로 생길 위험이 있다는 것입니다. 또 알츠하이머병과 같은 신경퇴행성 질환으로 진행될 위험이 상당히 높아집니다. 특히 타목시펜 항암제를 복용하는 여성의 경우 자궁암에 걸릴 위험이 무척 높아집니다. 타목시펜이 과연 유방암 재발을 예방하는 효과가 있는가 하는 점에도 많은 의문이 제기되고 있으며 흑인 여성들이 그 약을 복용하는 경우에 대해 논란이 가중화되고 있습니다. 현재 많은 연구 결과에서 흑인 여성들의 타목시펜 복용이 유방암 위험을 증가시킨다는 보고가 있거든요. 따라서 주변에 이른바 건강을 되찾은 것처럼 보이는 그 여성분들의 경우 지금은 치료의 초기 단계일 뿐이라 그들이 건강을 완벽히 되찾았다고 누구도 장담할 수 없으며 어쩌면 후일 항암 화학요법과 방사선 치료를 받은 대가를 아주 톡톡히 치러야 할 날이 올지도 모릅니다.

항암 화학요법이 반응을 한다라는 것은 그 '반응'이라는 정의를 어디에 두고 있느냐가 관건입니다. 이미 전이가 되어버린 암의 경우 항암 화학요법과 방사선 치료 둘 모두를 받든 아니면 둘 중 하나만 받은 효과를 보기 힘들며 오히려 환자의 생존 기간을 줄인다는 것이 연구 결과로 다수 입증되고 있는 상태입니다. 이 말이 의미하는 것은 그런 치료는 환자가 더 빨리 사망한다는 것이지요. 항암 화학요법은 일시적으로는 다수의 암세포를 줄어들게 합니다. 그러나 이후 그 암세포들은 환자가 사용했던 항암제에만 내성이 생기는 게 아니라 앞서 말한 다제저항력이라는 것이 생겨 다른 종류의 항암제들에도 말을 듣지 않는 상태로 발전하게 됩니다. 따라서 환자를 조기 사망에 이르게 하며 세포와 장기의 스트레스로 신체의 저항력과 면역체계 붕괴가 따릅니다. 면역 활동이 저하되면 당연히 암은 빨리 자라게 되고 침투성도 강해집니다. 여기서 조금 더 문제가 심각해 지는데요, 이 항암 화학요법이 저등급 악성 암세포를 죽이는 과정에서 한시적으론 종양이 줄어들게 하지만 암 줄기세포라 불리는 암을 생성하는 세포에까지는 아무런 역할을 못 한다는 것이 계속해서 확인되는 연구 결과이기도 합니다. 그것이 바로 암의 재발 과정에서 암세포가 극도로 심하게 자라나게 되는 이유입니다.

현재 권위 있는 저널들은 플라보노이드, 특정 비타민 미네랄 복합물이 암 성장과 침투를 강력히 억제한다는 사실을 보고하고 있습니다. 유방암 수술 후 치료에 대한 영양학적인 접근법(식이요법)이 항암 화학요법과 방사선 치료법보다 훨씬 안전하고 효율적이라는 강력한 증거들도 나오고 있습니다.

SS : 박사님은 이제 환자를 직접 치료하지는 않는다고 들었는데요. 만일 지금 어떤 사람이 박사님 앞에 나타나 새로운 삶을 살고 싶다며 오늘부터 당장 실행할 수 있는 암 예방 식단을 추천해 달라고 부탁한다면 무엇을 권하시겠습니까?

RB : 그 환자가 암의 위험에 많이 노출된 환자라면 저는 붉은색 육류를 멀리하라고 하겠습니다.

SS : 이유가 뭐죠?

RB : 붉은색 육류는 철분 함량이 높은데 육류 속 철분이야말로 식품 안의 철분 중 가장 흡수력이 뛰어납니다. 철분은 많은 양의 유해산소와 염증을 유발하는 주요 발암 물질입니다. 실험실의 생쥐에게 철분가루를 흡입하게 하면 폐암에 걸릴 확률이 무척 높아지는 걸 관찰할 수 있지요. 백혈병에 걸린 어린이의 경우 몸에 철분 함량이 높을 경우 사망률이 훨씬 높아지게 됩니다. 철분은 종양의 소멸, 성장, 공격성에 깊은 연관이 있습니다. 그러니 안 그래도 암에 걸릴 위험이 높은 환경이라면 붉은색 고기는 먹어서는 안 됩니다. 특히나 태운 고기에서는 강력한 발암물질이 생성되기 때문에 조심해야 합니다. 그래도 붉은색 고기 없이는 못 산다는 분들은 꼭 채소와 함께 드시라고 권하겠습니다. 그렇게 되면 철분 흡수가 뚝 떨어지기 때문이죠.

오메가6 지방도 피하시고, 엑스트라버진 올리브유나 코코넛유를 가급적 드셔야 합니다. 음식을 높은 온도에서 조리하면 기름을 산화시키고 성분을 변질시킴으로 주의하셔야 합니다.

SS : 그밖에 암 예방에 좋은 식품은 뭐가 있을까요?

RB : 블루베리, 라즈베리, 블랙베리와 같은 베리류도 아주 좋습니다. 제가 쓴 책에서도 언급한 적이 있지만 잎이 넓은 채소를 믹서에 갈아 식사 시에 하루에 최소 한 컵 정도 마시는 것이 암 예방에 도움이 많이 됩니다. 제가 항상 강조해온 것처럼 플라보노이드는 모든 암에 억제 효과가 있으며 철분 섭취를 막아주는 역할도 합니다.

물의 경우엔 정수된 물을 드세요. 불소가 함유된 물이나 염소 처리된 물, 증류수는 피하시는 게 좋습니다. 증류수를 마실 수밖에 없다면 구연산마그네슘이나 마그네슘말산염(magnesium malate)을 물 1갤론에 약간만 넣어서 하루에 걸쳐 마시면 됩니다.

과음하지만 않는다면 레드와인도 항산화작용에 좋은 역할을 합니다. 하루에 두 잔 정도가 건강에 도움이 되고 몸을 이완시키는 작용을 합니다. 물론 암을 예방하는 효과도 있습니다. 설탕과 합성 감미료는 피하세요. 암의 성장과 침투력에 깊은 관련이 있다고 알려진 MSG, 신경흥분독성 화학물질, 글루탄산염이 첨가된 식품도 섭취하면 안 됩니다. 흑색종이나 일부 유방암, 난소암, 췌장암처럼 성장이 빠른 암들의 경우엔 글루탄산염을 만나면 활동이 더욱 활발해 집니다

SS : 글루탄산염(glutamate)에 대해 좀 더 자세히 들려주세요.

RB : 글루탄산염은 글루탐산(glutamic acid)이라고도 불리는 아미노산입니다. 뇌에 가장 풍부한 신경전달물질 중 하나입니다. 그런데 이 물질이 독성을 지니고 있기 때문에 뇌세포막에 집중되면 위험이 따르므로 세심한 주의를 요합니다. 글루탄산염은 흥분성 독성물질이고 우리 뇌에 악영향을 주는 화학물질이죠. 이는 가공식품들에 함유되어 있으며 가수분해 단백질, 가수분해 식물성 단백질, 대두 단백질, 대두 단백

농축액, 분리 대두, MSG, 카세인 염, 자기분해 이스트 효소, 자기분해 이스트 추출물, 그리고 심지어 '천연 조미료' 등 여러 가지 이름으로 불리고 있습니다.

SS : 대두(콩. soy)에 대해서는 늘 논란이 있어요. 대두가 정말 나쁜 가요?

RB : 대두에 관련된 회사들은 대두는 기적의 식품이라는 식의 기사를 만들어 퍼트리는데 거액의 돈을 쓰고 있습니다. 하지만 대두가 망간(manganese)의 결정체라는 사실은 사람들에게 알려주지 않아요. 대두를 기본으로 만든 가공식품은 가급적 멀리하세요. 대두로 만들어진 제품은 고밀도의 불소와 글루탄산염 농축액이 들어있습니다. 유방암이 걸린 동물에게 대두를 먹인 결과 암세포 성장이 빠르게 촉진됐다는 연구 결과도 있습니다. 망간, 불소, 글루탄산염은 뇌에 독소를 제공합니다. 제 신경과학 저널에서도 대두유를 어린이에게 주는 것은 그 안의 망간으로 인해 파킨슨 병의 위험에 노출시킬 수 있다고 보고했습니다. 여성들에게 대두는 몸에 좋은 음식이라고 알려져 왔지만 사실상 망간을 신체에 쌓아놓는 행위이며 이는 뇌에 독소를 주입하는 것과 같고 뇌 위축을 일으키는 원인이 된다고 알려져 있습니다.

하와이에서 진행된 한 연구에서는 콩 제품을 가장 많이 섭취한 집단에게 가장 많은 뇌 위축과 치매가 발병했다고 보고되었다.

SS : 정말 아이러니합니다. 대두가 유방암 예방에 좋다는 말을 여성들은 귀가 닳도록 듣거든요. 사람들은 유방암 발병 비율이 낮은 일본 여성들의 예를 들며 "유방암 예방엔 대두가 해결책입니다."라고 말하거든요.

RB : 대두는 가장 강력한 아로마타제 촉진제로 알려졌습니다. 아로마타제는 테스토스테론을 에스트로겐으로 전환시켜주는 효소입니다. 유방암은 다수의 아로마타제를 만들어내며 유방암을 유도하는 물질 또한 아로마타제를 촉진하기도 합니다. 칼슘과 마찬가지로 거의 모든 플라보노이드는 아로마타제를 억제합니다. 그러니 플라보노이드가 암을 예방하는 하나의 방법이 될 수 있지요. 반면, 대두는 엄청나게 아로마타제를 증가시키므로 대두를 섭취하지 말라고 하는 것이죠.

대두가 위험한 또 다른 이유는 유전자 조작 작물(GMO)이기 때문입니다. 유전자 변형 식품은 불임을 초래한다는 증거가 속속들이 나오고 있습니다. 그러니 젊은 여성들이 대두를 섭취하게 되면 임신이 힘들어질 수 있습니다. 수많은 가공식품에 대두가 사용되고, 가공식품을 많이 접하는 현대 여성들의 불임이 늘어나는 것과 무관하지는 않을 것입니다. 바로 그런 문제들이 있으니 대두 제품을 가급적 피하라는 겁니다.

SS : 언제나 느끼는 바이지만 러셀 박사님은 정말 항상 정보가 샘솟는 분이십니다. 박사님께 마지막 한 개의 질문이 남았습니다. 이제 막 암 전문의로 발을 내디딜 의대생들에게 무슨 조언을 들려주시고 싶으신지요?

RB : 저는 학생들에게 표면으로 보이는 모습 그대로 받아들이려 하지 말고 전체 패러다임에 항상 의문을 제기하는 습관을 들이라고 이야기하겠습니다. 스스로 생각하는 시간을 갖고 나서 이전 선배들의 연구 결과 등을 보길 권합니다. 암 전문의라면 종양생물학을 전체적으로 잘 이해할 수 있어야 합니다. 종양생물학을 잘 알고 있다면 암의 진행을 막아주는 역할을 하는 영양학에 관해 연구 보고된 바를 살펴봐야 합니다. 항암제를 조제하는 방법만을 기계적으로 암기하려 하면 안 됩니다.

근거중심의학(evidence-based medicine)이라는 말도 절대 믿지 마시길 당부하겠습니다. 그 말은 역사상 가장 큰 사기입니다. 그 말의 속뜻은 전통 서양의학만이 과학적 근거에 바탕을 둔 치료를 하고 있고 그 밖의 의학은 그렇지 못하다는 것을 내포하고 있습니다. 근거중심의학은 대체의학이 근거가 없다는 것으로 간주하고 대체의학이 설 자리를 잃게 만들기 위한 말장난에 불과합니다.

또 지원금을 투자하는 제약회사들과 의과대학 사이의 타협과 이해충돌에 대해 진지하게 생각해 보라고 조언합니다.

마지막으로 암 치료 방법으로서의 영양학적인 측면을 반드시 고려하라고 이야기하고 싶습니다.

SS : 이렇게 귀한 자리를 마련해 주셔서 정말 감사합니다.

Knockout 요약

- 모든 세포에 손상을 입히는 기존의 항암 치료와 달리 플라보노이드를 이용한 치료는 건강한 세포를 보호하고 암세포만을 선별해 억제하거나 죽이는 방법이다. 영양학적인 식단(식이요법)은 암의 성향을 온순하게 만들 수 있다.

- 암의 발생 위험이 높은 사람은 체내 흡수력이 높은 철분이 함유되어 있으며 유해 산소와 염증을 불러오는 발암물질인 붉은색 육류를 피해야 한다. 그래도 붉은색 육류를 먹어야 한다면 채소와 함께 섭취해 철분 섭취를 현저히 낮출 수 있

다. 고기를 태우면 엄청난 양의 발암물질이 발생하기 때문에 절대 고기를 태워서 먹으면 안 된다.

- 설탕, 합성 감미료, MSG 등 흥분독성 화학물질과 글루탄산염을 피하는 것이 좋다. 암의 성장과 침투성을 월등하게 높인다는 사실이 보고되었다.

- 천연 엽산(브로콜리, 방울양배추, 케일, 컬리플라워 등 잎이 많은 녹색 채소에 다량 함유)은 암에 맞서는 힘을 키우는 항암 식품이다.

- 비타민 D_3는 암을 예방해 주는 강력한 힘이 있다.

- 오메가6 지방은 피하고 염증을 줄여주는 오메가3 지방을 섭취하는 것이 좋다. 기름은 엑스트라버진 올리브유나 코코넛유를 섭취하고 높은 온도에서 기름에 튀기는 것은 기름을 산화시키므로 조심해야 한다. 강황을 올리브유에 넣고 사용하면 기름의 산화를 방지한다.

- 정수된 물을 마시고 가급적 불소, 염소 처리된 물, 증류수는 피하는 것이 좋다. 그래도 증류수를 마시게 된다면 약간의 구연산마그네슘이나 마그네슘말산염을 타서 마시면 된다.

- 레드와인을 적당히 마시면 몸의 항산화 작용에 긍정적 작용을 한다.

제12장
버튼 골드버그
(Burton Goldberg)

환자는 현대의학과 대체의학을 아우르는 최고의 방법으로 치료받을 권리가
있다.

– 버튼 골드버그(Burton Goldburg)

　버튼 골드버그(Burton Goldberg)는 의사가 아니다. 하지만 그는 비전문
가로서 암 치료의 해법을 찾기 위해 일생을 헌신한 열정 넘치는 사람
이다. 제대로 된 암 치료법을 밝히고자 그가 시도했던 수많은 프로젝
트 중 투자, 기획, 편집, 과정을 스스로의 힘으로 망라해 출판한《대체
의학 총 가이드(Alternative Medicine : The definitive Guide)》라는 저서는 일반
인들뿐 아니라 의사들에게도 폭발적 반응을 얻으며 대체의학의 교과
서로 자리 잡은 명저이다. 대체의학에 대해 알고 싶은 사람들, 혹은 대
체의학을 앞으로 연구하려는 사람들에게 이 책은 훌륭한 지침서가 될
것이다.

　버튼 골드버그는 현재 미국의 의료 제도에는 전통 서양의학과 대체

의학이라는 양대 산맥이 존재하고 있다고 말한다. 전통적인 서양의학은 미국의사협회(American Medical Association)가 이끌고 있는데 이곳의 의사들은 주로 화학약품과 수술로 질병을 치료하며, 의도치 않게 수십억 달러 규모의 제약산업에 종속된 사람들이라고 주장한다. 현대의학의 우수성은 급성 질환과 외상 치료에서 주로 두드러지지만, 그 외에는 어떤 의학적 상황에서도 대체의학이 전통의학보다 뛰어난 효과가 있으며, 특히 암, 심장병, 류머티스성 관절염과 같은 만성적 퇴행성 질환과 천식, 위장장애, 두통과 같은 일반적 질병에서의 효과는 의심의 여지 없이 월등하다고 그는 말한다.

또한, 대체의학은 예방적인 측면을 보다 강조하고 병의 증상보다는 원인을 추적하기에 장기적으로 보면 비용면에서도 훨씬 효율적이라고 강조한다. 대체의학은 몸이 스스로를 치유할 수 있게 만드는 것을 목표로 하며, 환자에게 약을 먹이고 그 약의 부작용이 따라오면 이를 없애기 위해 또 다른 약을 먹어야 하는 고통의 악순환 굴레에 환자들을 방치하지 않는다.

버튼 골드버그는 기초가 튼튼한 대체의학을 무시하며 그 연구에 보조금 지원을 기피하는 미국 정부의 의료정책에 환멸을 느꼈다.

그 자신이 수십 년 전 전립선암 진단을 받은 이후로, 오늘도 그는 암의 원인을 연구하고 보다 많은 사람들에게 대체의학을 알리는 일에 전념하고 있다. 이를 위해 그는 여러 편의 DVD를 제작했다. 그중 가장 흥미로운 작품은 전통적인 현대의학과 대체의학을 아우르는 최고의 치료법을 소개한 《암정복(Cancer Conquest)》과 미국 시민의 건강이 강탈당했다고 고발하는 《탐욕(Greed)》 등이 있다. 저용량 항암 화학요법과 대체의학, 최첨단 자연주의 치료법이 융화된 통합의학과 영양식단으로 면역력이 강한 몸을 만들면 암도 얼마든지 치료가 가능하다고 그는 강변한다.

대체의학 치료법에 대한 막연한 두려움으로 치료받길 망설이고 있는 사람들에게는 버튼 골드버그와의 인터뷰가 특별히 흥미롭게 다가올 것이다. 그는 열정적이며 매력적인 사람이다. 82세의 나이가 무색할 정도로 생동감이 넘치며 활기찬 그는 그저 50세 정도의 멋진 중년으로밖에 보이지 않는다. 그는 무엇보다 행동으로 자신의 생각을 보여주는 무척이나 인상적인 사람이었다.

SS : 이렇게 인터뷰에 응해 주셔서 감사합니다. 지금까지 총 17권의 책을 집필하셨는데요, 책 한 권 한 권이 모두 주옥같고 또 삶의 전환점이 될 만한 명저들이었습니다.

하지만 그중 가장 심혈을 기울인 작품은 《대체의학 총 가이드 (Alternative Medicine : The definitive Guide)》가 아닌가 합니다. 저와 오랜 신뢰를 쌓아온 의사 선생님들의 진료실을 찾아갈 때면 그분들 책상 위에는 항상 골드버그 씨의 책이 꽂혀 있을 정도로 전문가들 사이에서도 책들의 인기가 대단합니다. 그런 방대한 일을 시작하시게 된 계기가 무엇인가요? 대체의학 전문의들 대부분은 골드버그 씨의 책을 자신들의 바이블과도 같다고 여기고 있었습니다.

BG : 저는 암이라는 무시무시한 질병에 걸린 사람들 각자의 상황에 알맞은 의사를 찾게 해주어 그들의 삶에 희망을 심어주는 암 컨설턴트로 일을 하고 있습니다. 현존하는 모든 대체의학 정보들을 집대성한다는 것은 사실 대체의학 대학들을 모두 한 지붕 아래 모으는 것처럼 대단히 큰 프로젝트였습니다. 그 책을 쓰게 된 계기는 일반 대중들이 쉽게 이해할 수 있는 대체의학 정보서가 꼭 필요하다는 생각에서 비롯되었습니다. 그러니 사실 제 책은 의사들 보라고 쓴 책은 아니었던 것이지요. 이번에 또 《중독된 세상에서 어떻게 살아남을 것인가?(How to thrive or survive in the toxic world)》라는 저의 새로운 저서가 출간될 예정인데 이는 암의 원인에 대해 다루고 있습니다.

SS : 그렇군요. 그럼 암의 발병 원인부터 이야기를 해볼게요. 암은 예방할 수 있다고 보십니까?

BG : 사실상 거의 불가능하다고 봅니다. 오늘날 우리가 먹는 음식은 100년 전 사람들이 먹던 것과 다릅니다. 1900년까지만 해도 암은 사망 원인 6위에 불과한 질병이었습니다. 오늘날은 암이 심장병 사망률을 선회해 불명예스런 1위를 차지하고 있지요. 암이 유전적 요인이 있다는 것은 인정합니다. 하지만 가족력으로 암이 걸리는 사람은 전체 암 환자 중에서 겨우 5% 정도에 불과합니다. 암 전문의 들은 암이 만연한 이유를 유전적 요인으로 돌리고 있지만, 사실 그건 말도 안 된다고 생각합니다. 의사들도 현재 걷잡을 수 없이 암이 퍼지고 있는 이 사태를 어찌 설명해야 할지 모르니 그런 핑계를 대는 것이죠.

제가 단언하는데 암의 원인은 우리가 섭취하는 음식과 우리 일상생활에서 사용하는 화학물질에 있습니다. 우리는 독소로 가득한 환경에서 살고 있는 것이지요. 지금 지구는 불과 100년 전에는 존재하지도 않았던 셀 수도 없는 화학물질들로 신음하고 있습니다. 우리 몸엔 2만 5,000년간 흘러내려 온 유전자가 잠재해 있지만 독소, 플라스틱, 탄화수소, 농약 등과 같은 체내에 쌓인 화학물질을 제거하는 기능은 가지고 있지 않습니다. 우리 체내에는 독소 제거 장치가 없다는 말입니다. 그러니 몸속에 스티로폼과 플라스틱 병에서 나오는 스티렌(styrene)과 프탈레이트(phthalates)와 같은 환경 독소들이 계속 축적되고 있는 상황이지요. 프탈레이트란 음식을 싸는 랩, 플라스틱 물병, 새 차 냄새 같은 것들에 함유된 가소제입니다.

암이 이렇게 걷잡을 수 없이 퍼져 나가는 이유에 대해 많은 이들이 주변 환경과 음식 속의 독성을 주원인으로 꼽지만 유전적인 요인도 무시 못한다고들 이야기합니다. 그러나 수많은 여성이 가족력 없는 유방암으로 고통받고 있는 사실을 어떻게 설명하시겠습니까?

BG : 암은 두말할 필요 없이 남용되는 의약품과 산업화 그리고 주변 환경으로부터 발생합니다.

또 현대인은 엄청난 방사능의 여파를 그대로 안고 살아가고 있으며 바이러스는 어떻게 손 써볼 도리도 없고, 농약과 제초제 등엔 제노에스트로겐[xeno-estrogens(에스트로겐 유사호르몬)]이 들어 있습니다. 신체에 너무 많은 에스트로겐이 쌓이면 유방암과 전립선암의 발병 가능성을 증가시키고 이와 더불어 우리 몸의 프로게스테론, 테스토스테론, 에스트로겐의 균형을 깨뜨립니다. 이와 같은 호르몬 불균형은 사람 몸에서 암을 키울 가능성을 몇 배나 확대시키지요.

수많은 암의 병인들이 몸속으로 들어가 여러 해를 거치면서 다양한 활동을 하면서 건강을 서서히 피폐 시키는 것입니다. 현대인은 건강한 음식을 먹지 못하고 있으며 화학 첨가물이 들어간 음식이 얼마나 위험한지도 잘 모르고 있습니다. 그저 설마 괜찮겠지 하고 가볍게 여깁니다. 또한, 사람들은 온갖 스트레스를 달고 살고 있지 않습니까? 이것만 보더라도 암이 오늘날 유행처럼 퍼지고 있는데 수많은 요인이 포진해 있다는 것을 알 수가 있습니다. 그러나 한 가지 분명한 것은 이 모든 암의 요인을 우리 스스로 제어 할 수 있다는 겁니다.

SS : 바로 그 말씀이 오늘 우리가 이야기하고자 하는 바인 것 같아요. 화학 제품을 구매하고, 매일 사용하며, 화학 제품을 호흡하는 그 모든 행동이 어이없게도 우리 자신의 의지로 이루어지고 있다는 것이죠. 그러니 암이란 병이 어느 날 갑자기 불쑥 찾아드는 사고가 아닌 것이죠. 스트레스를 방치하거나 잠의 중요성을 얕보고 충분한 수면을 하지 않는다면 그 이후 따라오는 재앙은 모두 우리가 떠맡게 되는 것이 아닌가 싶습니다.

BG : 그러나 그게 전부 우리들 잘못만은 아닙니다. 아무도 우리에게 그런 사실을 제대로 알려주지 않으니 인식하기 힘들지요. 사람들은 독성물질이 가져오는 결과에 대해 모르고 있습니다. 그러니 계속 화학성분으로 가득 찬 쓰레기 같은 음식을 먹는 것이에요. 그런 음식들이 영양가가 있을 리 없으니 이는 밥을 굶는 것이나 다름없지요. 그런 불량 식품을 한 입 한 입 먹을 때마다 음식 안의 독소들이 질병을 키우고 있는 겁니다.

현대인은 이 풍요로운 세상에서 독성물질로 인해 몸이 망가지고 제대로 영양분을 흡수하지 못해 영양실조로 죽을 위기에까지 와 있는 겁니다.

SS : 맞습니다. 현대인들은 독극물에 조금씩 중독되어 가고 있는 상황인 것 같습니다. 온갖 화학물질들이 우리의 몸을 잠식해오는데 우리는 인지하지 못하고 있어요. 다행히도 이런 사실을 깨닫고 있는 사람들이 하나둘씩 생기고 있지만, 대부분의 사람들은 바로 코앞에 사악한 침입자가 숨죽이고 서 있다는 사실을 모르고 살아가고 있죠. 침입자가 우리를 쳐들어오는 것도 모르고 모두들 귀를 막고 잠이 들어 있는 것과 같은 상황인 거죠.

BG : 그렇습니다. 그런 무지의 결과로 우리의 면역체계는 엉망이 되고 있어요. 우리는 언제 폭발할지 모르는 압력솥에 살고 있는 것과 같습니다. 경제적인 상황 또한 우리 심리 상태에 영향을 주고 이는 다시 호르몬에 영향을 주게 됩니다. 제가 다큐멘터리를 제작한 적이 있었는데, 하나는 우울증에 관련된 것이었고 또 하나는 중독에 관한 것이었습니다. 이 작품들의 제작 과정에서 그런 사실들을 깨닫게 되었습니다. 당신도 잘 아시겠지만 호르몬은 우울증에 많은 영향을 끼칩니다. 문제는 호르몬이 여성의 건강에 미치는 영향에 관심을 두는 의사가 거의 없다는 것이지요.

면역체계를 교란시키는 또 다른 원인 중에 음식 알러지와 음식 과민증이 있습니다. 제가 이 분야의 연구를 하게 된 결정적 사건이 있었는데, 오래전에 몸이 매우 아픈 어떤 여자아이를 제가 코네티컷 주의 한 의사에게 데려간 적이 있습니다. 사실 그 의사는 은퇴를 해서 더 이상 환자를 진료하는 의사는 아니었지만, 그 의사는 환자들의 우울증을 단지 음식만으로 치료하더군요. 그 소녀는 저혈당 증세로 몸이 무척 약해진 상태였는데 의사는 대체요법을 이용해 소녀의 근본적인 문제부터 다스리기 시작했습니다. 알러지는 간단한 문제가 아닙니다. 예를 들어 밀가루 음식을 먹으면 바로 기절하는 사람도 있으니까요.

SS : 맞아요. 저희 집에서도 그런 비슷한 일들이 일어났죠. 제 딸의 경우엔 심각한 달걀 알러지가 있었던 겁니다. 그런데 저희 가족은 그런 사실을 몰랐어요. 그냥 저희는 딸이 너무 피곤해 하는 줄만 알았어요. 이 애가 달걀만 먹으면 쓰러져 두어 시간을 자는데 왜 그런지 상관관계를 알아챌 수가 없었던 거죠. 음식을 먹으면 바로 깊은 잠이 드니 딸은 점점 더 살이 찌는데, 그 이유를 알 수 없는 거예요. 그래도 딸은 샐러드와 달걀을 주로 먹으니 비만까지 가지는 않더라구요. 그래서 저희는 달걀이 원인이었다는 것을 알아냈죠. 달걀 알러지가 있었던 거예요. 그 사실을 알아차리는데 몇 년이 걸렸어요.

제 남편 같은 경우는 글루텐(gluten) 과민증이 있었는데 저희 가족은 이번에도 그 사실을 처음엔 몰랐어요. 파스타를 한 접시 먹고 나면 완전히 정신을 잃고 마는데, 제 남편이 특이 체질이란 것을 나중에서야 알았던 거죠. 또 얼마 전엔 손님이 찾아와서 점심을 먹으러 나갔어요. 그런데 손님들과 식당에서 컵케이크를 먹고 한 시간 정도 후 소파에 쓰러져 세상 모르고 자는 거예요. 사람들에게는 각자 자신의 몸이 거부하는 음식이 있을 수 있습니다. 그래서 그런 증상이 나타나는 건데 우리는 몸이 보내는 신호에 귀를 기울이지 않는 거죠. 음식을 먹은 후 몸이 부풀고, 소화불량, 위산 역류, 또는 기절까지 한다는 것은 우리의 몸이 우리에게 힘들다고 호소를 하는 거죠. 경우에 따라서는 호소를 넘어 비명을 지르기도 하구요

BG : 식품 과민증의 심각한 문제는 위의 기능이 작동을 멈춘 이후에 일어납니다. 위장장애를 겪은 위는 양분을 더 이상 흡수하지 못하게 됩니다. 그러면 이제 진짜 문제가 시작됩니다. 양분을 흡수하지 못하면 우리 몸은 밥을 먹었어도 굶은 것과 같은 상황이 되는 겁니다. 이는 질병으로 이어지죠. 음식과민증이 있는 사람은 이런 심각한 사태를 겪을 수 있습니다.

또 다른 끔찍한 것들은 바로 양식장 어류들과 육우, 닭들에게 사용하는 항생제와 호르몬입니다.

SS : 동물들에게 호르몬을 먹이는 이유가 뭔가요?

BG : 동물들을 빠른 시간 내에 성장시키고 살이 많이 오르게 만들어 돈을 더 많이 긁어모으려는 것이죠. 하지만 그 호르몬 사용으로 오는 에스트로겐 효과는 인체에 해악으로 돌아옵니다. 또 한 가지 커다란 문제점은 유전자 조작식품(GMO)에 있습니다. 이 문제는 꽤 심각한데 정부에선 적극적인 관리를 하지 않아요. 현재까지 유전자 조작식품에 관한 연구나 더불어 파생되는 부정적인 영향에 대한 이렇다 할 연구조차도 없는 실정입니다. 사실상 식품업계에서는 일반인들이 이런 자세한 정보를 알게 되는 것을 원치 않아요. 자신들의 영업에 막대한

지장이 올 수 있으니 말이죠. 액상 과당처럼 대부분의 음식 속에 들어간 식품 첨가물들 또한 국민의 건강을 크게 위협하고 있습니다. 그 모든 것을 종합해 보면 우리 스스로 병을 키우고 있었던 것이지요.

다시 한번 강조합니다만, 미국이라는 이 풍요의 땅에서 사람들은 영양실조로 죽어가고 있으며, 온몸에 독이 퍼져 죽어 가고 있습니다.

SS : 어떻게 이런 사태까지 왔을까요?

BG : 모두들 욕심에 눈이 멀었습니다. 시작은 정치권입니다. 이 사태를 개선하려면 선거 개혁이 있어야 합니다. 암에 걸리고 싶지 않다면 우선 정부 부처 관계자들부터 암의 원인을 이해해서 우리 밥상에 올라오는 음식의 철저한 관리 감독을 해야 하고 사람들에게 올바른 식습관을 갖게 해서 더 이상 미국이 독성 없는 청정한 나라로 만들어야 합니다. 대기업의 입김을 받는 정부 각료와 정치인들은 대기업들로부터 엄청난 액수의 정치 자금을 지원받고 있기 때문에 지금의 이 사태가 바뀌지 않는 겁니다. 그러니 선거를 통해 올바른 정치인을 뽑는 것이 우리 국민의 할 일인 것이지요.

SS : 식품 관련 업자들은 자기들이 생산하는 식품이 사람들의 건강을 위협할 수도 있다는 것을 절대 인정하지 않을 것 같아요.

BG : 그러니 우리 소비자들이 한 목소리로 강하게 주장을 펼쳐야 합니다. 그리고 화학 성분으로 제조된 병에 담긴 물을 마셔선 안 된다는 걸 깨달아야 합니다. 플라스틱 병에 담긴 물을 마시면 프탈레이트 성분을 함께 마시는 것이고 이는 유방암과 전립선암 발병을 부추기는 결과를 초래합니다.

이스라엘에서 유방암을 연구했는데 호르몬, 항생제, 농약, 제초제에 노출된 젖소가 여성들에게 위험한 영향을 끼쳤다고 밝혀내고 그간 젖소에 사용되던 모든 화학물질을 금지시켰더니 10년도 안 되어 여성의 유방암 발생 비율이 뚝 떨어졌다는 연구 결과가 있습니다.

하트포드 병원(Hartford Hospital)에서는 여성의 유방암 조직 샘플의 독성 성분을 조사했는데 종양에 비소와 DDT, PCP 같은 독극물 성분이 발견되었다는 발표가 있었어요. 이게 지금 우리 주변에서 매일 벌어지는 일입니다. 이런 일을 스스로 자초한 우리 인간들이 얼마나 한심한 존재인지 모르겠습니다. 그런데도 암의 원인을 밝혀내는 것을 거부하는 사람들이 존재하기 때문에 연구를 온전히 진행하는 것은 불가능한 실정입니다.

SS : 그건 또 무슨 말씀인가요? 누가 도대체 왜 연구를 하지 않는다는 겁니까?

BG : 자신들이 하는 연구에 지원금이 끊길까 걱정하는 사람들이 있기 때문이죠. 모든 의사들은 암의 원인을 알아요. 하지만 그들은 정치인들의 욕심을 채워주고자 그 원인을 등돌려 외면하고 있는 겁니다. 정치인들이야말로 업계를 비호하고 국민들을 중독시키는 주범입니다.

SS : 현존하는 특정 치료법 중 새로 찾으신 것이 있다면 말씀해 주세요.

BG : 저는 요즘 멕시코, 티화나의 뮤노즈(Munoze) 박사의 연구에 굉장한 관심을 두고 있습니다. 그분의 경우는 생물학적 약제와 합성 물질을 이용한 면역요법을 시행합니다. 이렇게 면역체계를 강화하면 바로 암세포를 파괴할 수 있게 됩니다. 이를 수지상세포치료요법(Dendritic cell Therapy)이라고 하는데, 아주 놀라운 자가이식 백신이에요. 자가이식이라는 것은 환자로부터 혈액 샘플을 채취해서 실험실에서 배양을 한 뒤 그걸 다시 환자의 몸에 이식하는 방식이죠. 수지상세포라는 것은 우리 몸속의 면역체계의 일부지만 아주 적은 양의 면역 물질만을 생성해 냅니다. 그런데 대부분의 사람들은 이 세포가 우리 몸속에 있는지도 모르고 그 기능도, 그 세포가 면역물질을 생성해 낸다는 것도 모르고 있지요.

뮤노즈 박사는 이 세포를 배양시켜 환자의 몸 바깥에서 성숙해질 때까지 키우고, 환자의 몸속에 있는 암세포들을 따라다니며 공격할 수 있도록 훈련을 시킵니다. 그 세포가 암세포를 추적하기 시작하면 다른 대식세포, T 세포, 자연살해세포(natural killer cell)들에게 암세포 공격을 도와 달라는 신호를 보내기 시작합니다. 정말 신통하기 이를 데 없습니다. 이 세포들의 활동은 현미경으로도 관찰이 가능합니다. 환자의 혈액 샘플을 채취한 후, 수지상 백신을 이식해 주면 이 수지상세포의 추적이 가능하며 그 활동을 눈으로 볼 수 있다는 것입니다.

SS : 뮤노즈 박사의 임상 결과는 긍정적인가요?

BG : 임상실험에 참여한 환자 20명 중 19명은 이 치료법이 최고라며 만족해하고 있습니다. 6명은 완전히 증세가 완화되었고, 다른 13명은 안정기와 부분적 안정기로 간주되고 있는 상태입니다. 박사는 이 결과를 수지상세포를 이식한 지 겨우 열흘도 안 되어 확인할 수 있었습니다. 기적적으로 환자들은 매우 빨리 호전되기 시작했고 증세도 누그러지고 통증이 가라앉기 시작했어요. 그리고는 환자들 모두 식사도 제대로 하기 시작했지요. 뮤노즈 박사에게 한 전립선암 환자가 찾아왔는데 PSA 수치가 치료 초기에 800이었습니다. 암은 이미 뼈로 전이된 상태였고 척추, 갈비뼈, 허리, 다리에까지 전이되고 있었습니다. 거기다 이 환자는 말도 못할 통증으로 정말 힘든 상태였습니다. 그런데 박사의 치료를 받고 한 달도 안 돼서 PSA 수치가 0.89까지 내려가고 통증도 완전히 사라졌지요. 뼈 스캔 사진을 찍어보니 뼈에 간 상처도 60% 정도 회복되었다고 합니다.

암 4기 환자가 컨설턴트인 제게 찾아와 본인에게 알맞은 의사와 치료법을 알려 달라고 하면 저는 뮤노즈 박사에게 환자를 보냅니다. 뮤노즈 박사는 암을 제대로 이해하고 있는 사람입니다. 그분은 백신도 사용하지만 워벤자임(Wobenzyme)과 같은 효소도 사용합니다. 워벤자임은 길항제와 싸워서 암세포가 만드는 장벽을 무너뜨리는 역할을 하지요. 수지상세포요법은 암을 공격할 수 있도록 신체의 면역체계를 단련하는 치료법입니다.

통합 의학에서도 우수한 백신이 많이 있습니다. 하지만 전통적인 암 표준치료를 하는 의사들은 그것들의 효능을 경시합니다. 환자의 상태가 너무 안 좋으면 영양분을 정맥 주사로 공급해야 합니다. 이렇게 하면 환자들의 신진대사가 가능해 짐으로 훨씬 효과적입니다.

플로리다출신의 저명한 의사인 마티 데이튼(Marty Dayton) 박사는 항암 치료에 수반되는 영양 식단의 필요성에 관한 연구를 진행하기도 했습니다. 제대로 영양을 갖춘 식사는 그 무엇보다도 중요합니다. 그리고 독소가 어디에 들어 있는지 모두들 알고 있어야 합니다. 맥주나 탄산음료 캔을 따서 마시거나 생수를 사서 마시면서 그 용기 안에 비소페놀 A(bisophenol A)가 있다는 사실을 아는 사람들이 드뭅니다. 비소페놀 A는 화학 독소입니다. 그런 걸 달고 살고도 몸 건강히 잘살 수 있다고 혹시라도 믿는 분이 있습니까? 그건 어디서 나온 근거 없는 자신감인지 모르겠군요.

현대의학에서는 영양학적인 식단을 중요하게 여기지 않습니다. 사실 암 전문의들은 항암 치료를 받는 환자에게 영양을 갖춘 식사를 제공하는 것은 상극이라고 말하고 있습니다. 몸이 견뎌야 하니 고기도 많이 드시라는 등 기본 개념이 없는 조언을 합니다. 그러나 제대로 된 식이요법은 암 환자에게 너무나 중요합니다. 특히 항암 화학요법으로 몸을 치료하고 있는 환자는 철저한 식이요법을 통해서만 강한 면역력을 유지할 수 있고 살아남게 됩니다. 이것이야말로 항암 치료를 성공시킬 수 있는 유일한 방법입니다. 현대의학에서는 식이요법은 치료에서 주도적 역할을 하는 것은 아니며, 항암 치료의 효능을 조금 도와주는 정도라고 주장합니다. 글쎄요, 저는 그들의 주장이 완전히 틀렸다고 말합니다. 그들이 말하는 데로 따라 하다가는 사방이 먹거리 천지인 이 나라에서 영양실조로 죽어나가고 말 겁니다.

SS : 그렇다면 전통 암 표준치료, 즉 항암 화학요법에 대한 골드버그 씨의 견해를 듣고 싶습니다.

BG : 지금 미국에서 행해지는 항암 치료는 중세시대의 방법입니다. 병원에서 행하는 기존의 암 치료는 환자 개개인의 특성을 고려하지 않고, 요리의 레시피를 따르듯 환자들의 병에 모두 똑같은 처방을 하는 이른바 요리책 의학입니다. 암이나 종양 그 자체만을 볼 것이 아니라 암에 걸린 환자의 전반적인 상황을 보고 치료해야 합니다. 이를 위해선 환자의 생활습관 변화나 해독 등의 방법이 따라와야겠지요.

제가 1997년에 책을 쓸 당시엔 항암 화학요법을 신뢰하지 않았습니다. (현재도 그렇지만) 왜냐하면, 당시 다른 치료를 병행하지 않고 항암 치료만을 했을 때, 5년 생존율은 2.5%로 암울하기 그지 없었으니까요. 독일에서는 아주 정교한 실험을 통해 저용량(일반 용량의 10~20%) 항암제로 암세포를 표적치료할 수 있게 되었고, 인슐린 강화요법[IPT]과 전신 온열 치료를 병행하는 치료법 또한 그 결과가 놀라울 정도로 훌륭합니다.

인슐린 강화요법은 암이 당분을 먹고 성장한다는 이론에서 비롯된 것입니다. 인슐린은 트로이목마처럼 항암제나 다른 천연 항암물질을 암세포 내로 이동시키는데 쓰입니다. 그렇게 하면 독성 성분을 훨씬 적게 쓰고도 더 큰 효과를 볼 수 있는 거지요.

SS : 첨단 통합 암치료법에 대해 알고 싶습니다. 그중 Poly-MVA 는 어떤 건가요?

BG : Poly-MVA는 팔라듐(palladium)을 함유한 알파리포산입니다. 처방전 없이 구매 가능한 천연 항암약제입니다. 암의 단계, 독성 정도, 환자의 약에 대한 성실성, 환자의 정신적 상태에 따라 효과가 달라질 수 있습니다. 그러나 뭐니뭐니해도 이 약을 다루는 의사의 실력이 가장 변수입니다. 이 약에 대해 제대로 이해하고 적용하는 의사는 사실 그리 많지 않습니다.

Poly-MVA를 통한 암 치료는 주목해야 할 치료법이라고 봅니다. 텍사스에 있는 암 학회에 갔다가 Poly-MVA를 복용하고 있는 한 남자를 만난 적이 있습니다. 그런데 그 사람은 우연히도 포사이드 (Forsyrhe) 박사의 프로토콜을 처방받은 환자였는데, 복용하는 약이 효과를 보이고 있다고 하더군요. 그 남자는 다발성 골수종을 앓고 있었는데 그게 사실 무서운 뼈와 혈액암 종류로 온몸의 뼈를 금이 가게 하는데 지금까지 현대의학으로는 이 암을 치료한 사례가 단 한 건도 없습니다.

처음에 암 전문의가 이 사람에게 3개월 시한부 인생을 선고했답니다. 그러니 환자는 당연히 망연자실했겠죠. 그런데 그 환자의 부인이 스티븐 시나트라(Stephen Sinatra) 박사 병원에서 발행하는 의학 정보지를 보게 된 겁니다. 다발성 골수종 치료에 Poly-MVA가 효과가 있다는 내용이 그 소식지에 실린 것이었죠. 이후 그 환자는 바로 그 치료법을 받고 3개월이 흐른 후 전에 자신에게 3개월 시한부 선고를 한 의사를 찾아가 다시 검진을 받았다고 합니다. 그 의사가, "어떻게 이런 일이 있을 수 있나요? 다발성 골수종이 환자분 몸에서 모두 사라졌습니다."라고 하며 놀라더랍니다.

SS : 그 방법이 그렇게 효과가 있다면 어째서 대중화되지 못하고 있는 건가요?

BG : 누가 약국에서 손쉽게 구할 수 있는 싸구려 약제에 대해 수백만 달러를 들여 연구를 진행하려고 하겠습니까?

SS : 하이드라진황산염(hydrazine sulfate)이라는 것은 어떤 약제인지요?

BG : 하이드라진황산염은 처방전 없이 약국 등에서 쉽게 구매 가능한 화학품인데요, 이 역시 암 치료에 큰 효과를 내고 있습니다. 이 약제는 암세포를 활성화하는 젖산 생성을 막습니다. 하이드라진황산염에 대한 암 업계의 시선은 곱지 않아요. 하지만 이 제품은 뇌종양을 포함한 모든 암에 효과가 크다고 알려져 있어요. 가격도 그리 비싸지 않습니다. 그런데도 이 제품이 값비싼 기타 항암제들과 경쟁한다는 이유로 그 효험이 평가절하되고 있는 실정입니다. 암센터들의 음모도 적잖이 가세되고 있겠지요. 이 약은 조셉 골드(Joseph Gold) 박사가 개발했는데 말기 암 환자의 항암 치료에서 발생하는 '기아 현상'으로부터 몸을 보호해주는 항 악액질 제(anti-cachexia)의 용도로 처음에 개발되었지요. 당시 이에 대한 변변한 처방이 없었거든요. 이 약제에 대한 실험 연구는 러시아 성피터스버그 소재 페트로브 연구소(Petrov Institute in St. Petersburg)에서 여러 차례 진행된 바 있습니다. [이에 대한 더 자세한 정보는 제 홈페이지 www.burtongoldburg.com에 나와 있습니다.]

SS : 저는 이스카도르제를 복용해오고 있고 온다메드치료기도 사용하고 있습니다. 사실 이 책 시작 부분에서 제 병을 극복하기 위해 이 기계를 갖고 혼신의 힘을 다한 이야기를 쓰기도 했지만요, 그 결과 에너지 밸런스를 되찾게 되었고, 제 몸의 감정적, 육체적 트라우마에서 회복되었습니다.

BG : 원발암(primary cancer)은 몸에 위협을 주지 않습니다. 돌연변이 암을 이겨내려면 치료를 받쳐줄 튼튼한 몸이 필요하다. 이에 버튼 골드버그 씨가 경험하고 추천하는 효과적인 치료기 및 치료제를 소개한다 :

온다메드 치료기(Ondamed machine) : 독일에서 개발된 생체자기제어 장비로 환자의 몸에(정신적 혹은 물리적) 장애 요소를 찾아 해소시키고 몸의 항상성을 유지시켜 준다. 나는 이 기기를 개인적으로 소지하고 있는데 내 몸에서 가장 취약한 부분을 강화시키는데 기기를 활용하고 있다.

아시러스 장치(Asyrus devices) : 전자 피부검사기기로도 알려져 있다. 공명(양자물리학)을 이용해 체내 장기의 기능을 측정하고 어떤 제품(영양제)이 신체 항상성을 도와줄 수 있을지 결정해준다.

바이오포커스(BioFocus) : 획기적인 혈액검사이다. 환자의 혈액 샘플을 독일로 보내면 환자의 암세포 DNA를 분석해, 어떤 항암제나 천연물질이 원발암과 체내에서 표류하는 암세포들을 공격할 수 있는지 찾아준다.

전신온열치료기(Whole—body hyperthemia) : 온열을 이용해 암세포를 사멸하는 항암제를 암세포에 침투시키는 매우 정교한 컴퓨터화된 의료장비이다.

이스카도르(Iscador) : 겨우살이(미슬토) 추출물로 수세기 동안 암 억제제로 사용되었다. 면역체계를 강화한다.

자가백신(Autologous vaccines) : 환자 고유의 혈액을 이용해 만드는 항암 백신를 일으키는 파종세포가 우리 몸을 망가뜨리는 것이지요. 현대의학의 암 치료법은 지금 길을 잘못 들었습니다. 그러니 제가 앞서 언급한 치료법들을 활용하는 통합의학 의사들이 말기 암 환자 치료에 80%의 성공률을 보이는 것 아니겠습니까? 전통의학과 대체의학을 가리지 않고, 양 쪽에서 제공하는 최상의 방법으로 환자들을 치료하는 것이 바로 통합 의학입니다.

SS : 식이요법은 어떻게 해야 하나요? 식이요법과 암 예방은 어떤 관련이 있습니까?

BG : 파스타, 빵, 밥, 감자처럼 섭취 후 체내에서 쉽게 당으로 변환되는 음식을 멀리하는 것이 암 예방에 도움이 됩니다.

SS : 오, 반가운 말씀이네요. 제 책 《소머스의 체중 감량법(Somersize weight loss)》 시리즈는 그 이론을 바탕으로 했거든요. 체내의 인슐린 작용과 관련된 방법인데, 설탕 함량이 높은 음식을 멀리하는 것은 암 예방뿐 아니라 평생을 적정 체중을 유지하는데 큰 효과가 있다는 겁니다.

골든버그 씨를 열정적으로 이 일에 빠져들게 한 계기가 무엇인가요?

BG : 저는 암의 참상과 질병 발생을 묵인하는 정부의 무분별한 행태에 격노해 이 일을 시작했습니다. 당장 여러분 부모님이나 자녀에게 문제가 생길 수 있는데 무관심하게 지내고 있다가는 정말 큰일 납니다. 저를 여기까지 오게 한 힘은 바르지 못한 것을 바로 잡고야 말겠다는 일념 하나였습니다.

제가 지난 30여 년간 암의 원인을 밝혀내는 연구를 하면서 도달한 결론은, 암은 정복될 수 있다는 것입니다. 일단 자신에게 암이 찾아 왔다면 자신감을 갖고 암 위에 군림하셔야 합니다. 절대 포기하면 안돼요. 무분별한 항암 치료보다는 자신이 걸린 바로 그 암에 맞는 개인

특화된 치료법을 처방받아야 합니다. 요즘은 특정 암을 표적 치료할 수 있는지 미리 테스트해 볼 수 있습니다. 항암제와 천연물질을 상호 교환적으로 함께 사용할 수도 있습니다. 이런 시도가 암을 이겨내느냐 암에 패배하느냐를 가르는 결정적 계기가 될 수 있습니다. 이 무서운 질병을 고쳐줄 자신에게 맞는 의사나 치료법을 찾길 원하시면 언제든 암 컨설턴트인 제게 연락하시면 됩니다. 제 이메일 주소는 burton@burtongoldburg.com입니다. 제가 제작한 다큐멘터리 영화 《암정복(Cancer Conquest)》은 인터넷에 올려놓았으니 언제든 무료로 관람하실 수 있습니다.

SS : 오늘 귀한 말씀 잘 들었습니다. 정말 감사합니다.

줄기세포와 암

네오스템사(NeoStem company)의 로빈 스미스(Robin Smith) 박사에 따르면 사람의 줄기세포를 잘 보관해 놓는다면 암 예방은 현실화될 수 있다고 주장한다. 유전자 치료를 함에 있어, 줄기세포에서 배양한 면역세포는 항암 능력이 더 강하다는 사실이 현재 진행 중인 임상 전 실험 단계에서 밝혀졌다. 특이하게도 줄기세포에서 배양된 면역세포들은 일반 면역세포보다 암세포를 인식해서 죽이는 확률이 높다. 줄기세포를 보관해 놓은 상태에서 암이 걸렸다면 (자신의) 줄기세포를 이용해(방사선 치료와 항암 치료로) 손상된 장기의 재생을 시도할 수 있다. 이론상 줄기세포를 사용해 심장 근육의 재생과 항암 치료로 손상된 근육세포를 재생하는 것이 가능하다.

제13장
데이빗 슈미트
(David Schmidt)

나는 데이빗 슈미트(David Schmidt)를 그의 회사인 라이프웨이브(Life-Wave, LLC)에서 처음 만났다. 그는 나에게 자신이 개발한 나노 에너지 패치를 소개했다. 그리고 그 효과를 장담하며 꼭 써볼 것을 권유했다. 당시엔 그의 말이 그다지 미덥지 않았다. 그러자 그는 바로 자신의 말이 옳다는 것을 증명해 보였다. "수제인 씨 몸에서 가장 피로감을 빨리 느끼는 부위는 어디입니까?"라는 그의 질문에 나는 근력 운동 시 플라이 동작을 5회나 6회 정도 반복하면 극심한 피로가 몰려온다고 대답했다. 그러자 그는 내게 그 동작을 그 앞에서 6회만 해볼 것을 요구했다. 6회 플라이를 하자 몸이 피곤해졌다. 그리고는 2분 정도만 기다렸다가 라이프웨이브 패치를 착용해 보라는 그의 말을 따라 2분 후 그 패치를 부착했다. 그리고는 (별로 힘도 들이지 않고) 서른 번의 플라이를 한 뒤 멈추었다. 힘이 들어서 멈춘 게 아니고 다음 날 직장에 나가야 하는데 혹시라도 아침에 몸이 쑤실까 두려워서였다. (실은. 다음 날도 멀쩡했다.)

나는 일상에서 폭격처럼 쏟아지는 화학물질들이 주는 독소를 제거하고자 매일 라이프웨이브의 나노 글루타치온 패치를 착용하고 있다. 에너지 패치는 정기적으로 사용하고 통증용 패치는 가끔씩 두통이 오거나 요가 수업을 너무 열심히 받아 허리가 아플 때 사용한다. 그 패치들은 약제로 만든 것이 아닌데도 몸의 증상을 완벽하게 치료해주는 제품이다. 현재는 그 패치들 없이 사는 것은 상상할 수 없을 정도로 애용하고 있는 중이다. 이런 놀라운 제품을 개발하다니 데이빗 슈미트 씨는 정말 대단한 사람이 아닐 수 없다.

그러나 무엇보다 몸을 치료하는 패치의 원리, 그리고 몸속 메커니즘을 속속들이 꿰뚫고 있는 그의 지식이 가장 놀라웠다. 그는 이 세상에서 흔히 만나기 힘든 독특한 인물이기도 하며, 건강을 지키고자 노력하는 이 땅의 사람들을 위해 인체에 해를 주지 않으면서도 몸의 상태를 놀랍게 호전시키는 제품을 개발하는 능력을 가진 극도로 명석한 사람이다.

데이빗은 뉴욕 플레전트빌의 페이스대학교(Pace University in Pleas-antville)에서 경영정보학과 생물학을 전공했다. 이후 군사 및 상업용 에너지 생산 공학을 세부 전공했다. 그는 산소와 수소를 혼합하는 방법을 개발해 금속연소 엔진을 만들어 내기도 했다. 그리고 제너럴다이나믹(General Dynamic)사와 미국 해군에 응급 산소 공급 시스템을 고안해주기도 했고 미국 해군의 차세대 소형 잠수함 프로그램사업에 개발 인력으로 선발되기도 했다.

이렇듯 생물학과 관련된 그의 이력들로 말미암아 그는 어떤 방식으로 체내의 세포가 활동하는지, 어째서 암과 기타 질병 예방에는 체내 세포 관리가 필수인지에 대해 터득하게 된 것 같다. 사람의 몸은 재생 산을 거듭하는 수많은 세포로 이루어져 있기에 각각의 세포를 잘 관리 하는 것은 건강한 삶을 영위하는데 정말 중요한 일이 아닐 수 없다.

SS : 다시 만나 뵙게 되어 정말 반갑습니다. 오늘은 우선 글루타치 온에 대해 이야기를 들어보고 싶네요. 글루타치온이라는게 과연 무엇 인지 암 예방에는 어떤 역할을 하는지 궁금합니다.

DS : 글루타치온은 우리 몸의 가장 강력한 항산화 물질 중 하나입니 다. 제가 세계 이곳저곳을 다니며 깨닫게 된 사실은 글루타치온에 대한 미국인들의 이해와 인식이 많이 부족하다는 겁니다. 아시아 사람들만 하더라도 글루타치온이 건강을 증진시켜 주고 면역기능을 강화한다는 사실을 잘 알고 있습니다. 미국에서는 광고의 효과 때문인지 비타민 A, C, E가 항산화 작용을 한다고 많이 알려져 있어 인기가 높습니다. 하 지만 신체가 생성해내는 가장 중요한 항산화제는 바로 결국 이 글루타 치온이라는 물질이거든요.

SS : 나이가 40대쯤 되면 체내 글루타치온 생성이 줄어든다는 것이 사실입니까? 또 독소와 스트레스가 글루타치온 생성에 악영향을 미친 다는 것도 사실인지요?

DS : 둘 다 사실입니다. 노화를 겪으면서 글루타치온은 점점 줄어듭 니다. 암의 경우만 보더라도 일부 암은 나이가 들면 걸릴 확률이 늘어 나지요. 그래서 글루타치온 수치가 낮아지는 것과 암 발생 확률이 높 아지는 현상과의 연관성에 대한 다양한 연구들이 진행되었습니다. 그 리고 연구 결과 그 둘이 어떤 상관성이 존재한다는 결론을 얻게 얻었 습니다. 그 결과들 중 하나가 바로 글루타치온이 신체의 항산화 역할에 작용하고 면역체계를 뒷받침한다는 사실입니다. 우리 몸의 면역체계는 질병으로부터 몸을 보호합니다. 질병이 우리 몸을 공격하는 방법 중 하나가 유해산소를 생성하는 것입니다. 항산화제는 이 유해산소를 중성화하고 세포의 손상을 막아주기 때문에 항산화제를 보충해줄 필요가 꼭 있는 겁니다.

SS : 글루타치온이 부족하면 어떤 병에 걸릴 수 있나요?

DS : 글루타치온 부족은 여러 질병 문제를 야기시킵니다. 그중에 파킨슨병과 관절염이 대표적이죠.

SS : 글루타치온이 체내 독소의 수치를 낮추어 주는 데에도 관련이 있는 것인가요?

DS : 그렇습니다. 조직이나 발암물질의 해독에 간이 연관되어 있다고 알려져 있으며, 간이나 신체의 모든 세포에서 글루타치온이 검출되고 있다고 밝혀졌습니다. 그러니 글루타치온이 몸에 얼마나 중요한지 알 수 있지요. 글루타치온의 수치와 몸의 해독작용은 분명히 관련이 있습니다. 수은을 예로 들어 설명해 보겠습니다. 사실 수은 그 자체는 발암물질이 아닙니다. 하지만 수은에서 파생되는 수은 염화물과 같은 유기 화합물은 발암 성분이 있습니다. 글루타치온은 수은과도 같은 독성분을 몸에서 제거해 주는 킬레이트 시약으로 알려져 있습니다. 몇몇 보고에서는 글루타치온이 암의 원인이 되는 물질을 없애는 효과가 있다고 보고하고 있습니다. 그 암 발생 물질들 중 하나가 곰팡이에서 생성되는 아플라톡신이고 또 다른 것은 음식을 지나치게 태울 때 발생하는 아민이라는 성분이며, 그런 종류의 발암물질을 글루타치온이 제거하는 겁니다. 앞서 말씀 드린 것처럼 글루타치온은 발암물질에 들러붙어 한데 섞이는데 이를 킬레이트화 한다고 표현합니다. 거기에 수많은 생화학 물질이 연관되어 함께 작용하는 겁니다. 글루타치온이 발암 원인이 되는 성분에 접촉해 몸 밖으로 발암 성분을 배출하게 만드는 거죠.

SS : 발암물질이라면 구체적으로 어떤 것들이 있을까요?

DS : 앞서 말씀드린 것처럼 곰팡이에서 생성되는 아플라톡신과 태운 음식에서 배출되는 헤타로사이클릭아민 등이 있습니다. 사람들은 이 물질들을 심각히 생각하지 않는 경향이 있는데 검게 탄 음식은 간과 위, 소장, 대장, 피부, 구강 내에 종양을 생성하는 원인이 됩니다. 그러니 그저 가볍게 여길 문제가 아니지요.

SS : 글루타치온은 평생에 걸쳐 계속 생성되는 물질인가요? 아니면 어느 시점에서 생성이 멈추는 것인가요?

DS : 저는 세계 각지에서 열리는 콘퍼런스에서 강연을 하는데, 되도록이면 복잡한 주제를 쉽게 전달하려 하는 편입니다. 그래서 간단하게 설명 드리자면, 에너지의 생성과 소통은 신체 활동의 전부라 해도 과언이 아닙니다. 신체는 에너지가 없으면 어떤 활동도 못합니다. 세포들 간의 교류 없이는 세포 혼자서는 제 역할을 못합니다. 나이가 들수록 세포의 에너지 생성도 차츰 줄어든다는 것도 알아야 합니다. 노화의 진행으로 신체의 소통체계는 비활성화됩니다. 그러니 바이러스나 박테리아 감염, 암과 같은 비정상적인 질병들도 에너지 생성의 문제와 더불어 세포 간의 에너지 교류 문제와 연관이 있습니다.

암세포는 건강한 세포보다 훨씬 높은 에너지 대사를 합니다. 암세포는 건강한 세포들과는 다르게 주변과 교류하지 않습니다. 암이 걸리면 암세포는 일반 건강한 세포와 다른 방식의 대사를 하며 소통 방식도 일반 건강 세포와 다릅니다.

SS : 노화와 함께 글루타치온에게도 어떤 변화가 오는 건가요?

DS : 먼저 우리는 노화가 진행되면 세포의 일반적 에너지 생성이 감소되고 그러면 글루타치온 생성도 함께 줄어든다는 사실을 이해해야 합니다. 그러면서 글루타치온과 그 밖의 모든 세포가 하는 활동, 예를 들면 조직 복원이나 호르몬 생성 등이 줄어든다는 이야기입니다. 노화된 세포는 무언가를 할 수 있는 에너지를 그리 많이 가지고 있지 않다는 뜻이죠.

SS : 그래서 나이가 들수록 이른바 '숨이 차는' 현상을 겪는 것이군요?

DS : 맞습니다.

SS : 암은 대체 왜 생긴다고 보시나요?

DS : 그 원인을 저는 주변의 환경 독소 때문이라고 믿고 있습니다. 최근에 한 연구 결과를 본 적이 있었는데요, 200명의 사람을 대상으로 관찰해 보니 참가자 모두에게서 체내 독소가 관찰되었다고 합니다.

SS : 유기농식품을 먹고 건강한 생활습관을 가져도 그런 결과가 나올까요?

DS : 그렇습니다. 독소는 우리가 숨만 쉬어도 몸속에 스며들어올 수 있으니까요. 매일 방독면을 착용하고 다닌다면 모르겠지만 현실적으로 그게 쉽진 않지요. 우리가 매일 마시는 공기, 물, 인공 조미료, 보존제, 염색약, 음식 포장 재질 속 발암 성분 등에서 독소를 전달받게 되는 것입니다. 사람 몸의 평균 독소의 숫자가 100가지에 달한다는 놀랄만한 뉴스도 있었습니다.

SS : 농약이나 살충제, 방사능 물질들이 만들어낸 독소들인가요?

DS : 그렇죠. 그것들이 체내 지방조직에 축적되는 겁니다.

SS : 우리 모두 인류 역사가 시작된 이래 가장 큰 환경의 재앙 속에서 현재를 살아간다 생각하니 정말 절망스럽습니다. 독소로부터 몸을 보호해 주는 물질인 글루타치온이 고갈되어 가는 시점이 바로 데이빗 씨가 개발한 패치가 제대로 필요한 때인 것 같은데요, 정말 그 패치가 효험이 있는 건가요?

DS : 반대로 한 번 생각해 보세요. 지금 아주 중요한 질문을 하셨는데요. 독소로 인해 글루타치온 수치가 줄어든다는 생각은 안 해보셨습니까? 체내의 글루타치온이 하는 역할이 뭡니까? 앞서 글루타치온은 가장 강력한 항산화 물질이라고 말했습니다. 또 체내의 수은을 배출시키고 에너지 생성을 도와주는 역할을 하기도 합니다.

글루타치온은 황반 변성으로부터 눈을 보호하고 폐와 뇌를 보호합니다. 게다가 면역체계를 보강해 주며, 다량의 농도가 간에서 검출되고 있는 것으로 보아 간 보호제인 것이죠. 글루타치온의 또 다른 기능은 당뇨 치료의 효과입니다. 유럽에서는 글루타치온을 혈당 관리에 사용하고 있습니다. 그러니 글루타치온의 기능이 얼마나 엄청난지 알 수 있는 것이지요. 노화로 인해 글루타치온의 수치가 내려가거나 글루타치온의 수치가 낮아 어떤 질병의 징후가 나타난다는 것은, 다수의 의사들이 의심하는 것처럼, 환경 속의 독소가 글루타치온을 고갈시키고 그래서 우리 면역체계는 힘을 잃고 암에 걸리기 쉽게 만드는 것인지 모릅니다.

SS : 저는 좀 다른 방식으로 생각해 봤는데요. 암의 발발 시점이 언제라고 생각하시는지요? 음식이나 가정용 세제의 화학물질, 약제의 남용, 다이어트 탄산음료, 살충제 등과 같이 우리가 일상생활에서 매일 사용하지만 겉보기엔 별 문제 없어 보이는 독성물질들과 살아가다가 어느 순간 우리 신체는 더 이상 참지 못할 한계에 다다를 테고 몸속의 간이 "난 이제 지쳤어. 더는 당신의 몸을 보호할 수 없어."라고 외치는 순간, 저는 그 시점이 바로 한 번 병이 시작되면 걷잡을 수 없게 되는 때라고 봅니다.

'내 몸 안의 작은 엔진'이라는 애칭을 갖고 있는 그 글루타치온 패치로 신체는 에너지를 얻기에 충분할까요? 아니면 보조적인 역할로 만족해야 하는 건가요? 그것도 아니면 사용은 하되 주변 환경의 정화도 동반되어야 할까요?

DS : 어떤 방식으로든 건강을 위해 조금 더 신경 쓰는 사람이 유리할 수밖에 없습니다. 제가 항상 강조하는 바는 몸의 충분한 수분 공급입니다. 현재 대부분의 사람들이 마시는 물의 양은 충분하지 않습니다. 그런데 물이라는 게 에너지 생성의 중심에 있고 림프계를 깨끗이 유지시키는데도 중요한 역할을 합니다. 저의 경우에는 글루타치온을 영양제로 섭취하는데, 그것이 가장 강력한 항산화제이며 이 글루타치온 패치야말로 제 글루타치온 수치를 높이는 일등 공신이죠.

SS : 발암물질인 독소가 어떤 방식으로 암을 만들어 내는지 궁금하네요?

DS : 화학적 발암 현상이라는 말이 있는데요, 외부로부터 침입한 이물질이 체내에서 암을 유도하는 겁니다. 우리 몸은 전자(electrons)를 가지고 각각의 기능을 수행하고 있습니다. 전자는 햇볕, 우리가 먹는 음식 등에서 얻게 됩니다. 사실상 우리가 먹는 음식으로부터 얻는 에너지 생성 과정이야말로 체내에 흡수되는 음식에서 전자를 얻는 화학적 시스템이라 할 수 있고, 이렇게 얻은 전자들이 체내를 순환하는 것이죠. 그것이 신체 에너지의 원천이 됩니다.

암을 유발하는 화학물질은 몸을 공격하고 그 전자를 빼앗아 가려하지요. 그걸 유리기라고도 합니다. 그래서 우리 몸에 독소가 차게 되면 그중 일부는 몸에 해를 입히지 않으며 일부는 유해한 산소가 되는데 그것들을 활성산소라 부릅니다. 발암성을 띤 화학물질의 경우 세포의 일정 부분을 공격하려 합니다.

1960년 이후로 과학 논문들은 글루타치온이 세포와 묶여 있는 항산화 물질 중 하나이며 발암물질로 인해 손상된 세포를 보호한다는 결과들을 계속 밝히고 있습니다. 그러니 지난 50여 년간 글루타치온이 암을 예방한다는 사실을 심오한 연구 결과가 증명하고 있는 것이죠. 글루타치온 수치가 떨어지는 것과 암에 취약한 사람과의 관계에 대한 연구도 나와 있습니다.

글루타치온에 관한 또 다른 흥미로운 사실은 체내의 글루타치온 수치가 올라가면 더불어 항산화 수치도 올라가고 우리 몸이 유해한 화학물질과 독소로부터 안전해진다는 겁니다.

SS : 데이빗 씨는 이 패치가 대중화될 거라고 믿고 계십니까? 저 같은 경우엔 글루타치온 패치를 매일 사용하고 있습니다. 이렇게 좋은 걸하지 않을 이유가 없으니 말이죠. 이 제품이 일상생활에서 암을 불러오는 폭격기 같은 화학물질로부터 독소를 제거하고 제 몸을 보호한다면 제가 마다할 이유가 어디에 있겠습니까? 비용도 그리 많이 들지 않고, 착용 시 전혀 불편함 없이 순식간에 부착이 가능한데 말입니다.

DS : 저는 결국엔 이 제품이 대중화될 거라고 생각합니다. 사람들이 건강에 관심을 가지면서도 꾸준한 독소 제거 프로그램 같은 것들에는 그리 적극적이지 않습니다. 그것이 얼마나 효과가 있을지 확신이 없기 때문이죠. 그러니 수제인 씨가 건강에 대한 책을 꾸준히 써서 사람들을 깨닫게 하는 것처럼 좋은 결과를 체험한 사람들이 계속해서 다른 사람들에게 소개해야 한다고 생각합니다.

SS : 제가 원하는 바도 바로 그런 것입니다. 데이빗 씨가 개발한 패치는 암 예방에 중요한 역할을 하는 것으로 알고 있습니다. 수면 패치, 에너지 패치, 글루타치온 패치, 카르노신 패치, 통증용 패치 등등 말이죠. 패치의 역할에 대해 조금 더 설명을 해주시겠습니까?

DS : 우리 패치는 몸의 조화와 밸런스를 유지해 줍니다. 질병이 걸리면 비정상적인 에너지가 생성된다고 알려져 있죠. 우리 패치는 신체의 전자 체계에 균형을 유지시켜주는 겁니다. 그래서 건강을 향상시키고 세포들을 보호합니다. 병은 몸속의 균형이 깨지면 찾아오는 것이기 때문에 이 패치들이 질병을 없애고 예방하는 역할을 하는 것이지요.

SS : 지금 하시는 일에 만족하십니까?

DS : 물론입니다. 저는 매일 저희 회사 제품을 사용한 뒤 삶의 변화를 겪었다는 사람들의 만납니다. 그럴 때 제일 일하는 보람을 느끼죠.

SS : 패치에 약물은 전혀 쓰지 않는다고 알고 있습니다.

DS : 전혀 안 쓰죠. 이 패치를 우리가 건강을 위해 하는 여러 노력들 중 하나의 방편으로 사용하신다면 효과를 제대로 보실 수 있습니다. 스티브 할티웬거(Steven Haltiwanger) 박사와 저는 물을 충분히 마시고, 제대로 된 음식을 먹으며, 항산화제를 섭취하고, 운동을 꾸준히 하면서 우리가 개발한 패치를 사용한다면, 이 작은 패치가 전반적인 건강에 중요한 역할을 할 수 있고 건강 관리 프로그램의 동반자가 될 수 있다는 사실을 한 명이라도 더 많은 사람들에게 알리는데 힘쓰고 있습니다. 우리 뜻을 이해한 사람들의 꾸준한 노력으로 건강이 확연히 개선된 경우를 보게 되는 일이 많아져 말할 수 없이 기쁩니다.

글루타치온이 암 치료에도 효과가 있을지에 관한 과학적 논쟁이 한창입니다. 그 토론을 보면 한쪽에선 글루타치온을 보조제로 사용하면 암의 발생을 차단할 수 있고 몸이 스스로를 치료하게 되며 결국은 암을 치료할 수 있다고 주장합니다. 제약회사를 주축으로 한 반대편에선 체내의 글루타치온 수치를 떨어뜨리는 항암제를 통해 암 치료를 하겠다고 주장합니다. 이런 주장이 나오게 된 이유는 항암 화학약제는 암세포를 없애는 게 목적인데 어떤 암은 스스로의 보호를 위해(엉뚱하게도) 글루타치온을 사용합니다. 그래서 항암 치료에 방해가 되는 글루타치온 수치를 낮추는 약을 복용할 필요가 있다는 주장이 나오는 것입니다. 세 번째 그룹이 있는데 이런 주장을 합니다. 우선 글루타치온을 복용한 후, 항암 치료를 해야 한다는 것입니다. 그러면 항암제가 암세포를 파괴한 후 그때 생기는 독소 부산물들을 환자의 체내에 상승되어 있던 글루타치온이 효과적으로 체내 배출을 시키고, 동시에 건강한 세포를 지켜줄 수 있을 거라는 주장입니다.

SS : 이런 각각의 주장들 속에서 데이빗 씨는 어떤 편에 손을 들어주시겠습니까?

DS : 전통 의학이 글루타치온을 항암 화학요법 치료 과정에서 건강한 세포를 지키고 항암 치료 과정에서 생겨난 독소 부산물을 배출하는 방법으로 사용한다는 것이 고무적입니다.

SS : 대체의학과 전통의학이 마치 8자 매듭처럼 서로 엮여 시너지효과를 내면 더 이상 좋을 게 없을 것 같습니다. 환자들에겐 두 의학모두 선택의 여지가 존재하며, 항암 치료를 선택하는 경우엔 사후 몸의 독소를 없애는 방법으로 글루타치온을 사용한다면 최고의 선택이될 거라 생각합니다.

DS : 신체의 밸런스만 맞으면 우리 몸은 완벽해질 수 있다는 게 저의 믿음입니다. 글루타치온은 체내 모든 세포에 중요한 역할을 감당하기 위해 포진해 있으며 우리 몸이 건강을 유지할 수 있도록 돕는 항산화 작용에 주도적 역할을 하고 있습니다. 그러니 글루타치온이 신체의항상성 시스템을 유지시켜 준다는 것이죠. 이런 작은 깨달음이 우리건강을 위험에서 지키는 첫 걸음이며 암과 같은 무서운 질병에서 우리 몸을 보호하는 출발점이기도 합니다.

SS : 오늘도 이렇게 통찰력이 발휘된 소중한 정보를 함께 나누어

주셔서 감사합니다.

Knockout 요약

- 글루타치온은 몸의 항산화 작용에 가장 큰 역할을 하는 물질이며 신체의 면역체계를 지탱하고 유해산소를 중성화시키며 몸속 독소를 바깥으로 배출시키는 활동을 통해 암을 예방한다. 글루타치온의 생성은 노화가 함께 감소하지만, 인위적 보충을 시켜주는 것이 가능하다.

- 신체의 에너지 생성과 림프계를 깨끗이 유지하기 위해서는 물을 충분히 마시는 것이 매우 중요하다. 에너지 생성이 증가한다는 것은 세포가 글루타치온을 더 많이 만들어 낼 수 있다는 것과 몸속 세포 간 정보 교류가 더 활발해지는 계기가 되고 병이 잘 안 걸리게 된다는 것을 의미한다.

제14장
조나단 라이트 박사
(Dr. Jonathan Wright)

제 아무리 심각하게 암이 진행된 상태라도 언제나 살아남는 사람들은 있었다. 누군가가 암을 이겨냈다는 것은 그 암이 생겨나는 원인이 존재하듯 이를 치료하는 메커니즘도 반드시 존재한다는 것을 의미한다.

– 안드레아스 모리츠(Andreas Moritz)

호르몬은 건강과 삶의 질을 좌우한다.

버진스키(Burzynski) 박사의 설명처럼 우리 몸은 암 예방 유전자를 가지고 있다. 그는 이를 전등 스위치로 빗대었다. 안 좋은 식습관을 가지고, 스트레스 관리를 소홀히 하며, 화학물질이 가득한 환경에서 살아가고, 노화를 겪게 되면 호르몬 분비가 떨어지게 되고 이 항암 스위치는 꺼진다. 암 예방 유전자를 회복하기 위해선 호르몬의 균형을 찾아주어야 한다. 그러면 우리의 뇌는 모든 것이 잘 돌아간다고 인식한다. 그와 더불어 건강한 생활습관이 함께한다면 암이 설 자리는 없다.

이번에 소개하는 라이트(Wright) 박사와의 인터뷰는 우리를 암으로부터 보호해줄 수 있는 호르몬 대체요법에 대해 보다 자세한 내용을 담고 있다. 내가 유방암 진단을 받았을 때 나는 치료법에 대한 많은 연구 조사를 했고 항암 치료를 받지 않기로 결정했다. 당시엔 유방 절제술과 방사선 치료를 받았지만 오늘날 또다시 치료법을 선택해야 한다면 방사선 치료는 다시는 받지 않을 것이다. 이것은 전적으로 나만의 견해이며 암 환자들에게 충고를 하는 것은 아니다. 나는 완벽한 호르몬 균형으로 건강을 되찾았고 영양학적인 식단을(죽기 살기로) 철저하게 엄수했다. 그리고 지난 9년간 암 재발 없이 건강히 살아가고 있다.

나는 타인에게 내가 해왔던 방식을 추천한 적이 없다. 다만, 그들이 삶의 질적인 개선과 암 예방의 방편으로 호르몬 대체요법에 대해 제대로 알아 보길 권할 뿐이다. 프레마린, 프로베라, 프렘프로 같은 위험한 합성 호르몬을 이야기하는 것이 아니다. 우먼스 헬스 이니셔티브(Women's Health Initiative, 여성 건강 연구소)에서는 8년 계획의 연구를 5년여 만에 중단하고 2002년 다음과 같이 발표했다. "이렇게 위험하고 몸에도 해로워 결국 생명까지 위협할 수 있는 호르몬을 복용하느니 차라리 아무것도 안 먹는 편이 나을 것이다." 그 보고서에서 언급된 호르몬은 합성 화학 호르몬제였다. 이런 보고서를 접하고 누가 호르몬제를 먹고 싶은 마음이 들었겠는가? 어쨌든 그 보고서가 나간 후 여성들에 대한 화학 호르몬제 처방이 중단됐다. 결과는 어땠을까? 유방암이 줄어들었다.

그리고 그 이후 여성들은 몸에 도움이 되는 천연 호르몬(생동일성 호르몬) 대체요법을 포함한 모든 호르몬을 건강의 적으로 인식하기 시작했다. 일선 의사들의 전반적인 호르몬 이해 부족이 초래한 결과였다. 호르몬을 기피했던 여성들은 성욕이 사라졌고, 수면장애, 체중 증가, 복부 팽창, 가려움증, 감정 변화, 화끈거림, 기억력 저하 등의 증상을 겪으며 힘든 일상을 지속해야 했다. 여성들은 그냥 참고 견디거나 우울증, 수면제, 항불안제 등 다량의 약물로 각종 증상을 달랬다. 남성들은 성기능에 문제가 생기면 비아그라라도 먹을 수 있지만 그와 비슷한 여성용 약은 없다. 여성들이 겪을 수 있는 성욕 감소에 대해선 누구도 심각히 생각하지 않는다.

그런데 다행스럽게도 여성들도 자신의 여성성에 문제가 생기면 회복할 수 있는 기회가 찾아왔다. 바로 이번 인터뷰에서 소개할 내용으로 암 예방에도 도움이 되지만, 여성들의 생활에 보다 활력을 줄 수 있는 비법인 BHRT(생동일성 호르몬 대체요법)라는 처방이다.

천연 호르몬 대체와 같은 방어 체계가 없는 상황에서 여성의 유방암 수치는 가공할 수준으로 다시 치솟았다. 지구상에 존재하는 여성 8명 중 1명은 유방암으로 고통받고 있다. 각종 연구 결과에선 합성 프로게스테론과 에스트리올(estriol)이 암으로부터 여성들을 보호한다고 하지만 아무도 이 물질들의 심각성을 모르는 것 같다. 합성 호르몬은 화학물질이며, 화학물질은 유방암 증가에 한몫을 하고 있지 않은가? 라이트 박사와 줄리 타구치(Julie Taguchi) 박사는 생동일성 호르몬 대체요법만 제대로 이루어진다면 암에 맞서는 힘을 키워줄 수 있다고 말한다. 또 다른 연구에서는 생동일성 호르몬 대체를 하게 되면 좋은 유전자를 발현시킬 수 있다고 보고했다. 버진스키 박사의 설명대로 항암 유전자 스위치가 꺼지면 세포가 자기 멋대로 증식해도 통제가 불가능해진다.

남자도 호르몬 부족 현상을 겪는다. 남성들도 여성들의 경우처럼 안좋은 생활습관과 독소에 노출되면 암 예방 스위치가 꺼진다. 하지만 남성들도 역시 생동일성 호르몬 대체로 건강한 삶을 유지할 수 있다. 특히 이 호르몬 대체는 심장병을 예방할 수 있고 모든 암, 그중 전립선암 예방에 더욱 좋은 처방법이 될 수 있다.

이런 사실들은 저명한 의학박사인 조나단 라이트(물론 타구치 박사도 빼놓을 순 없다.)가 주장하는 환자의 건강 식단, 스트레스 관리, 독소 제거 등의 노력과 더불어 하는 완벽한 비율의 호르몬 대체는 유방암을 비롯한 모든 암을 예방할 수 있다는 논리와 일맥상통한다.

SS : 라이트 박사님, 이렇게 다시 인터뷰를 하게 되어 영광입니다. 박사님은 늘 암에 대해 하시고 싶은 이야기가 많은 분이신데, 특히 제가 유난히 관심이 많은 호르몬과 그 대체요법에 대해 심오한 이해를 하고 계신 분이셔서 오늘 이 자리에 다시 모셨습니다. 이 책의 주제와 관련된 말씀을 먼저 부탁드리겠습니다. 호르몬이 암 예방에 중요한 역할을 하는 이유는 무엇이며 또 노화가 진행되면 호르몬이 감소한다고 하는데, 암을 예방하기 위해선 왜 호르몬 대체가 필요한지요?

JW : 무엇보다 오늘 인터뷰에 이렇게 초대해 주셔서 감사합니다.

그럼 먼저 DHEA 호르몬이라는 것이 무엇인지부터 소개하고자 합니다. DHEA는 암세포에 에너지를 공급하는 경로에 관여하는 중요 효소를 조절하는 호르몬입니다. 모든 종류의 암에 대항해 가장 다방면으로 활동하는 호르몬이지요.

19세기에 이루어진 한 연구에서 암이 혐기성 대사, 즉 산소가 없는 환경에서 자란다는 사실을 발견했습니다. 신체의 대부분은 산소가 있어야 정상적인 대사가 이루어집니다. 아마 유산소운동이라고 산소 사용을 증가시키는 운동에 대해 들어보셨을 겁니다.

SS : 네, 그럼요.

JW : 그런데 특이하게도 암은 무산소 대사를 합니다. 산소가 있으면 활동이 불가능하다는 이야기입니다. 사실 산소는 암세포들을 죽이는 역할을 합니다. 암에게 에너지를 공급하는 무산소 대사는 자기들만 다니는 경로가 있습니다. 암세포는 자신이 살아남으려 그 무산소 경로에 의존을 하지요. 그런데 그 길이 정체되거나 막히거나 억제되면 새로 생겨난 암세포는 에너지를 잘 공급받을 수 없게 되겠지요. 그러면 많은 암세포가 조기에 굶어 죽게 될 겁니다. DHEA는 G6PD(포도당-6-인산염 탈수소 효소)라고 하는 효소에 작용함으로 무산소 에너지의 주요 공급 경로의 소통을 방해합니다. 그래서 이 G6PD 활동이 유전적으로 약한 사람들은 암에 잘 안 걸립니다.

SS : 인체가 선천적으로 무산소 에너지를 많이 생산해 내지는 못하기 때문에 경로가 원활치 못하게 된 사람들은 효소 활동이 약해져 암이 처음부터 자리 잡기 힘들고 일단 자리 잡아도 자라나기 힘들다는 말씀이신가요?

JW : 그렇죠. 그래서 우리는 DHEA 수치를 잭 베니(Jack Benny)의 수준으로 유지해야 한다고 하지요. 자신이 영원히 39세라고 하며 심지어 30세 정도라고 주장하는 사람입니다. 그렇게 하면 암에게 무산소 에너지를 공급하는 경로는 소통이 힘들어질 것이고 이는 암세포를 더 많이 또 보다 일찍 죽게 할 수 있는 것이지요.

SS : 이런 사실들은 어떻게 알려진 것인가요? 실험이 진행된 적이 있나요?

JW : 모두 동물 실험으로 증명된 사실입니다. 발암물질을 인위적으로 주입해야 하기 때문에 사람을 대상으로 할 수는 없는 연구지요. 한 실험 연구에서 동물들을 두 그룹으로 나누었습니다. 한 그룹은 DHEA를 동물에게 먹게 했고, 다른 그룹은 먹이지 않았죠. 그리고는 모든 동물에게 정확히 같은 양의 발암물질을 주입했습니다. DHEA를 주입받았던 동물들은 15%가 암에 걸렸고 DHEA를 전혀 주입 받지 않은 동물들은 50%에서 암이 발병했지요.

SS : 오, 상당한 차이네요.

JW : 암에게 가는 무산소 에너지 공급을 DHEA를 통해 억제시킨 동물들에게서 암 발병률이 낮다는 것이 확인된 것입니다.

그 밖에 다른 비슷한 실험에서도 크게 다르지 않은 결과를 얻었습니다. 그걸 보면 DHEA가 암세포로 가는 무산소 에너지 공급을 차단해 암을 예방할 수 있다는 결론을 얻게 됩니다. 물론 암의 위험을 완벽히 없앤다고는 장담을 못합니다. 하지만 의미 있는 수치로 줄일 수 있는 것이지요.

사람들을 상대로 발암물질을 투여하는 실험을 할 수는 없기 때문에, 인간을 대상으로 한 연구 결과는 없습니다. 하지만 앞서 말씀 드렸듯 많은 수의 사람들, 특히 말라리아 창궐 지역에 사는 사람들의 경우, G6PD 효소가 유전적으로 부족하며 그로 인해 말라리아에 걸려 죽는 것을 다소 막아주는 효과도 있고 암 발병률도 낮다는 관찰 연구결과가 있습니다.

SS : 그러니까 DHEA가 암을 예방해 주는 효과가 있다는 결론이군요.

JW : 그렇습니다. 하지만 좋은 효과를 내기 위해서는 크림 형태로 피부나 점막을 통해 투입시켜야 바로 혈류에 스며듭니다. 그럼 거기서 간에 의해 전환되는 과정을 거치지 않고, 체내의 모든 세포들로 바로 갈 수 있죠. DHEA를 입으로 먹게 되면(에스트로겐이나 테스토스테론 같은 천연 스테로이드 호르몬 경우도 마찬가지로) 다른 장기로 가지 않고, 간으로 제일 먼저 갑니다. 그러면 간은 이 스테로이드 호르몬을 다른 분자와 접합시켜 변형을 시키지요. 공항에서 목적지를 적은 수화물 꼬리표를 가방에 붙여주는 것처럼 말입니다. 그러면 그들은 파기되든지 배설이 되어버리고 맙니다.

하지만 크림 형태의 DHEA를 사용하게 되면 혈액순환 시 간으로 가는 소량의 DHEA만이 변형됩니다. 그러니 크림으로 바르면 더 많은 DHEA 분자가 폐기 처분되지 않고 피부 근육, 뼈, 뇌 등의 세포까지 살아서 도달하게 됩니다.

SS : 음, 그러면 DHEA나 기타 호르몬 등을 삼켜서 먹으면 많은 양은 버려지는 것이겠네요?

JW : 그렇습니다. 단점은 그뿐만이 아니고 그런 투약 방식이 다른 문제를 불러오게 됩니다. 이건 잘 알려진 사실이기도 한데요. 에스트로겐을 삼켜서 투약하면 그것이 생동일성 호르몬일지라도 몸속에 혈전이 생길 가능성이 있습니다. 혈전은 신체의 콜레스테롤 수치에 영향을 줍니다. 또 일부 암 발병의 위험성도 증가시킵니다. 하지만 호르몬을 피부에 문질러 바르면 안전합니다. 이제껏 수많은 연구 결과가 증명하고 있는 사실이죠.

신체의 순환 구조를 최대한 모방한 약제는 늘 긍정적 효과를 기대할 수 있습니다. 안전하면서도 좋은 효과를 볼 수 있지요. DHEA는 그중 좋은 한 가지 본보기입니다.

SS : 이제 에스트로겐 이야기를 해보도록 할게요. 에스트로겐은 어떤 방법으로 암을 예방하나요? 여성들에게 지나친 에스트로겐은 암을 유발시킨다는 경고를 늘 들어왔거든요.

JW : 사실 에스트로겐은 다양한 방법으로 유방암을 예방합니다. 1960년대에 헨리 레몬(Henry Lemon)이라는 교수가 아주 흥미로운 발견을 했습니다. 유방암 절제 수술을 한 환자 가운데, 소변 검사에서 에스트리올(estriol)의 양이 에스트론(estrone)이나 에스트라디올(estradiol)보다 많이 검출된 여성은 장기 생존할 가능성이 더 높다는 사실을 발견했습니다. 그와 반대로, 에스트리올이 에스트론과 에스트라디올에 비해 부족한 경우 생존 기간이 더 짧았습니다.

SS : 딱 제 경우네요. 박사님께서 직접 확인해 주셨지만, 제 몸은 에스트리올을 충분히 생성하지 못하는 편이고, 그래서인지 유방암에도 걸렸으니 말이죠…….

JW : 그러나 수제인 씨는 매일 에스트리올을 보충해주고 있기 때문에 걱정하지 않으셔도 됩니다. 다른 여성들은 자동적으로 그 호르몬이 생성되지만 수제인 씨는 인위적으로 보충을 해주고 있는 상황일 뿐이라는 겁니다.

미국 정부의 지원 아래 대규모 연구가 진행된 적이 있었는데 바로 유방암과 에스트리올의 관련성에 관한 것이었습니다. 1960년대 말과 1970년대에 첫 아이를 임신한 약 1만 5,000명의 임산부들이 자원해서 오클랜드의 카이저 퍼머넌트병원(Kaiser Permanente Health System) 실험에 참여했어요. 연구소에서는 임산부들의 에스트리올 등 다양한 표본을 추출해 수치를 기록했습니다. 그리고 35년이 지난 후 1990년대에 이르러 다시 이들을 추적 조사했습니다.

임산부들을 실험에 참여시킨 이유는 임신 기간엔 평소보다 더 많은 에스트리올을 분비하기 때문이었습니다. 이 실험에서는 임신 기간 동안 에스트리올을 가장 많이 분비한 여성의 경우 평상시 생리 기간 중에도 가장 많은 에스트리올을 만들어 낸다는 것을 밝혀냈습니다.

35년이 지난 후 축적된 자료를 분석했는데, 첫 임신 기간 동안 가장 많은 양의 에스트리올을 생성했던 여성들은 유방암 발병 확률이 50% 이상 낮았다는 통계가 나왔습니다. 그리고 에스트리올 생성이 가장 낮았던 여성 그룹에서 지난 35년간 유방암 발병 비율이 가장 높게 나왔습니다.

SS : 간단히 말해 소변 검사로 확인할 수 있는 에스트리올의 수치가 유방암 발병률과 밀접한 관계가 있다는 말씀이시군요. 암 예방을 위해선 적정량의 에스트리올을 항상 몸에 보충해 주는 게 무엇보다 중요할 것 같네요.

JW : 그렇습니다. 에스트리올 그 자체는 별로 힘이 없는 에스트로겐에 불과합니다. 그런데 에스트라디올과 같은 다른 에스트로겐을 만나면 항암물질로 변모하지요. 정말 신통합니다.

SS : 제가 어디서 읽어보니 체내의 세 가지 대표 에스트로겐으로 에스트라디올, 에스트론, 에스트리올을 꼽았어요. 박사님 말씀은 암의 위험 요소를 낮추려면 그 세 가지 호르몬을 각각 정확한 비율로 맞추어야 한다는 것이고, 무엇보다 에스트리올이 암 예방에 가장 중요한 역할을 한다는 말씀이신 거죠?

JW : 정확하게 이해하셨습니다. 그러나 사실 에스트라디올이 더 영향력 있는 호르몬입니다. 이 호르몬의 경우는 성장기 소녀의 유방과 골반 등의 발달을 도와 숙녀로 잘 성장할 수 있게 하니까요. 그러나 동시에 암을 유발하는 호르몬이기도 합니다. 하지만 에스트리올을 만나게 되면 에스트라디올의 발암 기능이 없어집니다. 에스트리올은 다른 에스트로겐과 만나도 그런 작용을 합니다.

SS : 에스트리올이 그렇게 약한 호르몬이라면 어떻게 그런 항암력을 발휘하는지요?

JW : 에스트로겐 수용체 영역을 점령하고 그냥 그 자리에 앉아서 자리를 차지하고 있는 거죠. 그러니 에스트라디올이 들어갈 틈이 없습니다. 물론 일부 에스트라디올은 통과하기도 합니다만 그 수가 현저하게 떨어지겠죠. 그러니 에스트리올의 총량이 발암 성분인 에스트론과 에스트라디올보다 더 많기만 하다면, 암으로부터 몸을 보호할 수 있습니다.

SS : 에스트리올이 그렇게 중요한 호르몬이라면 어째서 FDA와 와이어스(Wyeth)사가 혼합 조제 약국들을 상대로 에스트리올 판매 중지 가처분 신청을 한 것일까요? 그리고 왜 FDA는 소송을 주도하고 있는 제약회사들과 연대를 해 이런 일들을 벌이고 있는 건가요?

JW : 와이어스사를 포함한 제약회사들의 특허 상품들과 경쟁 구도에 있기 때문이죠. 제약회사의 합성 에스트로겐은 말의 소변에서 추출한 물질로 에스트리올 성분이 포함되어 있지 않습니다.

SS : 여성들이 이 호르몬을 필요로 한다는 상황을 잘 알고 있는 제약회사들이 자신들의 독점 판매망을 이용해 항암 기능의 에스트리올이 들어 있지도 않은 엉터리 호르몬제를 만들어 큰 이윤을 보려고 한 거군요.

JW : 그렇습니다. 체내에 에스트리올이 발암성을 띤 에스트로겐보다 훨씬 많아서 에스트로겐 수용체를 메우고 있다면 암에 걸릴 위험이 줄어들 게 되는 건데 말이지요.

SS : 정말 대단하고 소중한 정보를 얻었네요. 여성들이라면 이런 사실을 꼭 알아야 할 것 같아요.

JW : 수제인 씨가 조금 전에 본인의 에스트로겐 검사 결과도 언급하셨으니, 제가 에스트로겐에 대해 좀 더 부연설명을 해도 괜찮겠지요?

SS : 네, 그렇게 해주세요.

JW : 수제인 씨는 적지 않은 양의 에스트라디올을 먹었었고 (스테로이드 호르몬 테스트 중 최고 검사 방법으로 알려진) 24시간 소변 검사에서 체내 에스트라디올이 에스트리올로 충분히 전환되지 않았다는 반갑지 않은 결과를 얻었지요. 수제인 씨의 에스트론(역시 에스트라디올에서 합성됨) 수치는 에스트리올보다 확연히 높습니다. 좋은 현상이 결코 아니지요. 여성들 대부분은 에스트론을 에스트리올로 전환하는 능력이 있습니다. 그런데 수제인 씨의 경우는 그러질 못하는 거죠.

SS : 그러면 제게 또 다른 암이 자라고 있을 수 있다는 말씀이신가요?

JW : 그럴 위험이 확실히 높습니다. 그래서 우리 병원에서는 수제인 씨에게 에스트리올을 더 많이 처방해서 전반적인 에스트로겐에 대처하는 보호막을 쳐 드린 거지요. 수제인 씨의 경우는 유전적인 영향을 받았을 가능성이 큽니다.

SS : 그러면 저는 유방암을 막기 위한 보호막을 한 겹 더 입고 있는 셈이군요?

JW : 그렇죠. 이는 수제인 씨 건강을 위해 너무도 중요한 처방입니다. 검사를 통해 수제인 씨의 상태를 조기에 확인했던 것을 다행으로 여깁니다.

SS : 무엇보다도 그 부분은 특히나 감사드려야 할 것 같아요. 제 목숨을 구한 결과가 될 수도 있으니 말이죠.

JW : 적어도 그 처방이 암 재발 가능성을 현저히 낮춰줄 겁니다. 수제인 씨의 상태와 치료 과정을 이렇게 모두에게 공개해 주셔서 오히려 제가 더 고맙습니다. 이를 통해 다른 여성들이 자신의 호르몬 상태를 체크하는 계기가 될 테니 말이지요. 제가 수제인 씨나 다른 환자들에게 했던 치료를 되도록 많은 이들이 받고 효과를 보길 바라는 바입니다.

또 한 가지 여성들이 꼭 아셔야 할 것은 요오드(iodine)의 역할입니다. 요오드는 에스트라디올과 에스트론을 에스트리올로 전환하는 데 큰 역할을 합니다. 제가 수제인 씨와 같은 증상을 겪고 있었던 정말 수많은 여성을 치료했습니다. 그중 많은 여성들이 폐경기 이전에 유방섬유낭성증(fibrocystic breast)을 앓고 있었죠. 충분한 양의 요오드나 요오드화물을 주입해 주기만 해도, 에스트리올을 직접 외부 주입하지 않고, 에스트리올 수치를 늘려 유방섬유낭성증을 확실하게 치료할 수 있었습니다.

SS : 그건 저에게 필요한 치료법이네요. 저도 폐경기 이전에 섬유낭성증을 가지고 있었죠. 제가 어린 시절 아동 학대를 당했는데 그게 제 생각에는 유방암의 주된 원인인 것 같아요. 그러니 이런 사실들을 종합해 보면 제 유방암은 예정되어 있었던 거나 마찬가지네요. 그리고 어쩌면 많은 여성이 몸속에 큰 병을 키우고 있는지 아무도 모를 노릇이죠. 그러니 지금 우리의 대화가 참 중요하다고 생각합니다. 이 인터뷰를 읽는 여성들은 자기 자신의 문제점에 대해 다시 한번 생각해 볼 수 있을 것이고, 그것이 또 죽을 위기에서 살아남는 계기가 될 수도 있는 거죠.

제 경우는 루골 요오드(Lugol's iodine)를 경구 투약했는데 유방의 통증이 있을 때엔 요오드를 통증이 진정될 때까지 가슴에 발랐습니다. 에스트라디올과 에스트리올 비율이 엉망이 되면 통증이 확 올라오는 것 같아요.

요오드가 유방암에 효과적인 이유는 무엇일까요?

JW : 연구에 따르면 요오드는 유방 안에서 아이오도리피즈(Iodolipids, 요오드와 결합된 지방)라는 물질의 형성에 직접적으로 관여합니다. 아이오도리피즈는 말하자면 각종 유방암 세포를 한 방에 죽이는 저격수죠. 요오드는 또 에스트리올 생성에도 관여하는데 이는 애초에 유방암이 몸속에 자리잡는 것을 예방하는 역할을 합니다.

SS : 이 시점에서 박사님은 반드시 요오드 섭취가 의사의 관리, 감독 아래 이루어져야 한다는 것을 강조하실 것 같습니다.

JW : 맞습니다. 요오드를 너무 많이 섭취하면 갑상선의 기능을 저해하는 바람직하지 않은 현상이 일어납니다. 요오드는 신체에 중요한 역할을 하지만 요오드의 성질과 용법을 잘 인지해야 합니다. 그러니 자연 약제와 영양학적 약제, 그리고 생동일성 호르몬에 대해 경험도 많고 지식이 풍부한 의사의 도움을 꼭 받으셔야 합니다.

SS : 제 소변 검사 결과를 보면 2-수산에스트로겐(2-hydroxyestrogens)과 16-수산에스트로겐(16-hydroxyestrogens)이라는 에스트로겐이 더 많은 것으로 나오는데, 이 숫자들이 붙은 호르몬은 무엇을 의미하나요?

JW : 폐경기 이전의 여성의 몸속에 2-수산에스트로겐이 16-수산에스트로겐에 비해 더 많이 생성되고 있다면 그 여성은 유방암의 위험이 적습니다. 좋은 현상이죠. 그러나 그 반대의 현상이 나타나면 유방암에 걸릴 확률이 높습니다.

SS : 어떻게 하면 여성들이 이 2와 16이라는 숫자의 이상적인 비율을 유지하고 살 수 있을까요?

JW : 브로콜리, 양배추, 컬리플라워, 방울양배추, 청경채 등과 같은 십자화과 채소를 많이 드시는 게 도움이 됩니다. 그런 채소에는 에스트론을 항암성이 높은 2-수산에스트로겐으로 전환시키는 복합물질이 함유되었습니다. 반면, 발암물질인 16-수산에스트로겐의 수치는 낮추는 효과가 있죠.

SS : 이 채소들은 일주일에 어느 정도를 먹어야 효과를 보는지요?

JW : 일주일에 3회 이상을 드시면 유방암 위험을 감소시키는 효과를 볼 수 있습니다. 게다가 남성들의 전립선암 예방에도 도움이 되지요. 한 연구 결과를 보면 16-수산에스트로겐을 지나치게 생성해내는 남성의 경우 전립선암의 위험이 크다고 밝혔습니다.

SS : 인돌-3-카비놀(indol-3-carbinol)과 같은 영양 보조제품을 통해서도 이런 채소들을 먹는 것과 같은 효과를 얻을 수 있나요?

JW : 그렇습니다. 인돌-3-카비놀과 DIM 같은 보충제는 사실 십자화과 채소의 고농축 천연 활성 성분이죠. 보충제 섭취를 권하는 사람들도 있고 일부 의사들은 생동일성 호르몬 처방을 받는 여성이라면 자동적으로 DIM과 인돌-3-카비놀을 투여받는 것이나 다름없으니 보충제는 굳이 필요 없다고도 말합니다.

SS : 저는 매일 엄청난 양의 채소를 먹고 있지만, 또 보충제도 함께 먹고 있습니다. 제가 지나치게 많이 DIM과 인돌-3-카비놀을 섭취하는 걸까요?

JW : 그렇게 보입니다. 그 보충제들의 경우 너무 많이 섭취하면 2/16 비율이 올라갑니다. 16이 무조건 낮다고 좋은 것만은 아닙니다. 2-수산에스트로겐이 너무 높고 16-수산에스트로겐이 충분치 않게 되는 것이지요. 그럴 경우 골다공증의 위험이 증가합니다.

SS : 브로콜리도 너무 많이 먹으면 안 되는 건가요?

JW : 아니요. 그건 상관없습니다. 너무 많이 섭취하지 말라는 것은 보충제에 한해서 드리는 주의사항입니다. 2/16 비율을 체크하고 인돌-3-카비놀과 DIM을 먹으라는 겁니다. 이 비율이 너무 높으면 골다공증 위험이 증가한다는 연구 결과가 있었다는 겁니다.

SS : 비율이 높은지는 어떻게 알 수가 있습니까?

JW : 2/16 소변 검사 내지는 24시간 소변 검사로 많은 사실을 알아낼 수 있습니다. 두 검사 모두에서 DIM과 인돌-3-카비놀을 과도하게 섭취하는지의 여부를 가려낼 수 있습니다. 하지만 요오드 내지 요오드화물이 체내에 너무 적어 정상적인 에스트로겐 대사가 일어나지 못하는 경우에도 2/16 비율이 반대로 보여지는 경우가 있습니다. 그러니 경험이 풍부한 의사를 찾아가시는 게 좋습니다.

SS : 2/16 비율이 너무 낮을 경우 암의 위험이 높고 비율이 높으면 골다공증의 위험이 있다는 거네요.

JW : 그렇습니다.

SS : 여성에겐 기본적인 3가지 형태의 에스트로겐과 추가적으로 더 많은 종류의 에스트로겐이 있고 남성들도 역시 에스트로겐이 있다고 알고 있습니다.

JW : 그렇습니다. 기본적인 3가지 이외의 에스트로겐 중 4-수산에스트로겐(4-hydroxyestrogen)이라고 하는 것이 있습니다. 강력한 발암물질 전구체에 해당합니다. 수십 년 전, 네브라스카대학교(University of Nebraska)에서 헨리 레몬(Henry Lemon) 박사가 에스트리올을 연구했는데, 현재는 그 대학교의 에르콜 카발리에리(Ercole Cavalieri) 박사가 4-수산에스트로겐의 발암성에 대해 많은 논문을 내놓고 있습니다.

2/16-수산에스트로겐이 두 수치 간의 비율로 평가된다면 4-수산에스트로겐은 그 자체만으로 평가된다는 차이가 있습니다. 수치가 높으면 암의 위험이 높아지는 겁니다.

SS : 어떻게 낮출 수 있을까요?

JW : 현재 4-수산에스트로겐은 24시간 소변 검사만으로 확인이 가능합니다. 검사 후 수치가 목표치보다 높으면 에스트로겐 대사를 안전하게 전환할 줄 아는 의사의 치료를 받아야 합니다. 약초와 여타의 방법을 통해 에스트로겐 대사에 영향을 주어 안전하게 4-수산에스트로겐의 생성을 억제하는 테크닉이 있습니다.

또 다른 중요 에스트로겐 대사물질은 2-메톡시에스트로겐(2-methoxyestrogen)이라고 하는 월등히 강한 항암 에스트로겐으로 이 역시 24시간 소변검사로 확인할 수 있습니다. 온전한 천연물질로 여성들의 몸에서 생성됩니다. 제약회사들도 이 물질이 항암작용을 한다는 걸 알고 FDA의 승인을 받으려 하고 있습니다.

제약회사는 2-메톡시에스트라디올(2-methoxyestradiol) 성분을 펜젬(Panzem)이라는 상표명으로 바꾸어 출시하고 있습니다. 이 약품은 연구 과정에서 여성들(또는 남성들)에게 경구 복용을 시켰는데, 그것은 완전히 잘못된 방법입니다. 에스트로겐을 경구복용 할 경우 혈전과 염증을 유발시키거든요.

펜젬이라는 이름으로 2-메톡시에스트라디올을 출시한 그 특허약품회사는 환자들이 하루에 이 약을 1,000mg 단위로 먹도록 했지만 문제는 이 수량이 건강한 사람의 체내에서 생성되는 수치의 1,000배나 된다는 겁니다. 이런 과다 복용은 혈전과 염증을 비롯해 에스트로겐으로 인한 간의 손상 등 또 다른 문제들을 야기시킬 수 있습니다.

그러나 펜젬(2-메톡시에스트라디올의 상표명)은 현재 좋은 효과를 보이고 있습니다. 2-메톡시에스트라디올은 암을 예방하는 물질이기 때문에 당연한 결과이기도 합니다. 일부 췌장암에도 효과를 보고 있습니다. 췌장암은 치료가 특히 힘든 질병으로 알려져 있거든요. 일부 유방암에도 이 약이 효과를 보이고 있고 전립선암, 자궁암, 자궁내막암, 폐암, 골육종과 그 밖의 암들에도 좋은 반응을 얻고 있습니다.

하지만 이 약이(필요 이상으로 엄청난 분량의 생동일성 호르몬을 경구 투약하는) 복용법의 문제로 메스꺼움과 구토 등의 부작용이 나타나고 있어 일부 환자들은 암 치료에 호전을 보임에도 사용을 중단한 상태입니다.

SS : 그래도 암 치료에 도움이 된다면 그런 위험을 감수하고라도 먹어야 하지 않을까요?

JW : 그렇습니다. 하지만 저는 왜 약을 자연 방식을 모방해(위장기간을 거치지 않고) 바로 투약하지 않는지, 이해가 가지 않는군요. 그렇다면 소량만 투약해도 될 듯한데 말이죠. 실제로 메이오클리닉(Mayo Clinic) 연구원들이 환자들에게 약을 경구 복용하지 않고 혈관주사를 통해 주입했습니다. 그리고 놀라운 일이 벌어졌지요. 적은 양에도 약 효과가 나타난 것입니다.

이렇게 생각해 보세요. 우리 신체는 2-메톡시에스트라디올을 생성합니다. 그런데 왜 더 많이 만들지 않고 딱 적정량만을 생성해 낼까요? 그 양으로도 충분히 제 할 일을 할 수 있기 때문 아니겠습니까? 병을 예방하려면 약간의 수고만 있으면 되지만, 한 번 발병이 되면 그 치료에는 상당한 노력이 필요한 법입니다. 2-메톡시에스트라디올은 메틸화된 에스트로겐입니다. 메틸화 작용에 관여하는 효소를 COMT (catechol-O-methyltranferase)라고 부릅니다. 이 물질이 메틸기를 에스트로겐으로 전환하면서 2-메톡시에스트라디올이 생성됩니다.

SS : 네, 그런데 왜 그게 중요한 거죠?

JW : COMT 효소는 우리가 스트레스를 받게 되면 메틸기를 추가시켜 아드레날린을 활성화시켜 줍니다. COMT가 아드레날린을 메틸화하느라 바쁘면 에스트로겐을 충분히 만들 수 없게 됩니다. 그렇게 되면 체내의 2-메톡시에스트라디올 생산량이 떨어지겠죠. 2-메톡시에스트라디올은 암을 예방하는 작용을 하므로, 왜 사람들이 특히 폐경기를 앞둔 여성이 지속적인 스트레스를 받게 되면 암에 잘 걸릴 수밖에 없는지 설명이 되지요. 아직 증명된 사항은 아니지만 스트레스는 같은 방식으로 여성의 호르몬 대체에 영향을 준다고 여겨지고 있습니다. 즉 스트레스가 지속되는 상황에서 2-메톡시에스트라디올 수치가 내려가면(모든 메틸기가 아드레날린으로 가기 때문에) 지속되는 스트레스를 참고 견디었던 여성들은 체내에서 만들어진 잠재적 항암 성분이 부족하게 되는 것이죠.

SS : 제가 다시 한 번 정리해 보겠습니다. 2-메톡시에스트라디올은 우리 몸에서 생성되는 강력한 항암 호르몬이다. 그 효능을 아는 제약회사들은 이 물질이 천연 성분이라 특허가 나지 않음에도 상품화를 하고 싶어한다. 한 제약회사가 2-메톡시에스트라디올을 펜젬이라는 상품명으로 출시해, 이 상품이 100% 천연 물질로 만들어졌지만 이름만으론 천연 물질이 아닌 일반 약처럼 소비자에게 인식시켰다. 현재 호르몬으로 특허를 받을 수 없는 상황에서 제약회사는 FDA가 나서서 혼합 조제 약국들과의 경쟁을 예방하거나 제거해 주기를 기대하고 있다.

그 약은 신체에서 암과 싸우기 위해 만들어 내는 분량의 1,000배에 이르는 엄청난 분량을 경구 투약하게끔 되어 있다. 그런 경구 투약 방식은 간에 손상을 주고 혈전을 만들며 염증을 일으키기에 위험이 따른다. 따라서 이 호르몬이 위장을 거쳐서 간으로 먼저 가게 하기보다 혈류를 통해 바로 순환이 되도록 주사하는 방식이 신체의 섭리와 가까우며 더욱 효과가 있고 안전하다는 말씀이신 것 같습니다.

FDA 승인만 있다면 일반인들은 크림으로 된 2-메톡시에스트라디올을 혼합 조제 약국에서 구매하여 사용할 수 있을 거라는 건데요, 그렇게만 된다면 피부에 바를 수 있어 굉장한 항암 기능의 효과를 볼 수 있겠네요.

대체 FDA는 왜 이를 막아서고 있는 거죠? 왜 그들이 관여를 하는 것일까요?

JW : FDA가 혼합 조제 약국들이 생동일성 호르몬을 생산 판매하는 것을 막게 되면 특허를 보유한 제약회사만이 독점적으로 이 약을 팔 수 있게 됩니다. 이 특허 회사 말고는 그 어디서도 이 호르몬을 팔 수 없게 한다면, 특허 제약회사는 커다란 이윤을 남길 수 있겠지요. 그게 특허를 보유한 제약회사의 가장 중요한 목적이죠.

SS : 그 약을 먹는 사람들이 필요 이상의 다량 복용으로 혈전과 염증 증상을 겪어 몸에 무리가 따르고 구토를 하는 증상이 생기는데 회사에서는 이런 사실을 심각히 여기지 않는가 봐요?

JW : 그래서 문제죠. 약을 고용량으로 복용하는 것이 건강에 좋을 리 없고, 또 자연요법이나 대체요법을 추구하는 우리 같은 사람들에게도 좋은 일은 아닙니다.

SS : 미국이라는 이 위대한 나라의 정부와 대기업들이 국민들의 치료법에 대한 선택권을 자기들 손에 쥐고 쥐락펴락하는 행태에 충격이 이만저만이 아닙니다. 저라면 그런 종류의 약제가 꼭 필요한 것이 아니면 먹지 않을 겁니다. 자연에 순응하는 삶을 살고 싶은 저와 같은 사람들은 대체 어디서, 어떻게 치료를 받아야 할까요?

JW : 그러시면 스스로 노력해서 정보를 찾아내셔야 합니다. 많은 연구를 하셔야 하고 뉴스위크(Newsweek) 최신판의 건강 관련 기사나 오프라(Oprah) 쇼 등과 같은 주류 언론에서 생동일성 호르몬을 공격하는 기사 등을 보고도 행간에 숨어 있는 정보를 찾아내셔야 합니다.

SS : 정말 옳으신 말씀입니다. 그러면 호르몬과 암 예방의 효과라는 주제로 다시 돌아가야 할 것 같습니다.

JW : 그러죠. 스트레스를 줄이면 암과 대항할 수 있는 2-메톡시에스트라디올을 더 많이 생성한다고 좀 전에 이야기했습니다. 안전한 천연 보충제를 드실 경우 이 2-메톡시에스트라디올 생성에 도움을 받습니다. 이 보충제들은 천연 보조식품 코너에서 구매가 가능합니다. 비타민 B_{12} 보충제인 메틸코발라민(methycobalamin), 활성화된 엽산형태인 메틸엽산(methylfolate), SAM-e라고도 불리는 S-아데노실메티오닌(S-adenosylmethionine)처럼 약 이름에 methy이나 meth가 들어간 보충제에 그런 성분이 함유되어 있습니다. 이 세 가지 보충제는 항암역할을 하는 2-메톡시에스트라디올을 체내에 증가시켜 줍니다.

한 연구 보고서에서는 비록 소량일지라도 2-메톡시에스트라디올이 자궁근종 세포의 성장을 억제하는 역할을 한다고 밝혔다. 이 물질은 암뿐 아니라 이런 비정상적인 양성 종양의 성장도 막는 역할을 한다.

SS : 정말 소중한 정보들을 알게 되었네요. 비타민 B_{12}와 SAM-e

라는 보충제로 암 예방을 할 수 있다는 것이잖아요. 자궁근종 역시 여성들에게 달갑지 않은 질병이죠. 자궁근종의 해결책으로 자궁 적출을 하기도 하잖아요. 그런데 박사님도 잘 아시다시피 여성이 자궁 적출을 한 뒤로는 이전과 같은 몸의 상태를 기대할 순 없죠. 정말 운이 좋아서 만에 하나 호르몬 처방을 잘하는 의사를 만나면 모를까, 그런 경우도 거의 없다고 봐야죠.

JW : 의사들 중 생동일성 물질과 천연 물질들의 신체 내 화학적 반응에 대해 잘 알고 있는 경우는 매우 드뭅니다. 가까운 미래, 우리 다음 세대 후손들은 과거를 돌아보며 "세상에, 의대에서는 이런 중요한 걸 안 가르치고 뭘 가르친 거야?" 하고 통탄할 겁니다.

의사들 대부분은 인체에 친근한 분자를 이용해 정상적인 신체 화학 반응을 조절하는 치료법에 대해 잘 모르고 연구를 하지도 않습니다. 그러니 2-메톡시에스트라디올이나 그 항암 효과에 대해서도 잘 이해하고 있을 리 없겠지요. 하지만 제대로 알고자 마음만 먹는다면 지금까지 수많은 연구 논문이 나와 있으니 못할 이유도 없는데 말입니다.

SS : 음, 그렇다면 의대에서는 학생들에게 어째서 그런 교육을 안 시키는 걸까요?

JW : 의대에서 신체의 화학적 반응을 가르치긴 합니다. 하지만 병의 치료에 필요한 신체의 화학적 반응을 가르치는 시점이 되면, 우리 몸에서 자연스럽게 생성되는 화학물질과 천연물질 사용(이 물질들이야말로 우리의 몸에 적응이 쉽죠. 물론 예외적인 경우도 있지만)에 대해서는 관심을 두지 않고 특허된 의약품으로만 병을 치료하는 법만을 가르치기 시작합니다.

법적으로 특허 약품은 자연적으로 생성이 안 되는 물질로 만들어야 합니다. 특허 약들의 거의 대다수는 우리 몸에서 나오는 물질이 아닌 거죠. 그러니 어떻게 약이 만드는 분자 효과가 천연 물질과 같을 것을 기대할 수 있겠습니까? 더구나 우리 몸은 애초부터 그런 특허 약품 속의 분자 사용에 길들여지지 않았습니다. 그러니 언제나 부작용이 수반되지요. 천연 분자도 물론 부작용이 오는 경우가 있습니다. 하지만 그 발생 확률은 특허된 약품에 비해 훨씬 미미합니다.

SS : 호르몬과 암 예방에 대해 우리가 더 알아야 할 사항들이 있다면 설명해 주시길 바랍니다.

JW : 5-알파 환원효소라 불리는 테스토스테론 대사를 돕는 효소가 있습니다. 특허 약물로 제약회사들이 장악하고 있는 물질이지요. 그 회사들은 프로스카(Proscar)와 프로페시아(Propecia)와 같은 5-알파 환원효소 억제제를 생산하고 있습니다. 5-알파 환원효소를 억제하면 전립선암의 위험을 낮춘다고 밝혀지고 있습니다. 그러나 이 억제제 역시 또 다른 문제가 있습니다.

테스토스테론은 5-알파 환원효소의 도움을 받아 디하이드로테스토스트론(DHT)으로 전환됩니다. 이것이 우리 몸에서 일어나는 정상적인 신진대사죠. DHT는 본래의 테스토스테론보다 더 강력한 힘을 지니며 발암 유발 효소로도 알려져 있습니다.

뉴잉글랜드 의학저널(New England Journal of Medicine)에 실린 기사에 보면 테스토스테론이 DHT로 전환된 이후의 문제를 지적하고 있습니다. DHT는 다시 항암물질인 안드로스테네디올(androstenediol)로 전환되는데 여기서 중요한 것은 발암 유발 효소인 DHT와 항암 효소인 안드로스테네디올 각각의 수치가 아니라 둘 사이의 균형입니다. 이는 우리가 앞서 이야기했던 발암 효소 에스토론과 항암 효소 에스트리올 사이의 비율의 중요성과 유사한 상황이죠.

SS : 그러면 체내 안드로스테네디올을 발암물질인 DHT보다 더 많이 갖고 있는 남자가 암이 걸릴 확률이 더 적다는 것이군요? 물질 간의 적절한 균형이 이루어 지고 있으니 말이죠.

JW : 그렇습니다. 병원에서 24시간 소변 검사로 DHT와 안드로스테네디올의 수치를 확인할 수 있고 혈액 검사로도 가능합니다. 프로스카 내지 프로페시아 또는 다른 5-알파 환원효소 억제제 중 하나를 복용하는 남성이라면 그 검사 결과에 복용 사실이 드러납니다. 그 사람의 DHT 수치는 눈에 띄게 줄어들어 있을 겁니다. 이 특허 약품으로 효과를 보는 것이 확실하다면 그 약이 암의 위험을 줄여준다고도 단정할 수 있는 것이지요. 그러니 (일부 비뇨기과 전문의들도 주장하는 바지만) 모든 남성이 이 호르몬을 복용해야 합니다. 그런데 때로는 이 약이 DHT를 낮추는 것보다 안드로스테네디올을 더 낮추기도 합니다. 이는 균형 잡힌 비율을 만드는 데 도움이 안 되지요. 발암 효소인 DHT가 낮춰졌더라도 항암 효소인 안드로스테네디올 수치가 너무 낮으면 암의 위험을 증가시킵니다.

프로스카와 프로페시아를 사용해-알파 환원효소를 지나치게 억제하면 안드로스테네디올 수치를 낮추며 이는 호르몬 균형을 깨는 결과를 얻을 수 있다고 뉴잉글랜드 의학저널(New England Journal of Medicine)에서 경고한 바도 있습니다.

그런 위험을 증명한 실험이 있었는데 전립선암 예방 실험이라는 것이었습니다. 실험에 참가한 남성들은 두 그룹으로 나뉘어, 5-알파 환원효소 억제제나 플라시보 약제 중 하나를 처방받았는데, 참가자들을 자신이 어느 집단에 속해 있는지 모르게 하는 이중 맹검법을 사용했고 무작위로 추출되었으며, 연구는 수년에 걸쳐 진행되었지요. 그중 플라시보 그룹은 24.4%의 남성들이 전립선암에 걸렸습니다. 반면 5-알파 환원효소 억제제를 복용한 그룹은 18%에서만 암이 발병 했습니다. 제법 큰 차이라고 할 수 있습니다. 하지만 이 실험을 잘 분석해 보면 상황이 달라집니다. 플라시보 그룹의 암 발병 환자 24.4% 중 22%의 환자들의 암 상태만이 무척 공격적이었습니다. 그런데 특허 약품인 5-알파 환원효소 억제제를 복용한 그룹 내에서 발병한 암은 37%가 매우 공격적인 것으로 보고 되었죠. 여기서 공격적이라 함은 치사율이 높다는 의미입니다.

SS : 그 전립선 예방 실험이 여기저기서 많이 회자되지 않은 이유가 거기에 있었군요?

JW : 그렇죠. 특허 약품회사에서 "이 특허 약을 사용하시면 암이 잘 안 걸립니다. 그런데 암이 한 번 걸리면 죽은 목숨이나 다름없죠." 라고 광고를 낼 수는 없지 않겠습니까?

하지만 그래도 약에 대한 논란은 여전히 있습니다. 바로 지난해 미국의 일부 암 연구자들이 그 실험을 재평가한 결과 다른 결론에 도달했다며, 모든 남성들은 전립선암의 위험으로부터 벗어나려면 특허 받은 5-알파 환원효소 억제제를 복용해야 한다고 주장했습니다. 하지만 영국의 매우 권위 있는 의학비평지(The Cochrane Database of Systematic Review)에서는 전립선암으로 인한 사망률과 이 특허 약품과의 연관성을 확인할 만한 충분한 정보가 부족하다고 결론지었습니다.

SS : 남성들이 복용하는 쏘팔메토(saw palmetto)라는 보조식품은 어떤가요? 이것도 알파 환원효소 억제제인가요?

JW : 그렇습니다. 쏘팔메토는 5-알파 환원효소가 지나치게 많은 남성들이 복용할 수 있는 5-알파 환원효소 억제제죠. 물론 효과는 있습니다. 하지만 이것이 천연 성분이고 특허 약품보다 덜 위험하다고 해도 수년간 장기적으로 쏘팔메토를 복용하고 있다면 DHT와 안드로스테네디올의 수치를 꼭 체크하셔야 합니다.

그리고 쏘팔메토 복용을 시작하기 전 아연(zinc) 보조제와 지방산

[특히 감마 리노레닉산(GLA)] 모두 5-알파 환원효소 억제 기능이 있다는 것도 역시 아셔야 하고, 그것들을 먼저 복용해 보셔야 합니다. 왜냐하면, 그 두 물질은 어차피 신체에 필수적이지만 쏘팔메토는 그렇지는 않기 때문입니다.

SS : 그 두 물질이 왜 그렇게 중요한가요?

JW : 체내에는 각각의 용도에 가장 필요한 영양소가 존재합니다. 우리 신체는 우리가 미처 인지하지 못하는 다른 여러 기능을 수행합니다. 남성의 테스토스트론 대사 조절에 아연이 필요하지만, 남성의 신체는 시력, 청력 혹은 그 밖의 기능에도 아연을 필요로 합니다. 그런데 그 남성이 아연 대신에 쏘팔메토를 복용하게 되면 그 여타 기능 향상에는 전혀 도움이 안 되는 것이지요.

한 가지 우리가 모두 알아야 하는 사항은 생동일성 호르몬이 특허받은 화학 호르몬보다 훨씬 안전하다고 하더라도 완벽하게 안전한 것은 이 세상에 존재할 수 없다는 것입니다. 그러니 우리가 스스로 위험 요소를 최소한으로 하는 게 제일 좋습니다. 그래서 신중한 추가 실험이 꼭 따라와야 하는 것이지요.

SS : 암을 완전하고 단호히 예방할 수 있는 방법은 없다는 말씀이신가요? 위험 요소를 최소화하고 할 수 있는 모든 노력을 다해도 암으로 인한 사망에서 완전히 자유롭지 못하다는 말씀이신 건지요?

JW : 굉장히 중요한 주제입니다. 갱년기 이전의 여성이나 남성들도 빈번히 호르몬과 연관된 암이 걸립니다. 이 사람들은 체내에서 여전히 호르몬이 생성되는 사람들이죠. 자연적으로 생동일성 호르몬을 처방을 받고 있는 셈인데도 암에 걸리는 겁니다. 그러니 암의 위험은 언제나 도사리고 있는 것이지요. 특히 우리가 사는 이 화학적 독소로 가득 찬 환경에서는 아무것도 장담 할 수 없습니다. 그러나 암의 위험을 최소화할 수는 있습니다. 호르몬 수치(가 많은지 적은지 또는 적당한지)만이 아니라 호르몬 대사를 전체적으로 점검해서 전반적 테스트를 통해 본인이 체내에 호르몬을 생성해내는 능력이 있는지, 아니면 생동일성 호르몬 처방을 인위적으로 받아야 하는지 알 수 있습니다. 호르몬 대사 능력이 떨어지는 경우 보충할 수 있는 방법은 항상 있습니다. 비타민, 미네랄, 허브 또는 그 밖의 천연 물질로 정상적인 대사를 도울 수도 있고 비정상적인 대사를 억제할 수도 있습니다.

SS : 체내의 테스토스테론이 과도하게 에스트로겐으로 전환되는 남성의 경우는 어떤가요? 남성들은 잘 모를 수도 있지만 저는 남자가 가슴이 여성처럼 발달했다거나 뱃살이 많은 경우를 보게 되면 아, 저 사람은 테스토스테론의 에스트로겐 전환이 지나친 남자라고 알아볼 수 있겠던데요. 그런 체질을 가진 남성은 위험하다고 볼 수 있지 않습니까?

JW : 그렇습니다. 남성에게 에스트로겐이 너무 과다하거나 비정상적인 에스트로겐의 비율이 높을 경우 전립선암의 위험이 있습니다.

SS : 남자가 지나친 에스트로겐을 가진 경우 눈에 확연히 드러나요. 모두 에스트로겐과 테스토스트론의 비율이 맞지 않아 (가슴이 발달하거나 배가 나왔거나, 목소리 톤이 높고 어깨가 처져 있으며 에너지와 생기가 부족하고 발기 능력이 부족한 경우 포함) 증상이 나타나는 것이죠.

아시겠지만 이런 게 남성과 여성의 차이점이 아닐까 합니다. 만일 여성이 그런 비정상적인 증상을 가지고 있다면 병원에 당장이라도 달려갈 겁니다. 남자들은 그런 증상을 평범하게, 그냥 타고난 것이라고 치부하고 받아들이는 것 같습니다.

JW : 남성에게 지나친 에스트로겐은 문제가 됩니다. 혈액검사로는 알 수 없지만 24시간 소변 검사를 해보면 에스트리올과 다른 에스트로겐의 수치를 금방 알려주기 때문에 쉽게 자신의 상태를 체크해 볼 수 있지요.

남성이 기준보다 에스트로겐 수치가 더 높게 나오고 상대적으로 테스토스테론의 수치는 낮게 나오는 경우 체내의 테스토스테론이 에스트로겐으로 전환되는 원인을 바로 잡기 전까진 테스토스테론 대체 치료를 함부로 해선 안 됩니다. 이것이 또 암의 위험을 줄이는 방법 중 하나입니다.

식이요법과 보충제가 처방되는 치료 프로그램을 계속 받게 되면 환자는 에스트로겐 수치를 낮출 수 있고 보다 안전하게 테스토스테론 보충제를 복용할 수 있습니다. 컨디션도 훨씬 좋아지게 되고 에너지를 다시 얻게 되며 건강관리가 지속적으로 된다면 최고의 건강 상태에 도달하게 되지요.

SS : 생동일성 호르몬 처방 때문에 암에 걸리는 경우도 있나요?

JW : 그에 관한 연구 자료가 없기 때문에 뭐라고 단언하기 힘듭니다. 하지만 사실상은 전무하죠. 제 경험을 한 가지 말씀드리자면, 제가 생동일성 호르몬 처방을 시작한 때가 1980년대 초반입니다. 그런데 2009년 현재까지 "생동일성 호르몬 처방도 받았는데도 결국 암이 걸리고 말았네요."라며 찾아온 환자는 그동안 딱 한 명이 있었습니다. 하지만 그 뒤에는 다른 문제가 숨어 있습니다. 암 진단은 그 여성분이 생동일성 호르몬을 처방받기 시작한 뒤 정확히 3개월 뒤에 받았지요. 하지만 그 환자의 암의 크기로 봐서 3개월 동안 그리 빨리 성장할 수 있는 암이 아니었던 겁니다.

SS : 프로게스테론과 암은 어떤 연관이 있나요?

JW : 프로게스테론은 일반적으로 항암물질로 알려져 있으며 여성이 생동일성 에스트로겐을 함께 복용하는 경우 암의 위험을 줄여줍니다. 테스토스테론(여성용 정량으로)도 멜라토닌처럼 암 예방 효과를 볼 수 있습니다. 하지만 프로게스테론이 그 호르몬들보다 더욱 중요한 역할을 합니다.

SS : 보다 중요한 역할이라는 것은 어떤 의미에서 하시는 말씀이신가요?

JW : 생동일성 호르몬을 처방받는 여성은 보통 에스트로겐 다음으로 프로게스테론을 가장 많이 투여받는 다는 것이죠. 그 뒤를 이어 DHEA와 멜라토닌, 다음으로 테스토스테론의 처방이 따라오며 마지막으로 약간의 갑상선제를 일정한 패턴으로 복용하게 되지요.

생동일성 테스토스테론을 처방받는 남성의 경우는 DHEA, 멜라토닌, 갑상선제의 순서로 처방합니다.

SS : 여성의 경우 그 순환 패턴에 꼭 에스트로겐이 들어가야 하나요? 여성들의 자연적인 신체 순환 패턴을 따라잡는다는 원리인가요?

JW : 자연의 섭리를 모방하는 것은 언제나 제일 안전한 방법입니다. 나이가 들수록 조금 더 많은 노력이 필요하긴 하지만 - 이 말은 전에 모두 들어보셨을 겁니다 - 조금 더 신경 쓰면 더 오래 건강하고 활기찬 생애를 살아갈 수 있는 겁니다.

SS : 저는 전혀 힘들이지 않고 건강관리를 하고 있어요. 그저 하루에 15분 정도만 투자하면 돼요. 그리고 한 달에 85달러 정도를 호르몬 비용으로 사용하는데 그 정도 투자로 인해 저는 너무나 젊고 건강하게 보람찬 일상을 보내고 있거든요.

한 기자가 저에 대한 기사를 썼는데 제가 이 호르몬 대체요법을 하는 이유가 젊어 보이기 위해서라고 해서 기분이 너무 안 좋았어요. 하지만 그 기사로 호르몬 대체요법이 더 주목을 받은 것은 사실이기 때문에 저는 따로 그 기사에 반박을 하지 않았어요. 제 목표는 더 젊어 보이는 것이 아닙니다. 물론 그런 효과가 나는 것도 부인하진 않지만요. 제 진짜 목적은 제 신체 기능이 젊어지고 질병을 예방할 수 있는 최고의 상태를 만드는 것이에요. 다시는 전처럼 아프고 싶지 않으니까요.

JW : 그럼요! 수제인 씨를 두고 돌팔이 운운하는 사람들은 그냥 바보 취급하시면 됩니다.

또 한 가지 정보를 알려드리죠. 요오드 사용법에 혁명을 불러온 가이 아브라함(Guy Abraham) 박사 덕분에 1970년대의 미국 의학협회저널 (Journal of the America Medical Association)에 실렸던 연구 결과가 다시 관심을 받게 되었습니다. 갑상선제를 복용하고 요오드를 복용하지 않는 여성은 두 약제 모두를 복용하는 여성보다 암이 발병할 확률이 두 배나 더 높다는 것이었습니다. (요오드화물 iodide이 아닌) 요오드(iodine)는 그 자체로도 여성들을 유방암으로부터 보호하는 역할을 하지요. 두 개의 다른 연구소에서 각각 진행된 연구 실험에서도 모두 요오드가 실제로 유방암 세포를 죽이는데 효과를 보였다고 보고된 바도 있습니다.

SS : 그러고 보니 기대하지도 않았던 영역에서 제가 암 예방에 도움을 받고 있었군요. 제 경우엔 박사님 덕분에 갑상선제와 요오드 또 요오드 화합물까지 모두 복용 중이니까 말이죠.

JW : 그 세 약제를 모두 복용하는 것이 바른 처방입니다. 요오드로 유방암 예방의 효과를 보려는 여성분들은 자연요법과 영양학적 요법에 더불어 될수록 생동일성 호르몬에 대해서도 경험과 지식이 풍부한 의사의 상담을 받으셔야 합니다.

SS : 방사선 촬영에도 징후를 드러내지 않는다는 역류성 식도염의 경우에도 요오드가 증상 치료에 도움이 된다고 알고 있습니다.

오늘 인터뷰의 마지막 질문이 남았습니다. 박사님과의 지난 인터뷰에서 《가지 추출물 암치료제(The Eggplant Cancer Cure)》라는 저서를 쓰신 빌 챔(Bill Cham) 박사에 대해 언급하신 것을 기억하는데요. 그분의 저서와 함께 피부암세포를 죽이는 무독성 크림 형태의 약제가 출시되었습니다. 이에 대한 추가적인 설명을 들을 수 있을까요?

JW : 물론입니다. 챔 박사는 피부암세포에 침투해 암세포만 박멸하고 정상 세포에는 영향을 주지 않는 물질을 발견했습니다. 그러니 정상 세포는 피부암세포가 죽는 상황에서도 안전하게 보호되는 것이지요.

SS : 당시 저와의 인터뷰에서 기저세포암종과 편평세포암종에 대해 말씀을 나누지 않았나요?

JW : 맞습니다. 챔 박사의 책에 그에 관한 설명이 자세히 나와 있고 크림으로 된 약제도 타호마병원(Tahoma Clinic) 조제실에서 주문해 사용하실 수 있습니다.

SS : 제가 그 큐라덤(Curadem)이라는 크림을 제 다리의 피부암 부위에 사용했어요. 사실 제 주치의는 그 암을 '도려내야' 한다고 했었거든요. 그런데 그 약을 바른지 한 달 만에 피부암이 감쪽같이 사라졌습니다. 이런 좋은 정보는 모두 아시면 좋을 것 같아요.

박사님께서 이렇게 열정적으로 일을 하시는 이유가 있다면 어떤 것이 있습니까?

JW : 제 가장 큰 목표는 이 땅의 어린이들이 자신들이 받고 싶은 치료법을 자유로이 선택할 수 있는 세상을 만드는 것입니다. 정부의 간섭으로 인해 벌어지는 박해나 소송 또는 FDA의 단속과 농간, 의미 없는 비판에서 자유롭게, 그게 특허 약품이든 자연 요법이든 상관없이 환자들이 원하는 치료법과 약제를 선택할 수 있는 세상 말입니다. (참고로, 미국은 암 환자의 경우 치료 선택의 자유가 주어지지 않는 나라이다. 특이하지만 사실이다. 암 진단이 내려지면, 암 치료 방법을 암 전문의가 결정한다. 의사의 소견이 환자나 보호자의 의견보다 우선시 된다.)

학문적인 논쟁은 긍정적인 현상이고 또 지속되어야 합니다. 하지만 제가 말하는 비판이라는 것은 의료계에 영향력이 있는 사람들을 겨냥한 것입니다. 자신들 마음에 들지 않은 방법으로 병을 치료한다고 해서 비판을 한다거나 심지어 구속을 감행하는 사람들 말입니다.

미군들이 해외에서 그 나라에 자유를 찾아주기 위한 전쟁을 하고 있다고 주장하는데요, 정작 필요한 것은 (물론 제 개인적 의견입니다만) 그 육해공, 해병대까지 모든 군인들을 모두 미국으로 다시 데려와서 우리가 누려야 할 모든 자유와 더불어 질병 치료에 대한 자유를 찾을 수 있도록 싸워주어야 합니다. 최소한 미국이 건국 이념에 따라 제정된 미합중국의 헌법을 준수할 의지가 있다면 말입니다.

SS : 미국이라는 나라에 그런 자유가 없다니 놀랍습니다. 정말 믿을 수 없는 현실입니다.

JW : 이 모두는 미국의 건국 이념에도 위배되고 헌법에도 없는 내용이지요.

미 의회가 대형 관료주의 팽창을 관망하고 연방정부의 대형 기관 난립을 눈감아 주고 있습니다. (FDA와 같은) 그들 독립 기관들은 심지어 국회의 감독 없이도 법규를 선포할 수 있을 정도로 막강한 힘을 가졌습니다. 그 기관들이 결국 판사이고 배심원이고 사실상 형 집행자 노릇까지 합니다. 권력의 분리가 전혀 안 되어 있어요. 실제로 누군가의 목을 베는 것은 아니지만, 기업에 어마어마한 벌금을 부과해서 결국 그 기업을 파산시킬 수 있는 힘을 가지고 있습니다. 문제는 이 모든 것이 적법한 행정 절차에 따라 움직이고 있다는 것이죠.

SS : 박사님을 포함해 제 책에 인터뷰를 해주신 다수의 의사 분들이 검찰 기소를 당하셨잖아요?

JW : 한 번 상상해 보세요. 만일 그렇게 수많은 의사들이 그들의 연구결과로 인해 핍박당하지 않았다면 얼마나 더 많은 혁신적인 의사들이 환자들에게 안전하고 자연적인 치료를 제공할 수 있었겠는가를 말입니다. 이견이 있을 수 있지만 버진스키(Burzynski) 박사는 그 핍박당한 의사들 중 최고(혹은 최악)의 케이스죠.

SS : 현재 포사이드(Forsythe) 박사님에게도 FDA가 총을 겨누고 있는 상황이죠. 지금이 무슨 서부 개척 시대도 아닌데 말입니다. 부디 이 책으로 독자들이 진정한 건강이 무엇인지, 스스로 시도해 볼 수 있는 치료법은 어떤 것이 있는지, 또 국민 건강에 대한 거대 제약회사의 윤리의식 등을 판단할 수 있는 능력을 키우게 되길 바랍니다. 제가 항상 하는 말인데요, 사람들이 모두 생동일성 호르몬 대체를 통해 얻을 수 있는 정도의 건강을 유지할 수 있다면 아무도 기타 다양한 약들을 먹을 필요가 없을 것이고, 그게 우리가 진정 원하는 것이죠. 우리는 대기업의 구미에 맞춰 끌려다니는 소비자가 아닙니다. 그들은 국민들이 항상 건강에 문제가 생겨 자신들이 판매하는 약을 달고 살길 바라겠지만 말입니다.

오늘도 암에 대한 해박한 지식과 넓은 안목으로 귀한 이야기를 들려 주셔서 감사합니다. 생동일성 호르몬은 암 예방 효과가 있다는 사실을 비롯하여 오늘 들려주신 여러 말씀들로 인해 이 책의 독자 여러분들은 재무장된 지식으로 더욱 건강하고 장수하며 살아갈 수 있을 거라 생각합니다. 정말 감사합니다.

JW : 오늘 이런 자리를 마련해 주셔서 정말 감사합니다.

Knockout 요약

• DHEA는 암세포의 에너지 공급 경로에 관여하는 주요 효소를 생성하는 핵심 호르몬이다. DHEA를 적정 수치로 유지함으로써 그 경로를 비활성화할 수 있으며 암세포를 더 많이 죽일 수 있다. DHEA는 크림형태를 사용해야 피부나 점막을 통해 혈류로 직접 스며든다.

• 에스트리올 자체는 힘이 약한 에스트로겐이다. 그러나 에스트라디올 등 다른 에스트로겐을 만나면 항암물질로 전환되며 암 예방의 중요한 역할을 할 수 있다. 체내에서 에스트리올을 충분히 만들어 낼 수 없다면 암의 위험을 줄일 수 있도록 적정량의 호르몬으로 대체해 주어야 한다.

• 요오드는 에스트라디올과 에스트론이 에스트리올로 대사하는 데 관여하며 암 예방 체계를 확고히 해준다. 섬유낭포성 유방암을 가진 여성들을 위한 확실한 치료법으로 충분한 요오드 (의사의 지시에 따를 것)를 처방한다. 요오드를 가슴 위에 바를 수도 있고 증상이 덜 심각하다면 경구 투약도 가능하다. 갑상선제를 복용하지만 요오드를 복용하지 않는 여성은 두 약제 모두를 복용하는 여성보다 암의 확률이 두 배 높았다는 연구 결과가 있다.

- 2-수산에스트로겐과 16-수산에스트로겐 수치의 올바른 균형을 맞추어 주는 것이 중요하다. 갱년기 이전의 여성의 경우 체내 2-수산에스트로겐이 16-수산에스트로겐보다 많으면 유방암의 위험이 낮다. 그 반대로 16이 2보다 많으면 유방암의 위험은 증가한다. 브로콜리, 양배추, 방울양배추, 청경채와 그밖에 십자화과의 채소를 일주일에 3인분 이상 먹으면 2/16의 적절한 균형을 맞추는 데 도움이 된다. 인돌-3-카비놀과 같은 보충제를 통해서 같은 영양소를 섭취할 수 있다.

- 2-메톡시에스트라디올은 체내에서 생성되는 매우 강력한 항암 호르몬이다. 연구결과, 이 호르몬은 자궁근종의 성장도 억제시키는 것으로 나타났다.

제15장
스테판 시나트라 박사
(Dr. Stephen Sinatra)

암이라는 것은 본래 우리 몸이 스스로를 돌보고 치유하려고 시도하는 여러
방법 중 한 가지이다. 불가피하게도 이는 육체적 혹은 정신적 건강 못지 않게
중요한 영적 건강에까지 적용된다.

— 안드레아스 모리츠

스테판 시나트라 박사(의학박사, 미국 심장병학회 정회원, 미국 영양학학회 정
회원)와의 대화는 대단히 즐거웠다. 그의 착한 심성에서 우러나오는 부
드러운 목소리와 비범한 지성은 의사들이 환자들과 어떻게 소통해야
하는가의 정석을 알려주는 듯했다.

그는 현재 심장 전문의이자, 생물에너지 심리치료사(bioenergetic psy-
chotherapist), 그리고 안티에이징 전문가이다. 한때 교육국장으로 재직했
던 맨체스터 기념 병원의 전(前) 심장학과 과장을 역임했으며 현재는
미국 심장학회의 정회원이고, 코네티컷 의과대학의 임상 조교수 직을
맡고 있다.

그는 40년이 넘는 기간 동안 현장에서 환자를 돌보며, 전통적인 서
양의학과 대체 영양학, 심리학을 접목시켜 '건강'과 '치료'에 새롭게 접

근함으로써 많은 환자를 질병으로부터 예방하는 데 힘써 왔다. 그는 운동선수의 코치처럼 늘 환자들을 곁에서 격려하며 해낼 수 있다는 믿음을 끊임없이 심어 주었다. 시나트라 박사의 이러한 정신적인 접근법은 병의 치료에서 결정적으로 중요한 부분이다. 지금껏 많은 의사가 간과하거나 무시해 왔던 부분이기도 하다.

만약 당신이나 당신의 사랑하는 누군가가 지금 암이나 다른 무서운 병마와 싸우고 있다면, 시나트라 박사와의 인터뷰가 도움이 될 것이다. 어떤 병과도 스스로 맞서 싸울 수 있는 우리 몸 안에 내제되어 있는 자연 치유의 힘에 대해 새로운 식견을 갖게 될 것이다.

시나트라 박사는 《코엔자임 큐텐 현상(The CoenzymeQ10 Phenomenon)》, 《슬픔과 심장질환(Heartbreak and Heart Disease)》, 《8주 동안 혈압을 낮추는 법(Lower Your Blood Pressure in Eight Weeks)》을 포함한 총 8권의 책을 썼으며, 현재 월간 《하트센스(HeartSense)》의 편집장으로 일하고 있다.

SS : 바쁘신데 시간을 내주셔서 감사합니다, 박사님. 박사님께서 쓰신 책을 보니 박사님의 철학이 제가 삶을 사는 방식과 굉장히 비슷하더군요. 믿음의 힘과 생각의 힘이 암을 예방하고 치료하고자 하는 이 책의 주제와 아주 자연스럽게 연결되는 것을 볼 수 있는데요, 자세하게 설명해 주시겠습니까?

SINATRA : 예, 믿음은 가장 중요한 요소입니다. 집중과 믿음. 저는 이것들이 치료에서 가장 중요하다는 사실을 10년 전쯤에 우연히 깨달았습니다. 심장병 전문의로 일해 오면서 위급한 환자들을 많이 보았습니다. 심폐소생술을 통해 수많은 사람을 갑작스런 죽음으로부터 살려내기도 했으며, 수백 명이 넘는 심근경색, 심장마비 환자들을 돌보아 왔습니다. 많은 사람의 임종을 알리기도 했습니다. 죽어가는 환자들과 많은 시간을 보냈으며 그들의 죽음을 지켜보았습니다. 거의 40년에 가까운 그 시간들을 통해 제가 배운 것은 환자가 어떤 병에 걸렸던지 그것이 암이든 심장병이든 심각한 퇴행성 관절염이든 가장 중요한 것은 의사인 제가 환자에게 스스로가 나을 수 있다는 확신과 의지를 불어넣어 주어야 한다는 것입니다.

일단 의사가 환자에게 자신감을 심어주면 환자는 협력하게 되어 있습니다. 그러면 환자들은 춤을 춥니다. 환자 스스로가 질병의 희생양이 아닌 질병을 이겨낼 수 있다는 의지를 담은 춤입니다. 암 전문의들의 말 한마디가 환자들을 파괴합니다. "이제 6개월 정도 남았습니다." 또는 더 심각하게 "차차 주변 정리를 하시는 게 좋겠습니다." 이런 말들을 무심코 내뱉습니다. 이런 말 한마디가 환자들의 희망을 꺾어버리고 모든 것을 파괴합니다.

의사로서, 우리는 환자들에게 꼭 완쾌할 거라는 믿음을 심어줘야 합니다. 심어주는 데서 그칠 것이 아니라 그들이 진심으로 그것을 믿을 수 있도록 확신을 주어야 합니다. 그러면 반드시 호전될 것입니다. 일단 그러한 믿음이 생기면 벌써 반은 이기는 것입니다. 그 다음은 훨씬 쉬운 단계인 신체를 치료하는 단계입니다.

SS : 의사로서 환자들에게 감정적 또한 정신적 방향을 제시하는 것이 중요하다는 말씀이신거죠?

SINATRA : 예, 그렇습니다. 혹시 브루스 립튼(Bruce Lipton)의 《신념의 생물학(The Biology of Belief)》이라는 책을 읽어 보셨나요?

SS : 예, 그러고 보니 그분도 기본적으로 박사님과 같은 의견을 가지고 계신 것 같습니다.

SINATRA : 예, 만약 당신이 강한 의지와 믿음을 가지고 있다면 DNA도 바꿀 수 있습니다. 암을 예로 들어보죠. 쉬운 말로 암이라는 것은 DNA가 미쳤다는 것입니다. 제멋대로 행동하는 이 비정상적인 DNA는 다른 DNA까지 바꿔 버립니다. 이는 세포 변형을 초래합니다. 많은 사람은 여러 가지의 원인으로 암에 걸리게 됩니다. 원인은 다양하나 결국 암에 걸렸다는 것은 현재 DNA가 망가져 있다는 것을 의미합니다. 그러나 건강을 회복할 거라는 믿음을 통해 비정상적인 DNA들을 다시 정상으로 되돌릴 수 있습니다. 파라셀서스(Paracelsus)라는 중세 시대의 의사가 이렇게 말했습니다. "의사는 환자가 회복의 길로 나아갈 수 있도록 가이드하는 사람에 불과하며, 환자를 치유하는 자는 아니다. 오직 자연만이 치유한다." 그의 말이 맞았습니다. 의사가 환자들을 올바른 길로 인도할 수도 있고, 자칫하면 잘못된 길로 인도할 수도 있습니다.

SS : 흥미로운 접근 방법이군요. 그러면 의사들은 간호사처럼 곁에서 안내해 주며 돕는 사람이지, 병을 낫게 하는 사람은 아니라는 말씀이시죠?

SINATRA : 맞습니다. 의사들은 환자들에게 정신적인 의지와 믿음을 주는 동안 환자를 코치할 수 있습니다. 환자가 어떤 병을 가지고 있는지는 중요하지 않습니다. 환자의 의지가 확고하다면 신뢰가 쌓이고 자연스럽게 병을 치유할 수 있습니다.

저는 병원에서 환자들을 진찰할 때, 그들의 눈을 바라보며, 병이 나을 수 있다고 말해줍니다. 신체적 접촉을 통해, 저의 긍정적인 에너지를 그들에게 옮기려고 노력합니다. 환자들이 긍정적인 에너지를 받아들일 때, 의사로서의 보람을 느낍니다. 말기 심부전증 환자들이 제게 묻습니다. "6개월 후에도 제가 살아 있을까요?" 그러면 저는 "당연히 6개월 후에 여기에 계실 겁니다."라고 대답해 줍니다. 그 믿음은 현실이 됩니다.

SS : 박사님은 비범하면서도 대단히 생각이 앞선 의사입니다. 박사님께서 말씀하신 것들의 좋은 예가 바로 저일 것 같은데요. 저는 무척 긍정적인 사람입니다. 한번은 저희 집이 불에 탔을 때, 검게 그을린 돌무더기와 재를 바라보며 서 있다가, 모든 것이 사라졌을 때, 거의 들리지 않을 정도의 작은 목소리였지만, 저는 저 자신에게 "좋은 경험했다. 이번에 많이 배웠네."라고 말했던 기억이 납니다. 그리고 제가 폐암이라고 오진을 받았을 때도, 저는 의사에게 "틀렸습니다."라고 말했는데 실제로 오진이었거든요. 그때 확실한 믿음이 있었습니다.

그러나 지난 11월, 이 책의 서두에서 밝힌 바와 같이 제게 큰 사건이 있었습니다. 6일 동안 6명의 의사들로부터 제가 수술이 불가능한 전이 암이 온몸에 퍼졌으며, 단지 항암 치료밖에는 방법이 없고, 주변 삶을 정리하라는 얘기를 들었을 때는, 저의 긍정적인 성격에도 불구하고, 정말이지 온몸에 힘이 빠져나가는 듯했습니다. 의사들의 반복적인 단언이 그대로 제게 수용되었습니다. 그 메시지들은 제 세포까지 침투했으며, 저는 제가 죽는다는 것을 기정사실로 받아들이게 되었습니다.

유산 분배는 어떻게 해야 할까? 내가 죽고 나서 어떻게 살아야 할 것인지 아이들에게 무슨 말을 해줘야 할까? 그런 것들을 구체적으로 궁리하고 있는 저 자신을 발견했습니다. 저는 극도록 슬펐으며, 믿을 수 없는 슬픔 속에 잠겨 있었습니다. 그 공포스러운 오진으로부터 정서적으로 회복하는데 매우 오랜 시간이 걸렸습니다. 세포 단위의 영향을 돌이키는 것은 더욱 힘들었습니다.

그래서 제가 말씀드리고자 하는 것은 박사님 같은 의사는 백만 명 중에 한 명 나올까 말까 한다는 말씀입니다. 박사님과 같은 철학이 주류 의학에서는 안 통할 테지요. 암 진단을 받은 대부분의 사람은 할말을 잃습니다. 질문할 기회도 주지 않는 경우가 많죠. 제 경우는 의사들이 매일 같이 들이대던 전신으로 퍼진 암이 똑똑히 보이는 CT 촬영 결과에 압도되어 암 진단을 받아들일 수밖에 없었습니다. 제아무리 긍정적인 사람이라 하더라도 어느 순간이 넘어가면 굴복할 수밖에 없습니다. "모두 아니라고 하는데 아무래도 내가 틀렸나보다." 하는 생각이 들게 됩니다.

그래서 이렇게 싸우고 있는 겁니다. 다른 의사들에게 한 가지 치료만 고집하지 말고, 어떻게 하면 이 긍정적인 마인드를 가져 보라고 가르치고 싶은 것입니다. 병원에서는 그 누구도 저에게 "수제인 힘내! 할 수 있어!"라고 말하지 않았습니다. 대신에 저는 사형선고를 받았지요. 그것은 피폐해지는 경험이었습니다.

SINATRA : 예, 저도 동의합니다. 아주 잘 설명해 주셨어요. 당신처럼 건강에 대해 확신에 찬 사람이라도, 상황이 극단적인 방향으로 흘러간다면, 어느 한순간 의문을 가질 수밖에 없습니다. 그 내면의 몸부림을 주위 사람들도 느낄 수 있었을 거예요. 그러나 당신은 희망을 버리지 않았습니다.

의사들을 상대로 강연을 할 때 늘 하는 이야기가 있습니다. "선생님들, 환자의 혼수상태가 몇 주간 이어지다 보면 의사들이나 사랑하는 가족들도 포기하고 등을 돌리는 모습을 자주 보아왔습니다. 그러나 저는 '포기하지 말라'고 외칩니다. 우리 병원에 말기 판정을 받고 이송되어 오는 환자들이 있습니다. 저의 방식대로 그들을 다르게 치료하다 보면 회복되어 병원을 나서는 경우를 자주 목격합니다. 실제로 CNN 방송에서 제가 돌보던 혼수상태에 빠진 여성 환자를 취재했습니다. 그녀는 7명의 의사들로부터 사망 선고를 받은 상태였습니다.

75세 노인 여성 환자였습니다. 집에 새로 카펫을 깔았는데, 포름알데히드가 가득 함유된 카펫이었고, 그녀는 폐렴에 걸려 병원에 입원했습니다. 아이를 낳을 때 말고는 단 한 번도 병원에 입원했던 적이 없을 만큼 건강했던 그녀였습니다. 결론부터 말하자면, 그녀는 장내 출혈로 인한 호흡곤란과 신부전 증세를 보였으며, 뇌염과 패혈증까지 겹쳤습니다. 7명의 전문의들이 치료를 담당했는데, 모두 포기하고 생명연장장치를 제거하려고 했습니다. 그녀의 아들은 CoQ_{10}을 집중적으로 연구하던 생화학자였습니다. 그 아들이 제게 전화를 걸어 어머니를 우리 병원으로 이송해서 받아 줄 수 있겠느냐고 물었습니다. "박사님이라야 어머니께서 싸워 볼 기회라도 얻을 수 있다."라고 하면서 울었습니다. 앰뷸런스로 이동하는 과정을 견딜 수 있을 지 걱정이 되었습니다. 도저히 혈압을 유지할 수 없을 것으로 보였습니다. 그래서 우리 병원으로 이송하면 환자를 받아서 치료하겠지만, 도중에 앰뷸런스에서 사망하더라도 책임질 수 없다고 하였습니다.

"끝나기 전에는 끝난 게 아니다."라는 요기 베라의 말은 그 누구보다도 의사에게 절실한 말이 아닐까 합니다. 모니터에 평행선이 뜨기전까지는 기회가 있습니다. 희박한 확률에도 불구하고 그녀를 살릴 수 있을 것 같다는 느낌이 들었습니다. 그녀를 병원에 들이자 간호사가 몹시 화를 냈습니다. 제가 말했습니다. "당신 어머니여도 이럴 거야? 어떻게 해서든 살려 보려고 하지 않겠어?" 그녀의 대답은 냉담했습니다. "아니요, 가능성이 없잖아요." 상대할 틈이 없어 다른 간호사를 찾았는데, 다행히도 제 어머니를 돌봐주었던 간호사가 있었습니다. 마음으로 환자를 돌보는 사랑이 가득한 그런 간호사였습니다.

우리는 이 여성 환자에게 CoQ_{10}과 마그네슘, 비타민 정맥주사를 투약했고 그녀는 3일 만에 눈을 깜빡 거리기 시작했습니다. 17일 뒤에 그녀는 혼자의 힘으로 병원에서 걸어 나올 수 있었고 그리고 7년을 더 살았습니다. 제가 이것을 말하는 이유는 의사들은 너무 급히 결론을 내어버리지만, 제가 한 것이라고는 그녀에게 영양분을 투여하고 활기차게 다룬 것밖에 없습니다.

만약 환자들이 말기 전이 암이 있다고 해도, 그들이 스스로 숨을 쉬고 있는 한 희망이 있다고 생각합니다. 제가 의사들에게 가르치는 것들이 이런 것들입니다.

SS : 박사님께서는 심장 전문의이면서 정신분석학자로서 복합적인 분야의 전문적 능력, 그리고 환자의 상태까지 포용할 수 있다는 것이 흥미롭습니다. 이것이 정석이 아닐까 싶네요.

SINATRA : 저는 의대 졸업 이후에 5년 동안의 훈련을 받았습니다. 3년간의 내과학, 2년 동안 심장학. 그리고 1977년에 제 병원을 개원했습니다. 베트남 전쟁이 서서히 끝나가던 무렵 저는 레지던트였는데, 갑작스럽게 성인 돌연사가 증가하는 것을 목격했습니다. 저는 스트레스와 질병이 가장 큰 사망 요인이라는 것을 알아냈습니다. 왜냐하면 저는 박사학위를 소지한 35세 남성 엔지니어들의 혈관 촬영을 했는데, 그들의 심장에서 많은 스트레스를 확인할 수 있었기 때문입니다.

수많은 젊은 남성이 그 시점에 직장을 잃었습니다. 왜냐하면 당시만 해도 Pratt & Whitney 그리고 Colt와 같은 군수업체나 총기 회사가 경제를 주도했는데, 전쟁이 서서히 끝나가고 있었기 때문입니다. 그때 저는 정신과 몸의 상관관계가 심장질환 발병에 중요한 역할을 한다는 것을 깨닫고, 심장의학을 제대로 배우기 위해선 사람의 정신과 마음도 알아야 한다는 것을 깨달았습니다. 저는 프릿츠 펄(Fritz Perl)의 연구를 기반으로 한 2년제 게스탈트(Gestalt) 정신요법 프로그램을 수강했습니다. 권장도서 목록 중에는 알렉산더 로웬(Alexander Lowen) 박사의 《생물 에너지학(Bioenergetics)》이 있습니다.

생물 에너지 요법이란 체내에서 에너지를 분출하는 감정 표출과 운동을 통하여 몸속의 막힌 것들과 긴장을 완화시키는 치료법이다.

정신요법 훈련 프로그램 과정은 의대 과정보다 더 어렵습니다. 제 자신에 대한 개인요법 200시간 이상과 50시간이 넘는 감독 과정을 마쳐야 했습니다.

SS : 그런 과정을 통해 더 나은 의사로 성장한다고 생각하시지 않나요? 육체뿐만 아니라 정신과 영혼의 건강까지 돌보는 박사님의 접근 방식처럼 말입니다. 오늘날의 의사들이 놓치고 있는 것은, 환자를 개개인으로 바라보는 시각일 것입니다. 환자가 어떤 일들을 거쳐 왔는지 그리고 그 질병을 이겨내기 위해서 그가 어떤 개인적인 노력을 해야 하는지를 돌아보는데 소홀한 것이죠.

SINATRA : 맞습니다. 정확한 지적입니다. 환자들이 원하는 것은 그들을 자세히 들여다보는 것입니다. 다른 말로 하면, 환자들은 의사가 그들의 고통, 험난한 인생사, 그리고 그들의 몸이 어떻게 느끼는지를 이해해주기를 바랍니다. 환자들은 의사가 만져주길 원합니다. 많은 의사가 환자와 상담하면서 눈도 마주치지 않습니다. 환자를 차근차근 검사하지 않습니다. 환자가 말하는 동안 그저 진단서나 끄적이고 있지요. 진정한 의사의 모습은 사라졌고, 화학 약 처방, 컴퓨터 작업, 진단 업무만 남고 말았습니다.

SS : 제가 어렸을 때는 의사가 직접 집으로 와서 청진기로 심장 박동과 호흡 소리를 들어보고 체온을 재보려 손을 올리기도 하고 환자와 직접적인 접촉이 많았었습니다. 그런 의사의 행위 자체가 환자를 진정시키기도 하고 치유가 되었는데 말이죠.

SINATRA : 그렇습니다. 근데 이젠 그런 모습은 사라졌습니다. 의료 행위 자체가 너무 기계화되어 버렸습니다. 인간적인 손길은 사라지고 보험과 돈이 전부가 되었습니다. 제 미션은 앞으로 20년 동안 의대생들, 자연요법을 공부하는 학생들, 그리고 물론 의사들, 나이 많은 의사들까지도 가르치며 그들이 환자를 개개인으로 대하고 치료하는 것의 가치를 알려주는 것입니다. 그들에게 어떻게 연민과 치료의 손길을 통하여 환자에게 에너지와 치유를 주는지 보여주고 싶습니다.

SS : 앞으로 20년 동안 할 수 있는 정말 고귀한 일인 것 같습니다. 제 책 앞부분에 묘사한 저의 경험은 나름대로 이유가 있다고 생각합니다. 직접 겪어봐야만 알 수 있는 일이니까요. 저의 응급실 경험은 하여간 별났습니다.

응급실 의사나 간호사들은 매우 헌신적이고 보호적이었습니다. 말 그대로 숨도 쉬지 못하고 죽음의 문턱에 있을 때 그들의 자신감은 저를 안심시켰으니까요. 응급실 의사들은 저에게 숨을 쉬라고 소리쳤고 저는 그들 때문에 살 수 있었습니다. 그들이 저를 살려냈습니다. 위기를 넘기고 병원에 입원을 하고 나자, 그때부터 병원의 '시스템'이라고 하는 오만하고 무심한 현대 의학이 모습을 드러내기 시작한 거죠. 저를 담당했던 암 전문의는 사실 화가 났었습니다. 왜냐면 제 온몸에 암이 퍼졌다고 선고했지만, 그가 틀린 것으로 밝혀졌으며, 제 생각이건대 그가 본인 스스로 멍청하게 느껴져서 화를 내는 것 같았습니다. 동정심도 없고 부드러운 말투도 없습니다. 저는 죽음과 마주하며 절박한 상황이었고, 제 목은 수술로 인하여 째어져 있었지만, 그는 한마디의 따뜻한 말이나 손길도 건네주지 않았습니다. 원래 그런 식으로 돌아가는 것이라면 이야말로 재앙이 아닐 수 없습니다.

SINATRA : 좋은 지적이십니다. 아까 말했던 75세의 여성과 생명 유지 장치를 거두자는 7명의 의사들의 일화는 제가 의사들에게 어떠한 상황에서도 끝까지 포기하면 안 된다는 걸 강조할 때 종종 말해 주는 일화입니다. 환자가 심각한 뇌사 상태이거나 심전도의 그래프가 수평이 되거나 정말 가망이 없을 때 외에는 의사는 절대로 포기해서는 안 됩니다. 그녀는 7년을 건강하게 더 살았습니다. 그녀가 저녁 식사를 초대해서 그녀의 집에 갔던 적이 있었습니다. 그녀는 3,000권 이상의 책이 있는 도서관을 소유하고 있었으며, 저녁 식사 자리에 아들도 함께 있었습니다. 그녀의 이야기에 저는 울음을 터뜨렸습니다. 병원을 떠나면서 그녀는 당황했습니다. 그녀가 퇴원하고 3개월쯤 되었을 때인데, 단 한 명의 의사도 그녀에게 전화를 걸어 그녀가 생존해서 기쁘다는 말 한마디 건내지 않았다고 했습니다. 그러나 모든 게 다 마찬가지입니다. 그 의사들은 제게도 '수고하셨다'는 말 한마디 전한 적 없었습니다, 단 한 명도.

SS : 아마도 당혹스러웠던 게죠. 자존심이 있으니. 침묵이 최선의 방법이었을지 모릅니다. 당연히 해결책은 아니었겠지만 그게 가장 쉬운 선택이었을 것 같군요.

SINATRA : 제 이야기 하나 해 드릴께요. 제 아들이 죽어갈 때……

SS : 죽어가다니 무슨 말씀이시죠? 아드님이 죽었나요?

SINATRA : 아니요. 다행히도 그는 살아 있습니다. 그렇지만 2년 동안 아주 끔찍한 시간이었어요. 저는 예일대학 병원부터 시작해서 메이오 클리닉까지 동료 의사들을 통해 200명이 넘는 의사들에게 그를 데려갔습니다. 그리고는 제가 아는 대체의학을 하는 의사들에게도 진찰을 받았지요. 그가 원인 모를 병에 걸렸는데, 금세기에 걸맞은 질병이었습니다. 월 스트리트에서의 그의 무리한 업무와 과다한 핸드폰 사용으로 노출된 전자파가 원인일 거라고 우린 생각했습니다. 그가 핸드

폰을 귀에 대고 살다시피 했으며 높이가 6피트나 되는 컴퓨터들로 병풍처럼 둘러싸인 공간에서 일을 했습니다. 그의 위장관은 막혀있었고, 그의 호르몬 생성도 멈춰 있었고, 뇌하수체도 아무 기능을 하지 못하는 상태였지요. 그 뿐만이 아니라 체온도 35도 아래로 떨어졌습니다. 저는 집 부엌에서 비타민 C 정맥주사를 그에게 놔 주기도 했고, 나중에는 심장에 연결되는 도관을 삽입해야만 했습니다. 저로서 할 수 있는 모든 것을 시도했습니다. 전문의들의 진찰을 받기 위해 그를 데리고 댈러스로 날아가기도 했고, 그 어떤 것이든, 누구든 그에게 도움이 될만한 것을 찾아 백방으로 헤매고 다녔습니다.

결국, 현대 의학은 그를 고통으로 내몰았습니다. 우리는 그에게 종합 영양 수액을 투여했지만, 한때 그의 체중은 85파운드까지 감소했고 42일 동안을 병원에 누워 있었습니다. 저는 매일 밤을 그의 병실에서 보냈고, 그러던 어느 날 그가 제게 말했지요, "아빠, 저 불길한 생각이 들어요." 그 말을 들었을 때 저는 탈진했습니다. 생각해 보면 저는, 다른 그 누구보다도 제 아들로 인해, 질병에 대해 많이 배우고 깨달았다고 생각했습니다. 그러던 그가 "아빠, 저 병 나을 거예요, 살 수 있어요."라고 말했을 때 그의 심경에 변화가 생기고 있는 것을 알아챘습니다. 그리고 그는 영적으로 변해갔습니다. 그는 달라졌고 온종일 기도를 했습니다.

중요한 것은 당시에 제가 아주 심한 폐렴을 앓았다는 사실입니다. 어둡고 기나긴 밤이었습니다. 제 아들은 여전히 병원에 입원 중이었고 살모넬라균이 혈액까지 감염되어 맥박이 거의 멈춘 상태라 저는 이제 모든 것이 끝났다고 체념하고 있었습니다. 그 일이 있은 후, 저는 천식과 폐렴을 얻었습니다. 진찰을 받기 위해 제가 아는 의사들 중 한 명을 찾아갔고 그가 말했습니다. "폐는 슬픔의 장기 기관이에요. 폐렴을 치료하려 하지 마세요." 나는 되물었습니다. "그게 무슨 말이에요?" 그가 대답했지요. "잘 들어요. 폐가 박테리아나 곰팡이균, 또는 결핵을 증식시키게 되면 암으로 변하게 됩니다. 사람들이 슬픔을 느끼게 되면 폐암에 걸릴 수 있다는 거죠." 저는 그대로 주저앉았습니다. 제 아들을 잃을 수도 있다는 두려움과 슬픔으로 오랜 시간을 보낸 건 알고 있었지만, 결코 그것이 나를 암으로까지 발전할 리는 없다고 생각했거든요. 그는 내게 다시 한 번 말했습니다. "감염을 치료하려 하지 말고, 슬픔을 치료하세요." 그 이야기를 듣고는 라이크 기어드 해이머(Ryke Geerd Hamer)의 연구를 찾아보았습니다. 그는 사람들이 슬픔에 의해서 폐암에 걸린다고 말했고 다나 리브[Dana Reeve : 크리스토퍼 리브 Christopher Reeve(사고로 하반신이 마비된 슈퍼맨의 영화배우)의 부인]의 경우를 전형적인 사례로 들고 있었습니다. 그녀는 남편을 잃고 나서 폐암에 걸렸습니다. 그녀는 담배를 피우지도 않았습니다. 단지 너무도 사랑했던 사람을 갑작스럽게 잃게 된 충격으로, 남편 곁으로 가고 싶던 마음에 전이가 느린 유방암도 아닌 진행이 빠른 폐암에 걸리게 된 것입니다.

저도 우리의 삶의 여정 가운데 생기는 모든 현상을 다 이해하지는 못합니다. 당신의 곰팡이균은 11월에 발견되었고, 당신은 죽지 않았습니다. 그런 일이 당신의 삶 가운데 벌어졌던 이유가 분명히 있다고 봅니다. 여러 번 죽을 고비를 넘겼지만, 아직도 살아 있습니다. 살아서 감당해야 할 의무가 있지 않을까요?

SS : 박사님 말씀이 무엇을 의미하는지 알 것 같습니다. 저도 그것을 깨달았습니다. 그렇기 때문에 제 병명이 오진이었다는 것을 알았을 때도 전혀 화가 나지 않았고, 저뿐만 아니라 수많은 사람한테도 똑같이 벌어질 수 있는 일이라는 것과 다른 치료 방법들이 존재한다는 사실을 사람들이 알았으면 하는 바람뿐입니다. 아무리 병원에서 가망이 없다고 말해도, 그것이 끝이 아닐 수 있다는 거지요.

SINATRA : 앞으로의 삶은 더욱더 소중해질 거에요. 저는 항상 의사들에게 말합니다. "직감을 따르고, 그것을 통해 생각해라. 진단을 내리는 데만 초점을 맞추지 마라. 내면에서 외치는 소리에 귀를 기울이라."

병은 우리가 정신적, 영적인 자아를 탐구하는 기회를 제공하기도 합니다. 때로는 병에 걸렸을 때가 기회임을 깨달았습니다. 그래서 지금의 심리치료사가 되었지요. "지금의 병에 걸린 것도 큰 뜻과 이유가 있다."라고 환자들에게 알려 줍니다. 그들이 그 뜻을 깨닫고 진지하게 받아들여 믿는다면, 그들은 한 단계 성숙할 것이며, 그로부터 생겨나는 힘과 에너지로 인해 스스로 병을 치유할 것입니다.

SS : 저도 그렇게 생각해요. 이번 사건을 통해 저도 저 자신의 회복을 느낄 수 있었습니다.

박사님 말씀을 듣다 보니, 심장병 전문의가 되기 위해서는 반드시 정신분석학 수련을 받아야 한다는 생각이 드는군요. 심장은 마음이라고 하잖아요. 사람의 마음을 다룰 뿐 아니라 매일 삶과 죽음도 다루는 중대한 일이니 말이죠.

SINATRA : 환자를 하나의 인격체로 들여다보는 것은 매우 중요한 일입니다. 그것이 환자들이 가장 원하는 바이기도 하지요.

암환자들은 오면 화를 내는데 - 보통 화를 많이 낸다 - 때로는 그 분노가 큰 원동력이 되기도 합니다. 저와 줄곧 암에 관련한 강의를 함께 했던 오랜 동료 버니 시걸(Bernie Siegel)은, 생존하고자 하는 환자들을 위한 최고의 방법 중 하나가 질병과 강력히 맞서 싸우는 것이라고 말합니다. 우선, 암이라는 질병의 어두운 그늘로 들어가 맞서 싸워 이겨내야 합니다. 저는 그 말에 전적으로 동의합니다.

지금, 그렇긴 해도 많은 수의 환자가 제 진료실에 찾아와 이렇게 말하며 화를 냅니다. "선생님, 선생님 치료가 별 효과가 없네요. 전혀 좋아지지가 않습니다. 여전히 아프단 말입니다." 제가 환자들의 입장을 이해하기 전까지 저는 그들에 대해 방어적인 태도를 취하며 "저는 최선을 다하고 있을 뿐입니다."라고 맞받아치곤 했습니다. 그러나 이러한 태도는 결과적으로 환자를 더욱 화나게 하여 대화를 언쟁으로 번지게 할 뿐입니다. 하지만 정신분석학 수련을 마치고 난 후 접근 방법을 바꿔보기로 결심했죠. "당신이 아파하는 걸 보니 정말 유감입니다. 진심으로 마음이 쓰입니다." 요즘 저는 이러한 말들을 계속 반복적으로 환자에게 들려주곤 합니다. 제가 처음에 했던 말을 기억하시나요? 환자들은 그들이 병마와 싸우고 있다는 걸 다른 의사가 알아주길 그리고 또 그렇게 보이길 바랍니다. 그리고 의사가 그들의 고통을 함께 공감한다는 생각이 들면 그때부터 의사에게 끈끈한 유대감을 가지게 되죠. 이 점은 환자와 의사 간의 관계에서 상당히 중요합니다. 그래서 저는 "당신이 아파하니 참 안 됐습니다." 혹은 "당신이 고통받고 있는 걸 보니 정말 마음이 아픕니다. 저도 더 열심히 노력할 테니 우리 같이 해결책을 찾아봅시다."라고 이야기해주는 편을 택했습니다. 의사는 항상 긍정적인 말을 환자에게 해줘야 합니다. 의사가 부정적인 에너지를 심어주게 되면 환자는 무의식적으로 그 에너지를 받아들여 결국 건강에 나쁜 영향을 끼치게 될 겁니다.

SS : 예, 맞습니다. 이 점은 지금의 의사분들과 새로 의학을 배우고 있는 의학도들이 알아야 할 중요한 점이에요. 덧붙여서 말하자면 의사가 환자에게 위로의 말들을 전할 때 진심을 담아서 해야 한다는 것입니다. 그러면 의사도 스스로가 환자들과 맞서는 존재가 아닌, 한 팀이 되어 호흡을 맞춰야 하는 존재임을 알게 될 겁니다. 저는 박사님의 책 《슬픔과 심장질환(Heartbreak and Heart Disease)》에서 어두운 것과 부정적인 태도가 일반적인 정상 패턴에 미치는 영향에 대해 읽은 기억이 납니다. 혹시 좀 더 자세히 설명해 주실 수 있을까요?

SINATRA : 정상적인 치료 패턴이라면 구체적으로 무슨 내용을 말씀하시는 거죠?

SS : 책에서 본 바에 의하면 '정상적'이라는 것은 우리 사회에서 보통 건강하지 않은 것들이 정상적으로 받아들여진다고 했어요. 우리가 '정상'이라 여기고 행했던 감정이나 생각, 행동들의 패턴이 결과적으로 우리의 건강상의 문제를 유발했죠. 그리고 또한 그 책에서, 사람은 감정이 생기는 즉시 밖으로 분출하는 능력을 태어날 때부터 가지고 있다고도 했습니다.

SINATRA : 예, 맞아요. 갓 태어난 아기를 생각해 보시면 될 겁니다. 갓난아기들은 굉장히 순응적이고 바깥 환경을 유연하게 받아들입니다. 아직 외부 상황들에 대한 주관적인 사고방식이나 믿음이 형성되기 전이기 때문이죠. 그러나 그들도 감정은 가지고 있습니다. 그리고 울음을 통해 그 감정을 전달하죠. 이는 간단해요. 그들이 다른 사람들과 소통할 수 있는 방법이 그것뿐이기 때문에 자신이 느끼는 바를 표현하기 위해 우는 것입니다. 아기가 울면 사람들은 종종 "그만 울음을 그치지 않으면 더 크게 혼날 줄 알아."라고 말하지만 감정을 속일 수는 없다는 걸 꼭 알아야 합니다. 감정은 절대 속일 수 없어요…….

SS : 그래요. 감정은 거짓말을 하지 않죠.

SINATRA : 정신분석 전문의로서 저는 환자들에게 그들의 감정을 존중하라고 조언합니다. 예를 들어, 환자가 저에게 "아, 슬퍼요."라고 저에게 말할 때 저는 감정을 절제하지 말고 그 자체를 표현하라고 합니다. 예를 들어 이렇게 말이죠. "아, 저는 슬퍼하면 안 됩니다. 훌륭한 배우자가 있고 금전적으로도 풍족한 생활을 하고 있습니다. 그런데도 저는 슬픕니다. 가슴이 찢어질 것같이 아파 지금 당장이라도 울고만 싶습니다." 환자가 전부 이렇게 털어놓으면 우리는 마지막 한마디 해 주면 됩니다. "마음껏 우세요." 감정은 진실입니다. 우리 몸이 느끼는 진실이죠. 그래서 가장 중요한 것은 감정 그 자체를 느끼는 것입니다. 예를 들어 슬퍼하거나 화내는 것조차 매우 중요하기 때문에 느낄 필 요가 있다는 거죠. 그러나 필요 이상의 분노는 안 됩니다. 격한 분노에 찬 사람들은 스스로를 해치게 됩니다. 이는 스스로의 파멸을 가져오는 감정이에요. 그에 반해 화를 표출하는 것은 건강에 도움이 됩니다. 특 히 암 환자들에게는 이 감정을 질환을 이겨내는 원동력으로만 바꿀 수 있다면 치료에 긍정적인 영향을 미칠 겁니다.

모든 질병에서 그에 대한 슬픔과 화는 환자에게 권장할만한 감정이 라고 생각합니다. 방금 화에 대해서 언급했지만 슬픔 또한 치료에 도 움이 됩니다. 심장질환에 걸렸다는 사실에서 느껴지는 좌절과 낙망 – 예컨대 심장질환 환자들에게 가장 큰 위험 요소는 좌절과 낙망의 감 정일 것이다. – 을 이겨내기 위해서는 울어야 합니다.

> 울음은 치유 능력을 가진 감정이다. 크게 흐느끼며 우는 순간, 성대, 폐, 횡격막 그리고 심장의 긴장 상태가 완화될 뿐만 아니라, 눈물 자 체에도 엔돌핀과 같은 치유 능력을 가진 화학 물질들이 포함되어 있 기 때문에 질병 치료에 긍정적인 영향을 줄 수 있다.

우리가 울 때, 그 울음을 통해 스스로를 치유하고 있다는 점을 알아 야 합니다. 1982년에 제가 근무하던 병원에 44명의 남녀 참여자들과 함께 워크숍을 진행한 적 있습니다. 이 중에는 심장병 환자도 있었고 그렇지 않은 사람도 포함되어 있었죠. 제가 이 워크숍을 가진 이유는 혈액으로 공급되는 아드레날린, 에피네프린, 코티솔 같은 생화학물질들의 분비 과정에서 정서적인 면이 얼마나 영향을 미치나 알기 위해서였어요. 이를 확인하기 위해 우리는 실험을 진행하고 소변 검사를 통해 부산물들을 검사하기로 했습니다. 결과는 놀라웠습니다. 참여자들은 그들의 질병에 대해 화나는 감정, 그리고 그때그때 떠오르는 소소한 감정들까지 모두 서로 공유했고, 불과 3일이 지난 후 그들 사이에는 *끈끈한* 유대관계가 형성되었음을 발견할 수 있었습니다. 실제로 실험에 참여했던 많은 여성 참가자들은 워크숍 내내 서로 껴안아 주고 슬픔을 같이 공유하며 울어주기도 했고 때론 화나는 감정을 나누기도 했습니다. 그리고 실험이 끝난 후 소변 검사에서 우리는 신경쇠약을 유발하는 부산물들이 전혀 측정되지 않음을 발견하였죠. 심장질환 증상이 그들 중 아무에게서도 나타나지 않았고요.

그에 반해 몇몇 남성 참가자들은 좀 달랐습니다. 입으로는 항상 "전 괜찮아요."라는 말을 했었지만, 그들은 늘 팔짱을 낀 채 마음을 닫고 있었고 울지도, 화를 내지도 않는 전형적인 마초 스타일이었습니다. 워크숍이 끝난 후 검사에서 그들은 스트레스 호르몬이나 코티솔, 아드레날린 농도가 매우 높은 수치를 가리키고 있었어요. 1982년 그때 저는 제 인생에서 처음으로 깨달았어요. 울지 않는 남성들이 심장질환에 더 많이 노출되어 있다는 걸요. 이 사실을 알게 된 뒤에 저는 그 후로 십 년 동안이나 우는 방법을 배우는데 많은 시간을 투자했습니다. 생물에너지 기반의 정신 치료 방법을 연구하기 시작한 때도 이때쯤입니다. 고등학교 그리고 대학교 육상선수 생활을 할 때까지만 해도 저는 절대 울지 않았습니다. 그때는 그게 옳은 것이고 좋은 것이라고 생각했죠. 근데 돌이켜 생각해 보면 저의 이러한 어리석은 행동들이 제 심장질환의 원인으로 봐도 무방할 것 같습니다.

SS : 조금만 주제를 바꿔서 얘기해 보면, 중년층 이상 나이의 여성들에게 있어서 삶은 여러 가지로 힘이 듭니다. 호르몬 감소와 성욕 감퇴뿐만 아니라 그들의 젊음과 아름다움마저 나이가 들어가면서 잃어버리게 되죠. 더욱 불행한 것은 요즘 사회가 젊음과 아름다움에 지나칠 정도로 집착하고 있다는 점입니다. 그들은 사회에서 '투명인간'이나 '성이 없는 사람' 혹은 '퇴물' 취급을 받는다고 느끼죠. 그래서 이 여성들이 유방암이라도 걸리게 되면, 그때서야 믿기 어려울 정도로 주위에서 관심과 사랑을 주기 시작합니다. 평소에 사이가 좋지 않던 사람들도 갑자기 미안함을 느끼게 됩니다. 많은 여성에게는 이때가 인생에서 가장 많은 관심을 받는 시기일 것입니다.

SINATRA : 그래서 여성들은 질병을 통해서도 얻는 것이 있습니다. 사랑과 다정함을 얻습니다. 그동안 몸이 굶주려 왔던 것들을 얻는 것입니다. 이것이 우리 몸이 때때로 질병을 발생시키는 원인이 되는 것입니다. 암의 경우, 특별히 유방암의 경우 보금자리를 보존하는 것이 관건입니다. 여성의 마음, 보금자리, 가슴, 그리고 여성성이 위협받게 되면, 그래서 여성의 안전에 위협을 느끼면 유방암이 발생할 수 있습니다. 그래서 유방암이 있는 모든 여성들이 자신 인생의 감정적 충돌을 살펴볼 필요가 있는 것입니다. 이것이 독일 의학자 헤이머(Hamer)의 연구 내용입니다.

정신분석 전문의로서, 저는 각종 암이 의식이나 무의식에서 어떤 형태로든지 내부 충돌이 진행되는 것이라고 생각합니다. 우리의 무의식적인 동기들은 의식적인 동기들보다 훨씬 더 강력하다는 점을 기억하세요. 어떤 환자가 제게 "영화를 보러 갔었는데 그 영화 보고 울었어요."라고 말하지만 바로 이어서 "저는 슬프지 않아요."라고 얘기합니다.

이것은 여성의 의식적인 의견이지만 몸은 항상 진실을 얘기한답니다.

몸이 아프게 되면, 우리 몸이 균형에서 벗어났다는 메시지를 보내고 있는 것입니다. 신체적으로, 감정적으로, 그리고 영적으로 정렬된 것에서 벗어났다는 것입니다. 그래서 의사로서 환자들이 아프게 되면 저희는 환자분들께 몸이 어느 정도 균형에서 벗어났으며 이 균형을 다시 이루는 방법이 무엇인지 찾아야 할 필요성이 있음을 이야기합니다.

감정은 질병을 발생시키는 가장 강력한 요소입니다. 하지만 동시에 질병을 없애는데 가장 강력한 요소이기도 합니다. 질병을 가져오게 된 것은 강력하고 깊이 박힌 감정입니다. 하지만 그 감정의 재조정을 통해 치유를 한다면 질병이 사라질 수 있습니다.

병에 대한 간단한 접근법이 있는데 종종 무시되기도 합니다. 왜냐하면 이 접근이 수술이나 이미 그 자리를 굳게 지키고 있는 제약에 근거하지 않기 때문입니다. 하지만 몸을 자연 치유시키는 도구들은 동정심과 돌보는 것, 관심과 접촉입니다. 약보다 효과가 좋습니다. 정신과 육체와 영적인 힘의 효과를 임상에서 몇 번이고 확인했습니다.

제 환자분들이 고약한 질병에 걸릴 때는 중국 속담을 떠올립니다. "위기 가운데 언제나 기회가 있다." 우리는 언제나 좋은 점을 찾아야 합니다. 우리는 교훈을 찾아야 하며, 그럴 때 비로소 치유될 수 있습니다.

SS : 이런 훌륭한 통찰력에 감사드립니다. 제 생각에는 박사님께서 말씀하시는 것이 암이라는 퍼즐의 큰 부분인 것 같습니다. 마치 저와 독자들을 큰 팔로 감싸 안아주시는 듯한 느낌으로 큰 위안이 됩니다. 감사합니다.

Knockout 요약

- 집중력과 믿음은 스스로의 자가 치유에서 가장 중요한 요소
  이다. 신념을 확립하는 것만으로도 치료의 절반은 성공이다.
  건강을 가질 수 있다는 강한 믿음은 DNA도 변화시키는 힘
  을 가지고 있다.

- 당신이 건강을 회복할 수 있다고 믿는 의사를 찾아가라. 환
  자를 하나의 인간으로 대하는 의사. "끝나기 전까진 끝난게
  아니다."라는 철학을 가진 의사를 찾아라. 실낱같은 희망이
  라도 남아 있다면 절대로 포기하지 마라.

- 질병은 우리 스스로 하여금 내면에 숨겨진 감정과 영적인 부
  분을 성찰해 볼 수 있는 기회가 되기도 한다. 육체가 병에 걸
  리도록 만든 오염 원인이 무엇인지 돌아볼 필요가 있다.

- 암 환자의 가장 좋은 생존 전략은 분노의 감정을 이용해 암
  과 싸우는 것이다.

- 모든 감정은 육신의 진실을 반영함으로 마땅히 존중되어야
  한다.

제16장
마이클 갤리쳐 박사
(Dr. Michael Galitzer)

마이클 갤리쳐 박사는 현대 의학을 전공한 나의 개인주치의로, 통합 의학 안티이에징(항노화) 전문의이다. 어떻게 호르몬간의 균형을 유지하는지, 약한 장기와 분비 기관들을 어떻게 강화하는지, 암에 대항하거나 종래의 치료법들을 견뎌내기 위해 우리 몸을 어떻게 강화해야 하는지, 그리고 안티에이징 요법과 결부한 생활방식과 식습관의 변화를 통해 어떻게 암을 우선적으로 예방할 수 있는지에 대해, 그는 이 모든 것을 알고 있다. 그는 캘리포니아 산타모니카에 위치한 그의 병원에서 환자들을 진료하고 있다.

무엇보다도 그는 환자들의 마음을 이해하고 그들을 배려할 줄 아는 사람이다. 탁월한 직감의 소유자임과 동시에 최상의 건강과 행복이라는 목표를 위해 우리의 몸과 마음, 그리고 영혼이 동시에 작용한다는 삼분설을 지지하는 그는 그간 나에게 훌륭한 가르침을 주어온 사람 중 하나이다.

SS : 박사님, 안녕하세요. 오늘은 암 치료에 대한 박사님의 접근법에 관해 얘기해 보죠.

MG : 좋아요 수제인, 우선 기본 전제부터 말씀드리겠습니다. 암은 우리 몸 전체의 질병이고 종양(혹)은 그 병이 가지고 있는 하나의 증상에 불과합니다. 그러니까 기본적으로 우선 몸 전체를 치료해야 하는 거죠. 몸 전체를 다루지 않고서, 단순히 암성 종양만을 다루거나 항암 치료로 혹을 없앨 수는 없습니다. 우리는 누구나 몸속에 암세포를 가지고 있다는 사실을 이해하는 것이 중요합니다. 하지만 그것이 우리가 흔히 암이라고 부르는 혹 덩어리 단계로 가기 위해서는 대략 10억 개의 암세포가 필요한데, 바로 이 이유 때문에 종양이 발병하는데 수년이 소요되는 것이죠. 매모그램(유방조영상), MRI, CT 촬영 등 어떤 방식을 통해서든 서양의학적 방식으로 암 진단을 받았을 때, 환자에게는 아직도 시간이 충분하다는 것을 이해하는 것이 중요합니다. 당장 다음날부터 치료를 시작해야 하는 것이 아니란 말이죠.

SS : 환자들은 그런 사실을 잘 모르죠. 저의 경우 두 번의 암 경험을 보면 곧바로 치료에 돌진하는 식이었어요. "당장 내일부터 치료를 시작해야 합니다." 이런 식이었죠.

MG : 맞아요. 하지만 혹이나 덩어리는 몸이 지금 극단적인 유독 상태에 있다는 것을 알려주는 지표일 뿐입니다. 거기 더해서, 암이라는 진단을 받는 경험 자체만으로도 사람의 면역체계는 엄청난 악영향을 받습니다. 이때가 바로 건강을 더욱 키워나가기 시작해야 하는 시점입니다. 환자는 잘 먹고, 영양분을 골고루 섭취해야 하며, 나아가 유기농 식품만 섭취하려는 노력도 필요합니다. 그리고 동시에 저는 해독 과정을 시작합니다. 환자가 건강하고 기초 체력이 강할수록 수술, 항암 치료, 그리고 방사선 치료와 같은 형태의 일반적인 암 치료 과정도 잘

버텨낼 가능성이 큽니다.

대부분의 암 환자들은 우울해하고 죽을 수도 있다는 가능성 때문에 겁에 질려 있는 상태입니다. 그런 상태에서 독한 암 치료를 받게 되면 오히려 몸을 악화시키는 경우가 많습니다. 불행하게도 이러한 조합은 재앙을 부를 뿐이죠. 이런 상태에서 환자들이 저를 찾아오면, 저는 우선 그들에게 심호흡을 하라고 합니다. 통합 의료를 하는 의사를 찾고, 4주에서 6주의 준비 기간을 저와 보낸 뒤, 본인들이 느끼기에 가장 적합한 치료법을 선택하는 거죠.

SS : 박사님께서는 통합의학만을 지지하시나요? 아니면 저처럼 모든 대체의학을 원하는 환자들에게도 열린 마음인가요? 이 질문은 좀 곤혹스러울지도 모르겠지만, 박사님이 생각하시기에는 어느 쪽의 치료법이 더 나은가요?

MG : 누가 더 낫냐고요?(웃음) 꼭, 어려운 질문은 제게만 하시는군요. 좋습니다. 지난번 인터뷰에서도 말씀드린 적이 있습니다. 환자의 믿음과 의사의 믿음, 무엇이 더 중요한가? 제 생각에는 환자의 믿음이 더 중요합니다. 그리고 의사로서, 반드시 그것을 존중해야 하죠. 만약 환자가 항암 화학요법이 도움이 될 것이라고 믿으면 대부분의 경우 실제로도 그렇습니다. 플라시보 효과는 3분의 1 정도는 효과가 있는데, 믿음이 생리학을 넘어서는 경우죠. 저는 환자들에게 늘 말합니다. "만약 당신에게 믿음이 있으면, 할 수 있습니다. 볼 수 있다면, 이룰 수 있습니다." 저는 환자의 믿음을 존중하는 것이 가장 관건이라고 생각합니다.

SS : 신선하네요. 박사님께 진료받던 경험은 제게 매우 도움이 되었어요. 저는 병원에 가면 의사들과 싸우느라 너무나 많은 시간을 보냈는데, 저는 가능한 자연 치료를 하고 싶어했지만 의사들의 반발과 조롱이 결국 논쟁으로 이어졌기 때문이죠. 박사님과 같은 서양 대체의학 의사를 만난 것은 저에게 있어 큰 행운이라고 생각해요.

MG : 저는 환자들이 어떤 선택을 하던 그들과 함께했습니다. 예를 들어, 지난 20년간, 저는 항암 화학요법을 선택한 환자들을 도와 보조적 치료를 해 왔는데, 많은 환자분이 잘 견뎌 냈습니다. 항암 화학요법을 통합의학과 병행하면 대부분의 환자들은 안도감을 느끼며, 이러한 감정 자체가 치료에 도움이 됩니다. 반면에 당신과 같이 화학요법을 악마의 독으로 간주하는 환자들도 있었죠.

SS : 네, 제가 그렇게 생각하는 사람들 중 하나이죠. 독성 화학물질을 제 몸 안에 주입하는 일은 절대 없을 겁니다. 항암 화학요법은 결코 암을 치료할 수 있는 수단이 아니라는 것이 저의 확고한 생각이죠. 치료가 아니라 저를 죽일 수도 있는 외부의 위협이라고 생각해요.

MG : 당신의 믿음이 그러하다면 그 믿음을 가지고 당신에게 맞는 치료법을 찾으면 됩니다.

저는 우리가 대증요법이나 대체요법을 행하는 환자들을 위한 모든 도구들을 이미 갖추고 있다고 생각합니다. 다시 말해서, 치료의 중심적인 요소는 우선 환자를 단련시키고 항암 화학치료나 방사능 치료를 시작하기 전뿐만 아니라 치료를 마친 후에도 환자를 도와주어야 합니다. 저의 접근은 환자의 믿음을 존중하고 그 다음에 치료를 하는 전체적인 과정 동안 환자를 도와주는 것입니다.

SS : 네, 저도 그것에 동의합니다만, 암에 대해서 지식을 쌓고, 또 이 책을 집필하면서 보았을 때 항암 화학요법에 반응하는 암이 그렇게 많지 않아 보이는군요. 또한, 미국에서는 항암제 민감성 반응 실험을 전혀 실행하지 않습니다. 이것은 매우 잘못된 방식인 것 같아요.

MG : 가장 잘못된 것은 바로 항암 치료를 강행하는 환자들이 통합

의학 의사들을 찾아가지 않는다는 것입니다. 대부분의 경우 암 전문의들은 환자들에게 저와 같은 의사들은 별 도움이 되지 않는다고 말합니다. 가장 친한 친구 중 한 명이 신장암으로 투병을 하며 UCLA의 병원장을 만났을 때 그는 동종요법이나 영양요법, 비타민제 복용 등 다 쓸데없으니 시도하지도 말라고 당부하였습니다. 그런 것들은 치료에 도움이 되지 않는다고 잘라 말했습니다. 그래서 제 친구는 4~5개월 동안 항암 치료만 했지만, 결국 결과가 매우 좋지 않았습니다. 몸 상태가 급격히 저하되었죠.

SS : 제 생각을 대변해 주는 완벽한 예이군요. 만약 암에 대한 정보를 스스로 찾아보지 않은 채 눈앞에 주치의의 말만 듣게 된다면, 치료에 실패하거나 사망하게 될 확률이 높습니다.

화학요법의 문제점 중 하나는 바로 암의 줄기세포까지는 제거하지 못한다는 것입니다. 전통의학이나 통합의학 모두 놓치고 있는 부분이죠.

MG : 제약회사들은 이러한 문제점에 대하여 충분히 인지하고 있으며, 계속적으로 암 줄기세포를 제거할 수 있는 방안을 연구하고 있습니다. 하지만 저는 이러한 노력이 과연 성공할 수 있을지는 의문입니다. 사실 저도 항암 치료를 통해 완치할 수 있는 암의 종류는 매우 적다는 의견에 동의합니다. 소아기 백혈병이나 고환암, 악성 림프종이나 다른 몇 종류의 림프종만이 항암 화학요법에 반응을 하는 암의 종류입니다.

여기서 말하고자 하는 주요 핵심은, 현대의학은 신체 내의 적군을 없애고, 그 적군을 모두 섬멸하기만 하면 끝이라고 생각합니다. 하지만 과연 그럴까요? 우리의 목적은 건강한 신체를 가지는 것이 아닌가요? 그리고 당신도 현재 의학이 고수하는 수술, 항암 화학요법, 혹은 방사능 치료법과 같은 방식을 통해서는 절대 건강한 몸을 되찾을 수 없다고 말씀하고 계시잖아요. 먼저 몸을 충분히 단련시키지 않은 상태에서 그런 치료들을 강행한다면 결과가 좋지 못하다는 의견에 대해서, 저 또한 동의합니다.

SS : 이 책을 집필하며 알게 된 것은, 치료법이 통합의학이든 혹은 대체의학이든지 간에 암은 치료될 수 있다는 겁니다. 그렇다면 구체적으로 말해서 신체를 단련한다는 것은 무엇을 의미하는 건가요?

MG : 좋습니다. 그럼 먼저 암이 발생하는 원인에 대해 이야기해 봅시다. 환자가 원하는 방식으로 암을 치료하기 이전에 우리는 암이 무엇인지 정의해야 합니다.

시간이 흐르면서 영양 과다 섭취, 감정적이나 신체적 요인들, 중금속 노출, 혹은 환경적인 요소들을 통해 인체 내에 독성이 축적됩니다. 그리고 이러한 독소들은 호흡 관련 효소를 감소시키므로 세포들에 산소 공급이 원활해지지 않게 됩니다.

건강한 세포는 산소를 이용하여 에너지를 생성합니다. 하지만 암세포는 산소를 이용하여 에너지를 생성하지 않고, 당분을 발효시켜 에너지를 만드는 원초적인 방법을 사용하게 됩니다. 하지만 생체 내에서 당분을 발효시키게 되면, 산성 상태의 신체를 오히려 더 악화시키는 젖산을 생산하게 됩니다. 발효 과정을 통해 신체의 산성도를 높이는 산과 독성을 모두 몸에 지니게 되는 것입니다. 이것은 1920년대에 노벨상을 수상한 독일 의사 오토 워버그(Otto Warburg)에 의해서 발견되었습니다.

SS : 산소 공급이 원활하지 않거나, 세포 내로 공급되는 산소가 희박한 것을 일컬어 혐기성 대사라고 합니까? 라이트(Wright) 박사가 이것에 대하여 언급하였습니다.

MG : 네, 맞습니다. 정확히 알고 계시는군요. 혐기성 대사가 일어나지요. 그러면 환자는 이 시점에서 무엇을 해야 할까요? 당분 섭취를 제한하여야 합니다. 이것은 매우 중요합니다. 암 환자는 절대 당분을 섭취해서는 안 됩니다. 두 번째로 환자는 세포 내로 공급되는 산소를 증가시켜야 합니다.

SS : 어떻게 산소 공급을 증가시키죠?

MG : 몸의 독성이 강할수록 피의 농도는 짙어집니다. 암 환자들은 짙은 농도의 피를 가지고 있습니다. 암 환자들은 많은 양의 독성을 지니고 있고 혈액의 농도도 매우 짙습니다. 저는 환자의 혈액을 맑게 하게 위해 마늘, 은행, 효소와 천연 혈전 치료제로 알려져 있는 나토키나제를 사용합니다. 혈액이 맑을수록(케첩과는 반대로 레드 와인과 같은 농도) 세포 내로 많은 영양분과 산소 공급이 용이합니다.

치료 과정에서 운동은 매우 중요합니다. 1950년대에 여성 독일 생물화학자인 죠앤 버드위그(Joanne Budwig)는 식생활에 (매우 독특한 조합이지만) 코티지 치즈와 아마씨유를 포함하면 세포 내에 산소 공급을 증가시킬 수 있다는 연구 결과를 발표했습니다.

버드위그 식단은 주류 의학계에 잘 알려지지 않았지만, 많은 대체 요법에서 자주 사용되는 식단입니다. 인터넷 검색을 하면 쉽게 찾을 수 있고, 버드위그 식단에 대한 좋은 정보가 많이 나와 있습니다.

SS : 정확히 어떤 건가요?

MG : 사실 굉장히 간단해요. 2/3 컵의 코티지 치즈와 아마씨유 6 큰 스푼을 섞고 딸기류나 견과류를 넣고 믹서기로 가는 거죠. 단, 땅콩은 안 됩니다.

SS : 얼마나 자주 먹어야 하죠?

MG : 하루에 한 번이요. 두 번에 나눠서 먹어도 됩니다. 치료 후 유지 과정에 있다면 절반 정도만 복용하면 됩니다. 간단하지요.

SS : 알겠습니다. 그런데 이게 어떤 역할을 하는지 궁금하네요. 왜 이걸 먹는 거죠?

MG : 이 식품 조합은 세포막까지 전달이 되요. 세포의 산소 농도를 올려주고, 세포 에너지 생산을 높이는 역학을 하죠. 말하자면 세포의 에너지 생산을 위한 것이 주목적입니다. 알칼리수는 몸의 산성도를 낮춰줍니다. 좀 번거롭긴 하지만, 몸의 산성도를 낮출 수 있는 최고의 방법은 세포가 ATP를 더 많이 생산하도록 하는겁니다. 그래서 세포가 에너지 생산이 늘어나면 몸의 산성치가 내려가게 됩니다.

SS : 코티지 치즈나 아마씨유는 저도 관심을 끄네요. 알겠습니다. 하지만 커피 관장 같이 전통 의학에서는 관심도 가지지 않을 것 같다는 생각이 드는군요. 코티지 치즈와 아마씨라니……. 커피 관장같이 기존 의료계의 웃음거리가 될 것 같네요. 왜 박사님과 같은 대체/통합 의학을 하시는 분들의 치료 행위와 일반 의사들이 치료법에 차이가 있는 거죠?

MG : 모든 의사들은 환자들을 치료하고 싶어합니다. 그들이 누구든, 어떤 치료를 행하든 그들은 진심으로 자신들이 행하는 치료법들을 신뢰하고 있습니다. 의사들은 굉장히 똑똑하지만 또한 굉장히 보수적이에요. 그들은 의과대학에서 배우지 않았거나 혹은 학회에서 들은 적이 없는 것들은 의미 없는 행위로 간주하죠.

옛말에 이런 말이 있습니다. "직접 해보지 않고는 말을 말아라." 암 전문의들은 정보에 압도되어 있다고 생각합니다. 수많은 환자를 돌보기도 해야 하고, 학회에서도 끊임없이 새로운 정보를 쏟아내고 있으니, 도저히 새로운 정보를 받아들일 시간이나 정신적 여유가 없겠죠. 현 의료 제도의 가장 큰 문제가 아닐까 생각이 드네요.

SS : 무슨 뜻이죠?

MG : 문제점은 대체 치료법은 의사들에게 있어서 선택 사항이 아니라는 것입니다. 현대 의학은 질병에 대한 학문입니다. 의사들은 질병을 어떻게 치료하는지만 배우지요. 그리고 유감스럽게도 이러한 의학계의 접근 방식으로 인해 환자들은 병을 얻거나 병을 얻는 과정에 놓이게 되었습니다. 질병만 다루지 건강을 바라보지 않기 때문입니다. 의학은 한쪽에는 질병을, 다른 한쪽에는 건강을 놓고 균형 잡힌 시각으로 보아야 합니다.

이런 식입니다. 환자가 밤새 잠을 잘 수 없어도 그것을 질병으로 보지는 않습니다. 밤에 식은땀을 흘려도 그것은 질병은 아닙니다. 이것이 의대생들이 배우는 모델입니다. 암이라는 질병의 모델에서는 '적군(암세포)를 죽여라.' 그게 전부입니다.

SS : 버튼 골드버그(Burton Goldberg) 씨는 암 치료에 발열요법이 좋다는 주장을 했습니다. 박사님께서는 이 주장을 지지하시는지요? 또한, 정확하게 발열요법이 무엇인가요?

MG : 발열요법은 획기적인 암 치료법이에요. 체온을 이용하는 것인데 발열을 통해 암세포를 없애는 방법이죠. 암세포는 열에 굉장히 취약합니다. 섭씨 40.0~40.5도의 온도에서 암세포를 사멸할 수 있습니다. 독일에서는 저준위 항암 치료와 저준위 방사능 치료와 함께 발열요법을 동행한다고 합니다. 그 정도로 높은 체온이면 항암 치료에 약물 사용을 많이 할 필요가 없게 되는데 굉장히 중요한 부분이 아닐 수 없습니다.

제가 인턴이었을 당시, 저는 병원에서 여러 부전공을 돌아다녔어요. 제일 마지막 부전공은 암이었죠. 저는 모든 암 환자들의 체온이 약 34.5~35도 정도라는 것을 발견했습니다. 보통은 37도 정도가 되어야 하는데 말이죠. 이것은 일관성 있게 관찰되었습니다. 그러면서 저는 깨달았죠. 만약 암에 걸린 사람의 체온이 전부 낮다면, 체온을 높이는 것으로 암을 예방할 수 있지 않을까 하구요. 저는 당시 스물여섯이었고 이를 확인하려 노력했습니다. 또 저는 논문을 〈뉴잉글랜드 의학저널, (New England Journal of Medicine)〉에 보낼 만큼 열정적이었죠.

이셀스(Issels)라는 독일 의사는 암 환자들에게 고의로 발열을 유발하거나, 그들이 고열에 시달리게 되면 생존할 가능성이 높다는 것을 발견했죠. 또한, 실제로 암이 사라지기도 했습니다. 그 후, 그는 어린시절 40.5도까지 올라가는 심한 고열에 시달렸던 적이 있는 사람들은 절대 암에 걸리지 않는다는 것을 알게 되었죠. 그리고 이것은 기본적인 암 치료법으로 자리 잡았습니다. 환자들이 자연 치료를 원하던 방사선 치료를 원하던, 체온이 높을수록 더 건강해진다는 것을 알았기 때문에 발열요법은 기본이 되었습니다.

의사들은 혈압과 맥박에 많은 관심을 두지만, 환자들의 체온에 대해서는 소홀히 대했던 면이 있습니다. 36.8도의 정상 체온을 유지하는 사람이 있는 반면 35도 정도로 체온이 낮은 환자라면, 전체적으로 건강에 문제가 있다는 신호로 볼 수 있습니다.

우리 주위에 보면 암으로부터 스스로 완치된 환자들이 꽤 많이 있습니다. 원래는 이런 환자들을 들여다보고 연구하는 것이 마땅한데, 아직까지도 이런 사례들은 연구의 대상이 되지 않고 있습니다. 아무도 관심이 없지요. 생각해 보세요. 암 환자들에게서 자연적으로 암의 소멸이 발생했다면, 몸에서 어떠한 방식으로든 암에 대항하는 물질을 만들어낸 것이 확실합니다. 자연스럽게 암이 소멸한 원인이 무엇인지 알아볼 필요가 있지 않을까요?

분명한 답은 체력을 회복하고, 안티에이징과 같은 접근방식으로 몸을 강화시키는 것입니다. 잘 아시다시피 안티에이징 치료로 암세포가 자라는 것을 막을 수 있습니다.

당신도 잘 아는 게리 고든(Gary Gordon) 박사는 FIGHT 프로그램을 제시했습니다. 암을 포함한 다른 모든 질병을 예방하는 프로그램입니다. F는 과일(Fruit)을 뜻하며 우리의 식습관에 중요한 부분을 차지합니다. 더해서 커피, 콜라, 술, 담배를 멀리해야 합니다. 그리고 중요한 것은 대부분의 선진국 사람들이 그렇듯이 미국에 살고 있는 우리들도 과식을 하고 있다는 것을 인지하는 것입니다.

SS : 어떤 사람들은 단백질과 동물성 지방을 필요로 합니다. 저는 제가 그 사람들 중 하나라고 믿지만, 유기농 음식을 먹고 화학물질들을 피하는 것이 확실히 암을 예방할 것이라고 생각합니다.

MG : 맞습니다. 그러나 우리는 동물성 단백질을 너무 많이 섭취하고 있고, 동물성 지방은 세포 산성화의 원인이 됩니다. 과일과 채소를 먹지 않는 다는 점 또한 큰 문제입니다. 그래서 반드시 영양제와 보충제를 먹어 줄 필요가 있습니다.

I는 감염(Infection)을 뜻합니다. 우리 인체 내에는 수많은 세균이 집합해 있습니다. 칸디다증이라고 부르기도 하고, 만성 바이러스성 증후군으로 불리우기도 하지만, 뭐가 됐던 항상 세균 감염이 일어나고 있습니다. 감염의 중요한 원인은 치아, 특히 치아의 근관입니다. 스위스 파라켈수스(Paracelsus) 클리닉의 라우(Rau) 박사는 100명의 유방암 환자들 중 96명이 어금니 신경치료를 받았다는 것을 발견했습니다.

SS : 흥미롭군요. 저도 제 오른쪽에 신경치료를 받았는데, 제가 유방암이 생겼던 쪽이에요.

MG : 맞아요, 유방암 환자 100명 중 96명이 치아에 만성감염으로 인해 신경치료를 받았다는 사실이 시사하는 바가 큽니다. 구석구석 완벽하게 청소를 하기에는 너무 많은 작은 관들이 있어서 불가능하고, 그 결과 잠재적인 문제로 남아 있습니다. 이 치아 근관에 남아 있던 세균들이 몸의 다른 부위로 퍼질 수 있습니다. 1950년대와 60년대에 통합적 암 치료의 아버지로 알려진 이젤스(Issels) 박사의 암 치료 성공률은 상당히 높았습니다. 그에게 치료받은 말기 암 환자들 가운데 70%가 살아남은 놀라운 성공을 자랑했습니다. 흥미로운 것은, 그는 환자의 치아에서 감염물질들을 제거하면서 암 환자들의 편도선이 부어 있는 것을 발견했습니다. 편도선 절제술을 암 환자들에게 시술했을 때 환자들의 생존율이 높아지는 것도 관찰했습니다. 요즘은 편도선 절제술을 경시하지만(미국의 경우), 우리가 어렸을 때는 너도나도 편도선 절제술을 받았었지요. 그는 편도선을 제거함으로 만성감염의 근원을 없앨 수 있어서 암 치료에 어느 정도 도움이 된다는 것을 발견했습니다.

다른 통합의학 치료법 중에 정맥으로 비타민 C를 공급하여 바이러스를 줄이는 방법이 있습니다. 어떤 사람들은 과산화수소를 정맥으로 공급하기도 하고, 또 다른 사람들은 혈액에 방사능이나 자외선 치료를 합니다. 이러한 자연적인 치료법들은 바이러스를 없애는데 굉장히 효과적입니다.

SS : 이러한 치료법들이 독일에서 굉장히 인기가 있다는 것을 알아요. 사실, 대체의학에 대해서는 독일이 미국보다 훨씬 앞서 있다고 느낍니다. 독일의 정부가 적극적으로 지원을 하기 때문이 아닐까 합니다.

MG : 우리가 이미 대화를 나눴듯이, 미국에서는 이 치료법이 환영받지 못하고 있어요. 애리조나 주나 네바다 주와 같은 몇몇 주에서만 조금 받아들이고 있고, 캘리포니아 주에서는 불법이고, 아마 다른 나머지 주에서도 불법일 거예요. 이 치료법으로 몸의 바이러스와 효모 유기체를 없앨 수 있는데, 안타까운 일이 아닐 수 없습니다.

다음은 FIGHT 치료법 중 G에 대한 것인데요. G는 수맥파(Geo-pathic Stress)를 뜻합니다.

SS : 수맥파가 무엇인가요?

MG : 슈만(Schuman)파라고도 불리는 뇌에서 나오는 알파파와 같은 7.82Hz의 주파수가 있습니다. 지구 표면에서 나오는 유익한 주파수입니다. 깊은 명상에 이른 상태를 알파파 상태라고도 하는데, 7.82Hz 주파수는 생명을 지탱하는 힘을 줄 뿐만 아니라 향상시킨다고 알려져 있습니다. 불행히도 우리 주변의 전자기의 주파수들은 7.82Hz와는 거리가 멉니다.

SS : 무엇이 원인인가요?

MG : 예를 들어, 우리가 사는 집, 특히 지하수맥에 세워진 집들을 통해서 사람들에게 영향을 미치는 대기로 뿜어져 나오는 커리선(Curry lines)이 있습니다. 아니면 고압송전선 근처에 사는 것도 몸에 스트레스를 줍니다. 휴대전화 또한 몸에 스트레스를 줍니다. 그렇기 때문에 수맥파는 스트레스의 주요 요인이 되거나 암 발생의 계기가 됩니다.

균형을 잡고 유해한 환경에 노출을 줄이기 위해 할 수 있는 일들이 있습니다. 잠을 자는 침실은 조용해야 합니다. 특히 사람이 잠을 자는 시간에 가장 조용해야 합니다. 그리고 켜져 있는 컴퓨터 근처에 머리를 두어서는 안 됩니다. 또한, 최대한 전자기기로 인한 스트레스를 없애야 합니다.

파이트(FIGHT) 중 H는 호르몬(Hormone)을 뜻합니다. 호르몬의 균형이 맞아야 합니다. 당신이 가장 잘 아는 분야일 텐데요. 모든 암 환자들은 호르몬이 완전히 감소된 상태입니다. 아드레날 호르몬, 갑상선 호르몬, 생동일성 프로게스테론, 에스트로겐, 테스토스테론 종류를 막론하고 모조리 다 결핍되어 있습니다. 암 환자들은 호르몬 분비를 최대한 늘려야 합니다. 많은 암 환자들은 주요 호르몬 중 하나인 인슐린이 증가 되어 있습니다. 이는 당분 섭취가 과다하기 때문이죠. 따라서 필요하 다면 에스트로겐, 프로게스테론, 테스토스테론과 아드레날린의 분비를 최대화하고, 동시에 갑상샘 분비를 극대화 함으로 코르티솔(스트레스 호 르몬)과 DHEA를 대체하는 것이 중요합니다.

T는 독소(Toxic)를 뜻합니다. 수은 독소는 충치 치료를 한 치아의 아 말감에서부터 나오기도 하며, 참치와 황새치에도 있고, 석탄을 태우는 과정에서 발생해 공기 중으로 퍼지기도 합니다. 그리고 대류 현상으로 인하여 많은 양의 수은이 지속적으로 중국의 공장 지대에서부터 캘리 포니아 서부 해안까지 전달됩니다. 또한, 뉴욕에 거주하는 인구의 10 ~20%는 체내에 높은 수치의 수은이 축적되어 있다는 것이 밝혀졌습 니다. 수은은 독성이 강한 해로운 중금속입니다. 독성을 띤 다른 중금 속에는 카드뮴과 납이 있습니다. 지난번 라스베가스에서 만나 이야기 할 때, 당신의 연기 생활을 하면서 지속적으로 노출되었던 간접 흡연 에 대해 이야기를 나누었던 기억이 납니다. 20년이 지난 후에도 당신 소변에서 높은 수준의 카드뮴이 검출되었다고 했지요. 그것만 보더라 도 중금속 중독과 오염이 얼마나 만연해 있는지를 알 수 있습니다. 우 리 모두에게 영향을 끼치지요.

SS : 저는 한 번도 흡연한 적이 없기 때문에, 당시 결과에 충격을 받았던 기억이 납니다.

MG : 맞습니다. 간접적인 노출만으로도 그런 결과가 나왔던 거지 요. 현대인들은 또한 막대한 살충제 농약에 노출되어 있습니다. 살충 제 성분은 소화 효소를 분비하는 췌장에 잘 달라 붙습니다. 소화 효소 에 대해서는 잠시 후 설명해 드리도록 하겠습니다.

이렇게 해서 FIGHT에 대해서 설명을 드렸는데요, 저는 여기에 덧

붙여서 FIGHT EM이라고 부릅니다. 왜냐하면, 감정(Emotion)과 정신(Mental)의 상태 또한 살펴보아야 한다고 생각하기 때문입니다.

라스베가스에서 개최되었던, 노화 방지 대체의학의 가장 최근 발전에 대하여 논의하는 미국항노화학회(American Academy of Anti-Aging Medicine : 줄여서 A4M)) 학회에 참석했던 당신을 보았습니다. 저는 또한 미국의학발전학회(American College for Advancement in Medicine : ACAM)에도 참석을 했었는데, 그런 학회에서 아무도 감정과 정신의 상태가 건강과 관련이 있고 질병 치유와도 밀접한 관련이 있다는 사실에 대해 이야기하지 않는 것이 놀라웠습니다. 물론 전통적인 서양의학에서도 감정이나 정신상태의 중요성에 대해 전혀 거론하지 않습니다.

SS : 그것들이 치유에서 매우 중요한 요소라고 생각하는데요. 스테판 시나트라(Stephen Sinatra) 박사는 이 책의 인터뷰에서 목적의식과 믿음이 가지고 있는 힘에 대하여 광범위하게 설명하고 있습니다.

MG : 맞습니다. 사람이 가질 수 있는 감정 중에서, 목적의식과 열정, 그리고 감사를 지니고 살아가는 것은 중요합니다. 즉, 나쁜 감정을 가지고 있는 때에 암에 걸렸다면, 환자는 가진 에너지가 별로 없는 상태이기 때문에 극복하려는 열정을 가지기 어렵습니다. 저는 사람들에게 이렇게 말합니다. "좋아하는 일을 하고, 다른 이들을 돕다 보면, '치유'는 따라올 것입니다."

그리고는 몸을 돌봐야 합니다. 자기 몸을 '페라리'라고 생각하고 아껴야 합니다. 페라리는 고옥탄 가솔린을 필요로 합니다. 따라서 기본적으로 우리 몸에 어떤 것을 주입할지, 즉 어떤 음식을 먹을 것인지를 신중히 결정해야만 합니다.

본인이 즐길 수 있는 운동을 찾아서, 정기적으로 운동하는 것이 중요합니다. 즐기고 휴식하는 것이 매일의 일상 가운데 우선시되어야 합니다. 자기 자신을 사랑하는 것을 배우고 본인을 용서하는 방법을 배우고 나면, 다른 사람을 용서하기가 쉬워집니다. 내면의 평화를 찾고 유지해야 합니다. 매사에 마음을 평화롭게 하는 결정을 내릴 수 있을 것입니다.

더 중요한 것은, 가능한 한 자주 더 높은 근원과 마주하는 것이 중요합니다. 사람에 따라 이것을 신, 또는 내면의 가이드, 더 높은 자아 등 어떻게든 부를 수 있지만, 이름이 어찌 되었든 그것과 가까워지세요. 그러기 위해서 명상이나 기도의 가치를 알아야 합니다. 왜냐하면, 내면의 자신이 우리의 길을 안내하는 지식과 영감의 근원이기 때문입니다. 환경을 가꾸고 청소하는 활동에 참여하세요. 자신의 감정을 청결히 하는데 도움이 될 것입니다. 홀로가 아닌 누군가 함께한다는 의식, 예를 들어 친구와 함께 한다고 생각하면 모든 것이 쉬워질 것입니다.

맨발로 잔디 위를 걷는 것도 매우, 매우 중요합니다. 산책을 하고 해변에서 거닐고…… 이 모든 것들은 우리가 자연과 만나는 행위입니다. 감정과 정신의 중요성을 FIGHT EM의 관점에서 다룰 필요가 있습니다. 안티에이징 치료는 암을 예방하고 치료하는데 큰 역할을 합니다.

간디의 명언 중에, "처음에는 그들은 당신을 무시할 것이고, 그 다음에는 조롱할 것이고, 그 다음에는 싸우려 들 것이고, 그 다음에는 당신이 승리할 것이다."라는 말이 있습니다. 제 생각에는 이 명언을 수제인, 당신에게 적용할 수 있을 것 같습니다. 처음에는 당신에게 아무도 관심을 두지 않았지만, 다음에 당신을 비웃기 시작했습니다. 지금은 당신과 맞서 싸우고 있으며 당신에 대한 기사를 쓰고 있지만, 머지않아 곧 당신이 승리할 것입니다.

SS : 고맙습니다. 저뿐만 아니라 대체의학을 옹호하는 의사들 모두에게 적용된다고 생각합니다. 우리가 가지고 있는 열정의 본질이라고도 생각하고요. 먼저 빛을 본 선구자로서 한눈을 팔 수는 없었습니다.

하지만 감정과 정신에 대한 접근은 의과대학에서는 가르치지 않고 있습니다. 오늘날 의대생들은 대증요법만이 유일한 방법인 것처럼 배우고 있습니다. 박사님께서는 대체의학이 앞으로 성장할 가능성이 있다고 보십니까? 대체의학 시장이 성장해서, 보다 주목을 받고, 특허가 불가한 천연 생약이나 자연식품들의 연구에도 충분한 연구비가 지원되고, 뉴트리션(영양)의 가치가 인정되고, 암도 얼마든지 관리가 가능한 질병이라는 인식이 합리적으로 받아들여지는 시대가 올까요? 어떻게 생각하십니까?

MG : 그야말로 큰 문제가 아닐 수 없습니다. 특허 가능한 합성 화학약물이 아닌 자연 약효식품에 관심을 가지고 연구를 해봤자, 제약회사들로서는 아무런 금전적 혜택이 없기 때문에 이에 연구비 투자를 하지 않습니다.

그렇다면 이러한 인식을 어떻게 바꿀 수 있을까요? 더 많은 사람이나 의사들이 우리와 같은 생각을 하도록 바꿀 수는 없을까요? ACAM 학회에서는 의대생들에게 연락을 취해, 우리 학회에 참여시키도록 초대하는 노력을 기울이고 있습니다. 초대받는 학생들은 무료로 참석할 수 있습니다. 다양한 치료의 가능성들을 보다 많은 학생들에게 공개하는 것이 목적입니다. 우리는 이 학회를 통해 학생들에게 우리의 치료 접근법을 공개합니다. 이미 타성에 젖은 나이 먹은 의사들의 의식을 전환하는 것은 쉽지 않지만, 젊은 의사라면 가능성이 크겠지요.

통합 의학에 관한 연구를 진행할 수 있는 방법은 주류의학과 대체의학을 혼합하여 수행하는 수밖에 없습니다. 이를 통해 얻어진 성공 사례를 많이 발표해야 합니다. 두 치료 방식을 통합하는 것이 환자나 의사 모두에게 얼마나 좋은 영향을 미칠 것인지를 직접 보여주는 것입니다.

암 전문의들에게 항암 치료를 포기하라고 강요할 필요가 없습니다. 통합 치료가 더 좋은 결과를 낼 수 있다는 것을 증명한다면, 암 전문의들은 계속해서 환자들에게 항암 치료를 판매할 수 있습니다. 모두에게 이득이 되는 것이죠. 하지만 최고의 수혜자는 역시 환자가 될 것입니다.

SS : 말씀은 그렇게 하시지만, 여전히 먼 훗날의 이야기처럼 들리네요. 하지만 열린 생각을 가진 젊은 의대생을 초대한다는 점은 훌륭한 시작점이 될 수 있을 것이란 생각이 듭니다. 생각만 해도 짜릿한 일입니다. 젊은이들의 마음을 모을 수 있다면 기회가 있다는 생각이 듭니다. 변화를 가능케 하는 신선한 아이디어입니다.

MG : 의대생들에게 독성을 줄이는 법을 가르쳐야 합니다. 일반 의대에서는 이런 것을 가르쳐주지 않습니다. 독성을 줄이는 데 가장 중요한 단계는 '배출'입니다.

SS : 독성을 어떻게, 그리고 왜 줄여야 하나요?

MG : 우리 몸의 독성을 중화시키고 제거하기를 원합니다. 이러한 기능을 해주는 것이 간과 신장, 그리고 림프기관입니다. 매일 아침 먹는 레몬은 간에 좋습니다. 레몬을 반으로 잘라 그 두 조각을 짜서 만든 즙에 6~8온스의 물에 섞은 레몬즙을 타 마시면 됩니다.

물도 중요합니다. 건강한 물을 마셔야 합니다. 수년간 저는 물에 대해 연구하고 있습니다. 물의 pH 성분이 중요합니다. 살짝 알칼리성을 띠는 알칼리수가 좋습니다. 또 전자(electron)을 다량 함유하고 있는 것이 좋습니다. 전자는 에너지이기 때문에 그렇습니다. 그리고 물은 증류시켜 마시면 안 됩니다. 증류수에는 미네랄이 전혀 없기 때문에 '죽은 물'이라 생각하시면 됩니다. 그렇다고 해서 미네랄이 너무 많이 함유된 물도 좋지 않습니다. 미네랄이 적당히 함유된 물이 좋습니다.

간 건강을 위해 하루에 2~4회의 채소 섭취를 권합니다. 간에 좋은 채소로는 당근, 비트(빨간무), 애호박(zucchini), 호박(squash), 아티초크가 있습니다.

림프기관은 자극을 필요로 합니다. 트램폴린을 하거나 피트니스클럽에 있는 일립티컬 머신, 아니면 줄넘기와 같이 튕길 수 있는 운동이라면 무엇이든 괜찮습니다. 튀어오르는 운동이 림프기관 자극에 도움이 됩니다. 심호흡 또한 림프기관 자극에 도움이 됩니다.

결장 세척(colonics)도 도움이 될 수 있습니다. 대부분의 암 환자는 독성이 강한 상태에 있습니다. 활발한 장운동으로 매일 배변 활동을 해야 합니다. 매일 배변 활동을 못하실 경우, 결장 세척이 도움이 됩니다. 솔로 피부를 쓸어내려 자극을 주는 스킨 브러싱(skin brushing)도 도움이 될 수 있습니다.

위와 같은 방법으로 우리 몸의 배출 시스템을 원활하게 만들 수 있습니다. 세포 조직에 있던 독성은 혈액으로 이동하고 그 혈액이 간, 신장, 림프기관을 거쳐 배출되는데 만약 간, 신장, 림프기관이 제 역할을 하지 못하면 세포 조직에 있던 독성이 이동을 못 하고 그대로 남아 있게 됩니다. 마치 변기가 막힌 것처럼 독소가 고인다고 생각하면 간단합니다. 배출이 첫 번째이고, 디톡스(detox)는 그 다음입니다.

디톡스 방법으로는 사우나, 동종요법, 허브, 주스 단식, 킬레이션 (chelation) 요법(체내 중금속을 몸 밖으로 배출하는 치료) 등이 있습니다. 체내 독소들은 세포 조직에 붙어 있다가 혈액을 타고 간, 신장, 림프기관을 통하여 배출됩니다. 제가 사용하는 디톡스 방법은 비타민 C 정맥주사 입니다.

먼저, 비타민 C 정맥주사는 간을 청소하고 간에 자극을 줍니다.

두 번째로 면역기관에 자극을 줍니다.

비타민 C 정맥주사는 몇 가지 용법으로 사용되고 있습니다. 미국 국립보건연구원(NIH)에서는, 비타민 C 정맥주사가 암세포를 죽일 수 있을 만큼 충분히 많은 혈액 생산에 기여한다는 것을 확인했습니다.

보통 50,000mg의 비타민 C를 한 시간에 걸쳐 정맥에 투여합니다. 환자에 따라 75,000mg에서 100,000mg까지 투여되기도 합니다. 비타민 C가 투여될 때, 비타민 K_3를 함께 경구 투여하는데, 비타민 C의 100분의 1비율 양 정도를 투여합니다. 예를 들어, 50,000mg의 비타민 C를 정맥투여 한다면, 초기에 500mg의 비타민 K_3를 경구 투여합니다. 함께 투여할 경우 효과가 증대되는 것으로 보여집니다. 만약 암세포를 죽이는 항암 화학요법을 받는 환자의 경우라면, 비타민 C의 정맥 투여를 25,000mg 정도로 제한합니다. 이 치료는 암세포를 죽이는 것이 목적이 아닙니다. 가능한 한 몸을 무독성인 상태로 유지시키기 위해 노력하는 것입니다. 항암 화학요법을 받을 경우, 죽은 암세포들도 결국은 배출이 되어야 합니다. 죽은 암세포들은 혈관을 타고 신장, 간, 림프 필터에 도달한다는 것을 명심해야 합니다.

항암 치료를 받는 암 환자들의 경우, 가능한 간을 건강하고 깨끗하게 유지시켜주는 것이 최우선시되어야 합니다. 화학 치료 도중 쉬는 주에 비타민 C 정맥투여를 합니다.

SS : 환자들의 반응은 어떤가요?

MG : 컨디션이 좋다고 합니다. 치료에 대한 신뢰감도 큽니다. 항암 치료를 받는 환자로부터 "컨디션이 좋다."라는 말을 듣는다는 것이 흔한 일은 아니죠. 놀라운 일이 아닐 수 없습니다. 통합 치료를 통해 몸이 회복되는 것이죠. 안타깝게도, 아직까지 암 전문의들은 이런 방법에 대해 관심을 기울이지 않고 있습니다. 환자들도 저희로부터 통합 치료를 받고 있다는 사실을 암 전문의에게 아예 알리지 않는 경우가 많습니다. 미래에는 이러한 것들이 바뀌기를 기대합니다.

다행히도 수많은 암 전문의들, 특히 로스앤젤레스 지역의 암 전문의들은 저희가 하는 일에 관심을 가지고 열린 자세로 대하며 이렇게 말합니다. "당신이 하는 치료가 무엇이든지, 계속 해주세요." 그 이유는 그들은 그들이 할 수 있는 치료를 하고, 우리는 우리의 치료를 하면서, 근본적으로 환자들이 가장 큰 덕을 본다는 점에 있습니다. 결론적으로 환자를 돕기 원하는 마음은 모두 같습니다. 항암 치료를 받는 환자이건 그렇지 않은 환자이건, 본인의 건강을 최대화하는 방법에 관한 교육과 인식이 부족한 것이 안타까운 점입니다.

저희 병원에서는 혈액 검사를 통해 비타민 D 수치를 측정합니다. 암 환자의 비타민 D 수치를 70~80까지 끌어올리도록 노력합니다. 이를 위해서는 최소한 6,000~10,000IU의 비타민 D를 매일 섭취해야 하는데, 이를 통해 환자들의 면역체계를 자극합니다.

예를 들어 겨우살이(Mistletoe) 추출물 이스카도르(Iscador)는 환자의 면역 체계를 증강시키는 훌륭한 항암 치료제입니다. 물론, 수제인 당신도 암의 재발을 막기 위한 면역력 증강제로 이스카도르(Iscador) 주사를 선택했으니까 잘 알 거예요. 덕분에 당신은 지난 9년 동안 암이 재발하지 않았죠. 이 약은 미국에서 모든 암 환자들에게 판매가 가능합니다. 모두 당신이 TV에 출연해 했던 말들 덕분이라고 생각합니다. 환자들의 주치의가 해야 할 일은 그저 독일이나 스위스로 팩스를 보내서 약을 요청하는 것뿐이죠. 그 요청서에서 의사는 반드시 환자의 병명과 어떤 종류의 치료를 받고 있는지를 명시해야 합니다. 그러면 제조사에서 환자에게 겨우살이 치료제 프로토콜과 복용법에 관한 정보를 보내줍니다.

면역력을 증강시키는 또 다른 방법이 있습니다. AHCC(버섯 추출물)이나 MGN-3(쌀 추출물) 등이죠. 이들은 암세포를 파괴하는데 중요한 역할을 담당하는 자연살해 세포(NK 세포)를 활성화시킵니다.

SS : 자연살해 세포의 활성도는 어느 정도가 되어야 하나요?

MG : 일반적으로 혈액검사상 자연살해 세포들의 수치가 40 정도가 좋습니다. 일반적으로 자연살해 세포의 수치는 5에서 10, 11 정도가 흔히 볼 수 있는 평균치입니다. 그리고 암 환자의 비타민 D 수치의 경우, 70이 이상적이지만, 실제 암 환자의 비타민 D 수치는 주로 10에서 20 사이에 불과합니다. 흥미로운 것은, 비타민 D의 수치가 10~20 정도로 낮다면, 반드시 암이 발생하는 것은 아니지만, 환자의 건강 상태가 좋지 못하다는 것을 알 수 있습니다. 비타민 D 수치가 건강의 척도를 알려주는 지표가 되는 거죠. 독일의 연구진들은 아연 보충제가 암 치료를 방해한다는 것을 발견했습니다.

SS : 왜 그렇죠?

MG : 아연이 암의 진행 과정을 과속화시키기 때문입니다.

SS : 그럼 절대 아연을 먹지 말아야겠군요?

MG : 아니요. 암에 걸린 사람들만 아연을 먹지 말아야 합니다. 젊고 건강한 사람들은 전립선을 보호하고 원활한 테스토스테론 작용을 위해서 아연을 섭취해도 괜찮습니다. 섭취하는 것이 더 좋습니다. 아연은 중요합니다. 특히나 아이를 가지려고 노력하는 커플이 있다면, 아연 섭취가 남자의 정자 활동성을 증가시키는 데 도움이 되죠. 이것은 지난 12월에 A4M 학회에서 발표된 최신 연구 결과입니다.

이것들이 암에 걸린 신체를 강하게 만드는 자연 치료제들로, 우리가 지지하는 것들입니다. 만약 항암 치료를 받고 있는 환자라면, 멜라토닌을 복용하는 것이 좋습니다. 멜라토닌이 항암 치료 효과를 증대시키기도 하지만 환자들의 수면을 돕기도 합니다. 암 환자가 수면 부족 상태가 되면 회복이 어렵습니다. 또한, 한번 수면장애를 겪게 되면 건강이 저하되죠. 자연스럽고 편안한 수면을 취하는 것이 중요한데,

멜라토닌이 바로 그 역할을 합니다.

SS : 그러면 암과 관련해서 생동일성 호르몬은 어떤가요?

MG : 생동일성 호르몬은 매우 중요합니다. 에스트로겐, 프로게스테론, 테스토스테론 등은 모두 갱년기 증상뿐만 아니라, 얼굴이 화끈거리는 발열감과 같은 항암 치료 부작용들을 없애줄 수 있습니다. 또한, 이 호르몬들은 정신을 자극하는 데도 훌륭한 효과가 있어서 삶에 대한 흥미를 북돋아 줍니다. 사실, 인체 친화적 호르몬을 사용하는 여성들은 외모도 보기 좋아집니다. 항암 치료를 받는 중에도 외모가 좋아 보일 수 있다고 생각하면 큰 힘이 되겠죠. 게다가 호르몬은 환자의 성적 감응을 증가시키는데, 환자들이 암 치료 중에도 성적인 자극을 느낄 수 있다면, 그것은 건강하다는 신호입니다. 의사가 환자들에게 그들이 건강하다는 신호를 많이 제공할수록, 환자들의 미래는 밝아집니다. 그들의 신뢰도도 증가하고 예후도 좋아집니다. 그래서 생동일성 호르몬이 매우 중요한 것이죠.

SS : 곤잘레스 박사는 암 치료 프로토콜의 일환으로 췌장 효소 사용을 중요시 여기시던데요.

MG : 네, 암세포는 보호막을 가지고 있습니다. 그래서 환자가 워벤자임(Wobenzyme)과 같은 효소를 복용하게 되면 이 효소가 암세포를 공격해서 보호막을 손상시킴으로, 백혈구가 침투해 암세포를 공격하는 것이 가능해집니다.

SS : 곤잘레스 박사에게 치료를 받고 있는 암 환자들의 경우, 하루에 무려 150~300개의 각기 다른 효소들을 먹던데, 암 환자가 아닌 저와 같은 사람들은 하루에 어느 정도의 효소를 먹는 것이 좋을까요?

MG : 하루에 효소 15개 정도가 좋습니다. 소화를 돕기 위해서라면 매 식사 후에 5개씩 드세요. 하지만 몸속에 남아 있는 암의 흔적을 제거하기 위한 목적이라면 빈속에 드시는 것이 좋습니다.

SS : 왜 암에 걸렸을 때는 빈속에 효소를 먹어야 하죠?

MG : 효소는 패크맨(PacMan)처럼 혈류를 타고 다니면서 떨어져 나온 암세포 부스러기를 잡아 먹는다고 생각하시면 됩니다. 항암 화학요법이나 방사선 치료 중인 암 환자는 죽은 암세포 부스러기가 혈관 속을 타고 흐르고 있습니다. 그러니 이 부스러기들을 제거하는 것이 간 림프의 해독 체계가 더 잘 작동하도록 해줄 수 있어요.

SS : 박사님 병원의 대기실에 앉아있다 보면, 박사님의 환자분들이 박사님을 정말 사랑한다는 것을 느낄 수 있습니다. 그분들은 박사님의 의학적 접근 방법을 매우 좋아하더군요. 또한, 본인들의 컨디션이 아주 좋다고 합니다. 박사님께서 큰 보람을 느끼실 것 같습니다.

MG : 저도 제 환자들을 사랑합니다. 그분들은 제게 목적을 주거든요. 저는 제 환자분들을 돕고 싶고, 그를 위해 어떠한 도전도 받아들입니다.

제가 응급실에서 근무할 때, 생사의 갈림길에 선 도전을 매우 좋아했습니다. 본능에 따라 일해야 했고 신속하고 단호한 결단을 내려야 하는 순간이 많았습니다. 응급실에서는 누군가의 생명을 구하는 일보다 더 좋은 것은 없습니다. 아픈 사람들은 모두 비슷합니다. 의사로서는 큰 도전이죠. 항암 치료와 방사선 치료를 받고 있으면서도 컨디션이 좋다고 느끼는 암 환자들을 보면 보람을 느낍니다. 환자들의 삶의 질이 가장 중요합니다. 삶의 질은 치료 전과 치료 중, 그리고 치료 후에까지 이어집니다. 그것이 제가 추구하는 의료입니다. 환자들이 어떤 선택을 하든지 간에 저는 그들의 신념 체계를 존중해야 할 책임이 있습니다.

이런 종류의 의료는 성공적입니다. 점점 많은 사람에게 제공될 것입니다. 보다 많은 환자들이 획기적인 발견의 혜택을 보게 될 것입니다. 많은 사람이 당신의 책을 읽을 것이며, 책 속에 나오는 여러 의사들과 그들 환자들의 성공담을 접하게 될 것입니다.

SS : 제가 제 건강을 돌보는 측면에서 현대의학에 얽매이지 않기로 선택한 것은 제게 큰 힘이 되어 왔는데요. 저는 제 건강을 잘 관리하고, 제가 알게 된 음식과 해독의 중요성, 그리고 영양 보충에 대한 이해를 통해서 질병도 잘 관리할 수 있다고 생각됩니다. 제 컨디션은 그 어느 때보다 더 좋고, 박사님과 함께 왕래하며 배우는 것이 많기 때문에 제 주치의로서 박사님과 함께 일하는 것이 좋습니다. 박사님께서는 저에게 일방적으로 말씀하지 않으시고 친절하게 설명해 주십니다. 그래서 제가 더 좋은 환자가 되었고, 그 결과 제 자신을 더 잘 돌보고 있습니다. 사실 저는 저의 건강을 존중하게 되었습니다.

MG : 당신은 모범적인 환자 같아요. 당신은 새로운 것에 흥분하기도 하고, 관심을 갖고 이것저것 찾아보고 저에게 이메일을 보내고 전화하고 책을 읽고 더 많은 것을 알고 싶어 하니 말입니다. 특이한 열정을 가진 사람입니다. 또한, 그러한 열정과 관심이 있기 때문에 그렇게 기분이 좋고 건강하다고 느끼는 것이기도 하겠죠. 사실 저는 당신처럼 건강에 관심을 가진 사람을 만난 적이 없습니다.

SS : 매일 깨어나면 이토록 기분이 좋고 하루하루가 좋은 날인데 왜 그렇게 하지 않겠어요? 또한, 건강에 관심을 기울이는 것이 별로 어렵지 않습니다. 쉽다고 생각해요. 제가 먹는 음식은 맛있고 영양분이 가득한 음식입니다. 저는 불량 식품이나 화학 첨가물이 범벅이 된 음식에는 전혀 관심이 없고 설탕에 대한 미련도 더 이상 거의 없어요. 이제는 단것이 당기질 않아요. 그런 것들은 이제 제 몸이 원치를 않는 거죠. 그리고 저는 잠도 잘 잡니다. 저는 항상 행복감을 느끼고 관계성을 느낍니다. 건강을 지킨 것이 제가 저 자신을 위해 행한 것들 중에

서 가장 위대한 것입니다. 그리고 박사님을 제 주치의로 두었다는 것
또한 큰 기쁨입니다.

앞으로도 더 많은 세월을 함께 할 것으로 기대합니다. 이렇게 좋은
정보를 주셔서 감사합니다.

MG : 천만에요.

Knockout 요약

- 암은 몸 전체의 질병이다. 종양(혹)은 암이라고 하는 질병의
증상에 불과하다. 암을 퇴치하기 위해서는 온몸을 치료하고
지원해야 한다는 것을 의미한다. 우리는 모두 몸속에 암세
포를 가지고 있지만 암 덩어리나 혹이 발생하는 단계까지
도달하려면 약 10억 개의 암세포가 필요하며, 따라서 종양
이 드러나는 데 수년이 걸린다. 이는 환자가 암 진단을 받은
후 시간이 있다는 것을 의미한다. 바로 다음 날 급하게 암
치료를 시작할 필요가 없다.

- 암 치유의 주요 요소 가운데 하나는 항암 치료와 방사선 치
료를 시작하기 전뿐만 아니라 그 후에도 먼저 환자의 건강
을 증진시키고 나서 매일 같이 환자를 지원하는 것이다. 그
러한 만큼 환자의 신념 체계를 존중하고 어떤 형태든지 치
료 기간 동안 환자를 전적으로 지원할 의사를 찾는 것은 극
히 중요하다.

- 암 진단을 받은 환자는 더 잘 먹어야 하고 영양을 진지하게 섭취해야 하며 오직 유기농 식품만 먹으려고 노력해야 한다. 감염원, 특히 만성 감염의 원천을 제거하는 것도 역시 중요하다. 환자의 몸이 강해지면 강해질수록 수술, 항암 치료 및 방사선 치료를 포함한 어떤 치료든 잘 감당해낼 가능성이 그만큼 높다.

- 암 환자는 설탕 섭취를 제한하는 것이 절대적으로 중요하다. 왜냐하면 암세포는 설탕을 발효시켜 성장과 확산에 필요한 에너지를 만들어내기 때문이다. 암 환자는 또 암 진행 과정을 활성화하는 아연 섭취도 피해야 한다.

- 암 환자는 체내 세포에 산소 공급량을 늘려야 한다. 독성이 암 환자들의 피를 걸쭉하게 만들기 때문에 마늘, 은행, 효소 그리고 낫또(nattokinase)와 같은 천연 희석제를 이용하여 피를 묽게 할 수 있으며 그 결과, 보다 많은 영양과 산소가 세포에 전달된다. 운동은 매우 중요하다. 코티지 치즈와 아마씨유를 함께 먹는 버드윅 식이요법(Budwig diet) 역시 체내 세포에 산소 공급량을 늘리는데 도움이 된다.

- 체내 독소를 중화시키고 제거하는 데 있어서 중요한 장기는 간과 신장 그리고 림프계이다. 간의 경우 매일 아침에 신선한 레몬 한 개를 취해서 반으로 자른 후 양쪽 반 개 모두에

서 즙을 짜내고 나서 그 즙을 6~8온스의 물에 섞어 마신다. 당근, 비트, 애호박, 호박, 아티초크도 역시 도움이 된다. 림프계를 자극하려면 트램폴린을 이용하거나 헬스클럽에 있는 일립티컬 머신(elliptical machine)이나 줄넘기 등과 같이 튀는 듯한 움직임을 주는 운동을 한다. 깊은 심호흡도 림프계 자극에 도움을 준다.

• 면역체계를 자극하려면 비타민 D 수치를 높여야 한다. 또한, 이스카도르(Iscador)로 알려진 겨우살이(Misteltoe)는 면역체계를 강화시켜주는 강력한 항암 치료제이다.

제17장
크리스티나 폴
(Cristina Paul, M.S.)

우리는 생각보다 더 현명하다.

– 랄프 왈도 에머슨

최근 나는 '오프라 윈프리 쇼'에 출연했다. 거기서 나는 나의 일상적인 보충제 식이요법에 대해 얘기했다. 맞다. 나는 매일 약 60여 종의 다른 영양제를 섭취한다. 마치 혈액검사 결과 결핍 판정이라도 받은 것처럼 충실하게 이행하고 있다. 최적의 건강 상태를 유지하기 위해 몸이 필요로 하는 것들을 채워 주고 있는 것이다. 비타민을 복용할 때는, 각각의 영양 보충제들이 나의 건강을 지키기 위해 어떠한 역할을 하는 지를 떠올리면 성실히 챙겨 먹는다.

오프라는 웃으면서 나를 '오타쿠'라고 불렀다. 그리고 그 방송이 나간 후 인터넷과 토크쇼 게시판은 나의 영양제 섭취에 대한 찬반론으로 뜨겁게 달구어졌다.

그러나 주위를 둘러보면 요즘은 암 환자가 너무도 많다. 사람들이 파리목숨처럼 죽어가고 있다. 나만큼 많은 종류의 각종 영양제를 섭취하려면 처음에는 목이 메는 것처럼 느껴질 수 있다. 가끔은 귀찮아서 그날의 영양제를 챙겨 먹는 것을 건너뛰고 싶은 유혹이 일기도 하지만, 어느새 다른 대안을 찾고 있는 나를 발견하게 된다.

누구나 영양상태가 건강을 유지하는 열쇠라는 것을 잘 알고 있다. 유기농 식품을 선택하고, 화학 식품 첨가제를 피하고, 설탕 섭취를 줄이는 등의 (설탕은 암을 폭발적으로 키우는 연료나 마찬가지이다.) 몇 가지 실천을 통해 나는 암과의 전쟁에서 이길 수 있다고 믿는다.

크리스티나 폴은 나의 개인 영양사이다. 나의 책 《돌파구(Brea-kthrough)》에서 그녀는 건강을 위한 영양 보충제의 기본에 대해 이야기했다. 이 책에서 나는 그녀에게 암을 예방하고 우리 몸을 보호할 수 있는 영양 보충제에 대한 정보를 알려 달라고 부탁했다. 만약 가능하다면, 두려운 질병 암을 예방하기 위해 매일 같이 영양 보충제를 섭취하는 것이 가치가 있지 않을까?

그녀는 열정적 연구자로서 영양학과 영양 보충제에 대한 깊은 이해를 가지고 있다. 그녀의 안내 덕택에 현재 나의 건강은 그 어느 때보다도 좋다.

인생은 먹는 대로 산다. 무엇을 먹느냐가 중요하다. 나는 건강을 염원하고 또한 매우 소중하게 여긴다. 삶에 간단한 변화를 만들어 낼 수 있다면 누구나 건강을 소유할 수 있다. 영양 보충제에 대한 신비는 끝났다. 이제, 디자인 포 헬스(Designs for Health)사나 라이프 익스텐션(Life Extension), 혹은 다른 최첨단 혼합제약사의 혈액검사를 통해 우리 몸이 정확히 필요로 하는 것이 무엇인지를 알아낼 수 있다. 몸에 부족한 것을 다시 보충해 줄 수 있는 것이다. 그 혜택으로 활력과 정력, 그리고 강한 면역력을 얻을 수 있게 된다. 이러한 것들은 오늘날 이 세상에서 살아남기 위해 필요한 도구들이다.

SS : 크리스티나, 당신은 영양에 대한 아주 많은 연구를 한 것으로 알고 있는데요, 특히 질병 예방과 치료에 관한 영양 보충제의 효과에 대해서 연구한 것으로 알고 있습니다. 어떻게 올바른 영양 섭취가 암 발병 위험을 줄여줄 수 있는지 요약해서 설명을 해주실 수 있을까요?

CP : 사실, 식이요법, 영양소, 허브(약재) 추출물, 그리고 그것들의 질병에 대한 다양한 효과에 관한 연구는 매일 같이 수백 건씩 쏟아져 나오고 있습니다. [PubMed는 미국 국립보건원(NIH) 산하의 미국 국립의학 도서관에 의해 제공되는 온라인 열람 자원(resource)이다.]

SS : 한편으로는 영양소와 허브에 대한 많은 연구가 이루어지고 있다는 것은 반길만한 일이지만, 반면 너무 많기 때문에 대다수의 의사나 영양학자들이 최근 발표된 유용한 정보나 그 흐름을 따라가지 못한다는 것도 어찌 보면 당연한 일이겠습니다. 또한, 여러 정보들이 서로 모순되는 경우도 많은데 어떤 정보들을 사실로 받아들이고 이행해야 할까요?

CP : 돌발적으로 발생하는 암세포의 여정을 따라 한 단계씩 제가 안내해 드리도록 하겠습니다. 그리고 암의 생존 경로 과정의 여러 지점에서 어떻게 좋은 영양분과 특정 영양소가 개입하여 발병률을 낮추게 되는지 설명해 드리도록 하겠습니다. 특정 영양소들은 가장 첫 단계부터 개입해 애초에 암이 발생할 가능성을 낮춰줍니다. 또는 체내 암세포가 살아남거나 증식하거나 몸의 다른 부위로 확산될 가능성을 낮춰줍니다.

SS : 그럼 이것에 대해서 먼저 여쭤봐야겠는데요. 지난 과거에는 베타카로틴으로부터 나온 비타민 A와 비타민 E(알파-토코페롤)이 훌륭한 항산화제로 여겨졌습니다. 그것들을 섭취하는 것이 암 예방에 도움이 된다고 믿었는데요. 하지만 몇몇 연구에서 이들 보충제를 섭취하는 것이 일부 암 환자의 사망률을 증가시킬 수 있다는 연구 결과가 나왔습니다. 이런 상반된 정보 속에서 우리는 어떻게 해야 하는 거죠? 도대체 어느 쪽 말을 믿어야 할까요?

CP : 네 맞습니다. 매우 혼란스럽고 때때로 무섭기까지 하죠. 발암 물질 독소나 불량 식품이 암을 유발한다는 정보쯤이야 당연하게 받아들일 수 있지만, 믿고 있던 영양 보충제에 대해 이런 이야기를 듣게 되면 영양 학자들조차 기본적인 믿음이 흔들리게 됩니다. 문제는 언론이 지나치게 단순화해 놓았다는 것입니다. 언론에서는 어떤 형태의 비타민 E가 이와 같은 결과를 초래하는지 설명해 주지 않으며, 이런 연구 결과가 천연이 아닌 가공된 비타민 E로 실험된 것이라는 사실도 설명해 주지 않습니다. 또한, 과일과 채소에 함유되어 있는 천연 카로테노이드와 화학적 베타카로틴의 큰 차이점에 대해서도 언급하지 않습니다. 우리는 자연적인 천연 물질들을 더 주의 깊게 살펴봐야 하고 또 그에 대해 배워야 합니다. 현실은 각종 매체에서 말하는 것보다 훨씬 더 복잡하기 때문에 매체에서 단순화시켜서 발표하는 연구 결과로는 전체적인 상황을 파악할 수가 없습니다.

SS : 그래서 베타카로틴 영양제가 흡연자들에게서 왜 암을 증가시켰는지에 대해서는 밝혀졌습니까?

CP : 어떤 연구에서도 왜 베타카로틴 영양제가 암을 증가시켰는지는 밝혀내지 못했지만, 베타카로틴과 비타민 E를 함께 복용한 그룹은 베타카로틴만 복용한 그룹과는 달리 암 증가율이 나타나지 않았다는 사실이 흥미롭습니다. 이 결과로 유추할 수 있는 사실은 두 종류의 항산화제를 함께 복용했을 때 한 종류만 복용했을 때와는 다르게 작용할 수 있다는 사실입니다. 이 사실을 매체에서는 발표하지 않았기 때문에 사람들은 중요한 정보를 놓치고 말았습니다. 제 의견으로는 매체에서 발표할 때, 항산화제는 어느 한 가지를 메가도스(고용량 요법)로 복용하는 것보다는 여러 가지 종류를 함께 복용했을 때 더 효과가 있다는 사실도 함께 밝혔어야 한다고 생각합니다. 실제로 자연 상태에서는 항산화 물질들이 함께 공존하면서 상호작용을 하는데, 그럴만한 이유가 있는 것입니다.

SS : 어째서 화학적 형태의 합성 비타민이 그렇게 오랫동안 사용되어 왔나요? 요즘 나오는 비타민 중에도 여전히 화학 성분이 포함된 제품이 있더군요. 천연 성분이 그렇게 구하기가 어렵나요? 아니면 비싸서 그러나요?

CP : 초창기에는 화학제품밖에는 구할 수가 없었습니다. 그러다가 천연 비타민 E의 효능에 대한 연구 결과들이 하나둘씩 소개되면서, 똑똑한 일부 제조사들이 발 빠르게 천연 재료만을 사용한 혼합 토코페롤이라고 하는 비타민 E 제품을 내놓게 되었습니다.

SS : 암 발병 위험과는 어떤 관계가 있나요?

CP : 한두 가지가 아닙니다. 예를 들어 비타민 E군의 한 종류인 감마토코페롤이란 성분은 합성 비타민 E를 제조하는 과정에서 빠졌던 성분인데, 이 감마토코페롤이 훌륭한 DNA 보호제로서 세포의 유전정보를 보호합니다. 더불어 알파토코페롤이 할 수 없는 심혈관계 보호 기능 또한 갖고 있습니다. DNA를 보호하는 것은 암 예방의 척도입니다. 이 부분에 대해서는 뒤에 가서 자세히 설명드리도록 하겠습니다. 합성 비타민에서 감마토코페롤이 빠진 것만이 문제가 아닙니다. 알파토코페롤을 과다 복용하게 되면 (예를 들어 400IU 이상) 음식에 포함되어 있는 다른 천연 토코페롤의 흡수를 방해하기까지 합니다. 얘들이 서로 경쟁하기 때문에 그렇습니다. 알파토코페롤이 다른 형제 토코페롤들을 괴롭히는 못된 맏형 노릇을 하기 때문에, 천연 토코페롤이 우리 몸의 필요한 곳에 혈관으로 흡수되는 것을 방해하는 것입니다. 그러므로 알파토코페롤을 과도하게 섭취할 경우, 다른 종류의 천연 비타민 E는 오히려 결핍되는 상황이 야기될 수 있다는 것입니다. 이 사실은 저로서는 매우 불편한 발견이었습니다.

SS : 자연 상태의 비율과는 다른 영양제 형태로 과도하게 섭취했을 때, 음식으로부터 섭취되는 천연 비타민의 체내 흡수를 방해할 수도 있다는 말이군요. 비타민 E가 들어간 영양 보충제를 살 때 라벨에 어떤 점을 주의 깊게 봐야 할까요?

CP : 라벨에 천연 성분의 복합 토코페롤이 있는지 살펴보세요. 만약 복합 토코트리에놀(tocotrienol)이 포함되어 있다면 오히려 더 좋습니다. 토코트리에놀은 일반 음식에는 많이 함유되어 있지 않은 또 다른 형태의 천연 비타민 E입니다.

SS : 토코트리에놀 형태의 비타민 E가 중요한가요?

CP : 네. 체내의 콜레스테롤 합성을 조금 낮춰준다는 연구 결과가 있고, 유방암, 전립선암, 대장암의 위험을 낮춰준다는 연구 결과도 있습니다. 암세포의 빠른 증식을 위해 필요로 하는 물질 중 하나인 메발론산염(mevalonate)의 수치를 감소시켜 암세포의 빠른 증식을 억제하는 효과가 있습니다. 메발론산염은 콜레스테롤이 형성되는 과정에서 같이 형성됩니다. 수박이나 토마토에 함유된 리코펜(lycopene)도 이와 비슷한 작용을 한다고 알려져 있습니다. 연구자들은 리코펜이 전립선 세포의 콜레스테롤과 메발론산염 수치를 줄여 암을 예방한다고 믿고 있습니다.

SS : 그럼 피해야 하는 영양 보조제의 경우 성분 표시 라벨의 어떤

부분을 주의 깊게 봐야 하나요?

CP : 만약 라벨의 비타민 E 성분을 표시한 부분에 D-알파토코페롤만 적혀 있다면 이것은 불완전하다고 볼 수 있습니다. 베타, 감마, 델타와 같은 다른 토코페롤이 없기 때문에 좋지 않습니다.

어떤 간교한 제조사들은 간혹 D-알파토코페롤과 아주 적은 양의 다른 혼합 토코페롤을 적어 놓는 경우가 있습니다. 소비자들을 혼란시키려는 교묘한 작전이죠. 혼합 토코페롤이 비타민 E 성분의 주성분으로 대부분을 차지하고 있지 않다면 복용을 피하는 게 좋습니다. 더 중요한 사실은 비타민 E를 화학적으로 가공할 때 7가지의 가공 비타민 E가 생성되게 됩니다. 제조 과정에서 인위적으로 만들어진 비타민을 다시 분리해 내기에는 많은 비용이 소모되기 때문에 그대로 놔 둡니다. 그리고 그들을 합쳐서 D,L-알파토코페롤(d,l-alpha-tocopherol)이라고 명칭 합니다. 라벨에 'D, L'이라고 함께 적혀있는 것이 구별할 수 있는 단서입니다. 그러나 보통 소비자들은 이러한 사실을 잘 모릅니다. 그리고 이러한 것들은 현재 시장에 나와 있는 저렴한 비타민제의 문제점의 빙산의 일각에 불과할 뿐입니다.

SS : 다른 문제들은 무엇입니까? 그것들이 암 발병 위험에 영향을 끼칠 수 있습니까?

CP : 그렇습니다. 예를 들면, 많은 영양제들에 (과자도 아니고 비타민 제품에) 인공 색소가 함유되어 있습니다. 왜 그런 인공 색소를 매일 같이 섭취하느냐는 거죠. 인공 색소는 푸딩이나 스낵 바, 식이섬유 보조 식품, 많은 가공식품에 역시 첨가돼 있죠. 이유는 안전식품(GRAS-generally recognized as safe)으로 인정되기 때문입니다. 예를 들어 인공 색소 황색 5호와 6호는 여전히 안전하다고 인정되지만, 과거에 안전하다고 믿었던 황색 1호, 2호, 3호, 4호는 현재 금지된 식품첨가물 목록에 포함되어 있습니다. (미국 기준) 이에 대한 자세한 보고서는 www.cspi.com 공익과학센터(Center for Science in the Public Interest) 홈페이지에서 확인할 수 있습니다.

SS : 안전하지 않다고 판명될 때까지 혹은 '유죄로 입증되기 전까지는 무죄'라는 인식 때문에 인공 화학 식품첨가물은 안전하다고 여겨집니다. 그동안에 일반 대중들은 실험실 기니피그가 되어 있는 셈이죠. 우리가 섭취하는 음식물과 보조 식품에 폭넓게 사용되도록 이와 같은 식품첨가물에 무임승차권을 주었다는 사실을 믿기가 무척 힘듭니다.

CP : 안전식품(GRAS) 이력을 살펴보면 현재는 발암성(또는 다른 신체 유해성)으로 인해 금지되어 있는 많은 식용 색소들이 과거에는 오랜 기간 동안 안전하다고 인식되어 왔다는 것을 알 수 있습니다.

SS : 엽산은 어떻습니까? 당신이 1년 전에 엽산에 대해 말했던 내용이 얼마 전 LA타임즈 건강 섹션 기사로 나온 것을 보았습니다. 엽산을 과다 복용할 경우 암 발병률을 높일 수 있다는 새로운 사실에 과학자들이 관심을 갖기 시작했다는 기사였는데, 기사에서는 각기 다른 영향을 끼칠 수 있는 다른 형태의 엽산들이 있다는 것 역시 강조를 했습니다. 이 내용을 설명해 주시겠습니까?

CP : 그러죠. 이는 무척 중요한 국민 건강 보건 이슈입니다. 특히나 엽산이 강력분 밀가루에 함유되기 때문에 그렇습니다. 그 기사가 이슈의 전체를 다각도로 충분히 설명하지 못했다는 것이 제 의견입니다. 하지만 적어도 많은 사람의 관심을 불러일으킨 것은 사실입니다.

과다한 엽산이 전암(前癌) 세포(precancerous cells, 치료하지 않으면 암으로 발전하게 될 세포)의 성장을 촉진할 수 있다는 증거가 발견되었다는 역학 조사 연구 결과들이 갑작스럽게 발표되면서 큰 이슈가 되었던 것인데, 동시에 자연에 존재하지 않는 합성 엽산(folic acid)과, 주로 과일과 채소,

간에 함유되어 있는 자연 엽산(folate) 간에 큰 차이점이 있다는 사실도 알게 되었죠. 많은 연구를 통해, 엽산이 부족한 사람들에게 엽산을 보충하는 것은 여러 종류의 발암 위험성을 낮출 수 있다고 알려져 왔습니다. 그래서 사람들은 다다익선이라고 엽산을 많이 먹어 두면 좋을 것이라고 생각했습니다. 하지만 엽산을 과다하게 섭취할 경우 역효과가 발생하고 암 발병 위험을 잠재적으로 높일 수 있다는 것은 아무도 짐작하지 못했던 거죠.

제 말을 오해하지 마세요. 일정한 선천적 결손증(태아 기형아 예방)을 위해 정량의 엽산이 중요하다는 것에 여전히 동의합니다. 그 정량은 개개인에 따라 각각 다르지요. 하지만 이는 가임 연령기의 여성들을 위한 것입니다. 남성과 (가임기가 지난) 불임 여성은 최적의 건강을 위해 매우 소량의 엽산을 섭취할 필요가 있습니다. 문제는 많은 사람이 다량의 강력분 밀가루 가공식품을 섭취하는데, 그를 통해 필요 이상의 많은 엽산을 섭취하게 된다는 데에 있습니다.

SS : 체내에 다량의 엽산 때문에 암 발병 위험성이 높아지는 이유는 무엇입니까?

CP : 엽산을 세포 정원에 주는 비료라고 생각하시면 됩니다. 이 비료는 정상 세포뿐만 아니라 암세포도 성장하도록 똑같이 지원합니다. 실제로 엽산은 세포의 종류를 막론하고 새로운 세포의 DNA 합성을 지원합니다.

잡초가 있는 정원에 과다하게 비료를 뿌릴 때에 문제가 일어납니다. 왜냐하면, 잡초가 식물보다 더 빨리 자라나기 때문입니다. 엽산 과다의 부정적인 면은 암세포를 증식을 가속화시키고 반면, 면역체계가 잡초를 없애는 것을 훨씬 어렵게 만드는 것이라 알려져 있습니다. 우리의 면역체계는 암이라는 잡초를 뽑는 정원사와 같습니다. 하지만 너무나도 자주 충분한 비료를 주다 보니, 잡초를 제거할 수 없게 되는 거죠.

그래도 엽산 과다가 그 자체로는 암을 유발하는 것은 아닙니다. 당연히 암의 원인이 되는 발암물질이라고 볼 수는 없습니다. 하지만 엽산 과다 상태이거나 혹은 다른 형태의 엽산이 체내에 있는 경우, 엽산 과다가 암을 더 빨리 자라도록 할 수 있습니다. 다른 한편으로는 엽산의 부족이 오히려 암세포 발생을 초래합니다. 왜냐하면, 새로 형성된 모든 세포는 오류나 돌연변이 없이 정확한 DNA 형성을 위해, 세포 주변에 적당량의 엽산을 필요로 하기 때문입니다. (기형아 예방을 위해 엽산 복용을 추천하는 것과 일맥상통)

SS : 얼만큼의 엽산이 과다하게 많은 양인가요?

CP : 과거의 연구에서는 심혈관계 질환에 확실히 도움이 되는 엽산의 복용량을 계속 늘려서 5mg까지 높여 사용했었습니다. 그러나 최근에 행해진 연구 결과를 보면 엽산 1일 복용량을 회당 $200 \sim 400 \mu g$ 이상 섭취하게 되면 대사작용이 부적절하게 일어나고 결국에는 혈액에 엽산이 흡수되어 혈중에 엽산이 남아 있게 된다는 증거를 뒷받침하고 있습니다. 이는 자연스러운 상황이 아닙니다. 이런 상황은 사람이 과일과 채소, 그리고 천연 상태의 엽산을 함유한 건강 보조식품을 섭취할 때에는 일어나지 않습니다. 그래서 사람이 사용하는 엽산이 어떤 형태인지 새로운 시각으로 살펴보고 권장 복용량을 조정해야 할 필요성이 있습니다. 그것이 특히나 중요한 이유는 엽산이 밀가루 강력분에 사용되고 있고, 많은 사람들이 다량의 시리얼과 빵, 파스타 등 밀가루 음식을 주로 섭취하는 식습관을 갖고 있기 때문입니다. 요즘 많은 연구가들은 엽산(특히나 합성된 형태의 엽산)의 과다 복용이 비용종(鼻茸腫)과 대장암의 발병률을 높일 수 있다고 믿습니다. 그리고 제가 말씀드렸듯이 다른 종류의 발암 역시 촉진시킬 수 있습니다.

SS : 암 발병률에 영향을 미칠 수 있다고 하시니, 몸 상태를 확인하기 위해 혈중 엽산(folic acid) 혹은 엽산염(folate) 농도를 확인할 수 있는 방법이 있을까요?

CP : 정확한 엽산염 상태를 측정하기 위해서는 천연 엽산 5-MTHF의 적혈구 수치를 측정해야 하는데, 이 수치가 혈중에서 순환하는 가장 바람직한 형태의 엽산이기 때문입니다. 이 혈액검사는 거의 모든 일반적인 혈액검사 실험실에서 측정이 가능합니다. 적혈구 엽산 수치가 너무 낮거나 높아도 모두 안 좋은 것이, 너무 한쪽으로 치우칠 경우에는 각자 다른 이유 때문에 암 발병 확률이 높아지기 때문입니다.

혈중 엽산(folic acid)의 경우에는 혈류 내 엽산(folic acid)이 거의 감지되지 않을 정도로만 있는 것이 좋습니다. 이렇게 유지하기 위해서는 천연 엽산염(folate)이 포함된 멀티 비타민을 섭취하는 것이 좋고, 인공 엽산(folic acid)이 들어 있는 경우에는 한 번에 200mg 이상은 섭취하지 않는 것이 중요합니다. 음식을 통해 섭취할 경우에는, 정제된 밀가루 제품에서 나온 인공 엽산(folic acid)이 아닌 채소나 과일에서 나오는 천연 엽산(folate)을 섭취하는 것이 좋습니다.

SS : 항암 치료 중일 때는 엽산(folic acid)을 섭취하지 말라고 하지 않나요?

CP : 네, 메토트렉세이트(methotrexate)와 같은 특정 항암제의 경우, 엽산 섭취를 피하라고 말합니다. 재미있는 것이, 그 약이 유전자(DNA) 합성 과정에서 인공 엽산의 활성화를 막는 역할을 합니다. 빨리 증식하는 암세포의 경우 DNA를 필요로 하기 때문에, 그 약이 공급을 잘라 버리므로 암세포 증식을 막고자 하는 것이지요. 흥미로운 것은 메토트렉세이트와 폴린산(folinic acid)이라는 천연 엽산을 함께 관찰한 몇 가지 연구 결과가 있었는데, 이 두 가지를 함께 사용했을 경우 항암 치료 부작용을 크게 완화시키는 효과가 발견되었습니다. 심지어 일부 연구에서는 항암 치료의 효과를 더 극대화해서 암세포를 죽이는데 효율적이라는 결과도 나왔습니다.

SS : 그러니까 매일매일 생활 속에서, 음식이나 영양제를 먹을 때 최대한 자연을 본떠서 살라는 말씀이시군요?

CP : 네, 자연이 어떻게 돌아가는지를 잘 살펴볼 필요가 있습니다. 우리 몸도 그와 같이 자연 속에서 최적으로 작동하는 법이니까요. 하지만 가끔은 자연을 속일 때도 필요합니다. 주요 생식 연령대가 지났음에도 생명력과 넘치는 에너지를 유지하기 위해서 말이죠. 나이가 들면서 생기는 변화나 유전학적 또는 환경적 요인으로 생기는 현상들에서 벗어나기 위해 때로는 더 많은 영양소를 보충해 줄 필요가 있습니다. 예를 들어, 연구자들은 레스베라트롤(resveratrol)의 경우, 천연 음식에 들어 있는 수치보다 더 많이 먹을 것을 권장하는데, 레스베라트롤의 효과가 암 발병률을 낮추고 장수에 큰 도움을 주기 때문에 그렇습니다.

SS : 항암 음식은 어떤가요? 석류 주스에는 엘라그산(ellagic acid)이 있고 적포도주에는 레스베라트롤과 폴리페놀(polyphenol)이 있어서 건강에도 좋지만 암 발병률을 낮춘다고 알려져 있는데, 이런 주스를 매일 마셔 주는 것이 좋을까요? 그렇다면 얼마나 마셔야 하나요?

CP : 한 가지 확실한 것은 석류나 포도 껍질이나 씨앗에서 발견되는 항산화제나 식물 영양소 파이토뉴트리언트(phytonutrient)가 항염증 및 항암 효과가 있고 심혈관을 보호해 주는 특성을 지니고 있다는 사실입니다. 하지만 일반적으로 대부분 건강에 좋다고 하니까 둘 다 너무 많이 섭취하는 경향이 있습니다. 예를 들어 매일 각각 1~2잔 정도(8~16온스)를 마신다고 하면 동시에 약 탄수화물을 37~72g을 섭취하는 것도 포함됩니다. 이는 거의 사과 2~4개를 먹거나 빵 조각 2~4개나

1~2개의 바나나를 먹는 것과 같은 양입니다. 그런데 이미 탄수화물이나 당을 너무 많이 섭취하는 식습관을 가지고 있다면 이는 좋을 리 없겠지요. 반대로 신진대사 능력에 따라 다르긴 하지만 누구라도 매일 적정량의 탄수화물을 필요로 하기 때문에, 이왕이면 항산화제나 항암 음식을 통해 (그 속에 들어 있는) 탄수화물을 섭취하는 것이 좋습니다. 어차피 정해져 있는 탄수화물의 하루 권장량을 현명하게 사용하는 전략이지요. 예를 들어, 항암 효과가 뛰어난 것으로 알려진 리코펜도 수박이나 토마토에 많이 함유되어 있는데, 수박과 같은 경우에는 섬유소가 굉장히 적기 때문에 체내 흡수가 빨리 되는 당을 많이 포함하고 있죠.

적포도주에 있는 알코올은 구강 및 식도암 발병률을 증가시킬 수 있으며 일부 연구 결과는 유방암 확률도 증가시킨다고 발표했습니다. 그래도 보통 사람들에게 하루에 한 잔 정도는 괜찮겠죠. 저는 매일 한 잔씩 못 마신다는 것을 압니다. 거의 한 잔만 마셔도 제 두뇌가 작동을 잘 안 하더라고요. 하지만 저도 레스베라트롤 섭취해야 하니까 보충제를 먹습니다.

특히 주스나 알코올과 같은 경우에는 빈속에 먹으면 문제가 될 수 있어요. 단백질, 채소, 좋은 지방과 적정량의 고품질 탄수화물에다가 약간의 포도주나 2온스 정도의 석류 주스나 수박 한 조각 정도로 해서 균형 있는 식단을 짜는 게 중요합니다. 그렇게 되면 알코올이나 당이 빈속이 아니기 때문에 천천히 흡수가 되면서 문제를 덜 일으키죠.

SS : 암 예방을 위해서는 레스베라트롤을 얼마나 섭취해야 하나요?

CP : 사람을 대상으로 한 암 예방 연구로는 현재 명확한 답이 나오지는 않았습니다. 최근에 현재 암이 있는 환자들에게 1~10g 정도의 양을 사용하여 연구 중인 암 관련 연구가 진행 중인 것으로 알고 있습니다. 장수 효과를 본 연구 결과로는 약 200~1,000mg이 효과도 좋으면서 안전하다고 알려져 있습니다. 제가 지금 말씀드린 것들은 수천 가지의 실험실 실험과 동물 실험, 그리고 소수의 사람들을 대상으로 한 임상실험 결과의 바탕으로 내린 가설입니다. 모든 사람이 10년에서 30년 정도의 장기 임상실험 결과 하나만 바라보고 기다릴 수 없는 상황이기 때문이죠. 이게 항상 딜레마에요.

확실한 것은 모든 항산화제는 균형된 양으로 섭취를 해야 한다는 것입니다. 제아무리 레스베라트롤이 뛰어난 항산화제이자 유전 조절을 해주는 역할을 한다고 해서, 다른 항산화제를 먹을 필요가 없다는 뜻은 아니라는 거죠. 석류나 포도 같은 특정 과일이 뛰어나다고 해서 그것들만 골라 먹을 필요는 없는 것입니다. 최대한 다양한 과일과 채소를 통해 골고루 섭취하는 것이 더 효과적이기 때문에 그렇습니다.

SS : 그럼, 제대로 된 효과를 얻기 위해선 석류 추출물이나 포도액 같은 것들을 보충제로 복용해야 하나요?

CP : 그건 그런 추출물이 어떤 과정을 거쳐서 가공되고 만들어졌는지 모르기 때문에 답변 드리기가 어렵습니다. 만약 제조회사가 제품을 잘 만들고 신뢰할 수 있는 업체라면, 분명 효과를 얻을 수 있겠지요. 그러나 저라면 두 가지 모두, 믿을만한 영양제품을 먹으면서 음식으로도 섭취하겠어요.

배우면 배울수록, 자연이 우리 몸과 어떻게 작용하는지에 대해 우리가 얼마나 무지한지 깨닫게 됩니다. 이것을 업으로 삼고 풀타임으로 일하는 저로서도, 새로운 연구 발표들을 따라가기 벅찰 지경이에요.

다양한 과일 섭취만을 통해서 골고루 좋은 영양분을 매일 얻는 것이 어렵고, 또한 불필요한 과당이 과다 섭취되기 때문에, 과일 추출 보충제는 아마 실현 가능한 대안이 될 수 있을 것입니다. 저는 Design for Health사의 Paleo Reds powder의 제품을 좋아하는데, 왜냐하면 이것은 11개의 항산화 과일과 채소 추출물, 엘더베리, 효소들의 유기농 복합제인데 반해 극히 소량의 당분만이 첨가된 제품이기 때문에 그렇습니다. 그 회사는 '팔레오 그린(Paleo Green)'이라는 채소 추출물 파우더의 혼합물을 생산하기도 합니다. 이 '팔레오'라는 접두사는 다량의 과일과 채소를 포함하는 구석기 시대의 영양 모델을 의미해요. 그것들은 인류가 100만 년 동안 자연환경에서 살면서 우리 몸이 받아들이고 적응했던 유일한 탄수화물원이기도 합니다.

SS : 그래서 당분은 암 발병률에 어떤 영향을 미치나요?

CP : 종류에 상관없이 석류 주스나 수박처럼 당 지수(glycemic index)가 높은 과일, 또는 당 지수가 높은 음료수를 통해 당을 급하게 섭취하게 되면 일반적으로 건강을 위협할 정도로 혈당 수치가 급상승하게 됩니다. 하지만 더 중요한 것은, 이것이 인슐린 호르몬의 과도한 분비를 유발한다는 것입니다. 먼저, 이 당분 자체가 굶주린 암세포에 연료이자 자극제 역할을 하게 됩니다. 초기 암세포는 높은 혈당을 흡수함으로 빠르게 증식해 나갑니다. 두 번째로, 당 과다 섭취로 인해 분비된 과도한 인슐린은 암세포의 성장 및 분열에 도움이 되고, 궁극적으로 이 나쁜 세포들의 증식을 지원하는 자극제가 됩니다.

SS : 결국은 석류 주스나 와인은 양날의 검이 될 수도 있기 때문에, 너무 많이 마신다면 이것들의 당이나 알코올 요소로 인해 오히려 암의 위험성을 높일 수도 있다는 말씀이시군요. 이들의 보호 효과만을 취하기 위해서는 얼마나 먹는 것이 적당한 건가요?

CP : 그게 까다로운 부분인데, 식사나 군것질을 포함한 전체적인 식습관과 섭취량에 달렸습니다. 석류 주스의 당은 다른 과일이나 설탕, 콘시럽 등의 당과 비슷합니다. 이것들은 포도당과 과당 두 가지 분자로 이루어져 있는데, 우리가 먹는 빵, 시리얼, 감자 등의 녹말을 통해 흡수하는 당 총량에 추가가 됩니다. 그래서 식사를 할 때는 탄수화물을 얼마나 섭취하는지 신경 쓰는 게 중요해요. 또한, 운동 여부와 운동 시간대도 중요하죠. 탄수화물을 많이 섭취한 후 곧바로 집중적으로 운동을 한다면 그 탄수화물들을 빠르게 태워버릴 수 있기 때문에 별 문제를 야기하지 않을 겁니다. 과식을 했다면, 바로 짧은 시간 내에 산책이나 춤을 추는 것을 권해 드리고 싶네요.

당분들이 혈관에 축적될 때 당분들이 어디서부터 섭취되었는지는 중요하지 않아요. 중요한 것은, 혈류 속 포도당의 총량과 고혈당의 상태가 얼마나 오래 지속되냐가 중요하죠. HbA1c라고도 불리는 당화헤모글로빈(glycated hemoglobin) 수치를 측정해서 사람들의 지난 3개월간 평균 혈당 농도를 측정할 수 있습니다. 대다수의 보통 의사들은 당뇨병 환자들에게만 이 테스트를 실시하는 반면, 일부 의사들은 모두에게 이 테스트를 시행합니다. 왜냐하면, 이것이 암, 당뇨, 그리고 심혈관 질병과 같은 노화 관련 퇴행성 질환의 위험을 가늠할 수 있는 중요한 지표이기 때문입니다. 낮을수록 좋은 거죠.

SS : 그럼 석류 주스가 들어간 플라스틱 병은 어떤가요?

CP : 그래요, 플라스틱 병도 또 하나의 걱정거리예요. 플라스틱 병은 환경 호르몬과 관련된 많은 화학물질을 방출하기로 알려져 있거든요. 또, 대부분의 석류 주스 브랜드들은 당, 다른 액상 물질과 인공 첨가제들을 넣는다는 것도 알아둬야 해요.

SS : 매일 많은 리포트들이 화학물질, 환경요소, 현대인의 생활방식이 다양한 암의 발병률을 증가시킨다고 보고하고 있습니다. 하지만 이 모두를 피할 수는 없는 일이고, 이것들을 상쇄시키기 위해 어떻게 해야 하나요?

CP : 매체들은 당연히 뉴스 스토리의 선정적인 면에 중점을 두고 보도를 합니다. 또, 사람들은 항상 안 좋은 뉴스들만 기억하는 경향이 있는데, 쏟아지는 정보들을 제대로 이해해서 무엇이 자신에게 영향을 미치는 중요한 것들인지 우선순위를 구분하는 것은 불가능해요. 지나친 강박관념에 사로잡히는 것도 바람직하지는 않기 때문에, 제가 몇 가지 지침과 가이드라인을 만들었습니다.

암에 대한 영양학적 간섭을 이해하기 위해, 먼저 신체 내부에서 암세포들의 돌발적 탄생부터 성장, 증식과 확산을 연구해야만 합니다. 이를 통해 영양 섭취가 암세포의 활동에 얼마나 많은 방어물들을 설치할 수 있는지를 알 수 있게 됩니다.

암세포는 마치 우리 신체의 도둑 혹은 테러리스트와 같다고 보시면 되고, 면역체계는 그들을 효율적으로 체포하는 역할을 담당하는 경찰과 같습니다. 여느 범죄와 마찬가지로, 반드시 범인을 잡는다는 보장은 없습니다. 하지만 많은 방어물들을 설치해 둠으로, 암세포들이 숨거나, 영양분을 공급받거나, 재생산되거나, 증식하는 것을 막는다면, 마치 24시간 철통 근무하는 무장경찰이 상주하는 것과 같이 범인을 검거할 수 있는 가능성은 증가하게 됩니다. 무장경찰은 바로 우리 몸의 면역세포로 대표되며, 영양 섭취가 어떻게 면역체계에 긍정적으로 혹은 부정적으로 영향을 미치는지를 알려 드리겠습니다.

SS : 무엇을 매일 먹고, 마시고, 피할 것인가. 우리가 내리는 일상의 모든 결정들이 암세포에 유리하게 작용하거나 불리하게 작용할 수 있겠군요. 모든 것을 완벽하게 통제할 수는 없지만 최소한 우리는 스트레스를 받지 않는 선에서 유용한 방법들을 따를 수 있으면 좋겠습니다.

CP : 제가 작성한 도표를 기본으로 설명해 보겠습니다. [그림 1 참고] 예전에 소프트웨어 개발자였던 저의 전공을 살려서 흐름도를 작성해 봤는데, 효율적으로 전달될 거라 믿습니다. 저는 이 도표를 통해 암이 어떻게 발생하여 진행하는지에 대한 가장 일반적이고 단계적인 경로를 설명하면 독자들이 큰 그림을 그릴 수 있을 것이라고 생각합니다. 좋은 소식은 곳곳에 우리가 스스로 개입하여 능동적으로 암 발병의 위험성을 낮출 수 있다는 사실입니다. 그래서 저는 이것을 '암 발병 위험성에 대한 자가 조치' 도표라고 부릅니다.

A부터 I까지 우리가 능동적으로 개입할 수 있는 가장 명백한 9가지 영양학적 조치(처방)을 표시하였습니다. 영양 섭취와 영양 공급이 암세포에 영향을 미치는 다양한 방법들이 있지만, 이 9가지는 그중 가장 중요하고 확실하게 실행할 수 있는 방법들입니다.

SS : 문제를 일으킬 수 있는 암세포를 잡아내고 암 진행의 많은 부분을 간섭할 수 있다는 점은 무척 고무적인 사실이 아닐 수 없군요.

CP : 맞습니다. 아는 것이 힘입니다. 각각의 간섭(영양학적 개입 조치)들에 대해 자세히 설명해 드리겠습니다. 어느 한 가지만으로 암을 확실하게 다 막을 수는 없습니다. 또한, 어느 것도 완벽하다는 보장은 없습니다. 하지만 지금까지 나와 있는 연구 결과들과 생리학과 생화학적인 지식들을 조합한다면, 확실하게 유리한 확률을 끌어낼 수는 있습니다.

SS : 자, 그럼 처음부터 시작해 주세요. 외부 환경으로부터 오는 발암물질 상자가 보이는데, 우리 몸에서도 자체적으로 발암물질이 발생하는군요? 설명 좀 해주세요. 저는 늘 화학물질이 문제라고 강조하고 다녔는데, 정말 그것만이 유일한 문제는 아닌가 보네요?

CP : 아니요, 화학물질만이 유일한 문제는 아니지만, 틀림없이 암을 일으키는 주범인 것만은 확실합니다. 인위적으로 만들어낸 부자연스러운 인공 화학 물질이 발암물질이 되는 건 당연하지만, 때로는 천연 화학물질이 문제가 될 수도 있습니다. 예를 들면, 간암을 유발하는 것으로 알려진 땅콩의 아플라톡신이 있습니다. 아시다시피 아플라톡신

【그림 1】

암 발병 위험성에 대한 자가 조치
암의 발달 과정과 암 발병 위험을 낮추는 영양 개선

처방 A

외부 환경과 체내에서 발생하는 발암물질
환경 독소 : 햇볕, 방사선, 대기오염, 피부 오염물질
식이 독소 : 농약, 산화 지방, 탄/훈제 음식, 가공식품첨가물
인체 대사 부산물질 : 활성산소, 산화 호르몬
발암물질의 두 가지 운명
1. 안전하게 체외 배출/제거
2. 체내 잔류 후 세포를 공격해 세포 돌연변이 유발

무작위 DNA
돌연변이
나이가 듦에 따라 증가

유전적 요인
DNA 손상과 암 발병
위험률 증가

바이러스성 돌연변이
만성 바이러스
감염으로 인한
DNA 손상과 암 발병

체외 배출

일부 발암물질이 처리 과정을 거쳐 제거되거나 안전하게 체외로 배출

처방 B

인체 내 손상된 DNA 유전자 복구 시도

1단계 암 발병 스텝
세포 변형 단계 :
– DNA 손상
– 비정상적 유전 발현

처방 D

처방 C

면역 체계
전암 병변세포 또는 바이러스에 감염된 세포 발견 후 사멸 시도

2단계 암 발병 스텝
전암병변세포 발생 단계
암의 자동 사멸 혹은
세포분열을 통해 암으로 발전

처방 E

처방 H

암 이전 단계 자멸하거나세포가 스스로 면역체계에 의해 제거

3단계 암 발병 스텝
암세포가 암으로
발전 또는 전이 발생
1. 일부 전암 병변세포가 면역체계를 뚫고 살아남아 증식을 통해 암으로 발전
2. 암에 영양공급과 신체 내 다른 장기로 전이를 위해 새로운 혈관 형성

종양 억제 유전자
정상 기능을 발휘할 경우 암세포 성장을 억제

처방 F

처방 G

처방 I

이 들어 있는 땅콩이나 땅콩버터를 먹는 모든 사람들이 다 간암에 걸리는 것은 아닙니다. 완전히 진행된 암으로 발달되기 위해서는 한 가지 이상의 여러 요인이 작용한다는 것을 보여주는 좋은 예입니다.

저는 땅콩을 그리 좋아하지는 않습니다. 땅콩은 산화지방의 원천인데, 고도불포화지방이 들어 있어서 땅콩을 볶는 과정에서 이 지방이 산화되기 때문에 그렇습니다. 또한, DNA를 손상시킬 수 있는 활성산소의 원천이기도 합니다.

땅콩은 오메가-6 지방의 함유량도 높은데, 오메가-6는 암세포의 과도한 증식을 촉진하는 경향이 있습니다. 그러나 오메가-3 지방(아마씨, 호두, 등푸른 생선)은 반대의 효과로 암세포의 확산을 막는다는 것을 염두해 두시면 좋습니다. 중요한 것은 오메가-6와 오메가-3의 알맞은 비율을 유지하는 것이 중요합니다.

SS : 비율을 알 수 있는 혈액 검사도 있습니까?

CP : 네, 적혈구 지방산 프로필 검사가 있는데, 메타메트릭스 (Metametrix)를 포함한 여러 혈액검사 기관에서 검사 받으실 수 있습니다. 저는 이 피검사가 건강 상태의 여러 측면을 알려주는 아주 중요한 검사라고 생각합니다.

저는 배리 시어스(Barry Sears) 박사님께 감사를 드리고 싶습니다. 그분의 책을 통해서 많은 사람이 필수 지방이 유기체에 끼치는 영향에 대해 이해하기 시작했습니다. 유기체가 최적의 기능 상태를 유지하거나 아니면 질병에 걸리는 문제에 있어서 필수 지방의 역할이 매우 크다는 것을 알 수 있죠.

이 검사를 통해서 환자가 어떤 종류의 지방을 섭취하는지(포화지방, 고도불포화지방, 불포화 지방, 트랜스지방), 염증의 위험이 있는지, 암의 증식과 혈관 형성(종양을 공급해 주는 새로운 혈관의 발달), 혈관 수축(고혈압으로 발달 가능), 혈관 확장(모든 장기에게 좋은 순환을 지원), 그리고 혈전의 위험(혈소판 응집으로 인한)에 대한 많은 정보를 알 수 있습니다.

SS : 발암물질 말고, 전암(前癌)세포의 증가를 가져올 수 있는 다른 요인은 뭐가 있을까요?

CP : 네, 화학물질만이 문제는 아닙니다. 도표의 오른쪽 상단을 보면 알다시피 우연한 불운(무작위의 유전적 변화)이 닥치는 경우도 있습니다. 가족 유전적 요인 또한 미리 암세포를 발달시킬 수도 있는데, 이를 유전자 변이(DNA mutation)라고 부릅니다.

SS : 유전자 변이의 개념에 대해 자세히 설명해 주시겠습니까?

CP : 우리 몸에 있는 모든 세포에는 그 세포가 해야 할 일을 지시하는 프로그램이 있는데, 이를 DNA 또는 유전암호(genetic code)라고 합니다. 이 DNA는 세포의 사용 설명서와 같습니다. 세포로 하여금 언제 자라고, 언제 분열하고 증식해야 하는지, 또 주위에 있는 다른 세포와 어떻게 의사소통을 하고, 다른 세포들과 팀을 이루어 조직적으로 행동하는지 방법 등을 안내해 줍니다. 세포들이 모여 조직과 기관을 형성하고 잘 훈련된 하나의 오케스트라처럼 행동하기 때문에 이는 매우 중요합니다. 각각의 모든 세포들은 혈류나 혈류 주변에서 나오는 호르몬과 타 세포에서 내보내는 세포 신호에 특정한 방식으로 반응하도록 정교하게 프로그램되어있습니다.

하지만 화학물질이나 활성산소에 의해 세포 DNA가 변형될 경우 세포의 정상적인 행동이 망가질 수 있습니다. 이러한 모든 DNA 유전암호 변경을 돌연변이라고 부르고, DNA 돌연변이가 발생하면 태어날 때 원래의 프로그램과는 다른 변형된 명령 체계를 갖게 됩니다. 변이된 DNA를 갖고 있는 세포는 악성 프로그램이 깔린 컴퓨터나 메모리에 손상이 간 컴퓨터처럼 행동합니다.

새로운 세포 형성을 위한 정상적인 세포 분열 과정에서도 이러한 우연한 돌연변이가 빈번하게 발생하고 있다는 사실을 잊어선 안 됩니다. 조직과 기관과 혈액의 자연적인 성장 과정에서 혹은 평생을 걸친 연속적인 재생 과정에서 겪는 일상적인 일입니다.

SS : 세포가 분열하고 교체되는 과정에서 자주 오류가 생긴다는 것처럼 들리네요.

CP : 네, 세포의 복제 과정이 복사본으로 복사한 것을 또 복사하는 것과 똑같습니다. 그래서 오류가 발생하는 법인데, 시간이 지나면서 오류의 확률이 늘어납니다. 복사를 거듭할수록 사본이 더 더럽고 흐릿하게 보이고 원본과는 전혀 다르게 보이는 경우를 경험해 보셨죠? 암 발병 위험률이 노화에 따라 증가되는 원인이 어쩌면 그것일 수도 있습니다. 그래서 우리는 우리의 선택에 대해 보다 현명해져야 합니다. 나이가 들어서도 계속해서 '영양학적 살인 행위'를 저지른다면 우리 몸이 젊었을 때처럼 견뎌 낼 수는 없을 것입니다. 나이 들수록 우리의 복사본은 원래 자신의 원본의 완벽함을 조금씩 잃어간다고 했습니다. 노화하는 세포와 장기를 보면 그 말에 진리가 있음을 엿볼 수 있습니다. 우리 세포를 보호함으로써 가능한 원본에 최대한 가까운 모습으로 살아가는 것을 노력하고 희망하는 수밖에 없습니다.

SS : 그렇다면 도표에 나와 있는 무작위 DNA 돌연변이와 유전적 요인 요소 상자에 대해서는 그 위험을 줄이기 위해 할 수 있는 것은 무엇이 있을까요?

CS : 순전히 운에 맡겨야 하는 것처럼 보이기는 하지만, 위험을 최소화시키기 위해서 영양학적으로 할 수 있는 것들이 있습니다. 도표에서는 '처방 C'라고 표시해 두었습니다. 우리가 할 수 있는 것은 일상의 주요 식단이나 보조제를 통해 엽산염(folate)과 B_{12} 같은 비타민을 충분하게 공급하는 것입니다. 이들 영양소는 세포 분열 과정에서 정확한 DNA 복사를 이루어내기 위해 필수적입니다. 이는 퍼즐을 풀어나가는 과정과도 같습니다. 중요한 조각들을 잃어버리게 된다면, 완성될 퍼즐의 결과가 바뀌거나 해법을 잃게 되는 것과 같습니다. 이 경우에는 DNA가 전혀 다른 명령 체계를 갖게 되는 것입니다.

SS : 그렇군요. 줄기세포를 저장해 두어야 하는 또 다른 이유가 되겠네요.

CP : 그렇습니다. 앞으로 엄청난 잠재력이 있다고 봅니다. 세포 원형의 프로그램을 저장해 두었다가 기술이 허락할 때에 '깨끗한' 새 프로그래밍으로 우리 세포에 재장전(reloading) 할 수 있다는 것은 무척 고무적인 일입니다. 재활용 컴퓨터처럼 프로그램을 다 밀어버리고 새로 사온 원본 디스크로 포맷해 버리는 거죠. 그래서 일부 부모들은 신생아들의 체대혈 세포들을 모아두기도 하고, 아이들이 어렸을 때 최대한 일찍 줄기세포를 줄기세포 은행에 저장해 두는 이유입니다.

또 불행하게도, 마치 컴퓨터처럼 바이러스와 버그들이 우리의 세포 프로그램을 침습하기도 합니다. 그것들을 제거하는 유일한 방법은 면역 시스템이 활성화되어 감염된 세포들을 인식하고 죽이는 방법 밖에는 없습니다.

그러므로 세포에 원본 DNA 프로그래밍이나 DNA 수정을 가하는 것이 아마도 가장 확실한 항암, 항노화 방법일 것입니다. 어떻게 보면 백혈병 치료인 골수 이식이 이와 비슷한 개념입니다. 백혈병세포를 생산하는 골수세포를 파괴한 뒤, 정상 세포를 생산하는 새로운 골수세포를 이식하는 것과 같다고 보시면 됩니다.

그러나 그 이전에 화학물질을 차단하고 면역 시스템을 튼튼하게 유지함으로써 세포의 프로그램과 미니 컴퓨터를 최대한 깨끗하고 변질

되지 않도록 지켜내는 것이 가능합니다.

SS : 바이러스들이 암을 유발하는 것은 알고 있습니다. 하지만 그게 어떻게 가능하죠?

CP : 인간을 감염시키는 바이러스들은 감염된 세포의 DNA를 변형시키는 것으로 알려져 있습니다. HPV(인간 유두종 바이러스)가 후두암이나 자궁경부암을 유발하기도 하고, C형 간염 바이러스가 간암 발병률을 높이는 것이 그런 예 중 하나입니다. 다시 한 번 강조 드리지만, 이들 바이러스에 감염된 모든 사람들이 암에 걸리지는 않습니다. 연구들을 살펴보면, 비타민 K_2가 C형 간염에 감염된 간이 암으로 발전하는 것을 예방하는 것으로 알려져 있습니다. 또한, 브로콜리 추출물인 I3C와 충분한 엽산염을 섭취할 경우 HPV에 감염되었다 하더라도 후두암이나 자궁경부암을 발병률을 낮추는 것으로 나타났습니다. 제 웹사이트에 이 연구들을 게시하도록 하겠습니다.

SS : 알겠습니다. 그러니까 화학물질들이 우리 몸 안으로 들어오는 것을 최대한 막아야 하겠군요. 반드시 피해야 하는 것들로 무엇이 있을까요? 그리고 만약 화학물질들이 체내로 유입됐다면 어떻게 해야 하죠?

CP : 그래요. 해로운 화학물질들에 대해서 알아보고, 가능하면 피하도록 해보죠. 어떤 것들은 도저히 피할 수 없는 것들도 있습니다. 그런 것들을 위한 차선책은 신체로 하여금 화학물질들을 효과적으로 해독할 수 있도록, 혹은 안전하게 체외로 배출하는 것을 촉진하도록 돕는 방법들이 있습니다.

앞서 언급한 도표에서 A와 B로 명시한 처방이 있습니다.

처방 A
체내 발암물질 축적을 최소화하기

체내 발암물질 유입을 피하라: 환경과 음식을 통한 독성물질의 유입을 가능한 한 피한다.

환경 독소. 태양, 방사선(비행, 의료검사, 휴대전화, 컴퓨터 등으로 인한), 대기 오염, 피부 접촉 물질(화장품, 옷, 샤워나 목욕 물)

식이 독소. 농약, 산화지방, 타거나 그을린 음식(특히 석쇠에 굽거나, 타거나, 그을린 육류, 볶은 커피, 탄 식빵), 인공 식품첨가물, 인공색소, 인공감미료, 유화제, 방부제, 포장지에 있는 오염물질, 조리도구(테플론 코팅 프라이팬 및 독성이 있는 금속 조리도구), 수저/접시/컵, 납 성분이 새어 나오는 세라믹 컵이나 접시, 또는 크리스털 글라스 등. 나의 경우 모두 유리 머그잔과 접시로 바꿨다.

발암물질의 과도한 체내 자체 생산을 피하라: 올바른 운동을 한다. 과도한 유산소 운동은 활성산소를 생산하는데, 연구에 따르면 이것이 DNA 손상을 증가시키는 것이 명백하다. (오염되지 않은 공기를 마시며) 적당한 강도의 심폐기능 강화 운동과, 저항력 훈련, 스트레칭의 균형을 맞춘 운동이 좋다. 추가적으로 요가나 태극권 또는 무술 등의 활동을 병행하는 것이 좋다. 운동은 절제된 상태에서 해야만 한다. 적당한 자극은 근육과 뼈, 그리고 관절을 강화시키는데 중요하기 때문이며, 동시에 노화 방지에도 도움이 된다.

여성과 남성의 경우. 에스트로겐(체내 분비 또는 호르몬제 주입)의 대사나 배출이 제대로 이루어지지 않을 경우 퀴닌(quinine)으로 전환되어 DNA

에 손상을 입힐 수 있다. 충분한 메틸화 요소(엽산 folate, B₁₂, B₆, SAM-e)와 십자화과 채소, 혹은 그 채소들의 주성분을 농축한 설포라페인(sulforaphane), DIM, 칼슘 글루카레이트(Calcium D-glucarate) 등과 같은 보조식품은 에스트로겐 부산물의 안전한 처리와 제거를 돕는다.

남성의 경우. 일부 연구자들과 의사들은 테스토스테론 대사물의 농도가 최적의 상태를 유지해야 한다고 믿는다. 테스토스테론의 에스트로겐 전환은 레스베라트롤(resveratrol), 케르세틴(quercetin), 크리신(chrysin), 그리고 충분한 아연 미네랄의 수치에 의해 감소될 수 있으며, 테스토스테론의 DHT 전환은 천연 화합물인 쏘팔메토(saw palmetto), GLA, EGCH(녹차 추출물), 혹은 식물 스테롤(sterol), 그리고 마찬가지로 충분한 아연 미네랄에 의해 감소될 수 있다.

처방 B
발암물질을 제거하는(해독하는) 몸의 능력을 향상시키는 방법

하루에 충분한 양의 단백질을 섭취하라. 이는 담즙과 대변을 통해 제거되어야 하는 것들을 처리하는 간의 기능(간의 해독 능력)을 돕는다.

섬유질 섭취를 늘려라. 적정 수준의 섬유질(용해성이나 비용해성 모두)은 대장암이나 유방암, 전립선암과 같은 호르몬성 암들의 발병 위험을 줄여주는 것으로 나타났다. 가용성 섬유질과 비가용성 섬유질을 혼합해서 하루 50g 정도 섭취하는 것이 상당한 보호 효과가 있는 것으로 나타났다. 나의 경우는 Design for Health사의 Paleo Fiber를 좋아하는데, 이는 열두 가지의 다른 종류의 섬유질로 이루어져 있다는

것이 장점이며 글루텐이나 대두를 포함하지 않기 때문이다.

땀을 흘려라. 땀이 나도록(사우나, 운동 시 복장을 통해) 자극하는 것이 좋은데, 땀이 배출될 때, 몸속에 축적되어 있던 독소들, 특히 지방 세포 속에 있던 독소들을 운반해 나오기 때문이다.

깨끗한 물을 마셔라. 많은 양의 깨끗한 물을(믿을만한 정수기로 여과해서) 마시되, 플라스틱 병 물은 되도록 피하도록 한다.

운동하라. 땀을 흘리는 것뿐만 아니라 피와 림프 순환 또한 활발해 지도록 자극한다.

SS : 도표에서, 암 발병 경로의 첫 번째 단계는 어떤 평범한 세포가 DNA 손상(혹은 DNA 변형) 또는 잘못된 유전적 발현 때문에 의해 변화되는 단계라고 묘사하였습니다. '잘못된 유전적 발현'이란 무엇이며 그것을 예방할 수 있는 방법이 있을까요?

CP : 이것은 세포 행동 양식이 체내 비타민 상태에 영향을 받는다는 증거의 한 단면입니다. 각각의 세포들은 인체 내 특정 장소에서 최적으로 기능하기 위한 각종 지시 사항이 담긴 프로그램을 가지고 있습니다. 각각의 세포들은 오직 그 세포에게만 배당된 특정 지시 사항만을 읽어야 하는데, 이때 다른 부적절한 지시 사항들은 세포에게 혼란을 주지 않기 위해 비활성화되거나 감추어집니다. 마치 합창단이 다함께 멋진 곳을 합창하지만, 각각의 단원들은 해당된 파트만 적힌 악보에만 신경 쓰면 되는 것과 같습니다. 마찬가지로 세포들도 특정 기관에서 정해진 일을 하며 조화롭게 기능하면 되는 것입니다. 이를 위해서 몸속에 엽산, B_{12}, B_8과 같은 비타민들과 콜린(choline), SAM-e와 같은 물질들에 의해 제공되는 메틸화 요인들이 필요합니다. 이들이 충분하면 세포들의 정상 운영을 확신할 수 있습니다. 이들 비타민 중 일부가 부족한 상태에 처한다면, 세포들 간에 어떤 지시 사항을 따라야 하는지 혼란이 일게 되며, 합창단은 조화를 잃게 되는 것입니다.

SS : 메틸화 요인(methylating factors)이 충분한지는 어떻게 알 수 있죠?

CP : 한 가지 방법은 메틸 전달효소인 호모시스테인(homocysteine) 수치를 확인하는 것이고, 일반 혈액검사를 통해 RBC 엽산과 혈청 B_{12} 등의 엽산염(folate) 수치를 확인하는 방법이 있습니다. 혹은 소변검사를 통해 B_{12}와 엽산염의 농도가 충분한지를 확인해 볼 수도 있습니다. 소변검사는 메타메트릭스(Metametrix)와 같은 영양학 관련 신진대사실험 전문 연구기관에서 검사가 가능합니다.

SS : 좋습니다. 그럼 암 발병 경로의 첫 번째 단계를 지났을 땐 암으로 발전할 것이라고 예상되는 세포들에게 무슨 일이 일어나죠? 이것들이 위험한 암으로 바뀌는 때는 어떤 순간들인가요?

CP : 이 시점에는 세포들이 종양으로 자라서 온몸에 퍼지도록 자극하거나, 반대로 줄일 수 있는 요인들이 존재합니다. 여기가 바로 당분, 인슐린, 기타 성장 요인들, 면역력, 그리고 다른 자연적 복합체들이 이들의 운명에 영향을 미칠 수 있는 지점입니다. 이들을 하나씩 차례로 살펴보겠습니다.

SS : 그 말씀은 변이로 인해 악성 프로그램을 갖게 된 세포라 하더라도, 곧바로 파죽지세의 악성 종양으로 발전되지는 않는다는 뜻이군요?

CP : 그렇습니다. 다행스럽게도 항상 곧바로 암이 되는 것은 아닙니다. 좋은 시나리오와 나쁜 시나리오가 있습니다. 우리 몸에는 에러를 감지하는 자체 방어 시스템이 있습니다. 다행히도 세포 프로그램은 두 개의 복사본을 가지고 있습니다. DNA 백업 파일이라고 보시면 됩니다. 믿기 어렵겠지만, 우리 몸은 DNA 오류를 주기적으로 검사합니다. 그래서 가끔씩 이런 변이를 잡아내 고치곤 합니다. 하지만 오류를 잡아내지 못한 채(잡아내기 전에) 세포가 분열해 버리면, 변이된 유전자가 유유히 새로운 세포로 분열을 하고, 이때부터는 되돌릴 수 없게 됩니다. 변이된 세포는 분열을 통해 형제 세포들을 갖게 되는 거죠.

SS : 이 사고에 대해 우리가 할 수 있는 것이 아무것도 없는 듯 보입니다. 순전히 운에 맡겨야 하나요?

CP : 사실 이 시점이 우리가 능동적으로 영향을 미칠 수 있는 중요한 지점입니다.

세포의 성장과 분열이 너무 빠르게 진행되면 우리 몸이 DNA 오류 검사를 제대로 하지 못하고 건너뛰게 되는 경향이 있습니다. 앞서 언급했다시피 당과 인슐린은 세포 성장과 분열을 가속화시키는 해로운 요소들입니다. 당과 인슐린이 암에 악영향을 미치는 것은 그것뿐만이 아닙니다. 그것에 대해서는 이후 다시 설명드리겠습니다. 반면, 비타민 D는 DNA 복구 과정에서 중요한 요소입니다.

SS : 만약 심각한 DNA 손상이 광범위하게 발생했다면 이를 알아낼 수 있는 검사가 있을까요? 신속히 발견해서 조기에 조치를 취하면 유리할 것 같은데요.

CP : 네, 있습니다. 소변검사를 통해 가능합니다. 8-OHdG(8-hydroxydeoxyguanosine)와 같은 DNA 손상 여부를 알려주는 표지인자 수치를 측정할 수 있습니다. 또한, 산화지방의 표지인 과산화지질(lipid peroxide) 농도를 측정하기도 합니다. 산화지방이 증가하면 활성산소가 많다는 것을 의미하죠. 그럴 경우 항산화제가 필요하다는 것을 알 수 있습니다. 이는 튀김 음식과 같은 손상된 지방을 과다 섭취한 결과라 할 수 있으며, 고도불포화지방(마가린, 해바라기씨유, 홍화유, 대두유, 옥수수유)의 과잉 섭취나 볶은 해바라기씨, 캐슈넛, 땅콩, 잣과 같은 견과류의 과잉 섭취로 인해 발생할 수 있습니다.

SS : DNA 변이들이 감지되고 고쳐지지 못한다면, 손상된 DNA를 가진 세포들은 어떻게 되는 건가요? 이런 세포들이 바로 암이 되는 건가요?

CP : 아니요. 실제로 이러한 일들은 우리 몸에서 매일 일어납니다. 하지만 우리가 강한 무기로 무장한 군인들을 가진 군대처럼 튼튼한 면역체계를 가지고 있다면, 이들 전암세포들을 발견하고 죽일 수 있습니다. 예를 들면, 자연 살해세포(NK 세포)는 암세포들을 발견해내고 죽입니다. 실제 환자들의 자연 살해세포 수치와 활동성을 검사해서 환자들의 면역체계가 충분히 건강한지, 혹은 자연 살해세포의 수를 더 늘려주어야 할 필요가 있는지를 알아볼 수 있습니다. 감염이 발생했을 때와 마찬가지라고 보시면 됩니다. 감염균이 번식하여 우리 몸을 장악하기 전에 전멸시키는 강경한 방어 전략이 필요한데, 그러기 위해서는 비정상 세포를 빠르게 감지해 낼 수 있도록 면역체계가 잘 작동해야만 합니다. 세균 감염이 그렇듯, 암세포의 수가 급격히 증가해서 면역체계가 손을 쓸 수 없는 지경에 이르기 전에 제압하는 것이 중요합니다.

SS : 면역체계가 잘 작동하기 위해서 우리가 할 수 있는 것은 뭐가 있을까요?

CP : 처방 E를 보시면 잘 나와 있습니다.

처방 E
면역력을 강화하는 방법

면역 효율을 높이라: 면역기능의 효율을 높이는 요소들을 섭취해야 합니다. 충분한 단백질을 온종일 분산해서 섭취해야 하고, 비타민(비타민 C, B₁₂, 엽산)과 미네랄(아연, 셀레늄)을 공급해 주어야 합니다. 글루타민은 면역체계에 연료를 공급하며, 프로바이오틱스(유산균)은 면역력을 북돋아 줍니다.

때때로 추가적인 도움을 받으라: 면역력 활성에 도움을 받기 위해 허브를 사용합니다. 에키나시아(Echinacea), 자운영꽃(astralagus), 딱총나무열매(elderberry), 안드로그라피스(andrographis), 히드라스티스(goldenseal), 또는 다양한 버섯 추출물(잎새버섯, 표고버섯, 영지버섯, 베타글루칸) 등이 도움이 됩니다. 웹사이트 www.cristinapaul.com에 가서 〈Herbal Extracts for Boosting Immunity〉 문서를 검색하면 이러한 약초들이 어떻게 작용하는지에 대한 보고서를 읽으실 수 있습니다.

면역을 손상시키는 것들을 피하라: 면역력을 떨어뜨리지 않고 유지하는 방법:
- 스트레스를 줄일 것
- 과도한 탄수화물 섭취를 피할 것
- 과도한 지방 섭취를 피할 것
- 충분한 수면을 취할 것
- 우울증을 고치되 가급적이면 생활방식과 영양식을 통해 고칠 것
- 독소를 피하고 제거할 것(수은 혹은 다른 공해물질)

비타민 K에 대해 알아볼 것: 비타민 K는 면역체계가 암세포를 죽이는데 필수적인 요소로 알려져 있다. (세포소멸, apoptosis) 최근

에는 최적의 신체기능을 유지하기 위해 하루에 1~2mg의 비타민 K를 섭취할 필요가 있다는 연구 결과도 보고 되었다. 한 최근 연구조사에 따르면, 전립선암의 발암 위험과 비타민 K의 농도가 상호 연관되어 있다는 것이 밝혀졌으며, 또 다른 조사에서는 건강한 뼈를 위해 비타민 K를 복용하던 여성들의 유방암 발병 확률이 저하된 것이 밝혀졌다.

SS : 결국은 우리가 건강한 면역력을 가지고만 있다면, 얼마든지 변이된 세포를 뿌리 뽑을 수 있다는 말씀이시군요. 그렇다면 만약에, 면역 체계가 변이된 세포를 놓쳐서 암세포가 증가하기 시작했다면, 그때라도 암의 진행을 저하시키거나 멈출 수 있는 영양학적 조치가 있을까요?

CP : 암세포가 완전히 자리를 잡아서 진짜 암이 되어 갈수록 그것을 막는 것은 힘들어집니다. 하지만 영양 조절로 암의 진행을 저하시키거나 혹은 완전히 파괴할 수 있는 여러 가지 방법들이 있습니다. 진행되기 시작한 암은 빠르게 증식하라는 신호를 내기 시작합니다. 대부분의 경우, 암세포는 주변의 다른 세포들과 정보 전달을 하지 않도록 지시합니다. 암세포들은 한때 자신이 속했던 조직을 장악하고, 그 조직은 더 이상 원래의 기능을 하지 못하게 됩니다. 이 단계에서 당분과 인슐린이 이 미친 세포들의 성장과 증식을 가속화시킵니다.

반복하지만, 핵심은 이것입니다. 탄수화물, 설탕, 그리고 인슐린 수치를 항상 적당히 낮게 유지해야 합니다.

우리 몸에는 세포의 분열과 증식 속도를 조절하는 몇 가지 생리적/영양학적 요소들이 존재합니다. 이 요소들은 부적절한 세포의 성장 속도를 활성화시킬 수도 또는 늦출 수도 있습니다. 도표에 처방 F가 이를 설명합니다.

처방 F

충분한 양의 오메가-3를 섭취하라: 지방산대 오메가-6, 오메가-3 간에 비율은 프로스타글란딘이라고 불리는 호르몬을 통해 세포 증식 속도에 영향을 미친다. 어유(채식주의자의 경우 아마씨와 해조류 DHA)에 함유된 오메가-3 지방을 충분히 섭취하는 것이 매우 중요하다. 곡류 사육을 한 육류와 유제품으로부터 얻은 아리키돈산(arachidonic acid)의 과도한 섭취를 피해야 한다. 가능하면 청초를 먹인 동물들과 그 유제품을 섭취하는 것이 좋다. 흥미롭게도 '스위스 소'로부터 얻은 치즈는 오메가-3 지방 함유량이 높다. 이는 이들이 오메가-3가 풍부한 알프스 지대의 풀을 먹고 자란 '행복한 소'이기 때문이다. 불행하게도(일부 브랜드를 제외하고) 미국에서 사육되는 대부분의 소는 옥수수 곡식을 먹는다. 그 때문에 미국의 소고기나 유제품(우유, 치즈, 요거트)는 오메가-6 지방을 다량 함유하고 있다.

엽산염(folate)의 균형을 유지하라: 천연의 엽산염이라 하더라도 과도한 엽산(folic acid)은 과도한 세포 증식을 유발할 수 있다. 따라서 앞서 설명했듯, 검사를 통해 엽산의 수치를 항상 적정 범위 내에 유지하는 것이 중요하다.

유사 성장인자(IGF-1) 수치를 의식하라: 성장 호르몬의 지표인 인슐린 유사 성장인자는 세포 증식을 자극할 수 있다. 그러나 정상 범위 내에 있는 적당한 성장 호르몬은 면역력을 강화시키기 때문에 유익하다.

콜레스테롤을 체크하라: 과도한 콜레스테롤 생산을 예방해야 하기 때문에 자신의 콜레스테롤을 체크할 필요가 있다. 콜레스테롤을 생산하는 같은 과정에서 메발론산염도 만들어 지는데, 이 둘은 세포 증식을 도와준다. 이들의 생산 경로를 억제하기 위해 토코트레놀(tocotrienol), 리코펜(lycopene), 그리고 홍국(red yeast rice) 등을 사용할 수 있다. 앞서 언급되었듯이, 일부 연구에서 이들 세 가지 보충제들이 전립선암 발병률을 감소시키는 것으로 나타났으며, 전립선암뿐만 아니라, 다른 암의 발병도 억제하는 것으로 보인다.

SS : 홍국(red yeast rice)은 스타틴(콜레스테롤 강하제)과 똑같지 않나요?

CP : 맞습니다. 모나콜린(monacolins)이라고 불리는 스타틴과 비슷한 역할을 하는 분자를 포함하고 있기 때문입니다. 이 둘의 공통점은 HMG-CoA 환원효소를 억제하는 것입니다. 하지만 스타틴과 홍국은 우리 몸에서 조금 다르게 대사됩니다. 한 연구 결과에 따르면 홍국은 같은 양을 복용했을 때 콜레스테롤 저하 약물인 로바스타틴(Lovastatin)보다 모나콜린 K(monacolin-K, 스타틴 유사 분자) 혈액 수치를 10배나 낮추는 것으로 보고됐습니다. 홍국이 훨씬 나은 스타틴 유사 복합체라고 볼 수 있는 대목입니다. 스타틴 약물보다 효과가 좋지만 부작용은 훨씬 적습니다.

동양에서는 막걸리나 식초와 같은 발효식품으로부터 많은 양의 홍국을 섭취합니다. 홍국이 육류를 보존하고 색상을 위해서 사용되기도 합니다. 반면 미국에서는 육류의 색상 유지와 보존을 위해 발암물질로 알려진 질산염(nitrate)을 사용합니다.(한국도 햄, 소시지, 베이컨 등 가공 육류에 아질산나트륨을 사용하는 것은 마찬가지임 - 역자 주)

생활 스타일을 조정하고 영양적 개선을 시도해도 콜레스테롤 수치나 비율이 잡히지 않을 경우 홍국이 유용합니다. 또한, 유전적으로 콜레스테롤 수치가 높은 경우에도 홍국이 도움이 됩니다. 하지만 암 환자의 경우, 콜레스테롤을 낮추기 위한 목적뿐 아니라 콜레스테롤과 똑같은 대사 과정에서 만들어지는 메발론산염을 감소시키기 위해 쓰입니다. 두 가지 모두 그냥 놔두면 암세포 증식을 유발하기 때문에 그렇습니다. 그러므로 요약하자면, 홍국과 스타틴을 사용해 HMG-CoA 환원효소를 억제함으로 콜레스테롤과 메발론산염의 수치를 감소시킬 수 있습니다. 많은 연구 결과가 메발론산염의 유용성을 감소시키는 것이 암 진행을 막는다고 확인하고 있습니다.

SS : 이러한 미친 암세포들을 막을 수 있는 또 다른 방법들이 있을까요?

CP : 영양제나 식이요법을 통해 세포 증식을 지연시킬 수 있습니다. 또한, 암세포는 영양 공급을 위해 새로운 혈관을 형성하는데 이것 역시 지연이 가능합니다. 처방 G가 바로 그 방법입니다.

처방 G
암세포 증식을 늦추는 방법

비타민 D를 섭취하라. 비타민 D는 암 발병 위험을 낮추고, 암세포의 성장을 낮추는 것으로 알려져 있다. 이는 비타민 D가 과도한 세포 증식을 감소시키기 때문이라 여겨진다. 비타민 D를 복용할 때는 식사 혹은 보충제를 통해 충분한 양의 비타민 K를 함께 섭취해주어야 한다. 이는 비타민 D가 비타민 K와 함께 태그 팀을 이루어

체내 칼슘의 운반을 돕기 때문이다. 특히 칼슘이 혈관이나 신장에 축적되는 것을 예방하고 뼈로 들어가도록 돕는다. 비타민 K 결핍 상태에서(다이어트, 일사량 증가, 영양제 보충 등을 통해) 체내 비타민 D 수치만 높아지면 동맥경화와 동맥 석회화를 유발할 수 있다는 연구 결과가 있다. 결론은 비타민 D와 비타민 K는 암 발병을 억제하는 훌륭한 조합이고, 골다공증과 심장 건강에도 좋은 영향을 준다는 것이다.

몸에 이로운 식이식물 요소(botanicals). 많은 식물성 요소가 암세포의 증식을 억제하고 사멸시킬 수 있다. 다음에 이어지는 목록들은 충분한 증거를 가진 확실한 것들이다 : 레스베라트롤(resveratrol) 또는 약간의 적포도주(과음하지 않는 선에서), 영양제 또는 요리에 사용되는 강황에 들어 있는 커큐민(curcumin), 녹차 추출물 또는 녹차, (다 자라거나 새싹인) 브로콜리 또는 브로콜리 추출물(설포라판 sulfo-raphane, DIM), 적당량의 포도(껍질에 유효한 성분들이 많이 함유되어 있는 반면 포도 주스는 당분이 높고 영양분은 거의 없다. 그러므로 포도껍질까지 먹는 것이 가장 좋은 방법이다.), 포도씨 추출물, 석류 추출물 또는 적당량의 석류 주스, 케르세틴추출물 (quercetin : 양파, 사과, 포도 등에도 함유), CLA (공액리놀렌산. 영양제 또는 풀을 먹고 자란 소의 육류나 유제품에 함유), 루테올린(luteolin : 양파, 브로콜리, 당근, 무, 셀러리, 올리브 등에 함유), 생강(추출물, 영양제, 생강차).

몸에 이로운 천연 물질들. 다음은 다양한 기전으로 암 유발을 감소시키는 것으로 알려진 몇 가지 천연 화합물들이다:

- 칼슘, 대장암 유발을 감소시킴
- 코큐10(CoQ10), 유방암을 억제하고 완화에 도움을 줌
- 체리에 함유되어 있는 페리릴(perillyl) 알코올은 리모넨(limonene : 감귤 껍질에 함유되어 있음)과 화학구조가 유사하며 둘 모두 암을 억제함
- 마늘은 백혈병에 유효함(양파도 항암 화합물질을 함유하고 있음)
- 요오드, 결핍 시 유방암과 갑상선암 유발에 복합적으로 관련 있는 것으로 알려짐

CP : 이 결과는 히포크라테스가 2,500년 전에 말한 것을 재확인해 줍니다. "음식이 곧 약이고, 약이 곧 음식이다."

SS : 크리스티나, 고맙습니다.

Knockout 요약

- 균형 잡힌 항산화제 복용이 중요하다. 예를 들어 아주 강력한 항산화제이며 유전자 조절 인자인 레스베라트롤을 복용하고 있다고 하다라도 다른 항산화 물질들의 섭취를 주저할 필요가 없다. 만약 석류나 포도 같은 좋은 과일들이 있다면 항산화제 영양제를 의식하지 말고 섭취해도 된다. 항산화제와 함께 다른 여러 과일과 채소들을 다양하게 섭취하는 것이 암을 예방할 수 있는 가장 좋은 방법이다.

- 합성 비타민은 피하는 것이 좋다. 합성 비타민은 음식을 통해 섭취한 영양소가 흡수되는 것을 방해할 수도 있기 때문이다. 합성 제품은 천연 비타민이나 천연 영양소에 비해 균형이 깨져 있다.

- 비타민 E 제품을 구입할 때는 성분 표시를 확인해서 비타민 E의 형태가 천연 복합 토코페롤인 제품을 선택해야 한다. 만약 복합 토코트리에놀이라면 더욱 좋다. 연구 결과, 토코트리에놀이 유방암, 대장암, 전립선암의 발병 위험을 감소시키는 것으로 나타났다. 성분 중에 d,l-알파토코페롤은 피한다.

- 비타민 A 제품을 선택할 경우 복합 카로테노이드 제품을 선택해야 한다. 비타민 A의 주 형태인 베타-카로테노이드만으로 이루어진 제품의 경우 다른 천연 카로테노이드의 불균형을 야기시킨다. 이는 체내에서 흡수될 때 서로 경쟁하기 때문이다.

- (가공식품은 물론 심지어 영양제에도 사용되는) 인공 색소는 무조건 피해야 한다. 대신 천연 색소를 사용한 제품들을 선택하라. 예를 들어, 포도 껍질의 붉은색이나 강황에서 추출된 색소들은 강력한 항산화제들이다.

- 엽산이 결핍된 사람들에게 이를 보충하면 다양한 암의 위험을 억제할 수 있다. 합성 엽산(folic acid)과 천연 엽산염(folate : 주로 과일, 채소, 간에 함유)은 큰 차이가 있다. 과도한 양의 합성 엽산을 보충하게 되면 전암세포의 발달 촉진을 유발할 수 있다. 음식으로 섭취할 경우 정제된 밀가루에 첨가된 엽산(folic acid)을 피하고, 과일과 채소의 천연 엽산염(folate)을 섭취하는 것이 좋다.

- 끼니당 얼마나 많은 탄수화물을 소비하는지 주의 깊게 살펴볼 필요가 있다. 탄수화물을 과다 섭취하게 되면, 혈당 수치가 상승하게 된다. 당은 암과 초기 암세포의 영양분이 되며 과도한 인슐린을 분비하게 하는데, 인슐린은 암세포들의 성장, 분열, 증식의 2차 촉진제 역할을 하게 된다. 고 탄수화물 음식을 섭취한 후 운동을 하게 되면, 탄수화물이 체내에 흡수되자마자 즉시 소비할 수 있게 된다. 그러므로 식사 후에는 바로 산책하는 것이 좋다.

- 나이가 들게 되면 세포는 부정확한 복제를 하게 된다. 엽산염(folate)과 B_{12} 같은 적절한 비타민을 음식을 통해, 또는 영양제를 통해 섭취함으로 세포를 보호할 수 있다.

제18장
항암 치료와 방사선 치료를 선택한 환자들이 알아야 할 것들
− 빌 팰룬(Bill Faloon)과의 인터뷰 −

이건 어려운 미션이 아니다. 불가능한 미션이다.
　　　　− 미션임파서블2(2000), 앤소니 홉킨스가 탐 크루즈에게 한 대사

　이 책을 위한 조사를 하면서, 나는 정말 충격적인 몇 가지 사실들을 발견했다. (원발성)일차 종양을 제거하기 위한 수술이 전이의 가장 큰 원인이라는 사실이 판명되었다. 수술로 암을 치료할 수 없을 뿐만 아니라, 오히려 수술이 암을 더 퍼지게 할 수도 있다는 것이다!.

　그나마 다행인 것은 수술로 인한 재발이나 전이를 방지할 수 있는 광범위하고 다양한 치료법들이 확인됐다는 것이다. 이러한 치료법들에 대해 알고 있는 암 환자들이라면, 몇 가지 간단한 과정을 따라 함으로 암 치료의 성공 확률을 극적으로 개선할 수 있다.

　어쩌면 일반인들의 입장에서는, 암 전문의들도 이러한 사실을 이미 알고 있을 거라는 기대를 할 수도 있다. 실은, 내가 알아낸 모든 정보들은 상호 심사된 과학학술 논문을 통해 이미 발표된 내용들이다. 공개된 정보라는 뜻이다. 하지만 안타깝게도, 일관적인 통념을 가진 의

사들에게는 이 새로운 치료 방법들은 간과되기 일쑤이다. 암세포들이 몸의 다른 부분으로 전이되는 것을 막기 위해서는 수술 전과 후의 올바른 선택이 중요하다.

생명연장재단(Life Extension Foundation)의 책임자이자 공동 설립자인 빌 팰룬(Bill Faloon)은 어떤 것들이 올바른 선택인지 잘 알고 있다. 그는 의사가 아닌 평범한 일반인이지만, 개인적인 큰 희생과 위험 부담까지 감수하며 진실과 올바른 것을 위해 싸워온 정열적인 사람이다. 그의 조사는 (Life Extension) 자문 위원회가 제공하는 데이터베이스를 통해 얻어지는 정보들로 일반인들이 평소 쉽게 접할 수 없는 최첨단 의학 정보를 제공하고 있다.

암은 두려운 진단이다. 심신을 쇠약하게 만드는 진단이다. 환자에게는 가장 무서운 공포의 대상이기도 하다. 많은 사람에게 대체요법을 통한 접근은 상상조차 할 수 없는 선택이다. 일반적인 암 전문의들은 주로 한 가지 선택만 제안하며, 환자들이 치료의 모든 방법에 대한 조사를 제대로 하지 않았다면, 전통적인 암 표준 치료를 거부하는 것은 너무 큰 위험 부담일 수밖에 없다.

어떤 암 치료 방법을 선택할 것인가에 대한 문제는 지극히 개인적인 사안이고, 나는 개인들의 선택을 존중한다. 이러한 이유로 빌 팰룬 씨에게 일반적인 암 표준 치료를 가장 잘 받는 방법을 알려달라고 부탁했다. 어떻게 하면 환자들이 항암 치료의 혜택을 극대화하고, 강한 항암제의 독성으로부터 잘 버티고 살아남을 수 있을까? 어떻게 하면 환자들이 그저 끼워 맞추기 식의 추측이 아닌, 자신의 특정 암에 알맞은 치료법을 찾을 수 있을까? 이 책을 통해서 누차 언급해왔듯이, 내가 처음 유방암에 걸렸을 때는 수정된 암 표준 치료에 의존했었지만, 현대의학의 암 표준 치료법은 더 이상은 나의 선택이 아니다. 나는 항암 치료는 거부했지만, 수술과 방사선 치료를 받았었다. 하지만 그 이후 암 치료에 대한 나의 생각은 송두리째 바뀌었고 지금은 건강관리에서는 대체의학을 먼저 찾는다. 의약 제품과 서양의학이 통증, 감염, 그리고 정신질환에서는 자리를 잘 잡고 있는 것은 인정한다. 동시에 암과 관련돼서는 많은 사람은 대체의학을 달가워하지 않는다는 것도 알고 있다. 나는 환자들이 본인들의 건강에 대해 스스로 내리는 결정과 선택을 이해하고 존중한다. 이번 챕터의 목적은 암 환자가 항암 치료나 수술, 또는 방사선 치료와 같이 전통적인 암 치료 방식을 선택 했을 경우, 치료 성공률을 극대화하는 방법을 알려주고자 함이다.

어떤 사람들은 전통적인 암 치료법을 견뎌내고 살아남는다. 그러나 새로 알려진 방법들을 통하여, 치료 전이나 치료 과정 중에 몸을 단련하고 건강을 증진하는 것은 마땅히 해야 할 일이며, 암 환자들로서는 최선의 선택일 것이다.

아는 것이 힘이다. 그저 올바른 선택을 하는 것만으로는 충분하지 않다. 때론 내가 경험했던 것처럼 오진과 의사들의 의학적 무지가 생존 여부를 가름하는 요인이 되기도 한다. 환자로서 어떠한 치료 옵션들이 존재하는지, 또 어떠한 치료가 본인의 상황에 가장 잘 맞는지를 알고 있어야 한다. 빌 팰룬과의 인터뷰는 환자가 본인이 선택한 선택한 암 치료를 받을 때, 그 효과를 최대한 극대화하고 최상의 결과를 낼 수 있도록 도와줄 것이다.

당신의 생명과 건강에 대한 주도권을 타인의 손에 넘기지 마라. 그것은 항상 본인의 몫이 되어야 한다. 나의 바람은 이 책을 읽고 난 독자들이 정보력 있는 환자가 되었음을 깨닫고, 본인이 적극적으로 나서서 질병 치료를 직접 관리함으로써 암이라고 하는 끔찍한 불청객에 대항할 수 있는 힘과 자신감을 회복하게 되는 것이다.

놀랍게도, 암 전문의들은 암 환자를 보다 더 잘 치료할 수 있는 입증된 방법들이 엄연히 존재함에도 이를 무시하는 경향이 있다. 생명연장재단 소속의 의사와 과학자들은 회원들에게 암에 대한 상담을 제공한다. 상담을 통해 환자에게 적합한 암 치료법을 소개하기도 하는데, 여기서 소개하는 치료법들은 모두 미국 식품의약국의 허가를 받은 치료 법들이지만, 무관심한 암 전문의들에 의해 종종 거절되는 치료법들이다. 암 전문의들은 암 환자를 병원의 고수익 생산라인에 올려놓고 돌리기를 선호하기 때문에 별 돈이 안 되는 이들 치료법들을 무시한다. 이는 매우 슬픈 현실이다. 빌 팰룬에 의하면 "미국의 두 번째로 큰 사망 원인은 의료계의 무지이며, 그로 인해 많은 사람들이 죽는다."

생명연장재단은 암 환자의 장기 생존율이나 완치 확률을 월등하게 높일 수 있는 많은 치료법들을 알아냈다. 안타까운 것은, 대부분의 암 전문의들이 충분한 과학적 연구를 거친 무독성 치료법들이 존재함에도 이를 임상에서 사용하는 것을 전혀 고려하지 않는다는 것이다. 이는 비극이 아닐 수 없다. 아래의 인터뷰의 도입부는 암 환자를 살리는 다양한 무독성 치료법에 대해 논하고 있는데, 전통적인 암 표준 치료를 선택한 환자들에게 꼭 필요한 정보이다. 당신이, 혹은 사랑하는 사람이 암 진단을 받고 취약한 상태에 처하게 된다면, 아래의 정보들을 알고 있다는 것은 큰 힘이 될 것이다.

SS : 안녕하세요, 빌. 생명연장재단은 회원들에게 독특한 건강상담 서비스를 제공하고 있다고 알고 있습니다. 정보를 얻거나 병원을 추천받기 위해 상담전화를 걸어온 환자가, 최근 암 진단을 받았다고 한다면, 환자들에게 제일 먼저 묻는 질문은 무엇인가요?

BF : 우선은 수술을 포함해서 항암 치료나 방사선 치료 같은 전통적인 암 표준 치료를 받았는지를 물어봅니다.

SS : 왜 그렇죠?

BF : 암 환자들이 종종 수술 직전이나 다른 병원 치료를 받기 바로 직전에 우리에게 전화하기 때문이죠. 우리는 원발성 종양의 재발 위험을 낮추는 방법과 암의 전이를 줄이는 방법을 알려줍니다.

SS : 암 환자들이 수술 전에 그런 확률을 줄이기 위해 취할 수 있는 방법이 있다는 말씀인가요?

BF : 당연히 있습니다. 암 수술이 정당화되는 것은 신체로부터 물리적으로 암 덩어리를 떼어낸다는 사실입니다. 하지만 많은 경우 수술을 통해 암이 다른 장기로 전이된다는 사실을 고려하지 않고 있어요. 과학자들은 암 수술이 오히려 암 전이 확률을 높인다는 놀라운 연구결과를 발표했습니다. 전통적인 암 의학계는 이 사실을 외면하고 있지만, 이는 부정할 수 없는 사실입니다.

SS : 수술이 어떻게 전이의 위험을 높이는 거죠?

BF : 수술하는 과정에서 신체의 일부분에 국한되어 있던 종양의 자연적인 경계선이 파괴됩니다. 이는 암세포가 원래 있던 자리에서 벗어나 몸의 다른 부분으로 퍼지도록 합니다. 수술은 또한 암세포가 번성하도록 생물학적인 연료를 제공하는 염증 반응을 유발함과 동시에 면역 억제를 유도합니다. 수술은 치유를 필요로 하는 환자의 몸에 오히려 상처를 내는 격이라 할 수 있죠. 그러면 우리의 몸은 (수술로 인한) 상처의 치유를 위해 성장 인자를 분비합니다. 하지만 이때 분비되는 성장 인자들은 암세포의 성장도 똑같이 촉진하게 됩니다. 수술 전에 적절한 조치를 취하지 않으면 암세포들은 수술 과정에서 혈류로 흘러들어갈 수 있고, 혈관을 타고 돌아다니다가 몸의 다른 장기에 안착해 전이를 일으키게 됩니다.

SS : 암세포들이 혈류로 빨려 들어간 후에는 어떤 일이 일어나나요?

BF : 때로는 빨리 흐르는 혈액의 난류가 암세포를 파괴하기도 합니다. 또한, 암세포들은 혈류에 있는 면역 세포와 만나게 되면 면역 세포에 의해 파괴됩니다. 그렇기 때문에, 수술 전에 환자의 면역력을 최대한 향상시키는 것이 중요한 이유입니다. 그러면 수술 중에 혈류에 암세포가 흘러 들어간다 하더라도 활성화된 면역 세포에 의해 암세포가 사멸될 수 있기 때문입니다.

SS : 암세포가 파괴되지 않으면 무슨 일이 일어나죠?

BF : 혈액에서 살아남은 독한 암세포는 혈관에 붙어 혈관 벽을 뚫고 장기에 침투할 수 있습니다. 이 악성 세포들이 증식하여 전이 암으로 발전할 수 있죠. 따라서 수술 중 도망친 암세포가 있다고 하더라도 활성화된 면역 세포에 의해 사멸될 수 있도록 수술 전에 적절한 조치를 취하는 것이 중요합니다.

SS : 과학자들이 수술이 암의 전이를 야기할 수 있다는 것을 알게 된지 얼마나 됐지요?

BF : 생명연장재단은 수술이 전이의 위험을 높인다는 1985년에 발표된 연구 자료를 발견했습니다. 그리고 암 수술의 부작용을 최소화하는 방법들을 알아냈습니다. 2009년 〈외과학 연보, (Annals of Surgery)〉 학술지에서 연구원들이 암 수술은 암 전이를 차단하는 방해물을 확연히 줄이는 체내 환경을 조장한다는 사실을 보고했습니다. 2001년 〈영국 암 저널, (British Journal of Cancer)〉에 발표된 연구 결과 "원발성 종양 제거가 전이를 가속화할 수도 있다."라는 것도 밝혀졌습니다. 수술 후 관찰을 통해 사실로 입증했는데, 수술 전에는 눈에 띄지 않던 전이 병변이 수술 후 빠르게 나타났습니다.

SS : 수술 자체가 오히려 암을 퍼트릴 수 있다는 보고가 있었다는 말씀이시군요. 그렇다면 수술을 받는 환자들이 전이의 위험으로부터 자신들을 보호하기 위해 무엇을 할 수 있을까요?

BF : 암세포가 전이를 일으키기 위해 사용하는 방법들이 있는데 이를 사전에 막아야 합니다.

SS : 예를 든다면요?

BF : 암세포가 퍼져서 자라기 위해서는 우선 한데 모여 군락을 형성해야 합니다. 암세포 하나로는 전이가 이루어질 확률이 거의 없죠. 사람 한 명이 혼자서 번영하는 공동체를 이룰 수 없는 것과 같은 원리입니다. 암세포들이 한데 모여서 덩어리를 이루는 능력을 촉진시켜주는 접착 분자가 있습니다. 암세포 표면 위에 있는 이 분자들은 벨크로(찍찍이)와 같은 작용을 통해 자유롭게 돌아다니던 암세포들을 서로에게 접착시킵니다. 떠돌아다니는 암세포들이 혈관벽에 유착되는 것은 전이과정의 가장 중요한 핵심 단계입니다. 암 수술은 암세포의 유착성을 증가시킵니다. 과학자들이 실험을 했는데, 수술 조건과 동일한 조건을 조성한 결과, 암세포의 혈관벽 접착력이 무려 250%나 증가하였다고 보고하였습니다. 그러므로 암 수술을 받는 사람이 수술로 유발된 암세포 유착성 증가를 줄일 수 있도록 조치를 취하는 것은 매우 중요합니다. 다행히도 변형 시트러스 펙틴(citrus pectin)이라고 불리는 자연 성분이 그러한 작용을 합니다.

SS : 일반 시트러스 펙틴과 다른 점이 무엇인가요?

BF : 시트러스 펙틴은 식이성 섬유의 한 종류로, 장에서 흡수되지 않습니다. 그러나 변형 시트러스 펙틴은 이미 변형되었기 때문에 혈액으로 흡수되어 항암작용을 할 수 있습니다.

SS : 그것이 어떻게 암세포의 유착을 예방하죠?

BF : 암세포 표면의 접착 분자들을 묶어둠으로써 암세포들이 뭉쳐서 하나의 덩어리를 형성하는 것을 막습니다. 그것은 또한 떠돌아다니는 종양 세포가 혈관 내벽에 유착하는 것도 억제합니다. 실험을 통한 연구 결과 변형 시트러스 펙틴이 혈관 내벽에서의 접착 분자의 활동을 약 95% 정도 감소시킨다는 보고가 있습니다. 또한, 변형 시트러스 펙틴은 유방암 세포의 혈관벽 접착을 상당히 폭으로 감소시키는 것으로 알려져 있습니다.

SS : 다른 종류의 암세포들도 막나요?

BF : 〈미국국립암연구소 저널, (Journal of National Cancer Institute)〉에 실린 연구에 따르면, 쥐 대조 실험을 통해 한쪽 집단의 쥐들에게 펙틴을 주고 전립선암 세포를 주입하였습니다. 그리고 펙틴을 주지 않은 다른 쥐 집단은 대조군으로 사용되었습니다. 대조군의 93%에서 폐로 전이가 발생한 반면, 펙틴을 준 집단에서는 50%만 폐 전이가 발생하였습니다. 더욱 중요한 점은, 시트러스 펙틴을 준 집단의 전이된 종양의 크기가 대조군과 비교했을 때 89%가량 작았다는 사실입니다. 비슷한 실험에서 흑색종이 주입된 쥐들은 대조군보다 폐 전이가 90% 이상 감소했습니다.

SS : 놀랍군요. 그러나 사람에게도 똑같이 작용하는지 많은 분이 궁금해 하실 것 같습니다. 사람을 대상으로 한 임상실험도 있나요?

BF : 별 가망이 없는 말기 암 환자들을 대상으로 몇 차례 연구가 진행되었습니다. 한 실험에서는 전립선암이 재발한 열 명의 남성에게 매일 14.4g씩 투여하였습니다. 1년 후, 전립선 특이 항원(PSA)의 증가 속도가 감소함에 따라 암의 진행 상태에서 상당한 호전을 보였습니다. 그 후에 진행된 또 다른 연구는 전립선암이 상당히 진행된 49명의 사람들에게 4주 주기로 변형 시트러스 펙틴을 투여하였습니다. 치료가 2주 정도 진행된 후, 21%가 병의 안정화 또는 삶의 질의 향상을 경험하였습니다. 12% 정도는 24주 이상 병의 안정된 상태를 유지하였습니다. 이러한 전립선암 실험 대상자들이 이미 병이 많이 진행된 말기 암 환자들이었다는 점을 감안해 주시기 바랍니다. 쥐를 대상으로 한 실험실 연구가 성공적이었던 것처럼, 전이 예방을 위하여 환자가 수술을 받기 전에 영양제를 투여받았다면 더 좋았을 것입니다. 그래서 저희 생명연장재단에서는 암 환자분들이 수술 이전에 저희에게 연락을 주셔서 암 전이 군락의 형성을 사전에 차단할 수 있는 영양제들을 처방받으실 것을 독려하는 것입니다.

SS : 암세포 유착을 억제하기 위해 암 환자들이 섭취해야 되는 또 다른 것들이 있나요?

BF : 시메티딘(cimetidine)은 오랫동안 속쓰림 완화를 위해 사용된 약이 었습니다. 시메티딘은 잠재적 항암 능력을 가지고 있습니다. 이 약은 처방 없이 시중에서 쉽게 구매가 가능합니다. 시메티딘은 혈관 내벽에 위치한 E-selectin이라는 접착 분자의 활동을 저해함으로써 암세포 유착을 억제합니다. 암세포는 혈관 내벽에 접착하기 위해 E-selectin과 연결되어야 합니다. 시메티딘이 E-selectin의 활동을 저해함으로써 암세포의 혈관 유착 능력을 효과적으로 제한합니다. 혈류를 타고 떠도는 암세포를 부착시키는 혈관벽의 벨크로(찍찍이)를 제거한다고 이해하시면 됩니다.

SS : 그걸 어떻게 알죠?

BF : 2002년 〈영국 암 저널, (British Journal of Cancer)〉에 실린 한 연구에서는 64명의 대장암 환자가 1년 동안 기본적인 암 치료와 함께 시메티딘(1일 800mg)를 투여받거나 또는 투여받지 않았습니다. 시메티딘을 투여받은 집단의 10년 생존율은 84.6%였습니다. 반면 시메티딘을 투여받지 않은 대조군의 경우 10년 생존율이 49.8%에 지나지 않아 극명한 차이를 보였습니다. 놀랍게도 말기 대장암 환자의 경우, 시메티딘을 투여받은 집단의 10년 생존율은 85%인 반면, 대조군의 경우 23%에 불과하였습니다. 이러한 발견은 또 다른 대장암 연구에서도 나타납니다. 수술 기간 중 단 7일 동안의 시메티딘 투여로 3년간 생존 가능성이 59%에서 93%로 증가하였습니다. 그래서 생명연장재단은 1985년 최초로 암 환자들에게 시메티딘을 복용할 것을 제안하였습니다. 광범위한 종류의 암에 대해서 그 약효가 입증되었음에도 불구하고, 시메티딘을 처방하는 암 전문의가 없다는 현실은 매우 불합리합니다.

SS : 생명연장재단에서 권장하는 시메티딘과 변형 시트러스 펙틴의 복용량은 얼마입니까?

BF : 의학 저널에 발표된 상당수의 학술 자료에 따르면 암 환자의 경우 수술 5일 전부터 변형 시트러스 펙틴은 1.4g, 시메티딘은 800mg을 매일 복용하도록 하고 있습니다. 전이 위험을 감소시키기 위해 이 같은 복용법을 1년 이상 유지해야 합니다.

SS : 면역 기능은 어떻습니까?

BF : 앞서 언급한 바와 같이, 수술은 면역 기능을 억제합니다. 암의 재발을 막기 위해서는 평생 최적의 면역 방어 체계를 유지해야 합니다. 그러기 위해서는 면역체계를 활성화해 주는 약이나 호르몬(제) 그리고 영양 보충제를 섭취하는 것이 중요합니다.

SS : 암 환자의 경우 어떤 면역세포가 억제되는 겁니까?

BF : 연구에 따르면 자연 살해(NK)세포는 자발적으로 다양한 암세포를 인지하고 죽인다고 알려져 있습니다. 암과 싸우는데 있어 이 NK 세포가 얼마나 중요한지를 보여주는 연구 결과가 있습니다. 〈유방암 연구와 치료, (Breast Cancer Research and Treatment)〉라는 의학 저널에 실린 연구 결과에 따르면, 유방암 수술 직후의 여성 환자의 체내 NK 세포 활동성을 연구했는데, NK 세포의 활동량이 낮을수록 유방암으로 인한 사망률이 높아지는 것을 발견했습니다. 사실 사망률을 예측하는 데에는 암의 진행 단계보다 NK 세포의 활동성 감소 여부로 판단하는 것이 더 정확합니다. 한 연구 결과에 따르면, 대장암 수술 전 NK 세포의 활동이 감소한 환자의 경우, 향후 31개월 동안 전이 위험이 350%나 더 높았다고 합니다.

SS : 정말로 수술 자체가 면역력을 억제한다는 말씀이십니까?

BF : 그렇습니다. 암 수술로 인해 NK 세포 활동성이 현저하게 감소했다는 다수의 연구 결과가 있습니다. 한 조사에 따르면, 유방암 수술을 받은 여성 환자의 NK 세포 활동성은 수술 1일 후 50% 이상 감소했다고 합니다. 이 같은 연구 결과를 근거로, 수술 후 일시적인 면역력 이상에 의해 상당한 크기의 전이가 일어난다고 주장하는 연구자들도 있습니다. 수술에 의한 NK 세포 활동성 장애가 이보다 더 타이밍이 나쁠 수는 없죠. 전이를 막기 위해서라면 수술 직후야말로, 면역세포의 활동성이 가장 필요한 때니까요.

SS : 그럼 암 환자들은 무엇을 할 수 있을까요?

BF : 다행히 암 환자의 NK 세포 활동성을 증가시키기 위한 기능식품과 약제가 있습니다. NK 세포를 활성화시키는 자연 보충제 중에 PSK라는 것이 있는데 이는 구름버섯(Coriolus mushroom)에서 추출한 것이죠. 다양한 연구 결과, PSK는 NK 세포를 활성화시키는 것으로 증명되었습니다. PSK의 NK 세포 활성화 능력은 왜 PSK가 암 환자의 생존율을 극적으로 증가시키는지를 설명해 줍니다. 예컨대, 매일 3g의 PSK를 복용하거나, 혹은 복용하지 않은 채 방사선 치료를 받은 225명의 폐암 환자들이 있습니다. 3기 암 환자의 경우, PSK를 복용한 환자의 (수술 후) 5년 생존율은 265%로 그렇지 않은 환자의 8%보다 3배 더 높았습니다. 1기 혹은 2기 환자의 5년 생존율 역시 PSK를 복용한 그룹의 경우 39%로 그렇지 않은 경우(17%)보다 2배 더 높았습니다.

SS : 다른 암의 경우도 PSK가 비슷한 영향을 미칩니까?

BF : 그렇습니다. 대장암 환자를 무작위로 선발하여 2년 동안 연구를 했는데, 한쪽 그룹은 암 표준 치료만 받았고, 다른 그룹은 표준 치료와 PSK 복용을 병행하게 했습니다. 그러자 PSK를 복용한 그룹은 놀랍게도 82%의 10년 생존율을 보였습니다. 반대로 표준 치료만 시행한 그룹의 10년 생존율은 51%에 그쳤습니다. 비슷한 연구 결과가 2004년 〈영국 암 저널, (British Journal of cancer)〉에 실렸는데, 대장암 환자를 두 그룹으로 나누어 2년간 한쪽 그룹은 표준 치료만 단독으로 시행하고, 다른 그룹에는 표준 치료와 더불어 매일 3g의 PSK를 복용하게 하였습니다. PSK를 복용한 대장암 3기 환자 그룹의 5년 생존율은 75%로 표준 치료만 받은 그룹의 생존율 46%와는 큰 대조를 보였습니다. 이러한 연구 결과에 따르면, PSK는 유방암, 위암, 식도암, 그리고 자궁암, 자궁경부암의 생존율도 증가시키는 것으로 확인됐습니다.

SS : 또 뭐가 도움이 될까요?

BF : 마늘, 글루타민, IP 6(inositol hexaphosphate), AHCC(active hexose correlated compound)와 락토페린(lactoferrin)이 NK 세포의 활성화를 돕습니다. 유방암에 걸린 쥐에게 글루타민을 투여했더니 종양의 성장이 40% 감소하고 NK 세포가 2.5배 더 활성화되었다는 실험 결과가 있습니다. www.suzannesomers.com에 가서 'Life Extension'을 클릭하면 면역체계 강화에 좋은 영양제나 약품에 관한 최신 권장량 관련 정보를 무료로 받아 보실 수 있습니다.

SS : 겨우살이 추출물은 어떻습니까? 제 경우에는 꽤 효과가 있었거든요.

BF : 독일에서 대장암 수술 전후 환자의 NK 세포에 겨우살이 추출물이 미치는 영향을 실험한 과학자들이 있습니다. 무작위로 선발된 동실험 참가자들을 두 그룹으로 나누어 전신 마취제 투여 직전 겨우살이 추출물을 정맥 투여하거나 전신 마취제만 단독으로 투여했습니다. NK 세포 활동성은 수술 전, 그리고 수술 후 24시간 내에 측정하였습니다. 예상한 바와 같이, 겨우살이 추출물을 투여받지 못한 그룹의 NK 세포 활동성은 수술 24시간 후 44%나 감소하였습니다. 반면, 겨우살이 추출물을 투여받은 그룹은 NK 세포 활동성에 큰 감소를 보이지 않았습니다. 과학자들은 수술을 받기 전 암 환자에게 겨우살이 추출물을 투여할 경우 NK 세포의 활동성이 저하되는 것을 예방할 수 있다고 결론지었습니다.

SS : 약들은 어떤가요?

BF : 검증된 약들이 있는데, 대부분의 암 전문의들이 약을 적절하게 활용하지 못하고 있습니다. 약제들은 NK 세포의 활동성을 증가시키기 위해 사용되곤 하는데, 인터페론(interferon-alpha)과 과립대식세포 집락 자극 인자 수용체(GM-CSF) 등이 있습니다. 이 약들은 수술 전에 투약하게 되면, 수술로 인해 유발되는 면역 억제를 예방할 수 있습니다. 하지만 대부분의 암 전문의들은 면역력을 증가시키는 이러한 면역 활성제를 처음부터 사용하지 않고, 백혈구 수치가 급격하게 떨어지면 그때서야 처방합니다. 암의 전이 예방과 치료를 위해 고려되는 또 다른 면역력 활성 약제로 인터루킨2(interleukin-2)가 있습니다. 면역 활성제에 대해 궁금하신 점이 있으신 분들은 당신의 웹사이트에 들어가서, 'Life Extension'을 클릭하면, 화면 하단에 국제전략적암연맹(International Strategic Cancer Alliance)이라고 불리는 단체를 찾아볼 수 있을 것입니다. 혹은 24시간 무료 상담 1-800-327-9009로 언제든지 전화할 수 있습니다.

SS : 암 백신이 정말로 효과가 있습니까?

BF : 그럼요, 효과가 있습니다. FDA가 암 백신의 승인을 계속 미루는 것은 안타까운 현실입니다. 2005년에 실시된 연구에서, 567명의 대장암 환자들을 무작위로 선발해, 한쪽 그룹은 수술만 받게 하고 다른 그룹 환자들의 암세포에 추출한 백신 투여와 함께 수술을 받게 했습니다. 암 백신을 투여받은 그룹의 평균 생존율은 7년 이상이었고, 그에 비해 수술만 받은 그룹의 평균 생존율은 4년 반 정도였습니다. 5년 생존율은 암 백신 그룹에서 66.5%였고, 수술만 받은 그룹에서의 5년 생존율은 그보다 적은 45.5%였습니다. 5년 생존율에서의 두드러진 차이가 시사하는 바는, 개별 맞춤 백신이 수술 후 남아있는 전이성 암세포를 목표로 삼아 공격하는 능력이 뛰어나다는 것을 명백하게 보여줍니다. 전립선암, 흑색종, 그리고 기타 암들과 싸울 수 있는 백신이 있지만, FDA는 암 환자들이 이러한 백신들을 시도하기 전에 통상적인 유독성 항암 치료를 먼저 받고 항암 치료가 실패했을 때에 비로소 백신치료를 받을 수 있다고 규정하고 있습니다. 방사선과 항암 화학치료로 인해 환자들의 면역 기능이 파괴된 상태에서 뒤늦게 백신 치료를 해 봤자 별 효과가 없습니다. 아직 면역기능이 살아 있을 때 좀 더 이른 단계에서 백신을 사용한다면 훨씬 좋은 효과를 기대할 수 있을 것입니다.

SS : 새로운 혈관의 형성이 암세포를 빠르게 증식시킬 수 있다는 것을 저도 압니다. 이것에 대해 좀 더 설명해 주실 수 있으십니까?

BF : 종양은 혈액 공급을 증가시켜주지 않으면 핀 머리 크기 이상으로 자랄 수 없기 때문에, 종양에 산소를 공급하는 새로운 혈관 형성은 성공적인 전이를 위한 필수조건입니다. 제일 먼저 생긴 원래의 암

(원발성 암)이, 전이성 암이 몸의 다른 부분으로 전이되는 것을 막아 주고 있다는 사실을 잘 모르고 계셨을 것입니다. 원발성 암은 그들의 자손격인 전이성 암이 자라는 것을 제한하는 혈관 형성 억제효소를 생산해 냅니다. 유감스럽게도, 원발암의 제거 수술은 이러한 혈관 형성 억제효소의 제거를 야기하며, 결과적으로 암세포의 전이 억제가 더 이상 이루어지지 않게 됩니다. 그렇기 때문에 수술 전과 바로 직후에 혈관 형성 억제 치료를 병행하는 것이 중요합니다.

수술 후에는 (상처 회복을 위해) 혈관내피 성장인자(VEGF)와 같은 혈관 형성을 증가시키는 성장 인자들의 수치가 높아집니다. 이로 인해 새로운 혈관이 형성되는데, 이를 통해 새로운 부위에 암의 전이가 생기는 것입니다. 활동이 없었던 미세한 암세포 군락도 활동(전이)을 시작하게 되는 결과를 낳기도 합니다.

SS : 혈관내피 성장인자(VEGF)를 억제하기 위한 방법은 뭐가 있나요?

BF : 다양한 영양소들이 VEGF를 억제하는 것으로 보여집니다. 콩 이소플라본(isoflavone : 제니스테인 genistein), 실리비닌(silibinin : 엉겅퀴의 성분), 녹차(EGCG), 그리고 강황의 성분인 커큐민(curcumin) 등이 있습니다. 한 실험에서, EGCG(녹차의 유효 성분)을 위암에 걸린 쥐에게 투약했습니다. 그 결과 녹차가 종양의 크기를 60% 정도 감소시켰고, 또한 종양에 산소를 공급하는 혈관도 38% 줄어드는 것이 관찰되었습니다. 놀랍게도 EGCG는 암세포 내의 VEGF의 발현을 무려 80%나 감소시키는 것으로 나타났습니다! 연구의 저자는 EGCG가 '위암의 혈관 형성 억제 치료를 위한 유력한 후보'라고 결론지었습니다.

SS : 커큐민에 대해 이야기해 보죠. 커큐민은 어떻게 혈관 형성 억제에 기여하죠?

BF : 에머리 의과대학의 연구원들은 커큐민이 VEGF의 하향 조절을 통해 혈관형성 억제에 직접적으로 관여하는 억제제라고 기록했습니다. 앞서 언급되었던, 전이를 용이하게 하는 세포 접착 분자는 혈관형성 활성화 과정에서 상향 조절됩니다. 커큐민은 세포 접착 분자의 활동도 막을 수 있습니다.

SS : 어떻게 복용 혹은 섭취하는 것이 좋을까요?

BF : 수술 5일 전부터, 환자는 정해진 복용량에 따라 녹차 추출물, 커큐민, 콩 제니스테인 추출물 등과 같이 VEGF를 억제하는 영양소를 섭취해야 합니다. 그래야 암세포 혈관의 형성을 막을 수 있습니다. 만약 이미 전이가 일어난 상태라 하더라도, 동일한 영양소들을 섭취함으로 종양 혈관형성을 억제한다면 암의 추가적인 성장을 막을 수 있습니다. 이러한 영양소들을 올바르게 투약하는 방법과 이에 관한 최신 연구 자료가 필요하신 분들을 위해 www.lef.org 웹사이트에 정보가 나와 있습니다.

SS : 암 수술을 받은 환자들이 치료 가능성을 향상시키기 위해 할 수 있는 다른 것들은 또 무엇이 있습니까?

BF : 통상적인 암 수술 과정은 전신마취를 동반하고, 수술 후 통증을 감소시키기 위해 모르핀 정맥주사를 투여합니다. 하지만 관습적인 접근은 수술로 인한 전이를 방지하는 것에 있어 최선의 방법이 아닐 수도 있습니다. 수술 직후에 바로 모르핀을 사용하는 것이 중요한 문제를 야기할 수도 있습니다. 면역 기능이 이미 억제되었을 때, 모르핀은 자연 살해세포의 활동을 감소시킴으로 면역체계를 더 약화시킵니다. 한 연구 결과에 따르면 모르핀은 혈관형성을 증가시키고 생쥐의 유방암 성장을 자극합니다. 모르핀의 임상적 사용은 혈관 생성에 좌우되는 암을 가진 환자에게 잠재적으로 해로울 수도 있다고 연구원들은 결론지었습니다. 외과 마취 또한 자연 살해세포의 활동을 약화시키는 모습을 보여왔습니다.

SS : 암 수술 환자들은 그들의 의사에게 무엇을 부탁해야 하나요?

BF : 모르핀과 마취에 관한 문제를 고려해 봤을 때, 연구원들은 외과 마취와 통증 조절에 대한 다른 접근 방법을 탐구해 왔습니다. 한 가지 참신한 접근법은 신체의 특정 부위에만 영향을 미치는 국소 마취와 관습적인 전신 마취를 병용하는 것입니다. 이 방법은 두 가지 이익을 갖고 있습니다. 국소 마취의 사용은 수술 중에 필요한 전신 마취의 양을 감소시킵니다. 또한, 통증 조절을 위해 수술 후에 필요한 모르핀의 사용 양도 감소시킵니다.

SS : 임상의사가 물어본다면, 이를 뒷받침할 만한 과학적 연구가 있나요?

BF : 한 연구에서, 암에 걸린 생쥐들을 두 그룹을 나누어, 전신 마취만으로 또는 전신 마취와 국소 마취를 병행하여 수술을 했습니다. 과학자들은 전신 마취에 국소 마취를 추가한 것이 수술에 의해 전이가 촉진되는 것을 약화시켰다고 보고했습니다. 이 연구에서 국소 마취를 병행했을 경우, 전신 마취만으로 수술했을 때의 70%만이 전이를 촉진했습니다. 펜실베이니아 주립 의과대학의 의사들은 복부 수술을 위해 전신 마취 또는 국소 마취를 받은 환자들에게서 자연 살해세포의 활동을 비교했습니다. 전신 마취 그룹에서 자연 살해세포의 활동은 상당히 떨어졌습니다. 반면에 국소 마취를 받은 그룹에서는 수술 전의 수준으로 유지되었습니다. 또 다른 연구에서는 국소 마취와 전신 마취를 병용하여 유방암 수술을 받은 50명의 여성과 전신마취로 유방암 수술 후 통증 조절을 위해 모르핀을 사용한 79명의 여성을 비교했습니다. 3년의 추적 관찰 결과, 두 그룹 사이에서 극적인 차이가 나타났습니다. 전신 마취 수술군에서 24%의 전이 재발률이 나타난 것에 반해, 국소 마취 수술군에서는 6%의 환자들에서만 간, 폐, 뼈로의 전이가 진단되었습니다. 다시 말해, 국소 마취와 전신 마취를 병용한 여성들은 암 전이의 위험이 75% 감소되었습니다. 게다가 전신 마취를 받은 여성들은 국소 마취를 받은 여성과 비교했을 때 림프절 전이의 위험이 거의 7배나 높았습니다.

SS : 아주 놀라운 생존율 향상입니다. 수술 후의 만성적인 통증을 다루는 것은 어떤가요?

BF : 우리 연구에서는 수술 후 통증 조절을 위해 모르핀을 요구하는 환자들이 모르핀 대신 트라마돌(tramadol) 처방을 요청하도록 권장하고 있습니다. 모르핀과 다르게, 트라마돌은 면역 기능을 억제하지 않습니다. 오히려 자연 살해세포의 활동을 자극하는 것으로 알려져 있습니다. 쥐를 대상으로 한 실험에서, 트라마돌이 수술로 인한 폐 전이 유발을 막았습니다. 또한, 트라마돌은 수술에 의해 유도되는 자연 살해세포 활동의 억제를 방지합니다.

SS : 전이 위험을 감소시키는 다른 방법도 있습니까?

BF : 네, 있습니다. 침습적이고 상처 유발이 큰 수술에 비하여, 비침습적이고 외상성이 낮은 수술에서 전이의 위험성이 낮다는 상당히 많은 증거가 있습니다. 복강경 수술은 최소 침습 수술의 한 종류입니다. 전통적인 개복 수술에서는 절개 부위에 큰 상처가 생기는 반면, 복강경 수술에서는 작은 절개만으로 복부, 골반 및 다른 신체 부위에 수술적 처치를 할 수 있습니다.

SS : 그렇다면 다시 한 번 현장에서 환자를 직접 다루는 의사들을 위해, 인간을 대상으로 한 임상연구가 존재하나요?

BF : 〈랜셋(Lancet)〉지에 게재된 한 연구에서는 대장암 환자를 대상으로 개복 수술과 복강경 수술을 비교했습니다. 전통적인 개복 수술을 받은 그룹과는 대조적으로 복강경 수술을 한 그룹은 암 재발의 위험이 61% 감소했습니다. 이와 함께, 대장암 사망 위험 역시 62% 감소했습니다. 비슷한 연구에서 전통적인 개복수술과 비교했을 때 복강경 수술의 경우 대장암으로 사망할 위험이 56% 감소했다고 보고되었습니다. 최소 침습 수술은 폐암 환자 생존율의 실질적인 향상을 가져왔습니다. 비디오 흉강경을 통한 최소 침습 수술이 전통적인 개흉 수술과 비교되었습니다. 비디오 흉강경 수술군에서는 폐암 5년 생존율이 97%였습니다. 이것은 일반 개흉 수술군의 5년 생존율 79%와 크게 대조됩니다. 복강경 수술은 수술 후 빠른 회복이 가능하고, 수술 후의 합병증과 감소시키고 통증과 불쾌감을 완화합니다.

SS : 수술로 인한 염증이 전이를 촉진한다고 앞서 말씀하셨습니다. 어째서 그렇죠?

BF : 수술은 인터루킨-1, 인터루킨-10과 같은 염증성 화학물질의 생산을 증가시킵니다. 이러한 화학물질들은 강한 염증을 일으키는 효소인 COX-2(cyclooxygenase-2)의 활동을 증가시킵니다. COX-2가 암의 성장과 전이를 촉진합니다.

SS : 좀 더 자세히 말씀해 주시겠습니까?

BF : 〈암 연구(Cancer Research)〉 지의 한 기사에 따르면 췌장암 세포의 COX-2의 양이 정상적인 췌장 세포에 비해 60배가 많다는 사실을 발견했습니다. COX-2의 양은 건강한 사람과 비교했을 때 두경부 암을 앓고 있는 사람의 암세포에서 150배나 더 높았습니다. COX-2는 종양을 키우는 새 혈관의 생성을 활발하게 함으로써 암의 성장을 촉진합니다. COX-2는 암세포의 혈관벽 유착을 증가시킵니다. 쥐를 대상으로 한 실험에서, COX-2 수치가 높은 대장암 세포는 쉽게 간에 전이되는 반면, COX-2 수치가 낮은 대장암 세포는 간에 전이되지 않음이 밝혀졌습니다. 이와 같이 COX-2는 암세포의 전이 능력을 증가시킵니다.

SS : 아주 놀라운 정보로군요. 알려진 지 얼마나 됐습니까?

BF : 생명연장재단은 지난 1996년부터 COX-2 억제 화합물을 암 치료 프로토콜에 포함시켰습니다. 하지만 한참이 지나서야 암 연구자들은 COX-2가 암 성장의 촉진에 중요한 역할을 한다는 것을 이해하기 시작했습니다. 2004년 〈임상 암 연구(Clinical Cancer Research)〉 학술지에 등재된 한 연구에서 대장암 수술을 받은 288명의 환자를 대상으로 COX-2의 존재를 확인하는 실험을 진행했습니다. 결과는 놀라웠습니다. COX-2의 존재에 양성 반응을 보인 암세포를 가진 그룹은 COX-2가 나타나지 않은 그룹에 비해 사망 위험이 311%나 높았습니다. 폐암 환자를 대상으로 한 또 다른 연구에서 암세포 내 COX-2 수치가 높은 환자들은 평균 생존 기간이 15개월에 불과한 반면, COX-2 수치가 낮은 그룹의 평균 생존 기간은 40개월이었습니다.

SS : 암 환자들이 COX-2 억제제로 치료를 받으면 어떤 효과가 있는지 설명을 부탁드립니다.

BF : 몇몇 암에 대해서는 상당히 극적인 결과가 있습니다. 예를 들면, 악성 폐암 환자 134명을 대상으로 항암 치료 단독으로 또는 셀레브릭스(COX-2 억제제)와 항암 치료를 병행했을 때의 결과를 비교한 실험연구가 있습니다. 높은 수치의 COX-2를 보인 암 환자들에게 셀레브릭스를 투약한 결과, 그렇지 않은 환자들에 비해 사망 위험이 66% 감소되었습니다. 또한, 셀레브릭스는 전립선암이 재발한 환자들에게서 암의 진행 속도를 늦추는 것으로도 나타났습니다. 하지만 뭐니뭐니 해도 가장 인상적인 COX-2 억제 약물의 항전이 효과는 2008년 미국 임상종양학회 연례 콘퍼런스에서 발표된 사례일 것입니다. 이 연구에서 6개월간 COX-2 억제제를 복용한 유방암 환자와 그렇지 않은 유방암 환자의 뼈 전이 발생 정도를 비교했습니다. 놀랍게도 COX-2억제제로 치료를 받은 환자들은 그렇지 않은 환자들보다 전이 발생 확률이 90% 정도 낮았습니다.

SS : 같은 효과를 낼 수 있는 비약물 접근법이 있나요?

BF : 네, 있습니다. COX-2를 억제하는 것으로 알려진 영양소에는 커큐민, 레스베라트롤, 비타민 E, 콩 이소플라본(제니스테인), 녹차(EGCG), 케르세틴(quercetin), 어유(Omega-3), 화란국화(feverfew), 실리마린(엉겅퀴 추출물) 등이 있습니다. 뉴욕의 메모리얼 슬론-케터링 암센터의 과학자들은 실험적으로 인간 유방 세포에서 COX-2의 활동이 4배 증가하도록 유도하였고, 이것은 레스베라트롤에 의해 완벽하게 억제되었습니다. 레스베라트롤이 세포 내 COX-2의 생성뿐 아니라 COX-2 효소의 활동도 막았습니다.

SS : 정보도 많고 선택도 다양한데, 암 환자들은 영양소의 약물의 정확한 복용량을 어떻게 알 수 있을까요?

BF : 우리가 이야기를 나누고 있는 지금 이 순간에도, 국제전략적암연맹(International Strategic Cancer Alliance) 소속의 임상 종양학자들과 연구원들이 수술 전후 암 환자들에게 필요한 최적의 영양소와 약물의 복용량에 대한 자세한 보고서를 준비 중입니다.

SS : 암이 이미 전이된 환자들은 어떻게 해야 하나요?

BF : 그 시점에서는 환자는 개인의 특정 종양에 어떤 유전자가 일반적인 치료법을 견디고 살아남아 활동하는지를 알아보기 위한 세밀한 검사를 받아야 합니다. 예를 들면, 라스(ras) 단백질을 인코딩하는 유전자가 돌연변이를 일으킬 경우 암세포의 증식을 야기합니다. 이 라스 돌연변이들은 인간 암의 약 30~40%에서 발견됩니다. 변이된 라스 단백질 유전자는 항상 켜져 있는 고장난 스위치처럼 행동하며 지속적으로 세포에 잘못된 정보를 전하고, 세포 분열이 멈춰야 할 때도 계속해서 분열하도록 지시합니다. 다행히도 변이된 라스 종양 유전자의 세포 확산 효과를 멈출 수 있는 유효 화합물들이 존재합니다. 어유(Omega-3)와 마늘, 녹차 등이 그것입니다. 스태틴(콜레스테롤 강하제) 약물의 일시적인 고용량 요법도 라스 종양 유전자의 활동을 효과적으로 차단할 수 있습니다.

SS : 이것을 어떻게 알 수 있죠?

BF : 원발성 간암 환자들을 암 표준 치료를 단독을 받게 하거나 표준치료와 더불어 하루 40mg의 프라바스타틴(pravastatin : 스태틴 계열 약물) 치료를 병행한 치료를 받게 했습니다. 생존율의 중간값(median survival)은 표준 치료만 받은 환자들의 경우 9개월 정도였고, 표준 치료와 함께 프라바스타틴 치료를 사용했을 경우에는 18개월까지도 증가했습니다. 원발성 간암을 치료함에서 통합 치료를 고려한다면, 라스 종양유전자를 억제하는 복합제를 사용하는 것이 상당한 가능성을 제공해 줍니다.

SS : 우리 자신을 보호하기 위해 그밖에 할 수 있는 일은 무엇이 있을까요?

BF : 정상적인 노화의 결과로 뼛속 무기질 밀도 저하는 종양세포의 번식을 촉진시키는 성분의 방출을 초래합니다. 이것은 변형 성장인자라고 합니다. 이 문제는 특히 유방암 및 전립선암 환자에게 더 심각한데, 유방암과 전립선암의 경우 건강한 뼈에 침투하여 뼈를 약화시키고 더 많은 양의 변형 성장인자를 방출케 하기 때문에 그렇습니다. 모든 암 환자들은 비타민 D_3, 비타민 K_2와 보론, 마그네슘, 칼슘 같은 무기질을 섭취하여 골밀도를 보존하기 위한 특별한 조치를 취해야 합니다.

혈류 내 암세포가 표류하고 있다는 증거가 보이는 암 환자들이라면, 암세포가 뼈에 엉겨 붙지 못하도록 조메타(Zometa)와 같은 바이포스포네이트(biphosphonate) 제재를 투여하는 것을 고려해야 합니다. 뼈에서 혈류 속으로 성장인자를 방출시키는 것은 암세포의 성장을 촉진시키기 때문에, 암 환자들이 뼈 조직을 유지하기 위해 각별히 신경 써야 한다는 것을 기억하십시오. 이는 매우 중요한 부분인데도 불구하고 많은 암 전문의들이 자주 간과하는 분야 중 하나입니다.

SS : 와우. 굉장한 정보들을 많이 주셨는데요. 암 환자들이 당신이 추천하는 모든 종류의 치료에 대한 정보를 얻을 수 있는 곳이 있습니까?

BF : 있습니다. 수제인 씨, 당신의 웹사이트를 방문하여 'Life Extension'을 클릭하면, "암 치료 : 중요한 요소(Cancer Treatment : The Critical Factors)"라는 제목의 심층 기사를 읽어 보실 수 있습니다. 이 사이트에는 암 수술 프로토콜을 비롯해 암 치료 효과를 최대한 끌어 올릴 수 있는 최선의 방법을 설명하고 있습니다.

SS : 생명연장재단에 먼저 전화를 걸어 사전 상담을 했으면 좋았을 것을, 그렇지 못하고 기존의 독한 항암제 치료를 받았다가 치료가 실패한 말기 암 환자의 경우는 어떻습니까?

BF : 우리는 꽤 많은 말기 암 환자들이 상당히 진전된 상태에서 차도를 보이거나 심지어 완치되도록 도왔습니다.

SS : 어떤 식으로 도움을 주셨습니까?

BF : '국제전략적암연맹'을 통해서입니다. 이 연맹은 기존 종양학보다 몇 광년 앞선, 근거중심 의학을 제공하기 위해 틀에 박힌 방법 외에 참신한 대안을 연구하는 헌신된 임상 종양학자들과 연구자들의 팀으로 구성되어 있습니다. 지금까지 그들의 업적은 경천동지할 만합니다. 환자들은 우리 생명연장재단에 지속적으로 전화를 걸어 그들에게 이 연구 단체를 소개해 준 것에 대한 감사를 표시합니다.

SS : 선생님은 어떻게 그렇게 암 치료에 관심을 가지게 되셨습니까?

BF : 1970년대에 저는 질환을 예방하고 노화를 더디게 하는 방법을 찾는 작은 그룹에 참여하게 되었습니다. 그때는 고작 300명 정도였습니다. 친구들이나 가족들이 암 진단을 받았을 때 그들의 암 전문의들이 시행하던 의료 행위를 검토해 보았습니다. 이 그룹의 멤버 중 일부는 직접 대학교 의학도서관을 찾아서(물론, 인터넷이 생기기 전에요) 학계에 발표되고 있는 자료들을 샅샅이 뒤져보기 시작했습니다. 놀랍게도 우리는 수많은 사례들을 통해, 학계에 발표된 연구에서는 효능을 보이는데도 불구하고 암 전문의들이 현장에서 사용하지 않는 치료법이 많이 존재한다는 것을 알게 되었습니다. 그 경험 때문에 암 환자들에게 그들의 암을 치료하는 더 나은 방법에 대해 알려주고자 하는 개인적으로 강한 관심이 촉발되었습니다.

SS : 그것이 생명연장재단도 공동 설립하시게 된 계기가 되었습니까?

BF : 그것은 우리 비영리 단체가 설립된 한 가지 이유이기는 합니다. 단지 암을 위한 것만 아니고, 모든 노화 관련 질환을 위한 것입니다. 저희는 지속적으로 성급한 의사들한테는 간과되지만, 의학적으로 검증된 질병 예방 및 치료법을 발굴하고 있습니다. 저는 보다 안전하고 효과적인 질병 예방법을 보여주는 수백 건의 글을 썼지만, 의학계에서는 그리 관심을 기울이지 않습니다.

SS : 저는 매달 '라이프 익스텐션' 월간지에 게재된 선생님의 글을 읽으면서 글이 참 흥미롭다고 생각하고 있습니다. 저는 제 독자들도 저처럼 선생님께서 매달 알려주시는 생명을 구하는 의학 정보에 감동받을 것이라고 생각합니다. 그리고 무료로 배포해서 독자들이 스스로 값

어치를 가늠할 수 있도록 기회를 주시는 것도 훌륭하다고 생각합니다.

　BF : 이러한 과학적 진보가 있다는 것을 세상에 알려주셔서 감사합니다. 저희가 방금 논한 것들은 거의 대부분 특허를 받지 못했기 때문에, 제약회사의 TV 광고에서는 볼 수 없을 것입니다. 그리고 제약회사 세일즈맨들은 이 치료법들을 암 전문의들에게 판촉하는 일도 절대 없을 것입니다.

　SS : 감사합니다. 선생님이 하고 계시는 일에 무한한 경의를 표합니다.

끝맺는 말

모건 스콧 펙(Morgan Scott Peck)은 그의 저서 《아직도 가야할 길(The Road Less Traveled)》에서 "인생이 만만치 않다."는 것을 설득력 있게 주장한다. 현명한 자는 문제와 실수를 포용하며 받아들인다. 문제를 통해 영적으로나 감성적으로 성숙해지기 때문이다. '문제'는 곧 교훈이며, 이 교훈들을 통해 기회가 생기기 마련이다.

나는 선천적으로 비관적인 상황에서 교훈을 찾아왔다. 지난 11월, 여섯 명의 암 전문의로부터 온몸에 전이된 암 진단 받았던 과정을 되돌아보면, 그 힘겨웠던 경험 가운데서도 건진 것이 있다.

나의 죽음을 맞이하는 것, 세상과의 인연을 추억으로 남긴 채 내가 사랑했던 모든 것들과 작별해야 한다는 생각이 밀려올 때면 극심한 아픔을 겪었었다. 나는 그다지 종교적인 사람이 아님에도 불구하고, 당시 두려움의 순간 하나님의 임재를 느낄 수 있었다. 은혜 가운데 나를 받아들이며, 보호하고 사랑으로 나를 감싸 안는 것을 느꼈다.

이제는 죽는 것이 어떤 느낌인지 알 것 같다. 내가 죽지 않고 살아 있다는 것은 중요치 않다. 내 몸의 세포 하나하나까지도 내 삶의 끝을 받아들였고, 직접 겪어보지 않고는 결코 알 수 없는 외로움과 두려움의 골짜기를 이미 맛보았다.

나를 영원히 바꿔버린 이러한 경험이 좋은 점도 있다. 나는 죽음을 겪고 난 후 새 삶을 얻었다. 마치 빌딩 꼭대기에서 떠밀려 떨어졌으나 구름 위에 부드럽게 착지한 기분이랄까? 떨어지는 경험은 끔찍했으나 이를 통해 얻은 것들은 내게 큰 행운이 아닐 수 없다.

나는 삶을 택했다. 싸우기로 결심했으며 포기하지 않았다. 할 일이 많았으며, 내 안의 모든 조직들도 이승에 더 머물기를 원했다.

삶의 목적이란 무엇일까? 왜 우리의 삶의 여정 가운데 이러한 일들이 생기는 것일까? 경계선은 어디에 있는 것일까?

그리고는 모든 것이 명확하게 와 닿았다. 나의 이러한 경험이 모든 이에게 도움을 줄 수 있다는 사실을 깨달았다. 한 줄기 빛, 희망, 병원의 입원 생활을 통해 암을 완치시키는 의사들에 대한 정보를 얻을 기회가 주어졌다. 그런 의사들이 존재한다는 사실과 치료 성과가 좋다는 사실은 알게 된 이상 그들에 대해 더 파헤칠 수밖에 없었다. 나는 끈을 놓지 않았다. 그리고 깨달은 것이 있다면, 누구라도 어두운 순간에 놓였을 때 이 사실을 알아야 한다는 것이었다. 길이 있다는 희망과 믿음을 말이다.

이번 경험을 통해 내가 누구인지 알게 되었다. 나는 깊이 사랑하는 사람이다. 내가 받은 깊은 사랑을 알기에, 나의 삶 가운데 나를 사랑해 준 사람들을 소중히 여긴다. 내가 받은 사랑 때문에라도 나는 성공한 삶이라고 자부한다. 그 사랑의 느낌을 적용할 수 있는 기회를 얻었으며, 이제 그에 걸맞은 삶을 살아야 한다. 사랑이 전부다.

나는 피해자가 아니다. 이번 기회를 통해 영적으로나 감성적으로 성숙할 수 있었다. 내게 주어진 상황을 이겨 냈으며, 이는 나에게 기회가 되었다.

감사하게도 총탄은 나를 비켜 갔다. 하지만 나의 사랑하는 독자 여러분도 언젠가 나와 같은 처지에 놓이게 될 수도 있다. 그때 이 책을 읽고 배운 것들을 반드시 기억하기 바란다. 다른 방법으로 치료를 행하는 의사들이 있다는 사실을. 만약, 정말 혹시라도 이 책을 읽는 독자가 내가 겪었던 것과 같은 끔찍한 상황에 놓이게 된다면, 이 책의 의사들이 희망이 되어 주고 편안하게 받아주며 치료를 해줄 것이다. 내가 이들에게 내 목숨을 의지하려고 했던 것처럼.

이 책을 쓰면서 참 많이 울었다. 수많은 환자의 이야기를 들으며 눈에 눈물이 맺혔다. 각각의 의사들의 열정과 헌신과 용기를 보며 이에 감동했다. 인터뷰를 통해 배운 것이 참 많다. 그 결과 다시 암이라는 진단을 받는다면, 내가 무엇을 해야 하는지 지식적으로 무장할 수 있게 되었다. 더 이상 두려움에 떨지만은 않는다. 암을 관리할수 있고, 더 나아가 암을 고칠 수도 있다는 사실을 알고 있다.

그리고 지금은 건강을 찬양하며 나의 건강을 즐기고 있다. 그리고 나의 몸을 값비싼 보석에 그러하듯이 조심스레 정성껏 돌보며 살아간다. 나는 건강하다. 이것은 내가 나에게 준 가장 큰 선물이다. 이제는 확신을 가지고 말할 수 있다. 건강을 잃고 죽음을 맞이하는 기분이 어떻다는 것을 안다고 말할 수 있다. 나를 담고 있는 내 몸과 건강을 돌보는 것만큼 중요한 것은 없다.

이 책을 읽는 독자들이 마음의 평안을 찾고 중요한 지식을 습득하기를 바랄 뿐이다. 이러한 정보를 독자들에게 제공하는 것을 크나큰 영광으로 생각하며, 나의 경험들에 감사할 따름이다.

책을 읽는데 시간을 내어주신 독자 여러분께 감사드리며, 여러분들도 이제 어쩌면 목숨을 구할지도 모르는 중요한 정보로 무장하게 됨을 기쁘게 생각한다.

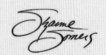

안내 정보

Jonathan Wright, M.D.
Tahoma Clinic
801 S.W. 16thSt.,Suite121
Renton, WA 98055
425-264-0059
www.tahomaclinic.com

Stephen Sinatra, M.D., F.A.C.C.,
F.A.C.N., C.N.S., C.B.T.
c/o Optimum Health Building
257 East Center St.
Manchester, CT 06040
860-645-0288
www.heartmdinstitute.com

Michael Galitzer, M.D.
The American Health Institute, Inc.
12381 Wilshire Blvd., Suite 102
Los Angeles, CA 90025
800-392-2623
www.ahealth.com

Cristina Paul, M.S.
7901 Alabama Ave.
Canoga Park, CA 91304
www.cristinapaul.com

Bill Faloon
Life Extension Foundation
1-800-226-2370
www.lef.org

Julian Whitaker, M.D.
Whitaker Wellness Institute Medical
Clinic
4321 Birch St.
Newport Beach, CA 92660
1-800-488-1500
www.whitakerwellness.com

혁신적인 치료법으로

암을 고치는 미국 의사들

2015년 3월 9일 1판 1쇄 발행
2018년 8월 31일 1판 4쇄 발행

지은이 | 수제인 소머스
옮긴이 | 조한경
펴낸이 | 박정태
편집이사 | 이명수   **감수교정** | 정하경
편집부 | 김동서, 위가연, 이정주
마케팅 | 조화묵, 박명준, 송민정   **온라인마케팅** | 박용대
경영지원팀 | 최윤숙
펴낸곳 | 북스타
출판등록 | 2006. 9. 8. 제 313-2006-000198호
주소 | 경기도 파주출판문화도시 광인사길 161 광문각빌딩
전화 | 031-955-8787   **팩스** | 031-955-3730
E-mail | kwangmk7@hanmail.net
홈페이지 | www.kwangmoonkag.co.kr

ISBN 978-89-97383-48-1   13510
값 19,000원